Astrid Hansen

# Malen und Zeichnen mit traumatisierten Menschen

aethera®

die heilenden Kräfte im Menschen stärken,
die Bildung des eigenständigen Urteils unterstützen,
die Initiativbereitschaft von Patienten und Verbrauchern fördern.

*Die Autorin*

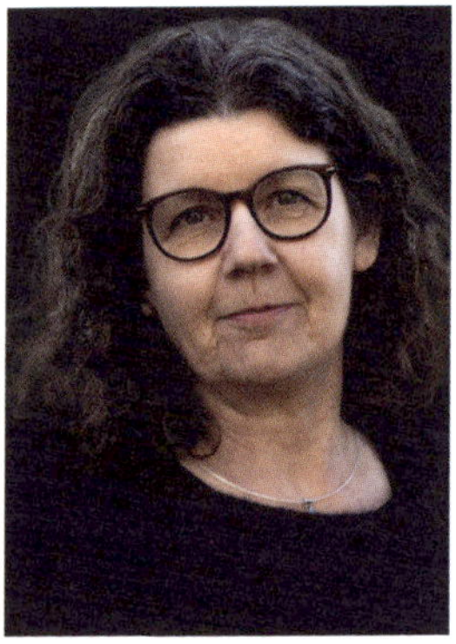

**Astrid Hansen** engagiert sich in der Notfall- und Traumapädagogik sowie in der Trauma-Kunsttherapie und arbeitet im In- und Ausland überwiegend mit Kindern mit Migrations- bzw. Fluchthintergrund. Zahlreiche Weiterbildungen für pädagogisch und therapeutisch Arbeitende, u. a. in Zusammenarbeit mit den Freunden der Erziehungskunst, führten sie auch in die Ukraine und nach Griechenland, wo sie vor Ort die Erfahrung gemacht hat, wie notwendig und hilfreich ihre Arbeit ist. Astrid Hansen lebt in Flensburg.

Anfragen zu Weiterbildungen, Seminaren und Vorträgen:
info@heilendekunst.info

Astrid Hansen

# Malen und Zeichnen mit traumatisierten Menschen

## Kunst als Weg zur inneren Befreiung

aethera®

ISBN 978-3-8251-8026-3

1. Auflage 2026

Verlag Freies Geistesleben
Landhausstraße 82 · 70190 Stuttgart
www.urachhaus.de

aethera® ist ein Imprint des Verlags Urachhaus Stuttgart



Bei Fragen zur Produktsicherheit wenden Sie sich an
info@urachhaus.com

Umschlaggestaltung: Thomas Neuerer
Umschlagfoto: Astrid Hansen
Satz: Bianca Bonfert
Druck: GPS Group
Printed in Europe

Entdecken Sie weitere Ratgeber:
urachhaus.de/aethera

Bleiben Sie mit unserem Newsletter auf dem Laufenden:
urachhaus.de/news

# Inhalt

## Kunst heilt

Wir leben in einer Zeit zunehmender Krisen und Bedrohungsszenarien. Pandemische Lage internationaler Tragweite, kriegerische Ereignisse, Naturkatastrophen, Flucht, ethnische Vertreibungen, ökonomische Krisen, Armut, gesellschaftliche Konflikte, terroristische Anschläge, School Shootings und andere Formen der Gewalt haben in der Wahrnehmung vieler Menschen massiv zugenommen.[1]

In einer Zeit, in der katastrophale Ereignisse zunehmen, ist auch von einem Anstieg traumatisierender Erfahrungen auszugehen. Experten sehen viele Anzeichen einer gesamtgesellschaftlichen Posttraumatischen Belastungsstörung, die sie auf eine Kumulation multipler Krisen zurückführen.[2] Dabei rückte in Deutschland der Zusammenhang zwischen Traumatisierungen und einer Vielzahl psychischer Störungen erst in den letzten Jahrzenten in den Fokus der wissenschaftlichen Betrachtung.

Wenn das Unbeschreibliche ins Leben eintritt, ist für die Betroffenen nichts mehr, wie es vorher war. Gerade Kinder und Jugendliche zählen dabei zu den vulnerabelsten Bevölkerungsgruppen.

Seit dem Jahre 2006 versuchen Pädagoginnen und Pädagogen Kinder, Jugendliche und Erwachsene in Kriegs- und Katastrophengebieten auf Grundlage notfallpädagogischer Konzeptionen bei der Verarbeitung ihrer traumatisierenden Erlebnisse zu unterstützen. Im Jahre 2019 schlossen sich pädagogische Teams aus über 36 Ländern zu einem Verbund »Notfallpädagogik ohne Grenzen« zusammen, die Kindern und Jugendlichen nach Großschadenslagen und Katastrophen psychosoziale Stabilisierungsangebote zur Bewältigung ihrer oft furchtbaren Erlebnisse unterbreiten.[3]

Traumata sind zunächst Verletzungen, die abhängig von den Resilienzen der Betroffenen heilen können. Beim Wundheilungsprozess können aber auch Komplikationen eintreten. Analog zu physischen Verletzungen können dann auch seelische Wunden infizieren und diverse Krankheitsprozesse auslösen. Um dies zu verhindern, werden Erste-Hilfe-Maßnahmen eingeleitet. Notfallpädagogik ist Erste Hilfe für die Seele mittels pädagogischer Methoden und Settings. Eine der zentralen methodischen Ansätze zur Traumaheilung in der Notfallpädagogik ist Kunst.[4]

Für die Verarbeitung belastender Erlebnisse wäre es hilfreich, das Erlebte sprachlich zu verarbeiten oder auf andere Art zum Ausdruck bringen zu können. Bereits die Bezeichnung »Ausdruck« weist darauf hin, Erlebnisse,

Gefühle und Gedanken aus sich herauszusetzen und damit Distanz zu ihnen zu gewinnen. Die sprachliche Bewältigung ist bereits Teil einer kognitiven Verarbeitung und Integration belastender Erfahrung.

Über traumatische Erlebnisse zu sprechen, ist aber für die Betroffenen, vor allem für Kinder, sehr schwierig und oft kaum möglich. Es ist deshalb erforderlich, Alternativen zu finden. Fast alle Formen künstlerischer Aktivität wie Malen, Zeichnen, Singen, Musizieren, Tanzen, plastisches Gestalten oder Theaterspiel bieten sich deshalb als geeignete alternative und kreative Ausdrucksmöglichkeiten für das Erlebte an.[5]

So bringen Kinder durch Malen und Zeichnen ihre Erlebnisse aufs Papier. Die künstlerischen Erzeugnisse von Kindern sind wie Tagebucheinträge, in denen uns die Kinder ihre Geschichte erzählen.[6]

Mitarbeiter der Organisation Human Rigths Watch gaben auf einer Reise in der Grenzregion zwischen Sudan und Tschad Kinderflüchtlingen Malkreiden und Papier, um sie zu beschäftigen. Ohne Aufforderung begannen sie ihre Kriegserlebnisse zu zeichnen. So entstanden etwa 500 Dokumente über Kriegserlebnisse von Kindern in Dafur.[7] Die Kinder waren zur Tatzeit zwischen sechs und acht Jahre alt. Die erschütternden Bilder wurden vom internationalen Gerichtshof in Den Haag als Beweismaterialien für Menschenrechtsverletzungen anerkannt.

Gemälde und Zeichnungen von Traumatisierten geben uns Einblick in ihre Außen- und Innenwelt. Es sind projizierte Innenwelten auf die Projektionsfläche Papier. In den künstlerischen Werken schlagen sich deshalb auch die individuellen Nöte nieder. Nonverbal drückt sich aus, was in Worten nicht ausgesprochen werden kann. Diesen Bildern schließen sich pädagogisch-therapeutisch begleitete künstlerische Prozesse an, die den traumatisierten Menschen Gesundendes und Heilendes erleben lassen. Im selbstbestimmten Malen und Zeichnen erspüren und erfahren die schöpferisch Tätigen eindrücklich sichtbare Veränderung und Verwandlung. Ihre eigene kreative Handlungsfähigkeit wirkt den Ohnmachtserfahrungen entgegen. Die Verarbeitung traumatischer Erfahrungen wird durch künstlerisches Schaffen gefördert.

Astrid Hansen widmet sich in dem vorliegenden Fachbuch der Traumabewältigung durch Malen und Zeichnen. In profunder Weise beschreibt sie detailliert die Methodik und Wirkprozesse von Malen und Zeichnen in der Traumaheilung.

Die kompetente, fachlich fundierte und praxisgetränkte Arbeit stellt neben ihrer allgemeinen kunsttherapeutischen Bedeutung auch einen wesentlichen Beitrag zu einem vertieften Verständnis notfallpädagogischer Arbeit in Kriegs- und Katastrophengebieten zur Stabilisierung traumatisierter Kinder, Jugendlicher und Erwachsener dar. Astrid Hausen zeigt in eindrücklicher Weise, wie Kunst heilt!

*Bernd Ruf*

The only good nation is the imagination

Dieses Graffiti, das jemand in Chania auf der Insel Kreta gesprayt hat, drückt viel von dem aus, was heute viele Menschen empfinden. Die Welt gerät aus den Fugen – wo gibt es noch sichere Orte?

Es ist der Verdienst von Luise Reddemann,[8] die Imagination in der Traumaarbeit zu betonen. Denn es gibt imaginative Orte, die eine Sicherheit bieten, wie sie in der analogen Welt kaum noch zu finden ist. »Einen sicheren Ort gibt es bei uns nicht«, sagten uns die Menschen in der Ukraine, als sie dort mit Astrid Hansen gearbeitet haben.[9] Es war nicht leicht zu erklären, dass es nicht um Orte geht, die man in Atlanten und Landkarten findet, oder an denen man einmal gewesen ist, sondern darum, sie zu imaginieren, um aus dem Verweilen an diesem inneren Ort Kräfte zu schöpfen, die für das Leben im Hier und Jetzt stärken. Im Mal-Workshop, den Astrid Hansen leitete, entstanden diese Orte. Es wurde erlebbar, was zuvor schwer zu verstehen gewesen war.

Aber es gibt neben den zahllosen Kriegen auf der Welt auch innere Kriege. Bei Kindern nehmen Unsicherheiten, Depressionen, Ängste, Einsamkeit, selbstverletzendes Verhalten und sogar Suizidalität seit 2012 in erschreckendem Maße zu.[10] Bei jungen Erwachsenen setzen sich die ansteigenden Kurven teils mit Verdoppelung der Werte fort.[11] Sie finden keinen Sinn mehr in ihrem Leben und sind durch die Weltlage bis ins Innerste erschüttert.

Wo gibt es diese Sicherheit, wo einen Sinn, wo die Freude und wo Orientierung? Immer mehr erfahren wir in der Arbeit mit traumatisierten Menschen, dass diese nicht von außen kommen können, sondern dass man sie in sich selbst finden und schaffen muss. Denn wenn wir in die Welt schauen, sehen wir einen Zerfall von Orientierungspunkten. Was ist noch richtig, was ist schon falsch? Wo sind »die Guten« und wo »die Bösen«? Diese klaren Gegensätze verwischen, durchmischen und verwirbeln sich.

Bilder, die wir entwerfen oder malen, sind weder falsch noch richtig, weder gut noch böse. Wenn der Sufi Rumi, der weise Perser aus dem 13. Jahrhundert, sagte: »Jenseits von richtig und falsch liegt ein Ort. Dort treffen wir uns«, so meinte er es spirituell und philosophisch. Doch es gilt auch für die Kunst. Während uns die Welt in Schwarz und Weiß zerfällt oder zu einem Grau-in-Grau verwischt, arbeiten wir mit Farben. Farben können als Gegensätze auf dem selben Blatt Papier entstehen, sich durchmischen, andere Farben entstehen lassen und zu einem Ergebnis führen, das wir als schön und harmonisch empfinden. Wir tun es selbst. Wir schaffen diesen Ort. Kunst ist Imaginationsarbeit. Schon durch unser Tun, durch den kreativen Prozess befinden wir uns an diesem sicheren Ort der Imagination und es entsteht ein Bild, das nicht nur schön ist: Es sind die bleibenden Spuren unserer suchenden Wege in einer imaginierten Welt. Darauf können wir stolz sein. Dieser Stolz gibt jene Sicherheit, die uns in der analogen Welt abhandengekommen ist.

Kreativität ist das Gegenteil von Trauma. Was das traumatische Erlebnis in der Vergangenheit an Wirrnis und belastenden Emotionen erzeugt hat, setzt sich mit nahezu tyrannischer Präsenz bis in die Gegenwart fort. Im kreativen Prozess erzeugen wir ein ästhetisches Empfinden, ein positiv erlebtes Gefühl, das sich auf eine Zukunft richtet – auf ein Bild, das entstehen will. Das ist die komplementäre Geste zu dem, was das Trauma bewirkt hat.

Es genügt nicht, dies nur einmal zu tun. Es gelingt auch nicht, wenn wir auffordern: »Mal doch mal ein Bild!« Die Arbeit mit Kunst bedarf einer Anleitung und Führung, von der Astrid Hansen in diesem Buch aus ihrer Erfahrung berichtet. Denn traumatisierte Menschen sehen in Bildern oft Schreckliches. In den Tintenklecksbildern des Rohrschachtests[12] sehen sie Ungeheuer, wo andere einen schönen Schmetterling sehen. In dem angeleiteten kreativen Prozess verändern wir den Fokus. Während uns die Welt grau erscheint, wir aber mit Farben malen, färben diese auf unsere Seele ab. Auch unsere Seele wird bunter, vielfältiger und lebendiger. Wir haben erlebt, wie Astrid Hansen den Menschen im Krieg diese Buntheit wieder geschenkt hat.

Was therapeutisch erreichbar ist, ist dieser bildschaffende, kreative Prozess, diese Imaginationsarbeit, vor der der blosse Intellekt verblasst. Was Nationen, Politik, Wirtschaft, die gespaltene Gesellschaft und der Konflikt in der eigenen Seele nicht vermögen, das gelingt der imaginativen Arbeit: »The only good nation is the imagination«!

*Minka und Martin Straube*

# Einleitung

Mit Farbe und Linie das Trauma überwinden? Mit der Kraft der Bilder das Leben verändern?

Unsere Selbst- und Weltbilder beeinflussen und bestimmen unser tägliches Denken, Fühlen und Handeln. Diese verinnerlichten Bilder sind vielfältig, manchmal widersprüchlich und von verschiedensten Vorstellungen und Erfahrungen geprägt. Einige von ihnen geben uns Mut, Kraft und Zuversicht. Andere führen in Resignation, Verzweiflung und Hoffnungslosigkeit. Sie können Angst und Ohnmacht auslösen oder Mut und Tatkraft fördern. Sie können uns befähigen oder hindern. »Innere Bilder«[13] können uns jedoch auch unterstützen, Neues zu entdecken und alte Vorstellungen und Gefühle zu verwandeln. Wir können hinderliche Bilder in förderliche umwandeln oder Neue kreieren.

*Einfluss innerer Bilder*

Die in uns liegende Kraft der Veränderung und ihre Auswirkungen beeinflussen unser Selbstbewusstsein und unser Selbstvertrauen. Sie prägen unsere Grundüberzeugungen in Beziehung zu uns selbst, zu anderen Menschen und zur Welt.

Traumatisierte Menschen haben eine existenzielle Bedrohung mit Ohnmachtsgefühlen, Hilflosigkeit und Handlungsunfähigkeit erlebt. Diese dramatischen Erfahrungsbilder des Überwältigtwerdens haben sich in ihre Gedanken- und Gefühlswelt eingebrannt und können sich bis ins Physische hinein äußern.

In künstlerischen Prozessen werden übermächtige und Angst erzeugende Bilder in selbst geschaffene und Sicherheit gebende Bilder verwandelt. Statt traumatischer Ohnmacht und Starre wird Handlungsfähigkeit erlebt. Statt erschütternd erlebter Fremdbestimmung gewinnt der Mensch seine Autonomie und seine Selbstbestimmung zurück. Lebendige, schöpferische Prozesse bringen die bei einem traumatischen Ereignis erfahrene Erstarrung und das Eingefrorensein in Bewegung. Sie erwärmen und verlebendigen den Menschen in seiner Seele. Wenn traumatisierte Menschen verstummt sind oder aus anderen Gründen keine sprachliche Verständigung möglich ist, bietet das gemeinsame Malen und Zeichnen eine nonverbale Ausdrucks- und Kommunikationsmöglichkeit.

*Verwandlung durch künstlerische Prozesse*

Gezielt können Themen als Gegenbilder aufgegriffen werden, die eine Überwindung der Traumatisierung unterstützen. Eine unerschöpfliche Welt von Motiven kann der Natur entnommen werden. Wahrheit und Schönheit werden gestaltend erlebt. Was im Äußeren im Bild sichtbar wird, wirkt auf die Kreativen zurück und umgekehrt. Die eigenen Gefühle und Gedanken gehen mit dem entstehenden Werk in Resonanz. Innen- und Außenerleben schwingen rhythmisch hin und her. Die Erschütterung der Vergangenheit und die Ängste um die Zukunft können pausieren. Der künstlerische Prozess führt ins »Hier und Jetzt«.

Auch in der Notfall- und Traumapädagogik arbeiten wir im Zeichnen und Malen mit der Macht der inneren und äußeren Bilder und ihren Verwandlungsmöglichkeiten. Ein besondere Stellung nimmt das Formenzeichnen ein, das mit geringem Vorbereitungsaufwand und innerhalb von Minuten eindrückliche und förderliche Wirkungen erzielt. Es ist mittlerweile eine unverzichtbare Methode innerhalb der Arbeit mit traumatisierten Menschen und zur eigenen Selbstfürsorge geworden.

*Auswirkungen unbehandelter Traumata*

Wenn Traumata und Traumafolgestörungen keine Beachtung finden und nicht professionell begleitet und behandelt werden, entstehen daraus nicht nur Konsequenzen für den einzelnen Betroffenen, sondern die Auswirkungen sind bis in das gesellschaftspolitische Leben hinein spürbar. Jüngste Ereignisse zeigen diese Entwicklungen deutlich. Dazu werden nicht nur auf das Gesundheitssystem steigende Kosten zukommen.

Fehlende psychosoziale Betreuung und zu wenig Therapieplätze mit monate- oder jahrelangen Wartezeiten für traumatisierte Kinder, Jugendliche und Erwachsene bieten keine ausreichende Hilfe. Folglich können unbehandelte Traumasymptome und Traumafolgen über einen längeren Zeitraum vor sich hin schwelen, sich manifestieren und zu Traumafolgestörungen entwickeln. Die Erkenntnis, dass gezielte notfall- und traumapädagogische Interventionen Traumafolgestörungen abmildern und diesen entgegenwirken können, ist längst bekannt und erprobt.

Bevor Menschen nach einem traumatischen Ereignis wieder am sozialen Leben und am Schulunterricht teilnehmen oder Ausbildungen und Arbeitsplätze ergreifen oder wiederaufnehmen können, brauchen sie innere Stabilität und Sicherheit. Fehlt das, sind zuerst stabilisierende und die Willenskraft fördernde Maßnahmen, wie sie in der künstlerische Notfall- und Traumapädagogik angeboten werden, erforderlich. Auch das Aufsuchen von Beratungsstellen und Therapien setzt u. a. voraus, dass der Mensch die Wohnung selbstständig verlassen und Termine wahrnehmen kann. Bei traumatisierten Menschen ist gerade dies manchmal gar nicht möglich.

*Notfall- und traumapädagogische Wirkungen*

Notfall- und Traumapädagogik bilden also einen wirkungsvollen Zwischenschritt und füllen Lücken im System! In großen menschlichen und gesellschaftlichen Krisen, wie dem Ukraine-Krieg, wurde diese Notwendigkeit unmittelbar spürbar.

Bei einem fünftägigen Seminar[14] der »Freunde der Erziehungskunst e.V.« zur Traumapädagogik in Kyjiw im Juli 2023 nahmen Pädagog:innen, Sozialarbeiter:innen und Psycholog:innen teil. Sie arbeiteten mit traumatisierten Kindern und Jugendlichen in Klassen, Gruppen oder mit einzelnen Personen verschiedenen Alters.

*Fragen der Fachkräfte im Krieg*

Die Fragen und Schilderungen einzelner Schicksale der 70 Teilnehmenden lösten tiefe Betroffenheit bei uns allen aus. Sie zeigten die Unfassbarkeit, die Ohnmacht und Hilflosigkeit gegenüber den tragischen, nahezu unvorstellbaren Schicksalen der ukrainischen Kinder, Jugendlichen und Erwachsenen im Krieg.

### *Einige gestellte Fragen*

- Was kann ich mit Kindern tun, die unter Beschuss waren?
- Wie kann ich Kinder, die doppelt traumatisiert sind, weil sie bereits in andere Länder geflüchtet und dort in Flüchtlingslagern waren, unterstützen?
- Wie kann ich mit Kindern in einer Kunstschule umgehen, die in sich verschlossen, hyperaktiv sind oder so tun, als wenn nichts passiert wäre?
- Was kann ich mit Kindern, die mehrfach traumatisiert sind, die ihre Eltern verloren haben und aus Krisen- und Gefahrengebieten kommen, tun? Sie kriechen unter den Tisch und ich krieche mit ihnen darunter. Es gibt Kinder, die mit fünf Jahren graue Haare bekommen haben! Wie kann ich Kinder im Alter von zwei bis sechs Jahren, die Militärangehörige haben, unterstützen?
- Welche Techniken nehmen die Angst?
- Wie kann ich unter Beschuss mit Kindern arbeiten?
- Was mache ich mit Kindern, deren Angehörige verstorben sind oder Suizid begangen haben? Wie helfe ich einem Kind, vor dessen Augen die ganze Familie erschossen wurde?
- Wie soll ich unterrichten, wenn der Online-Unterricht wegen der Zerstörungen nicht mehr möglich ist?
- Wie können Ressourcen bei traumatisierten Erwachsenen vermittelt werden? Was können Sozialarbeiter:innen mit einem emotionalen Burnout tun, wie können sie selbst für sich sorgen?
- Was kann ich tun? Mein Mann kam von der Front wie ausgewechselt und

von seinen Gefühlen abgeschnitten wieder zurück. Er redet nicht über seine Erlebnisse.

*Traumatisierete*

Die unfassbaren Schicksale ließen mich klein werden, und es schien mir geradezu ein Hohn, mit Pinsel und Farbe gegen die Kriegstraumata anzurücken. Die Teilnehmenden waren selbst von den Auswirkungen des Kriegs und der andauernden Bedrohung betroffen und etliche sicherlich selbst schwer traumatisiert. Die großen Herausforderungen, die sie bei Alarmen und unter Beschuss in der pädagogischen oder psychologischen Arbeit zu bewältigen hatten, ließen sich nicht ansatzweise vorstellen.

Innerhalb des Seminars bekamen die Teilnehmenden kunsttherapeutische Einblicke und ein anfängliches Erleben der entwicklungsförderlichen Wirkungen und Einsatzmöglichkeiten des Formenzeichnens und des Malens. Sie spürten und erkannten in den schöpferischen Prozessen Möglichkeiten zur Selbstfürsorge und Psychohygiene. Eigene Ressourcen konnten (wieder) belebt oder entdeckt werden.

*Selbstfürsorge*

Berücksichtigt wurde die Arbeit mit traumatisierten Menschen, die eigene Selbstfürsorge in der Arbeit mit traumatisierten Menschen und die selbstständige Anwendbarkeit zur Selbst- und Emotionsregulierung bei eigener Betroffenheit.

Nach einer theoretischen Einführung zur Psychotraumatologie und Menschenkunde wurden bereits bestehende Ansätze der Kunsttherapie, Methoden, Techniken und Themen unter Trauma-Aspekten beleuchtet. Pädagog:innen, Therapeut:innen, Psycholog:innen und Betroffene finden Beispiele, die auch mit geringer künstlerischer Vorerfahrung umsetzbar sind.

*Selbstheilungskräfte*

Speziell für traumatisierte Menschen entwickelte (Metamorphosen-) Wege im Malen, Zeichnen und Formenzeichnen regen die Selbstheilungskräfte an, mildern Traumafolgestörungen ab oder verhindern sie bestenfalls. Ausgewählte Motive schaffen bewusst schöne, gute und wahre Gegenbilder zu den bedrohlichen inneren Bildern der traumatischen Ereignisse.

Etliche künstlerische Übungen lassen sich niederschwellig mit geringem Zeitaufwand in einen Unterricht oder in (notfall- und traumapädagogischen) Gruppen für Kinder und Jugendliche einbauen.

Dieses Buch ist nicht als »Rezept« oder »Bedienungsanleitung« gedacht. Vielmehr soll es Grundlagen vermitteln und Möglichkeiten aufzeigen, mit denen die Leser:innen selbst spielerisch umgehen und sie nach dem individuellen Bedarf weiterentwickeln können.

In die Inhalte fließen Erfahrungen von mehr als 30 Jahren aus der kunsttherapeutischen Arbeit mit traumatisierten Menschen, aus den notfall- und traumapädagogischen Gruppen[15] mit geflüchteten Kindern, Jugendlichen und Erwachsenen, aus verschiedensten Seminartätigkeiten und letztlich mein eigenes künstlerisches Erfahrungswissen mit ein.

Langfristig betrachtet ziehen unbearbeitete Traumata mit Traumafolgestörungen, nicht nur für den Einzelnen, sondern auch für die Gesamtgesellschaft, folgenschwere Belastungen nach sich. Absentismus mit seinen Folgen, Ausbildungs- und Arbeitsunfähigkeit und in Zukunft notwendige medizinische und therapeutische Hilfen werden erhebliche Auswirkungen auf das gesellschaftliche Zusammenleben haben und Kosten verursachen. Nicht nur wirtschaftlich betrachtet wäre es sinnvoll, der Notfall- und Traumapädagogik einen zuverlässigen Platz in der Gesellschaft einzuräumen. Pädagogisch, therapeutisch, psychologisch und medizinisch Arbeitende könnten entlastet werden, wenn zeitnahe Interventionen umgesetzt werden würden.

Die Bildbeispiele geben Anregungen und einen Überblick von den künstlerischen Möglichkeiten und Vorgehensweisen in unterschiedlichen Altersklassen und Erfahrungsniveaus.

Die künstlerischen Themen und Motive können differenziert und gezielt auch zur eigenen Selbstfürsorge angewendet werden. Auch für Menschen mit geringen zeitlichen Kapazitäten werden hilfreiche Mal- und Zeichenübungen beschrieben, die beleben, entspannen, zentrieren und ins »Hier und Jetzt« bringen.

Mein aufrichtiger Dank geht an die ukrainischen Seminarteilnehmer:innen in Kyjw. Sie fragten nach Literatur zur künstlerischen pädagogisch-therapeutischen Arbeit mit traumatisierten Kindern, Jugendlichen und Erwachsenen, die es in dieser Spezialisierung und Ausführung bislang so nicht gab. Ohne ihre Fragen gäbe es dieses Buch nicht.

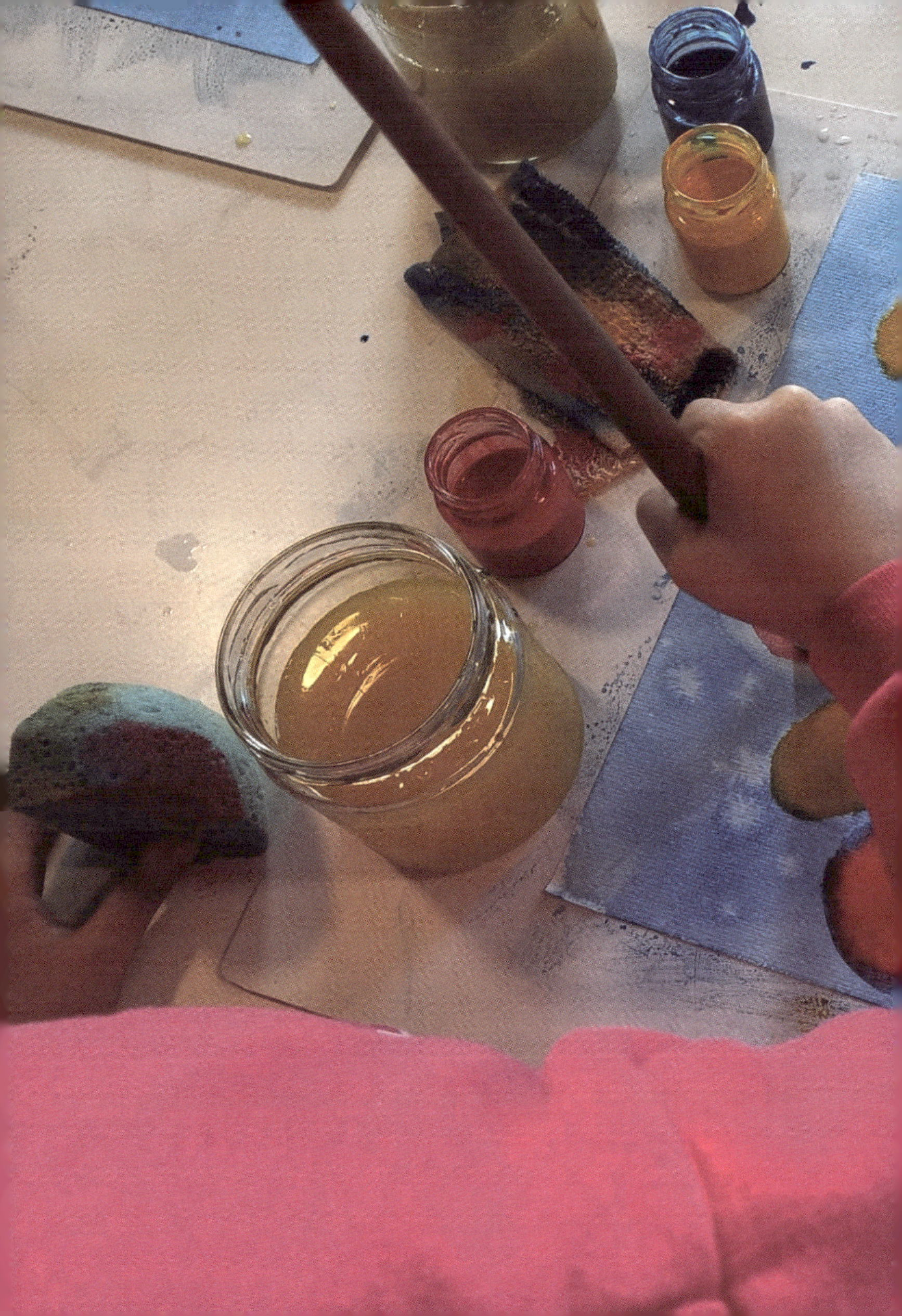

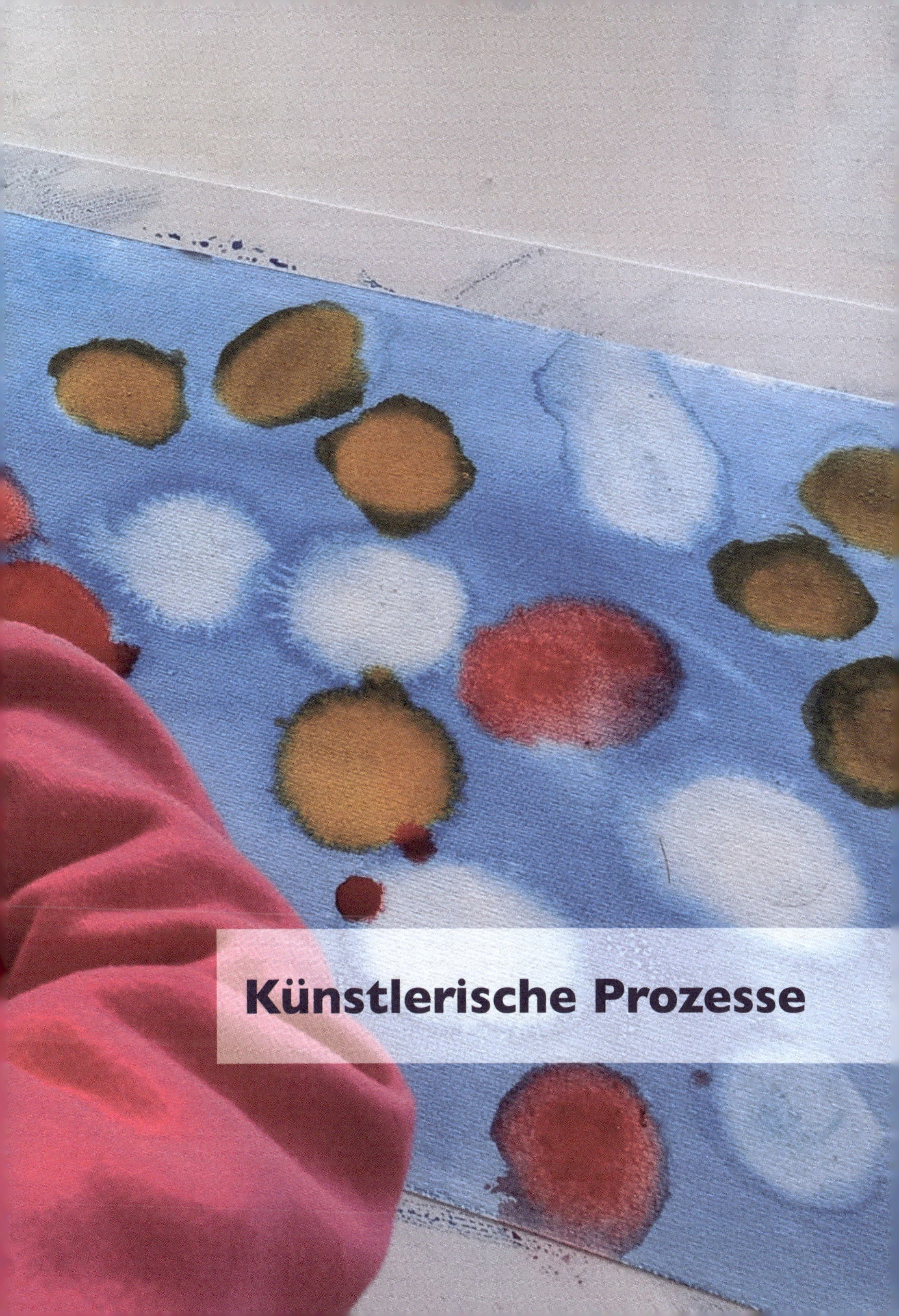

# Künstlerische Prozesse

Der künstlerische Prozess als solches beinhaltet bereits ein Entwickeln, Fördern und Fordern verschiedener Kompetenzen. Die Entfaltung schöpferischer Fähigkeiten drückt sich nicht nur im künstlerischen Arbeiten und dem entstandenen Werk aus. Der künstlerisch und kreativ tätige Mensch ist immer als ganzer Mensch mit seinem Denken, seinem Fühlen und seinem Willen beteiligt, auch wenn die verschiedenen Richtungen und Techniken unterschiedliche Schwerpunkte setzen.

*Kompetenzentwicklung*

Somit gestaltet der Mensch nicht nur seine schöpferische Arbeit, sondern bildet und verwandelt immer auch sich selbst. Was im Außen ausgedrückt wird, wirkt zurück und löst Verwandlungsprozesse im Menschen aus. Diese fließen wiederum in das künstlerische Arbeiten ein.

Als kreativ tätiger Mensch bin ich im Dialog mit dem Werdenden und mit mir selbst. Dabei werden die Sinne, die Selbstwahrnehmung und die Wahrnehmung der Außenwelt im entstehenden Werk geschult.

Mit dem Eintauchen in kreative Prozesse erschafft sich der Mensch seine eigene Welt, er erlebt sich als schöpferisches Wesen und realisiert dabei seine Einzigartigkeit. Das Selbstbewusstsein wird gestärkt. Kein Hervorgebrachtes gleicht, trotz desselben Themas, dem anderen.

Neben der Schulung ästhetischer und technischer Fähigkeiten finden persönlich erlebte und individuell gestaltete Bildungs- und Entwicklungsprozesse im Menschen statt, deren Schritte im eigenen Tempo selbstständig gegangen werden.

Die Kreativen erwerben in künstlerischen Prozessen kein rein intellektuell abstraktes Wissen, sondern mit der Zeit ein gesättigtes, nicht lehrbares Erfahrungswissen. Sie erleben Freude beim künstlerischen Handeln, erfahren sich selbst in verwandelnden Prozessen und erleben meist eine Werksfreude über das Entstehende und Geschaffene. Das künstlerische Ergebnis steht nicht unbedingt im Vordergrund, sondern der Prozess und der Weg mit seinen individuellen Erlebnissen, Verwandlungen und Erfahrungen.

*nicht lehrbares Erfahrungswissen*

Künstlerische Prozesse bieten die Möglichkeit der Ausbildung verschiedener Kompetenzen. Der Mensch erlebt sich im individuellen und schöpferischen Handeln und erfährt dabei selbst wirksam zu sein, gestalten und im Handeln verändern zu können.

Während des schöpferischen Prozesses kann es zu »Fehlern«, Unwägbarkeiten, Unvorhergesehenem, Gestaltungsblockaden und Krisen im Entstehungsprozess kommen, die den kreativ Tätigen an die eigenen Grenzen bringen und zu Frustrationserlebnisssen führen können. Der Prozess ge-

*»Fehler« als Chance*

rät ins Stocken. Die Frage stellt sich, wie es weitergehen soll. Wie kann ein »Fehler« wieder in die Gesamtkomposition integriert werden, so dass er einen Sinn erhält und sich in das Ganze einfügt? Notwendige Momente der Stagnation und Pausen entstehen, mit denen auch eigene Grenzerlebnisse verbunden sein können. Und gerade die Blockaden, Krisen und dieses »Nicht-weiter-Wissen«, das zum Innehalten und einer unbefangenen Wahrnehmung auffordert, ist die Voraussetzung für Verwandlungen, Problemlösungsprozesse, das Entwickeln von Problemlösungsstrategien und das Ergreifen neuer Ideen.

Dazu bedarf es der Übung einer inneren Flexibilität, des Loslassens fester Vorstellungen und Gewohnheiten und einer Bereitschaft zur Offenheit und Geistesgegenwart. So können im Menschen bereichernde Freiräume und Momente entstehen. Diese »freien Räume« sind wiederum Voraussetzung für Ideenfindungs- und Lösungsprozesse, in denen sich neue Einsichten, Perspektiven und Handlungsmöglichkeiten für die gegenwärtige (Problem-) Situation erschließen. Inwieweit ein Mensch dabei für ihn bislang Unbekanntes wahrnehmen oder beobachten kann, hängt von seinen gegenwärtigen individuellen Möglichkeiten, seinen Sinneswahrnehmungen, seiner aktuellen leiblich, seelischen und geistigen Situation und seiner inneren Offenheit und Haltung ab.

*freie Räume*

Mit der Fragestellung, was dem Werk dienlich ist, was dieses »braucht« und wie dem Werk oder Bild gemäß gehandelt werden kann, wird das eigene Gestaltungsbedürfnis in diesem Moment zurückgenommen. Die Frage öffnet den Raum für das Gegenüber. Durch das Wahrnehmen des Entstandenen kann der nächste Handlungsschritt aus der Sache selbst heraus abgelesen und die in ihm liegenden Gesetzmäßigkeiten und Impulse erkannt werden.

*fragende Haltung*

Es erfordert eine fragende und offene Haltung, um erspüren und erkennen können, was aus dem Prozess entgegenkommen und gestaltet werden will. Neben einer verantwortlichen Eigenständigkeit in künstlerischen Prozessen kann ein gewisses Maß an Selbstlosigkeit geschult werden.

*Mut zu Fehlern*

Die Kreativen brauchen Mut, Entschlusskraft und Vertrauen, dass sie die Aufgabe meistern werden. Wie kann die Angst, »Fehler« zu machen, verwandelt oder überwunden werden? Wie kann ein »Fehler« unter das Licht einer besonderen Aufgabe gestellt werden?

Immer wieder ist in kreativen Arbeitsgruppen zu erleben, wie Menschen erstaunt und erfreut über das Entstandene und ihre eigenen, bislang nicht entdeckten Möglichkeiten sind. Das schöpferische Tätigsein ermöglicht dem Menschen Autonomie.

Künstlerisch Tätige eignen sich ein sogenanntes Erfahrungswissen an, das aus den eigenen Erlebnissen und den daraus entwickelten Folgerungen und Erkenntnissen entsteht. Sie begreifen Gesetzmäßigkeiten im anschließenden Betrachten der Werke.

*Hier und Jetzt*

Die aktuelle Problem- oder Bearbeitungssituation steht also im Vordergrund. Sie kann nur in der Gegenwart stattfinden. Der gesamte Prozess bringt den Menschen ins »Hier und Jetzt«.

Durch diese Entwicklungs- und Verwandlungsprozesse erwirbt sich der Mensch mehr Flexibilität, Ideenreichtum und individuelle Problemlösungsfähigkeiten, die ein kreatives und innovatives Handeln ermöglichen. Intellektuelle, emotionale und handlungsbezogene Kompetenzen werden gefördert, wie auch soziale Kompetenzen in Gruppenprozessen.

*Kompetenzentwicklungs- und Bildungsmöglichkeiten*

Zusammengefasst liegen also in kreativen Prozessen vielschichtige Kompetenzentwicklungs- und Bildungsmöglichkeiten:

***Erleben und/oder Förderung***

- von technischen Fertigkeiten
- der fein- und grobmotorischen Fähigkeiten
- der eigenen Handlungsfähigkeit und von Selbstwirksamkeitserfahrungen
- der Umgangsmöglichkeiten mit Unwägbarkeiten und »Fehlern«
- des Erlebens der eigenen Emotionen
- von Ästhetik
- von schöpferischer Freude
- von Flexibilität
- von freien Gestaltungsräumen
- des eigenen Mutes, Neues zu wagen
- der Steigerung der Frustrationstoleranz
- des gegenwärtigen Moments
- der eigenen Tempobestimmung
- von nicht lehrbarem Erfahrungswissen
- der eigenen Individualität
- Selbstständigkeit
- von Selbstwertgefühl und Selbstbewusstsein
- von Ideenreichtum
- von Problemlösungs- und Verwandlungsprozessen
- der Entwicklung von individuellen Problemlösungsstrategien
- von differenzierter Wahrnehmung und Urteilsbildung

- der Stagnation und Pause und des »Nicht-weiter-Wissens« als Voraussetzung für Intuition, neue Impulse und Innovation
- von einem ideenreichen, eigenständigen und lebendigen Denken und Handeln in prozessualen Zusammenhängen

*Auswirkungen auf Leben und Arbeit*

Künstlerische Prozesse können somit als eine übergeordnete Schulung verschiedener Kompetenzen im Denken, Fühlen und Handeln verstanden werden, da sie der künstlerischen Tätigkeit selbst innewohnen. Ein Erfahrungswissen und Methoden werden erworben, die analog in vielen Lebens- und Arbeitsprozessen angewendet werden können.

*Ideenreiches, innovatives Denken*

Mit ihren Kompetenzentwicklungsmöglichkeiten können künstlerische Prozesse somit gar nicht ernst genug genommen werden! Stellen Sie sich vor, wenn das kreative Denken, das zu einer größeren Beweglichkeit und Flexibilität führt, durch künstlerische Prozesse in Schulen mehr gefördert werden würde – statt eines reproduzierten Denkens, das leider zu häufig an die Aneignung einer »Kopf-Bulimie« erinnert. Wenn in allen Ausbildungsberufen, Universitäten, Betrieben und Firmen die schöpferischen Potenziale jedes Einzelnen gefördert würden, könnte sich eine Vielfalt an ideenreichem, innovativem und kreativem Denken und Handeln bilden und das lebendige Denken wäre mit dem Herzen durchwärmt.

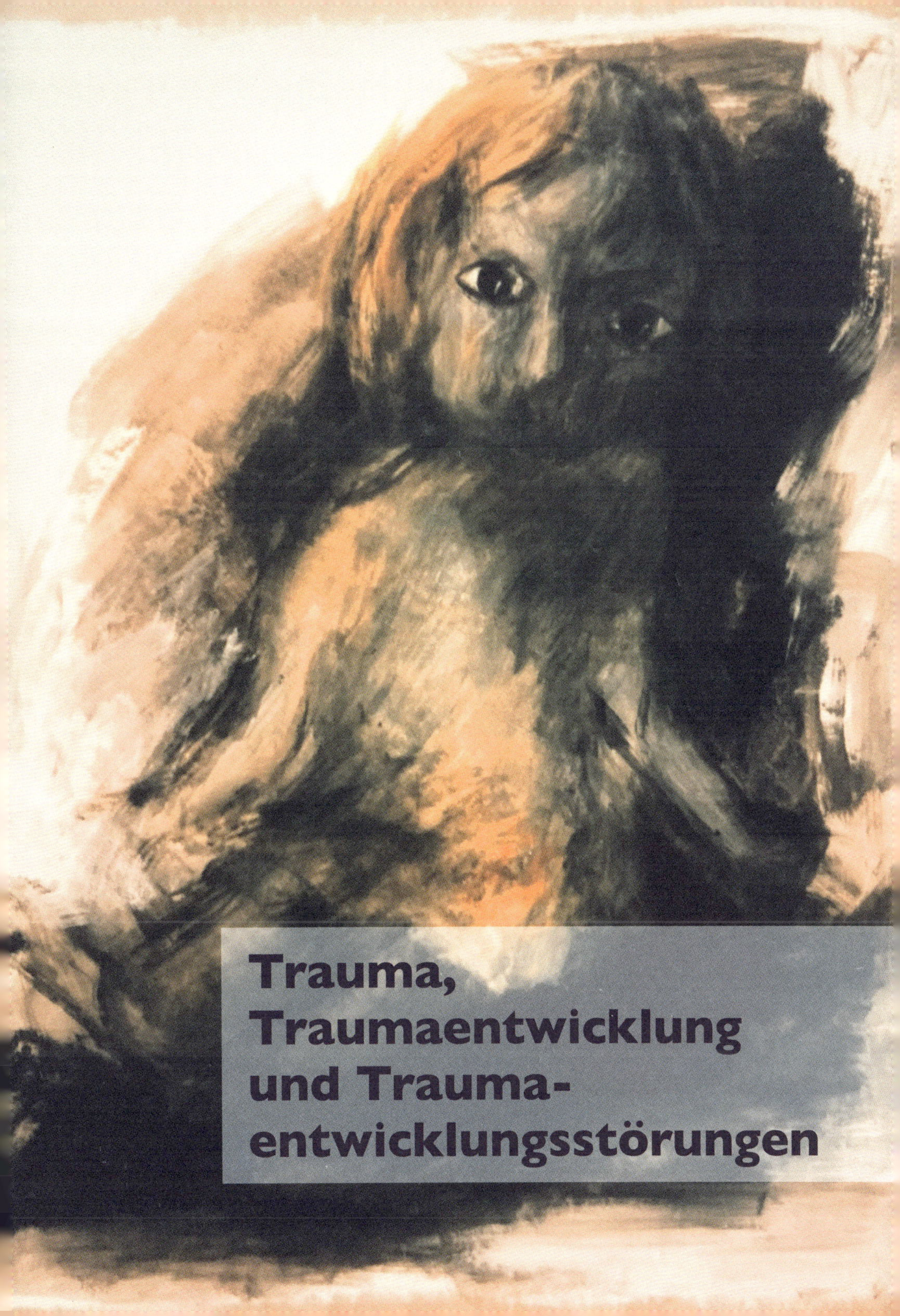

# Trauma, Traumaentwicklung und Trauma- entwicklungsstörungen

Traumatische Erfahrungen hinterlassen Spuren im Einzelnen, in den zwischenmenschlichen Beziehungen und in der Gesellschaft. Sie können sich in körperlichen und emotionalen Symptomen und in der Handlungsfähigkeit, im Denken und Sozialverhalten zeigen oder unsichtbar für die Mitwelt zu inneren Belastungen und Dysfunktionen führen.

Zur sinnvollen Selbsterhaltung reagiert der Mensch auf akute Schock- und Notsituationen mit seinem gesamten System, das kurzzeitig in einen Alarmzustand versetzt wird. Im vegetativen Nervensystem wird der Sympathikus, der bei Stress die nach außen gerichtete Aktionsfähigkeit steuert, stark aktiviert: die Pupillen weiten sich und können dadurch mehr Informationen aufnehmen, die nicht lebensnotwendigen Prozesse, wie Speichelproduktion und die Verdauung werden gehemmt und die Bronchien erweitern sich, wodurch mehr Sauerstoff ins Blut kommt. Die Herzfrequenz nimmt zu, wodurch das Blut schneller zu den Muskeln, deren Kraft und Anspannung sich erhöht, gelangt. Alle Sinneswahrnehmungen sind verstärkt. Das körpereigene Stresshormon Cortisol wird maximal ausgeschüttet.

*verstärkte Sinneswahrnehmungen*

Die Voraussetzungen zu schnellen Reaktionen und Extremleistungen sind gegeben, um die akute Stresssituation beenden und verlassen zu können. Alles in den Bereitstellungsreaktionen ist vorbereitet, um zu überleben und sich selbst retten zu können. Spontan und reflexartig reagiert der Mensch auf Stress mit den zwei vorgesehenen Möglichkeiten: »Flucht« oder »Kampf«, wie sie im Tierreich auch beobachtet werden können. (siehe Grafik[16] auf S. 30)

Bei einem bedrohlichen, traumatischen Ereignis hat der Mensch die Optionen Kampf und Flucht nicht zur Verfügung, er erlebt sich der Gelähmtheit und Ohnmacht ausgeliefert. Dennoch sind die physiologischen Reaktionen in Bereitschaft, sich zu verteidigen oder zu fliehen, die Muskulatur ist angespannt und die Muskelfasern sind erregt. Durch das Erstarren kann keine Entladung entstehen.

> *Für die Vermeidung einer Traumatisierung* ist es entscheidend, dass der gesamte Energieüberschuss beim Bewältigen der Bedrohung aufgebraucht wird. Energie, die nicht vollständig entladen wurde, verschwindet nicht einfach; sie bleibt im Körper eingeschlossen und schafft das Potential für traumatische Symptome.[17]

Nach dem einschneidenden Ereignis durchschreiten Menschen – immer noch im Stress – gewöhnlich die Flucht- und Kampfphasen. »Flucht« kann sich

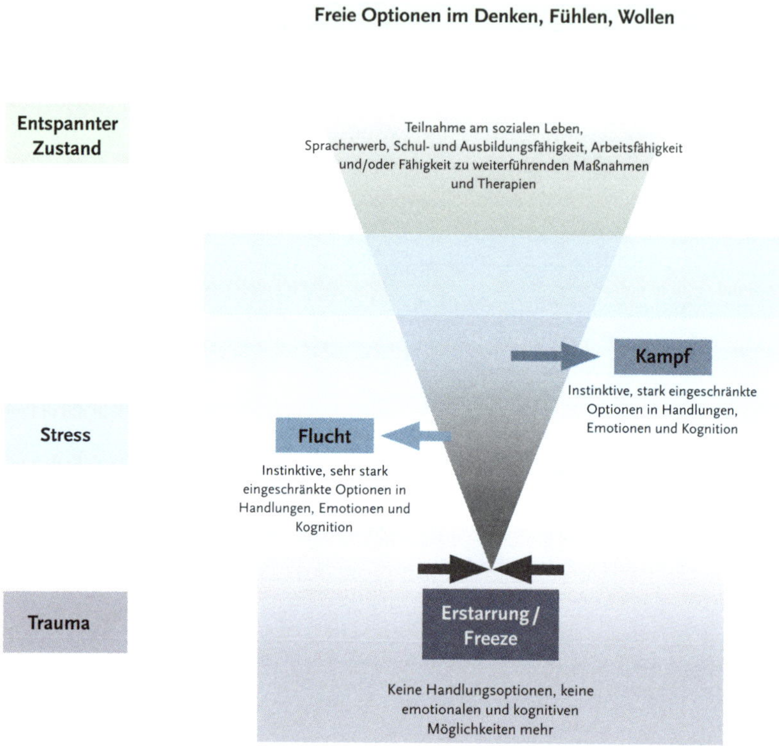


*Rückzug*

in innerem Rückzug, Vermeidung, Resignation, Verbitterung, Depression, Dissoziation bin hin zu Psychosen äußern. Menschen im Fluchtmodus sind still, fallen nicht auf. In Gruppen wirken sie tendenziell widerstandslos, verträumt oder innerlich abwesend und angepasst. »Kampf« kann sich in verbal oder körperlich aggressivem Verhalten, Dominanzverhalten und Machtspielen, Gereiztheit, Launnenhaftigkeit oder Grimmigkeit äußern. Menschen im Kampfmodus sind sichtbarer. In Gruppen sind sie tendenziell sozial auffällig, stören, verstoßen gegen Regeln, übertreten Grenzen anderer und sind konfliktbereit.

*Aggression*

Im Fluchttmodus stehen dem Menschen instinktive, sehr stark eingeschränkte Möglichkeiten in seinen Handlungen, seinen Emotionen und seiner Kognition zur Verfügung. Im Kampfmodus sind die Möglichkeiten im

Denken, Fühlen und Handeln immer noch stark eingeschränkt, wenn auch etwas freier und beweglicher als im Fluchtmodus.

Im entspannten Zustand dagegen, in dem sich ein Mensch geliebt, angenommen, geschützt und sicher fühlt, stehen ihm die größtmöglichsten freien Optionen zur Verfügung. Menschen, die mit ich selbst und ihrer Umwelt in Verbindung sind, können geistesgegenwärtig agieren und reagieren. Sie erleben sich in ihren Denkmöglichkeiten wacher, bewusster und freier. Die Gefühle können in eine Richtung gelenkt werden, statt ungestüm davonzugaloppieren. Handlungen können gerichtet und gezielt umgesetzt werden. Die Teilnahme am sozialen Leben, der Erwerb der Sprache des Ankunftslandes (bei Geflüchteten) ist möglich.

*Freiheit*

Kindergärten, Schulen, Ausbildungen, die Arbeitsstellen, Freizeitangebote oder medizinische und therapeutische Angebote können vom Einzelnen selbstständig aufgesucht und ergriffen werden.

Im Stress sind also Aktions- und Reaktionsmöglichkeiten eingeschränkt. Spontane, reflexartige Reaktionen im Organismus, wie Flucht oder Kampf, treten an die Stelle von Ich-geführten freien Handlungsoptionen.

Wenn weder »Kampf« oder Auseinandersetzung noch »Flucht« als Lösung zur Verfügung stehen, ausgeschöpft sind, es kein Entkommen gibt und der Ausweg versperrt ist, und stattdessen auf ein außerordentlich bedrohliches oder schreckliches Ereignis mit einer Erstarrung reagiert wird, spricht man vom Trauma. Der Mensch ist im akuten Schock wie eingefroren, was in der Fachliteratur als »Freeze« bezeichnet wird. Er kann die Akutsituation mit seinem Ich oder mit spontanen oder erworbenen Handlungsstrategien nicht verändern oder in sie nicht mehr eingreifen. Der Mensch erlebt sich als völlig hilflos, handlungsunfähig, ausgeliefert und ist im Schock. Während des Einfrierens und Erstarrens hat das Ich keinen Zugriff mehr auf die Gefühle, Leibesfunktionen und Handlungen und kann sie nicht verändern. Sprachlosigkeit, Verlust der Orientierung in Raum und Zeit, eingeschränkte Wahrnehmungs- und Beobachtungsmöglichkeiten überwältigen den Menschen. Spätere Erinnerungslücken an das Ereignis, das nicht eingeordnet werden konnte, und die Zeit davor und danach können folgen. »Ohnmächtige Auslieferung und innerer Kollaps von Bewältigung, Ich-Funktion und Kampf- und Reaktionsmustern sind das eigentlich Traumatogene sowohl bei Man-made- als auch bei Natural-Disasters, also bei von Menschen gemachten als auch bei Naturkatastrophen.«[18]

*Trauma-symptome*

*Überwältigt sein*

Diese überwältigende Erfahrungen, keine bewussten Wahlmöglichkeiten

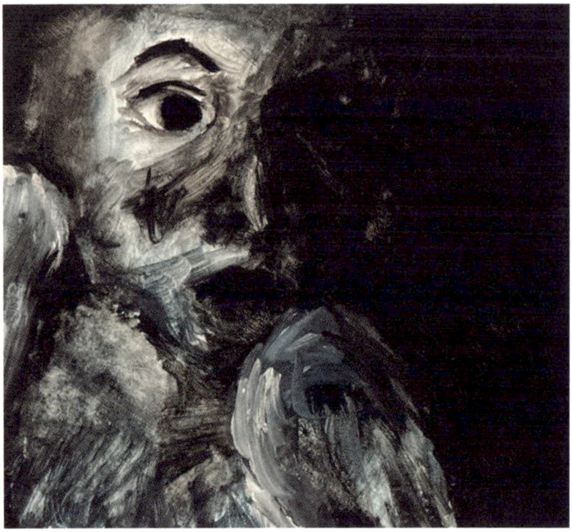

Abb. 1 »ohne Worte«; Antje K., 1996

mehr zu haben, das Vertrauen in die Kontrollierbarkeit von Situationen und in die Selbstwirksamkeit zu verlieren, prägen sich tief im Menschen ein, und wirken traumatisch. Betroffene schildern, wie ihnen das Blut in den Adern gefror, das Herz in die Magengrube rutschte, sie eine Taubheit überfiel und alle Bewegungen und Abläufe mechanisch wurden. Eine unwirkliche Blase der Leere, eines Nichts ohne jegliche Gefühle ließen die Zeit stillstehen. Das Denken blockierte, stellte auf Funktionsmodus um. Abgekoppelt von den Gefühlen versuchte es, den nächsten möglichen Schritt zu finden.

*Stillstand*

> *»Ein Trauma erzeugt eine unverwechselbare Empfindung,* die man, wenn man sie einmal kennengelernt hat, nie mehr vergisst.«[19]

Diese Gefühlserfahrungen liegen eindeutig außerhalb des gewohnten Spektrums. Das verinnerlichte Verständnis von sich selbst, dem Leben und der Welt gegenüber wird »bis ins Mark« erschüttert. Das Menschen- und Weltbild verändert sich oder ist dauerhaft gestört. Die Sinnhaftigkeit des Lebens kann verlorengehen. Das Kohärenzgefühl[20] wird zerstört oder deutlich reduziert.

*Wunde*

Das Wort »Trauma« kommt aus dem Griechischen und bedeutet «Wunde, Verletzung«. In der Medizin versteht man darunter eine durch gewaltsame

Einwirkung entstandene Verletzung, die Folge eines Ereignisses ist. Trauma bezeichnet somit nicht den äußeren Grund oder die Umstände, die zu dieser Verletzung geführt haben, noch bezeichnet es das Ereignis selbst.

*objektive und individuelle Faktoren*

Ein Trauma entsteht aus dem Zusammenwirken von den objektiven Faktoren der Situation, den individuellen verfügbaren Bewältigungsstrategien und der persönlichen Verfassung. Ausschlaggebend und wesentlich ist, wie das Ereignis erlebt wird und als wie belastend oder bedrohlich es erfahren wird.

> »*Traumatisch oder seelisch verletzend* sind also weder das Ereignis noch das Erlebnis allein, sondern ist vielmehr die Beziehung zwischen objektiven und subjektiven Faktoren in ihrer quantitativen und qualitativen Ausprägung.«[21]

Die Häufigkeit und die Zeitdauer wirken ebenso beeinflussend wie die Art und Weise der traumatischen Ereignisse.

Pross und Riedesser fassen es in folgender Definition zusammen:

> »*Psychisches Trauma ist ein vitales Diskrepanzerlebnis* zwischen bedrohlichen Situationsfaktoren und individuellen Bewältigungsmöglichkeiten, das mit Gefühlen von Hilflosigkeit und schutzloser Preisgabe einhergeht und so eine dauerhafte Erschütterung von Selbst- und Weltverständnis bewirkt.«[22]

Das Grundvertrauen, sich auf sich selbst und eine stabile und stützende Umwelt verlassen zu können, ist gebrochen. Da traumatische Ereignisse völlig unerwartet und ohne Vorwarnung in das Leben eines Menschen einbrechen, gibt es keine Zeit, sich mental darauf vorzubereiten.

*Zeitfaktor*

Wie eine körperliche Wunde Zeit braucht, um zu heilen, so spielt der Zeitfaktor auch bei einer psychischen und seelischen Wunde eine nicht zu unterschätzende Rolle bei der Verarbeitung des Erlebten und/oder dem Heilungsprozess. Ob die Erschütterung von Selbst- und Weltverständnis dauerhaft, im Sinn von bleibend, sein muss, hängt von verschiedenen Faktoren ab.

## Natural Disasters- und Man-made-Disasters

Traumata können verschiedenste Ursachen von Gewalt haben. Kollektiv Erlebtes wie Krieg, Flucht, Naturkatastrophen und Hungersnöte wirken sich anders auf die Verarbeitung traumatischer Erlebnisse aus als dramatische Einzelschicksale, wie (sexueller) Missbrauch oder Vergewaltigung.

*»übernatürliche« Schicksale*

In der modernen Psychotraumatologie wird zwischen *Natural Disaster-* und *Man-made-Disaster* unterschieden. Unter *Natural-Disasters* fallen Naturkatastrophen, Unglücke oder Unfälle, die vom Menschen nicht beinflussbar sind, die als »übernatürliche Schicksale« erlebt werden. Naturkatastrophen betreffen mehrere oder viele Menschen, sie sind nicht persönlich. Demgegenüber sind *Man-made-Disaster* zwischenmenschliche Traumata. Die Verletzungen werden von einem Menschen, meist willentlich und absichtlich, zugefügt. Darunter fallen Kriegshandlungen, Folter, Vergewaltigungen, Missbrauch, Misshandlungen als auch körperliche, sexualisierte und seelische Gewalt. Vertrauen und Würde werden im Innersten nachhaltig zerstört oder gestört. Durch den Vertrauensverlust im Menschen wird zudem das Vertrauen generell in positive Bindungen und Beziehungen erschwert oder gar unmöglich.

*Mobbing*

Ein zeitgemäßes Beispiel für Man-made-Disaster ist das Mobbing, in dem ein Mensch in seinem sozialen oder beruflichen Umfeld von einer oder mehreren Menschen anhaltend ausgegrenzt, entwertet und stigmatisiert wird. Die gemobbte Person fühlt sich einsam, missachtet, seelisch verletzt oder gar zerstört und der Situation ohnmächtig gegenüber.

## Traumatypen

Die Traumatypen sagen aus, wie oft und wie anhaltend oder wiederholend traumatische Ereignisse stattfanden.

*Taten im Verborgenen*

Bei einmaligen, akuten und zeitlich begrenzten und offensichtlichen Ereignissen, wie einem Unfall oder einer Überschwemmung wird von Typ-I-Traumata gesprochen. Bei anhaltenden oder sich wiederholenden traumatischen Ereignissen wie bei wiederkehrender Folter, mehrmaligem Inzest oder sexuellem Missbrauch spricht man von Typ-II-Traumata. Sie sind oft tabuisiert, schambesetzt und finden im Verborgenen hinter »verschlossenen Türen« statt. Daher wirken sie sich meistens physisch, seelisch und geistig schwerwiegender auf den gesamten Menschen aus.

*Drei Traumatypen*

### Typ-I-Traumata

**Singulär, einmalig, kurz, andauernd**

**Man-made-Disaster**
- Unfall / Unglück
- körperliche und sexualisierte Gewalt
- Vergewaltigung
- Miterleben von (sexualisierter) Gewalt als Zeuge
- Überfall / Raub
- Terroristischer Anschlag, Messerstechereien, Amoklauf
- Verantwortlich sein für schwere Verletzungen oder Tod einer anderen Person

**Apersonale Traumatisierungen**
- Traumatisches Geburtserleben, Fehlgeburt oder Tod eines Kindes
- Tod / Verlust

Natural Disaster
- Naturkatastrophen, wie Erdbeben, Sturm, Brand, Flutkatastrophe, Vulkanausbruch

Medizinisch
- Operation
- Diagnose schwerer Erkrankung
- Spezielle medizinische Behandlung
- Anästhesie

Technisch
- Unfall
- Explosion
- Brand

### Typ-II-Traumata
### Komplexe Traumata

**Sich wiederholend, sequenziell über einen längeren Zeitraum**

**Man-made-Disaster**
- Körperliche, emotionale und psychische Vernachlässigung
- Körperliche, emotionale und soziale Verwahrlosung
- Familiäre Streitigkeiten
- Körperliche und sexualisierte Gewalt, Misshandlung
- Miterleben von Gewalt
- Gaslighting, Mobbing oder Silent Treatment

**Apersonale Traumatisierungen**
- lebensbedrohliche körpeliche Erkrankung

Natural Disaster
- Dürre
- Hungersnot

### Typ-III-Traumata
### Kumulative Traumata

**Addition von subtraumatischen Ereignissen mit verschiedenen Belastungen**

**Man-made-Disaster**

»Zu wenig gute Erfahrungen« mit engen Bezugspersonen (Fürsorgepersonen) in der Kindheit erlebt.
Dazu gehören:

- keine stabile Bezugsperson
- nicht wahrgenommen werden
- keine Förderung
- keine altersgemäße, gesunde Entwicklungsmöglichkeit
- kein Trost
- keine Hilfe oder Unterstützung
- keine bedingungslose Liebe, stattdessen bedingte Liebe der Eltern (z. B. an Leistung und Funktionieren gebunden)
- zu wenig Zuwendung
- als Spielzeug der Eltern fungieren
- anhaltende Erfahrung von lästig oder »zu viel« sein
- anhaltendes / häufiges belogen werden
- Beurteilung der Wahrnehmung, Gefühle, Gedanken und Handlungen des Kindes als falsch oder nicht existent (Gaslighting, »Gehirnwäsche«)
- keine stabile Bezugsperson
- Ignoranz, Silent Treatment
- Entwertung
- Beschämung

*Kumulative Traumata*

Neben den Traumatypen I und II sind die »Typ-III-Traumata« (Kumulative Traumata)[23] hinzuzufügen, deren Konzept Masud Khan 1963 begründete. Kumulative Traumata sind keine einmaligen Ereignisse. Über einen längeren Zeitraum hinweg haben sich bei den Betroffenen mehrere belastende Erfahrungen addiert und »angehäuft«, die einzeln betrachtet noch keine Traumatisierung ausgelöst hätten. In der Summe jedoch wirken diese traumatisch. Sie können gravierendere Auswirkungen auf die Persönlichkeitsentwicklung und die Persönlichkeitsstruktur haben, vor allem, wenn die traumatischen Erfahrungen durch vertraute Fürsorgepersonen des engen Familien- oder Beziehungskreises verursacht wurden.

In der Tabelle auf Seite 35 finden sich einige Beispiele zu den drei Traumata-Typen. Wie ersichtlich, können manche traumatischen Ereignisse sowohl einmalig als auch wiederholend stattfinden.

## Psychische Traumatisierungen im Zeitverlauf

Nicht jedes bedrohliche und schreckliche Ereignis führt zu einer Traumatisierung. Alle traumatischen Erlebnisse kommen jedoch unerwartet und plötzlich. Sie sind nicht vorhersehbar. Sie sind schockierend, wirken äußerst bedrohlich, teils mit Todesangst verbunden, und lösen subjektive Gefühle von Ohnmacht, Hilflosigkeit und Handlungsunfähigkeit aus.

### Verlaufsmodell psychischer Traumatisierung[24]

*Drei Phasen*

Der Verlauf einer Traumatisierung kann nach Fischer/Riedesser[25] in drei Phasen geteilt werden: die traumatische Situation, die traumatische Reaktion und den traumatischen Prozess. Während die traumatische Reaktion unmittelbar oder kurze Zeit nach den traumatischen Ereignissen eintritt, stellt der traumatische Prozess den lebensgeschichtlichen Bewältigungsversuch der traumatisierten Persönlichkeit dar.

Inwieweit ein Ereignis oder Ereignisse traumatisierend wirken, hängt neben dem objektiven Geschehen auch von der Individualität, ihren subjektiven Bewältigungs- und Abwehrversuchen auf der psychologischen Ebene und den physiologischen Folgeerscheinungen ab.

Neben der biografischen Vorgeschichte wirkt sich die unmittelbare Ver-

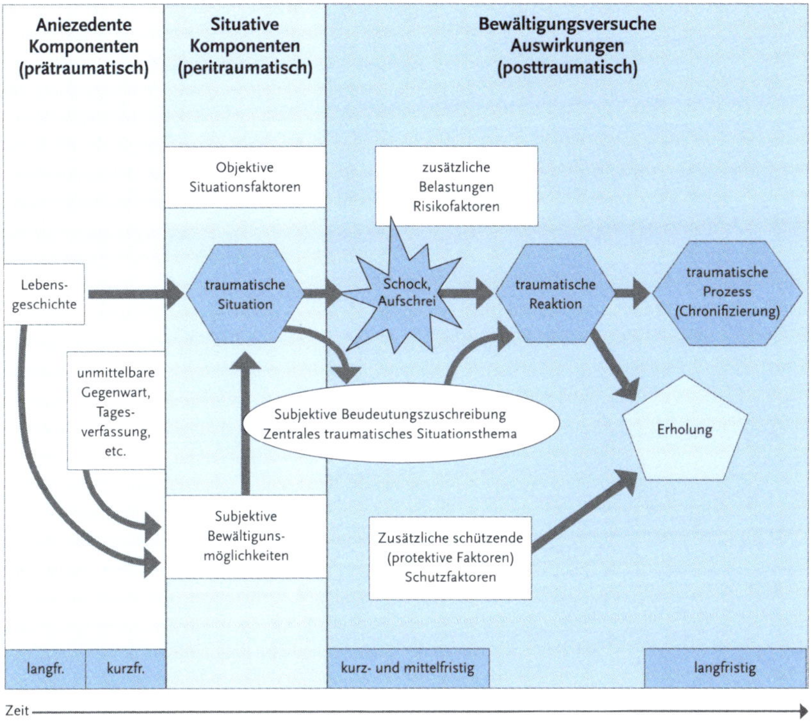


fassung der Person am Tag des Geschehens (prätraumatisch) auf den traumatischen Prozess aus. Auch das Alter, das Geschlecht, die Intelligenz, die Verständigungs-, Ausdrucks-und Reflexionsmöglichkeiten und die individuellen Resilienzfaktoren des Menschen beeinflussen die weitere Entwicklung. Die aktuellen subjektiven Bewältigungsmöglichkeiten und objektiven Situationsfaktoren haben Einfluss auf die vom Betroffenen wahrgenommene Belastung der traumatischen Situation (peritraumatisch). Alle sich anschließenden Reaktionen, Bewältigungsversuche und Auswirkungen nach dem traumatischen Ereignis werden der posttraumatischen Phase zugeordnet.

*Biografische Vorgeschichte*

Ein Erwachsener hat durch reiche biografische Erfahrungen mehr Bewältigungsstrategien entwickeln können als ein junges Kind. Er hat sich die Einstellung erworben, dass Krisen bewältigbar sind, Emotionen und Stress reguliert werden können. Menschen, die ihre Selbstwirksamkeit in herausfordernden Situationen bereits erlebt haben und Resilienz aufbauen konnten, haben ein

*Altersbedingte Bewältigungs-möglichkeiten*

anderes Fundament als Kinder. Das von verschiedensten Lebensumständen, Fähigkeiten, Herausforderungen und auch schwierigen Situationen geprägte angeeignete Erfahrungswissen gibt Möglichkeiten, Geschehnisse einzuordnen, zuzuordnen und sie zu interpretieren. Verschiedenste Bewältigungsstrategien wurden im Lauf eines Lebens bereits erworben und erprobt. Kinder haben diese Erfahrungen noch nicht sammeln können, sie sind dem Geschehen und den Ereignissen emotional ausgelieferter. Durch ihr ausgebildetes Denken und ihre Reflektionsfähigkeit haben Erwachsene andere Möglichkeiten, belastende Situationen einzuordnen, wenn ihre kognitiven Fähigkeiten nicht durch eine Behinderung, psychische Erkrankung oder Verminderung der Intelligenz eingeschränkt sind. Das erworbene Selbstbewusstsein, das hauptsächlich von Erfolgs-, statt von Versagensgefühlen oder Misserfolgen geprägt wurde, beeinflusst zudem die spontanen Reaktionsmöglichkeiten auf ein bedrohliches Ereignis.

*Konstitution und Gesundheit*

Auch die körperliche Konstitution und der gesundheitliche Allgemeinzustand haben Einfluss auf die Reaktions- und Verarbeitungsmöglichkeiten in und nach der traumatischen Situation. (Psychische) Vorerkrankungen, Bindungsstörungen in der frühen Kindheit, instabile und ungesunde Familienstrukturen oder Suchterkrankungen wirken sich auf den weiteren Entwicklungsprozess aus. Die Ideale und Werte, Religionszugehörigkeiten und Weltanschauungen beeinflussen nicht unerheblich die Verarbeitung oder Überwindung eines Traumas.

Einige Personen haben das innere Vertrauen, sich in bedrohlichen Situationen selbst schützen zu können und bauen auf ihre eigenen Kompetenzen. Stehen zudem unterstützende, vertraute Bezugspersonen zur Verfügung, wird ein verlässlicher und stabiler »Boden unter den Füßen« genährt, um Traumata zu überwinden. Die den Verarbeitungsprozess begleitenden Umstände, die inneren wie die äußeren Ressourcen, wirken sich maßgeblich auf die Bewältigungsmöglichkeiten von Traumata aus.

*Innere und äußere Ressourcen*

Zu den äußeren Ressourcen gehört ein zur Verfügung stehender sicherer Ort, der Schutz verleiht. Für Jugendliche oder Erwachsene können Werkzeuge oder Hilfsmittel dazugehören, für Kinder kann ein Stofftier, ein lebendiges Tier, eine helfende Fee oder ein Schutzengel eine hilfreiche Ressource sein.

Die Dauer des traumatischen Ereignisses, die Häufigkeit und die Intensität der Bedrohung wirken sich auf die Bewältigungsmöglichkeiten aus.

Die unmittelbare normale Reaktion auf ein traumatisches Ereignis wechselt zwischen Verleugnung und Reizüberflutung.[26] Das Geschehene »nicht wahrhaben wollen« ist eine Notfallmaßnahme und eine normale Reaktion auf ein unnormales, außergewöhnliches Ereignis. Es ist keine krankhafte Folgeerscheinung. Die traumatischen Reaktionen beinhalteten individuelle Abwehr- und Bewältigungsversuche auf der psychologischen Ebene und Veränderungen auf der physiologischen.

Der weitere Verlauf nach dem Schock ist also ausschlaggebend für die weitere Entwicklung. Wenn die Erlebnisse mit anderen Menschen nach dem Schock nur sehr bedingt oder gar nicht geteilt werden können, erleben sich die Betroffenen isoliert und allein. Gründe können Scham- und Schuldgefühle oder Befürchtungen sein, dass ihnen niemand glaubt oder niemand anhören will. Die Folge des Schweigens ist also die Abkapselung und Vermeidung von sozialen Kontakten, die ausgeprägte Einsamkeitsgefühle und Ausgrenzung zur Folge haben und einen Schritt der Verarbeitung ausschließen. Das Ausdrücken des Erlebten kann mit Sprechen, Schreiben, Malen, Zeichnen, Tanzen etc. passieren. Wichtig ist es einen Ausdruck zu finden. Doch auch darin liegt kein Versprechen den Einsamkeitsgefühlen entgehen zu können, denn traumatische Erfahrungen sind in der Tiefe für andere Menschen meist nicht nachvollziehbar.

*Das Risiko des Schweigens*

Bei sexuellem Missbrauch entstehen durch die Geheimhaltung und Tabuisierung innerhalb der Familie oder anderer Vertrauenspersonen, den »Verrat« beim Aussprechen, die Stigmatisierung und die Scham des Opfers weitere Risikofaktoren, die eine Verarbeitung massiv erschweren.

Es existieren also Risiko- als auch Schutzfaktoren,[27] die sich demensprechend hemmend oder begünstigend auf die Verarbeitung traumatischer Ereignisse mit Langzeitfolgen auswirken.

Erhöhte Risikofaktoren für Traumafolgestörungen ergeben sich durch langanhaltende oder sich wiederholende Traumata und Man-made-Disaster durch innerfamiliäre oder eng vertraute Personen. Je unvorherschbarer das schockierende Ereignis ist, desto negativer wirkt es sich auf die Verarbeitung aus.

Menschen mit Schuldgefühlen aufgrund selbst verursachter Ereignisse, wie Verletzungen anderer Insassen bei einem Autounfall, verkraften das traumatische Ereignis schlechter als Menschen, die kein schlechtes Gewissen haben. Bei akuter Lebensbedrohung und einem Nahtodeserlebnis ist es besonders herausfordernd, das Erlebnis in die eigene Biografie zu integrieren.

*selbst verursachte Traumata*

Schutzfaktoren für die Traumaverarbeitung sind dementsprechend die Möglichkeit, über die eigenen Erlebnisse zu sprechen oder sie bildhaft im künstlerischen oder spielerischen Prozess ausdrücken zu können. Die *stabilisierende Faktoren*

Unterstützung nach dem Ereignis durch die Familie oder vertraute, stabile, wertschätzende Bezugspersonen und das Annehmen statt Verleugnen des Ereignisses wirken sich positiv auf die Traumaverarbeitung aus. Der vertraute Personenkreis und der Aufenthalt an einem geschützten Ort vermitteln ein Sicherheitsgefühl. Ein aktives Beitragen zur Verbesserung der traumatischen Situation lässt die eigene Handlungsfähigkeit und Selbstwirksamkeit unmittelbar erfahren. Menschen, die einen tieferen Sinn in ihrem Leben und ihren Schicksalen finden, können ein traumatisches Ereignis meist besser integrieren.

## Posttraumatische Belastungsstörung

Bekannt unter den Traumafolgestörungen ist die Diagnose »posttraumatische Belastungsstörung« (PTBS) nach dem ICD-10-GM-2024:

> »*Diese entsteht als eine verzögerte oder protrahierte Reaktion* auf ein belastendes Ereignis oder eine Situation kürzerer oder längerer Dauer, mit außergewöhnlicher Bedrohung oder katastrophenartigem Ausmaß, die bei fast jedem eine tiefe Verzweiflung hervorrufen würde … Der Verlauf ist wechselhaft, in der Mehrzahl der Fälle kann jedoch eine Heilung erwartet werden. In wenigen Fällen nimmt die Störung über viele Jahre einen chronischen Verlauf und geht dann in eine andauernde Persönlichkeitsänderung über.«[28]

*Differenzierung PTBS*

Typischerweise pendeln traumatisierte Menschen in einer gesunden Art und Weise zwischen der Auseinandersetzung mit dem Trauma und einer Vermeidung.[29] Mit der Zeit verschwindet diese »normale« Reaktion wieder. Wenn die Symptome jedoch länger als vier Wochen anhalten und in ihrer Intensität nicht schwächer werden, spricht man von einer PTBS, bei einer Dauer bis zu drei Monaten von einer akuten PTBS und bei Symptomen, die länger als drei Monate anhalten, von einer chronischen PTBS. Nicht auszuschließen ist, dass auch mehrere Jahre nach den traumatischen Ereignissen noch eine PTBS ausgebildet werden kann.

## Kriterien[30] der Posttraumatischen Belastungsstörung DSM-IV[31]

| |
|---|
| **A.) Selbst erlebtes oder beobachtetes Ereignis, das**<br>1. mit realem oder drohendem Tod bzw. Verletzung oder Gefahr der körperlichen Unversehrtheit der eigenen oder mindestens einer anderen Person verbunden ist<br>2. mit intensiver Furcht, Hilflosigkeit oder Entsetzen verbunden ist |
| **B.) Wiedererleben (1 Merkmal muss gegeben sein)**<br>1. Wiederholte belastende Erinnerungen an das Ereignis (können Bilder, Gedanken oder Wahrnehmungen beinhalten); bei Kindern: traumatisches Spiel, in dem die Erfahrung ausgedrückt wird<br>2. Wiederholte quälenden Träume, die in Verbindung zu dem Ereignis stehen; bei Kindern: Träume ohne wiedererkennbare Inhalte<br>3. Handeln oder Fühlen, als ob das traumatische Ereignis wiederkehrt (Wiedererleben, Halluzinationen, Flashbacks)<br>4. Starke psychische Belastung bei Reizen, die mit dem traumatischen Ereignis in Zusammenhang stehen oder an Aspekte desselben erinnern<br>5. Körperliche Reaktionen bei Konfrontation mit diesen Reizen |
| **B.) Vermeidung/emotionale Taubheit (3 Symptome sind erforderlich)**<br>1. Bewusstes Vermeiden von Gedanken, Gefühlen oder Gesprächen, die mit dem Trauma in Verbindung stehen<br>2. Bewusstes Vermeiden von Aktivitäten, Orten, Menschen, die Erinnerungen an das Trauma wachrufen<br>3. Wichtige Teile des Erlebnisses sind nicht erinnerbar<br>4. Abnahme von Interessen und Aktivitäten<br>5. Gefühl der Losgelöstheit und Entfremdung von anderen<br>6. Verringertes Spektrum der Affekte<br>7. Gefühl einer eingeschränkten Zukunft |
| **B.) Erhöhte Arousal/ Erregbarkeit (2 Symptome müssen vorhanden sein)**<br>1. Ein- und Durchschlafprobleme<br>2. Reizbarkeit und Wutausbrüche<br>3. Konzentrationsschwierigkeiten<br>4. Erhöhte Wachsamkeit (Hypervigilanz)<br>5. Übermäßige Schreckreaktion |
| **C.) Zeitliche Einordnung**<br>1. Beginn: keine Angabe, Möglichkeit des verzögerten Beginns (Symptome beginnen mehr als sechs Monate nach dem Ereignis)<br>2. Dauer: Symptome halten länger als einen Monat an |
| **D.) Beeinträchtigung**<br>Die Symptome bewirken, dass wichtige Lebensbereiche beeinträchtigt sind, bzw. dass die Betroffenen unter ihnen leiden |

*Basissymptome*

Die Symptomkomplexe und Vermeidung entstehen im Normalfall als Basissymptome bei einfachen Posttraumatischen Belastungsstörungen.

## Intrusionen und Wiedererleben

Belastende Bilder, Flashbacks, körperliche Reaktionen, Gefühle und Gedanken, die mit dem Trauma in Verbindung stehen, drängen sich in der Gegenwart unwillkürlich, unerwartet und nicht kontrollierbar auf. Diese Intrusionen sind keine Erinnerungen, sondern werden als reales Ereignis in ihrer Bedrohlichkeit wiedererlebt. Im Hintergrund wird ansonsten ein andauerndes Gefühl von Betäubtsein und emotionaler Stumpfheit erlebt.

*Auslöser*

Die Unterscheidung von Gegenwart und Vergangenheit ist in diesen Momenten nicht möglich. Ausgelöst werden sie u. a. durch Sinnesreize, die mit dem Ereignis in Verbindung stehen. Intrusionen sind tief in das Gedächtnis eingebrannte Bilder. Sie können im Wiedererleben retraumatisierend wirken und der Verarbeitung entgegenwirken.

Erinnerungsverluste sind nur fragmentarisch oder die Betroffenen haben keine Erinnerungen an das Ereignis (bei jungen Kindern ist oft gar keine bewusste Erinnerung vorhanden.)

Atef Abu Saif schrieb am 8. Tag des Krieges in Gaza 2014 in sein Tagebuch:

*Erinnerungszwang*

> »*Immer, wenn du Kinder schreien hörst oder an ihre Furcht denkst*, das Grauen, das sie überwältigt, die Fragen in ihren Augen, das Beben ihrer Lippen, die Angst in ihren Gesichtern. Immer, wenn du mitbekommst, was sie in der anarchischen Hitze äußern, wie sie versuchen die Geschehnisse zu verstehen … Immer, wenn du dich an all diese Dinge erinnerst und dich gleichzeitig an deinen Wunsch erinnerst, dich an nichts von alldem zu erinnern, merkst du, dass Erinnerung etwas ist, das dir aufgenötigt wird. Man sucht sich nicht aus, sich zu erinnern, man ist dazu gezwungen.«[32]

## Hyperarousal / Übererregung

Durch die chronische Stressreaktion bildet sich eine Übererregung, die bei traumatisierten Menschen schneller und intensiver aufgrund der im Zentralnervensystem herabgesetzten Erregungsschwelle entsteht.[33] Symptome davon sind: innere Unruhe, dauerhafte An- und Verspannungen, Nervosität, permanente »Habachtstellung«, Ein- und Durchschlafstörungen, gesteigerte Schreckhaftigkeit, Reizbarkeit, aggressives Verhalten, Konzentrationsstörungen, Gefühl, permanent bedroht zu sein und eine Überwachheit in den Sinneswahrnehmungen.

Bei einer Übererregung überwiegt der Sympathikus. Doch auch das Gegenteil kann beobachtet werden, nämlich dann, wenn der Parasympathikus dominiert und der Mensch sich in einer Unterregung befindet. Symptome davon sind: Motivations- und Kraftlosigkeit, Erschöpfung, abgedämpfte oder geringe Sinneswahrnehmungen und Gleichgültigkeit gegenüber anderen Menschen. Weiterhin drückt sich die Untererregung in Passivität und Teilnahmslosigkeit, Taubheit und Emotionslosigkeit, vor allem dem Verlust von Freude aus. Die kognitive Verarbeitung ist eingeschränkt oder blockiert. Schlafen ist möglich. Das Reaktionsvermögen und die physische Beweglichkeit sind verlangsamt. Es besteht eine Neigung zu Dissoziationen.

*rhythmisches Zusammenspiel*

Übererregung als auch Untererregung können sich bei traumatisierten Personen abwechseln. Beim gesunden Menschen wirken der Sympathikus und der Parasympathikus rhythmisch abwechselnd zusammen. Ersterer macht uns wach und präsent, zweiterer ermöglicht uns zu entspannen und zu schlafen.

## Vermeidung / Betäubung:

Alles, was an das traumatische Ereignis erinnern und Intrusionen auslösen (triggern) könnte, wird von den Betroffenen vermieden. Die Vermeidung ist die Konsequenz auf die bedrohlichen Intrusionen und die Übererregung. Vermieden werden: Reize, Sinneseindrücke, Gefühle, Gedanken, Gespräche, Menschen, Orte oder Aktivitäten, die mit der (hochgradig) belastenden Situation in Verbindung gebracht werden. Mögliche Folgeerscheinungen sind Ängste, Isolation, sich wert- und nutzlos fühlen, Depression, innerer Rückzug, Dissoziationen und Amnesie.

*Bedrohung durch Sinnesreize*

Kleinste Reize, wie Gerüche, können bei Menschen mit PTBS bereits eine Reaktion auslösen, als ob ihr Leben bedroht wäre. Sie können mit ihrem Denken nicht den sie überschwemmenden Gefühlen entgegenwirken.

> »*Bei der PTSD* (post-traumatic-stress-disorder = posttraumatische Belastungsstörung PTBS) befindet sich der Kortex in der Geiselhaft der launischen Amygdala. Das Denken wird von den Gefühlen überfallen. Menschen mit PTSD sind sehr intensiv darauf eingestimmt, selbst auf minimale Reize so zu reagieren, als ob ihr Leben in Gefahr sei.«[34]

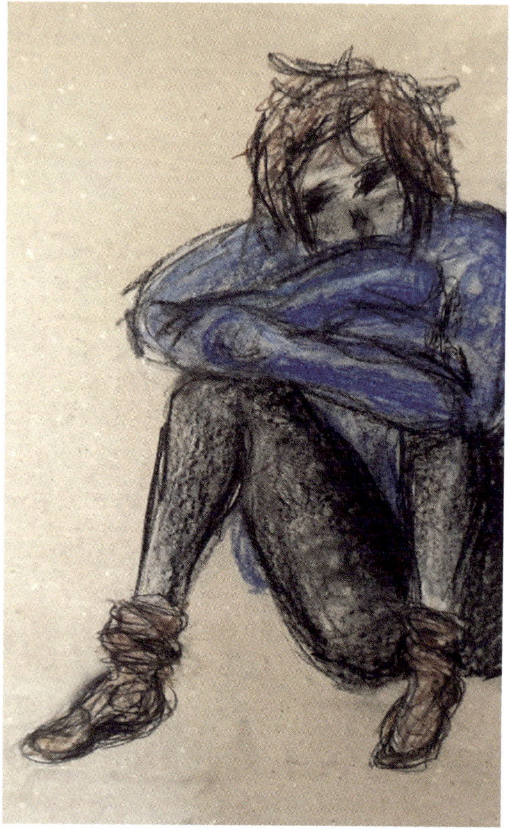

Abb. 2 »Leere«; Antje K., 1996

*Impulskontroll-störung*

Bis in die körperliche Reaktion und Handlung zeigen sich Impulskontrollstörungen.

Die Veränderung der kognitiven Fähigkeiten und der emotionalen Grundstimmung, Konzentrationsverlust, Niedergeschlagenheit und eine dauerhafte Veränderung des Selbstverständnisses sind zu beobachten.

Vor allem komplex traumatisierte Personen weisen häufig vielfältigere Symptome auf, die nicht denen einer einfachen PTBS zugeordnet werden können. Personen, die langanhaltende und sich wiederholende Traumatisierungen (Typ-II-Traumata) erfahren haben, sind in ihren existenziellen Grundlagen zutiefst erschüttert. Die Kriterien zur Charakterisierung extremer Traumatisierungen finden sich in der folgenden Liste.

| Diagnostische Kriterien für DESNOS35 (nach Luxenberg et al. 2001) |
|---|
| **I. Veränderungen in der Regulation von Affekten und Impulsen (A und ein Kriterium von B-F gefordert):**<br>A. Affektregulation<br>B. Umgang mit Ärger<br>C. Autodestruktives Verhalten<br>D. Suizidalität<br>E. Störungen der Sexualität<br>F. Exzessives Risikoverhalten |
| **II. Veränderungen in Aufmerksamkeit und Bewusstsein (A oder B gefordert):**<br>A. Amnesien<br>B. Transiente (*vorübergehende*) dissoziative Episoden und Depersonalisationserleben |
| **III. Veränderungen der Selbstwahrnehmung (zwei Kriterien von A-F gefordert):**<br>A. Ineffektivität<br>B. Stigmatisierung<br>C. Schuldgefühle<br>D. Scham<br>E. Isolation<br>F. Bagatellisierung |
| **IV. Veränderungen in Beziehungen zu anderen (ein Kriterium von A-C gefordert):**<br>A. Unfähigkeit zu vertrauen<br>B. Reviktimisierung *(Tendenz von Opfern traumatischer Erlebnisse im späteren Lebenslauf erneut wieder als Opfer traumatischen Erlebnissen ausgesetzt zu sein)*<br>C. Viktimisierung anderer *(andere zum Opfer machen)* |
| **V. Somatisierung (zwei Kriterien von A-E gefordert):**<br>A. Gastrointestinale Symptome (Magen-Darm-Trakt)<br>B. Chronische Schmerzen<br>C. Kardiopulmonale Symptome (Herz und Lunge)<br>D. Konversionsprobleme *(funktionelle neurologische Störungen)*<br>E. Sexuelle Probleme |
| **VI. Veränderungen von Lebenseinstellungen (A oder B gefordert):**<br>A. Verzweiflung und Hoffnungslosigkeit<br>B. Verlust früherer stützendender Grundüberzeugungen |

*tiefgreifende Veränderungen*

*Mehrheit ohne PTBS*

Viele Menschen haben im Laufe ihres Lebens traumatische Erlebnisse, doch die meisten Menschen erleiden davon keine posttraumatische Belastungsstörung. Nach traumatisierenden kollektiven Erlebnissen – wie Zugunglücken, Busunfällen und Entführungen von Menschengruppen – ist zu beobachten, dass die (Aus-)Wirkungen auf einzelne Menschen sehr unterschiedlich sind.

Gelingt es Menschen, die durch das Ereignis entstandene Angst zu überwinden, und nicht weiterhin im lähmenden Schockzustand zu verharren, haben sie sehr gute Chancen auf ein Leben ohne dauerhafte Traumafolgestörungen und die Rückkehr zu ihrem normalen Leben. Die Wahrscheinlichkeit, nicht langfristig in einer wiederkehrenden Angst zu bleiben, ist groß. Gelingt es, eine innere Aktivität beizubehalten oder zu mobilisieren, Lösungen zu suchen und umzusetzen, wie der Situation entkommen werden kann.

Ein Mensch, der sich nach einem Autounfall aus dem brennenden Auto selbst befreien kann, wird durch das Aktivieren seiner eigenen Handlungsfähigkeit einen anderen Verlauf der Traumasymptome haben als eine Person, der dies aus eigener Kraft nicht gelingt und die sich als völlig überwältigt erlebt. Erster hat seine Energie auf das Erreichen eines Ziels fokussiert, um dem brennenden Auto zu entfliehen. Er konnte seine Angst überwinden und die Fähigkeit trotz physischer Verletzungen zur Flucht aktivieren und für seine Befreiung vehement kämpfen, z. B. mit hartnäckigem Treten und Schlagen gegen die Fensterscheibe. Die aufgestaute Energie und die Angst finden ein Ventil, wodurch das Nervensystem entlastet wird. Der Betroffene konnte die anfängliche Ohnmacht in Selbstbemächtigung umwandeln.

*Aktivierung der Flucht- und Kampffähigkeit*

Gelingt es nach einem traumatischen Ereignis nicht, die instinktive Fähigkeit zur Flucht oder zum Kampf zu aktivieren, um der Bedrohung zu entkommen, bleibt die überschüssige Energie im Leib stecken. Die normalen instinktiven Reaktionen bleiben aus und das Trauma bleibt unaufgelöst. Dieser Prozess kann aber nach Levines Erkenntnissen auch Jahre später mobilisiert und nachgeholt werden, so dass Heilung möglich ist.

*Heilung von Traumata*

> »***Die wichtigste Lektion***, die ich während dieser Auseinandersetzung (seiner Arbeit mit Traumatisierten) gelernt habe, ist, dass wir alle über eine angeborene Fähigkeit verfügen, unsere Traumata zu heilen.«[36]

Levine gebraucht das Bild eines jungen verletzten Baumes, der um seine Wunde herum weiterwächst, die sich im Laufe der Jahre im Verhältnis zu seiner Größe »verkleinert«. Im Alter deuten besondere Wuchsformen der Äste in ihrer Unförmigkeit oder Knorrigkeit auf überwundene Verletzungen hin und geben dem Baum seinen besonderen Charakter.

*Voraussetzungen für die Heilung*

Menschen mit traumatischen Erlebnissen benötigen folglich einen »sicheren Ort«, der die Grundlage für einen Vertrauensaufbau und Selbstwirksamkeitserfahrungen bildet und die eigene Handlungsfähigkeit und Kontrollierbarkeit unterstützt. Auch den eigenen Körper wieder als sicheren Ort erleben zu können, ist eine wesentliche Voraussetzung für den Heilungsprozess.

## Reaktionen im Gehirn

Die Gehirnforschung konnte mittlerweile aufzeigen, wie sich die Art und Weise unseres Denkens, Fühlens und Handelns auf die Stabilisierung oder Auflösung unserer Nervenschaltungen im Gehirn auswirkt. Bei einer akut traumatischen Situation ist der Mensch im Schockzustand, durch den es zu fragmentarischen Erinnerungen und Einschränkung räumlicher und zeitlicher Einordnung kommt. Die bewegliche und flüssige Zusammenarbeit der rechten und linken Gehirnhälfte wird, wie auch die Verbindung der beiden, gestört und unterbrochen. Die eher intuitive, kreative und emotionale rechte Gehirnhälfte ist von der sprachlich-gedanklichen, logischen und analytischen linken Gehirnhälfte wie abgetrennt.

*Zusammenarbeit beider Gehirnhälften*

Die moderne Neuroforschung stellt präzise Beschreibungen und Erkenntnisse zum Ablauf von traumatischen Erlebnissen und zu Traumafolgestörungen zur Verfügung. Von der Komplexität des Gehirns und seinen Funktionen werden hier nur die für die notfall- und traumapädagogische sowie die kunsttherapeutische Arbeit relevanten in einem kurzen und einfachen Überblick herausgegriffen.[37]

Alle unsere Wahrnehmungen sammeln sich im Zwischenhirn, das der Erinnerung und dem Bewusstwerden von Emotionen dient. Ein traumatisches Ereignis kann in die bisherigen Erfahrungen emotional nicht eingeordnet werden.

*Unmöglichkeit der Einordnung*

Die Amygdala, auch Mandelkern genannt, bildet eine Schlüsselrolle in der Regulierung von Emotionen, sie nimmt Emotionen wahr und bewertet diese. Sie steuert die Angst. Bei einer bedrohlichen traumatischen Situation, die allen bislang gemachten Wahrnehmungen nicht entspricht, kommt es zum »Alarm«. Das Wahrgenommene wird mit dem Hypocampus, der die Aufgabe hat, Gedächtnisinhalte vom Kurz- in das Langzeitgedächtnis zu übertragen, mit bereits gemachten Erfahrungen erfolglos abgeglichen. Durch die Störung der Hypocampusfunktionen kann es zu Gedächtnisverlust und Amnesien rund um das Trauma kommen. Eine Blockade zur Großhirnrinde (Cortex) verunmöglicht, die Situation im Denken zu erfassen, zu begreifen und in zielbewusstes Handeln umzusetzen. Die Großhirnrinde ist für die höheren Funktionen verantwortlich. Sie bildet die organische Grundlage für menschliche Ich-Fähigkeiten wie Denken, Empathie, Integration, Planung, Motivation und Vergeben können.

Der Impuls an das Stammhirn, das alle lebenswichtigen vegetativen

Basisprozesse wie Atmung, Herz-Kreislauffunktionen, Wärme- und Hormonhaushalt steuert und alle wichtigen Reflexe reguliert, lautet: »Flucht« oder »Kampf«. Doch das Stammhirn antwortet bei einem traumatisierenden Ereignis weder mit Flucht noch Kampf. Der Mensch erstarrt, friert ein.

*im Körpergedächtnis gespeichert*

Je nach Schweregrad der blockierenden Sperre kann die Verortung in Zeit und Raum verloren gehen. Eine spätere Erinnerung an das eigentlich Geschehene, die eigenen Handlungen und das Wissen, was vor und nach dem Trauma geschah, stehen nicht oder nur partiell zur Verfügung. Mit den Sinnen werden jedoch auch während des akuten Schockereignisses sämtliche Eindrücke der Umgebung wahrgenommen, die sich in das Körpergedächtnis oder die Körpererinnerung eingraben.

> *Trauma ist möglicherweise* die am meisten angefochtene, ignorierte, verharmloste, verleugnete, missverstandene und nicht behandelte Ursache für menschliches Leiden.[38]

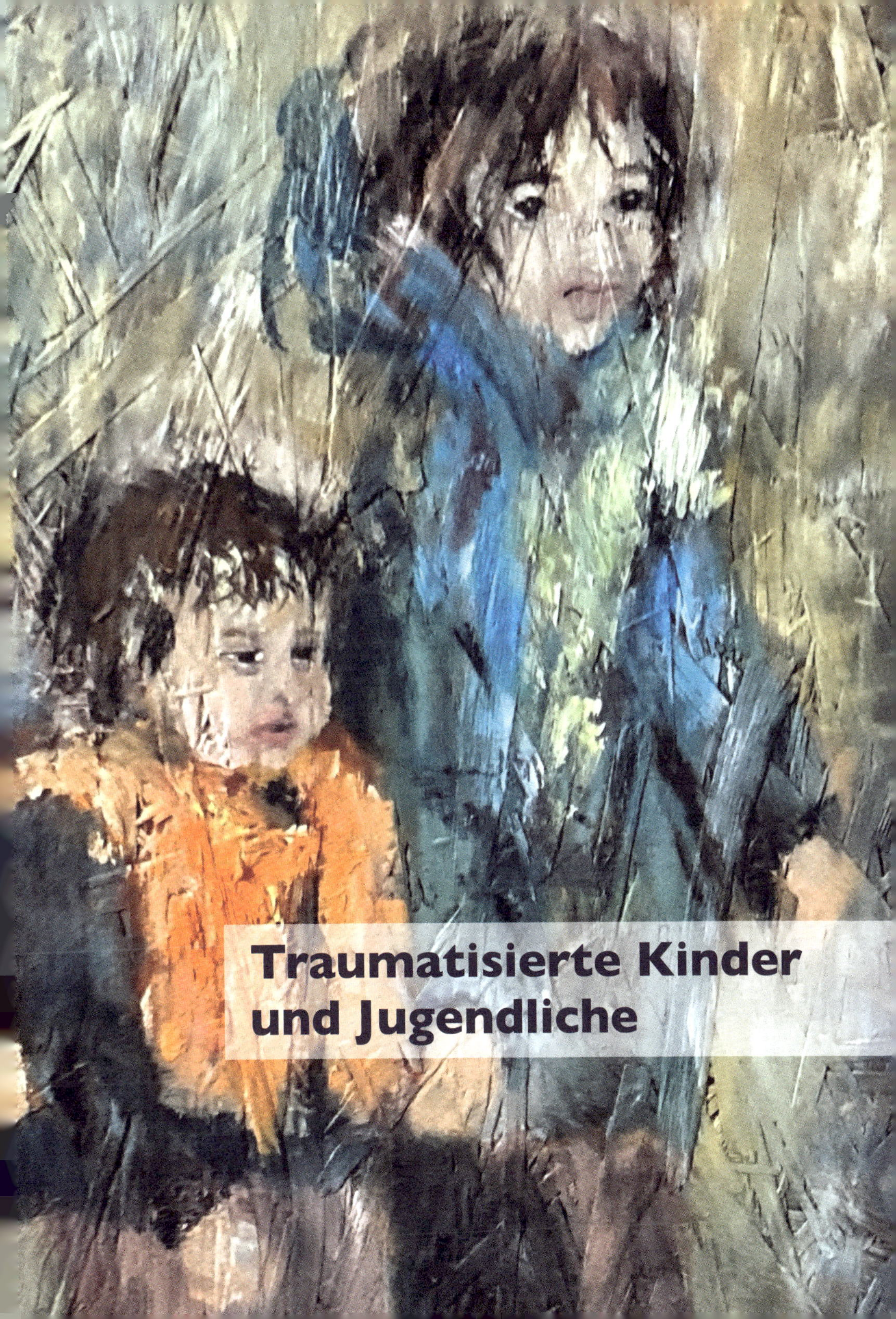

# Traumatisierte Kinder und Jugendliche

Die meisten Erwachsenen, die sich wegen Traumasymptomen in medizinische oder psychologische Behandlung begaben, erlebten die traumatisierenden Ereignisse bereits in der Kindheit und Jugend. Da sich die Symptome bei traumatisierten Kindern uneindeutiger als bei Erwachsenen zeigen, sind Traumafolgestörungen bei ihnen schwerer zu erkennen und zu diagnostizieren.

Kinder sind insgesamt allen bedrohlichen Ereignissen gegenüber ausgelieferter, da ihre körperliche Entwicklung bis zum neunten Lebensjahr noch nicht abgeschlossen ist. Sie können auf keinerlei oder nur wenige Bewältigungsstrategien und Ressourcen zurückgreifen, und es mangelt ihnen noch am Verstehen und Begreifenkönnen.

Die Entwickelung eines Kindes ist stark geprägt von den Einflüssen der Außenwelt und den Wechselwirkungen mit ihnen. Zeitstrukturen mit zuverlässigen Rhythmen wie Schlafen und Wachen, Essenszeiten und Ritualen (z. B. vor dem Einschlafen, Feiern von Jahresfesten) schaffen eine Sicherheit im Zeitlichen.

Alle Sinneseindrücke nimmt das kleine Kind noch unmittelbar, ungefiltert auf. Es kann sich selbst noch nicht vor ihnen schützen und abgrenzen.

> »*Das Kind ist im allerhöchsten Grade* seinem ganzen Wesen nach in der ersten Zeit ein Sinneswesen. Es ist wie ein Sinnesorgan. Durch den ganzen Organismus rieselt dasjenige, was an Sinneseindrücken aus der Umgebung kommt, klingt nach, tönt nach…«[39]

Es ist also nicht unwesentlich, ob der unmittelbare Lebensbereich liebevoll und wärmend gestaltet oder kühl, nüchtern und lieblos ist.

*förderliche Interaktion*

Interaktionen bestimmen maßgeblich, wesentlich und eben »grundlegend« die Entwicklung eines Kindes. Dazu gehört vor allem die Qualität der Beziehungen zu den engen Bezugspersonen. Gibt es ausreichend liebevolle Zuwendung und Geborgenheit? Wird ein Kind, das den eigenen Gefühlen noch ausgeliefert ist und Emotionen noch nicht selbst regulieren kann, in der Wut, der Angst oder dem Schmerz von seinen Hauptbezugspersonen emotional unterstützt, gehalten, begleitet und geführt (Co-Regulation)? Wird es ermutigt, Neues auszuprobieren, motiviert, seine Scheu zu überwinden oder sich selbst in seiner Kreativität und Einzigartigkeit zu entdecken und zu entwickeln?

*Einfluss der Hauptbezugsperson*

Beziehungen mit ihren Interaktionen, vor allem zu den nahestehenden Bezugspersonen (meist Eltern), tragen erheblich zu der gesunden Entwicklung eines Kindes bei. Ob die Hauptbezugspersonen in Resonanz mit dem Kind sind und auf dessen Äußerungen und Bedürfnisse reagieren, ob sie das Kind bedingungslos lieben, ihm genügend Schutz geben, verlässliche Beziehungsangebote machen, die Sicherheit und Vertrauen geben und ob sie selbst bindungsfähig, wertschätzend und unterstützend sind oder sein können, hat gewichtige Folgen für das Wohl des Kindes.

*zuverlässiger Boden als Grundlage*

Liebevolle Fürsorge und Zuwendung nehmen Einfluss auf die gesamte Entwicklung des Kindes. Sie sind ausschlaggebend dafür, ob ein Kind vertrauensvoll »in die Welt gehen« kann und eine innere seelische Gewissheit hat, einen »festen und zuverlässigen Boden« unter den Füßen zu haben. Letzterer bildet die Grundlage zur inneren Gewissheit, auf der Erde beheimatet zu sein. Der Boden ist die Voraussetzung zur Ausbildung der eigenen »Wurzeln« und einer zuverlässigen Verankerung, um bei den »Stürmen des Lebens « existenziell nicht bedroht zu sein oder umzufallen.

*Negativspirale*

Werden Kinder mit Liebesentzug bestraft, weil sie den Erwartungen der Hauptbezugspersonen nicht entsprechen, oder sind sie dauerhaft mangelnder Liebe ausgesetzt, ergeben sich daraus weitreichende Folgen. Schwierigkeiten im Sozialen können sich in Mobbing oder Ausgrenzung äußern. Versagensängste oder Lernschwierigkeiten können in der Schule auftreten. Negativ erlebte Erfahrungen, Gefühle und Gedanken zeigen ihre Auswirkungen auf allen Ebenen bis in körperliche Symptome hinein. Eine Negativspirale nimmt ihren Lauf. (s. Tabelle: Typ-III-Traumata auf S. 35)

Es müssen also nicht zwingend sehr schlimme Ereignisse stattgefunden haben. Dauerhafte Entwertungen, bedingte an Leistungen gebundene Liebe, zu wenig Trost und Förderung sind ausreichend für nachhaltige Verunsicherungen im Kind.

Kinder von grenzüberschreitenden, gewaltsamen, lieblosen, bindungs- oder schwingungsunfähigen oder abwesenden Eltern stellen nicht die Liebe zu ihren Eltern ab. Sie fangen an, sich selbst nicht mehr zu lieben, sich selbst abzulehnen oder sich zu schämen, dass sie so sind wie sind. Sie zeigen starke emotionale Abneigungen gegenüber Personen, bestimmten Reizen, äußeren Einflüssen oder Angeboten.

*Verinnerlichung negativer Glaubenssätze*

Kinder, die den Abwertungen und negativen Äußerungen der engen Bezugspersonen (Eltern) zu ihrem Aussehen, ihrem Können, ihrer Liebenswürdigkeit, ihrem Verhalten und ihrem »So-Sein« ausgeliefert sind, halten für wahr, was ihnen mitgeteilt wird. Sie verinnerlichen die Botschaften als Glaubenssätze und beginnen sich für ihre »Hässlichkeit«, ihr »Unver-

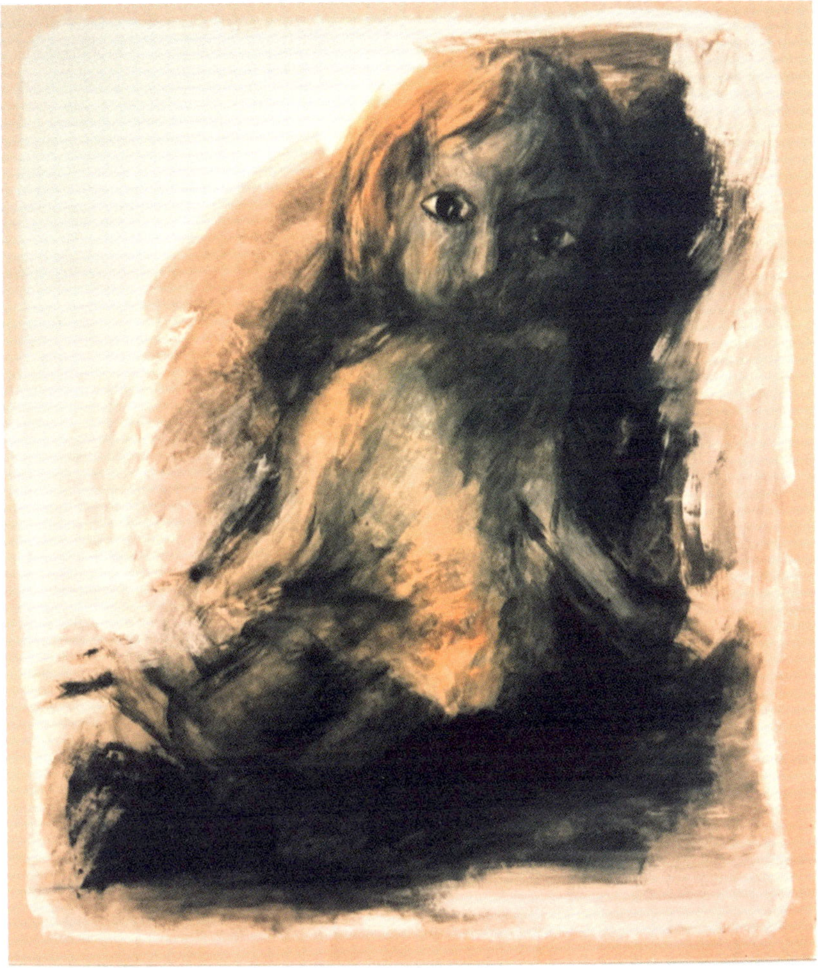

Abb. 3 »Ohne Chance«; Fredi S., 1996

mögen«, ihr »Versagen« und ihr »So-Sein« zu schämen. Sie stellen sich in ihrem »Sein« und ihrem »Da-Sein« in Frage. Nach Martin Straube[40] *hindert die Scham, Lebensfreude, Glück, Selbstwertgefühl und Selbstachtung zu gewinnen. Sie stellt das eigene Ich infrage. Die* Scham ist das größte aller seelischen Leiden, ein Trauma und eine »psychosoziale Katastrophe«, die keinen Ausweg bietet

*Infragestellen des »Ichs«*

und über die nicht gesprochen wird, weil die anderen so erkennen würden, wie schlecht man ist. Schuld kann man entschuldigen. Bei der Scham gibt es kein Entschämen.

Je jünger Kinder sind, desto schutzloser sind sie der Außenwelt gegenüber emotional ausgeliefert und desto weniger Bewältigungsstrategien haben sie in ihrem Leben entwickeln können. Sie erleben sich daher schneller und gravierender hilflos, ausgeliefert und unfähig, einer bedrohlichen Welt gegenüber zu stehen. Die traumatisierenden Erlebnisse greifen vehement in das Welt- und Selbstverständnis eines Kindes ein, erschüttern und verändern dieses.

*Selbstbetäung*

»*Kinder sind kleine Meister der Selbstberuhigung*, aber sie sind auch Meister der Selbstbetäubung. Und wenn sie etwas erleben, was sie eigentlich nicht überleben können, weil es seelisch so grausam ist, dann betäuben sie sich selbst und die Betäubung kann manchmal ein Leben lang anhalten, d.h. ihre Gefühle sind grundsätzlich gedämpft. Nicht viel Ärger, nicht viel Freude und schon gar keine Begeisterung.«[41] Bei alten Menschen, die als Kinder den 2. Weltkrieg und/oder Flucht erlebt haben, sind die tragischen Konsequenzen bis in die nächste Generation erlebbar.[42]

*mögliche Ereignisse als Ursachen*

In der folgenden Liste[43] von Levine/Klein finden sich zu den bereits erwähnten weitere möglichen Ursachen oder dazu beitragende Faktoren für Traumata im Kindesalter. Es werden einzelne Erfahrungen erwähnt, die nahezu alle Kinder schon einmal erlebt haben, die jedoch als mögliche Ursache einer Traumatisierung weitgehend übersehen werden können. Aus der Perspektive der Erwachsenen scheinen manche dieser Erlebnisse gewöhnlich zu sein. »Für ein Kind jedoch können zahlreiche »normale« Vorkommnisse anhaltende Folgen nach sich ziehen, die je nach Alter, Körpergröße und anderen Verletzlichkeiten manchmal offen, mitunter aber auch verdeckt in Erscheinung treten.«[44] Die Entwicklung traumatischer Symptome auf das Ereignis kann zeitverzögert (bis zu einem Jahr) auftreten.

Wie die Umgebung und vor allem die nahestehenden erwachsenen Bezugspersonen auf die Ereignisse und Erlebnisse reagieren und ihr Kind begleiten (können), ist für die folgende Entwicklungszeit ausschlaggebend und wesentlich.

***I. Unfälle***
- *Stürze (Treppen, Betten und hohe Stühle)*
- *Sportverletzungen (sich überschlagen und hinfallen beim Fahrrad-, Skateboard- und Skifahren)*
- *Autounfälle (Schleudertrauma, auch bei niedriger Geschwindigkeit)*
- *Beinahe ertrinken und ersticken*

***II. Medizinische und operative Eingriffe***
- *Medizinische und operative Eingriffe (Genähtwerden, Spritzen, intravenöse Behandlungen, invasive Untersuchungen, Anästhesien)*
- *Behandlungen beim Zahnarzt*
- *Lebensbedrohliche Erkrankungen und hohes Fieber*
- *Länger anhaltende Bewegungseinschränkung (Gipsverband, Schiene, Streckverband)*
- *Vergiftungen*
- *Stress im Mutterleib und Komplikationen bei der Geburt (Nabelschnur um den Hals, Drogen und Alkohol etc.)*

***III. Gewalthandlungen/Angriffe***
- *Mobbing (Schule, Nachbarschaft, Geschwister)*
- *Angriffe durch Tiere (Hunde- und Schlangenbisse)*
- *Familiäre Gewalt*
- *Gewalt miterlebten (dabei sein sowie stellvertretend durch Videospiele und Fernsehen und andere Medien)*
- *Krieg, Vertreibung, Flucht, Exil und generationsübergreifende Folgen*
- *Bedrohung durch terroristische Angriffe*
- *Eingesperrtsein in einen dunklen oder beengenden Ort*

***IV. Verlust***
- *Scheidung*
- *Tod eines geliebten Menschen oder eines Haustiers*
- *Trennung*
- *Verlorengehen und Verirren (im Kaufhaus oder in einer unbekannten Umgebung)*
- *Besitz (Verlust des Zuhauses oder anderen Besitzes durch eine Katastrophe)*
- Verlust von Heimat, Familie, Freunden und anderen Bezugspersonen, das bedeutet: Verlust vertrauter Gewohnheiten und Strukturen wie in Schule, Kindergarten, Religions- und Kulturzusammenhängen oder auch Verlust sinnlicher Gewohnheiten und sicherheitsgebender, vertrauter Sinneseindrücke (wie Gerüche, Geschmack des Essens, Wärme (Klima) und Farben, Lichtverhältnisse, Geräusche und Musik, Natur und Architektur)

***V. Umgebungsbedingte Stressfaktoren und Naturkatastrophen***
- *Extremen Temperaturen ausgesetzt sein (gilt für Kleinkinder und Säuglinge)*
- *Naturkatastrophen (Feuer, Erdbeben, Überschwemmungen, Wirbelstürme, Orkane, Vulkanausbrüche)*
- *Plötzlich auftretende laute Geräusche wie bei Auseinandersetzungen, Gewalt, Donner etc., vor allem, wenn das Kind allein ist (gilt für Kleinkinder und Säuglinge)*

## Traumasymptome und Traumafolgen bei Kindern und Jugendlichen

Wie bei Menschen aller anderen Altersstufen treten kurz nach einem traumatischen Ereignis auch bei Kindern folgende Symptome[45] auf:

- Übererregung
- Kontraktion
- Dissoziation
- Empfinden von Erstarren oder Einfrieren, begleitet von Gefühlen der Hilflosigkeit und Ohnmacht

*Erstarren als Schutzreaktion*

Kinder können auch unmittelbar nach einem Unfall erstarren oder einfrieren. Dieser Zustand ist ein Überlebensmechanismus, ein Schutz, um die ursprüngliche Wucht und die Vehemenz des bedrohlichen Ereignisses nicht in Gänze zu spüren. Dieser Mechanismus entsteht durch den physiologischen Schock und der Dissoziation. Eine Betäubung auf der physischen, emotionalen und gedanklichen Ebene tritt ein und mildert die Schmerzen oder lässt sie gar nicht erst spüren. Zu beobachten ist, dass Kinder kurz nach einem Unfall nicht weinen, da auch die Tränen eingefroren sind.

*bewahrende Dissoziation*

Wird die Überregung mit Angst und Nervosität unerträglich, bewahrt die Dissoziation davor, verrückt zu werden oder einen »Nervenzusammenbruch« zu bekommen. Sie ist eine unwillkürliche Reaktion, ein Mechanismus u. a. zur Abspaltung von Wahrnehmungen, Körperempfinden, Gedächtnis und Bewusstsein. Hoch belastende Erinnerungen können ganz (Amnesie) oder teilweise nicht mehr abgerufen werden. Bei Dissoziationen kann das Verlassen des eigenen Körpers – ihn an einer anderen Stelle im Raum zu erleben oder gar nicht zu spüren – empfunden werden. Von außen sind Dissoziationen manchmal kaum wahrnehmbar.

Durch die von der traumatischen Situation ausgelöste Kontraktion im gesamten Organismus sind die Muskeln, Gelenke und inneren Organe angespannt. Dies kann zu einer starren Körperhaltung mit schwacher Koordination und zu herabgedämpfter Freude, Begeisterung und Sinneswahrnehmungsfähigkeit führen. Die Traumatisierung unterbricht die Entwicklung des Kindes, teils bis ins Physische hinein.

Kinder im Fluchtmodus kommen bei freiwilligen Angeboten oft erst gar nicht. Sie sitzen in den Zimmern, sind kontaktscheu, fallen nicht auf. Oder sie betreten schüchtern, nachdem sie persönlich abgeholt wurden, den Raum, durch den ihr unsicherer Blick tastend, die Situation checkend, wandert. Sie wirken teils angepasst, lassen sich (teils ohne innere Beteiligung) auf Angebote ein und schaffen dadurch einen Ruhepol innerhalb der Gruppen oder Klassen. Dadurch sind sie willkommene Teilnehmer:innen auch bei den Betreuenden. Laute Kinder werden von ihnen entweder verhalten oder ungläubig beobachtet. Kinder und Jugendliche im Fluchtmodus wehren sich meist weder verbal oder körperlich. Kaum einer bemerkt: sie sind da! Sie wirken in sich selbst zurückgezogen, abwesend, schüchtern, vermeiden Blickkontakt oder sprechen wenig, teils schwer verstehbar und leise. Kinder und Jugendliche im Fluchtmodus halten sich teils gerne in dunklen Räumen auf, verschwinden hinter Bildschirmen, wirken niedergeschlagen und wortkarg, sind kaum oder gar nicht schwingungsfähig. Sie wirken interessen- und antriebslos.

*Unauffällige Kinder im Fluchtmodus*

Traumatisierte Kinder, die sich im Kampfmodus befinden, zeigen Aggressionen, verbale und körperliche Grenzüberschreitungen und Hyperaktivität. Ihr Dominanzverhalten äußert sich in anhaltenden und wiederkehrenden Beleidigungen gegenüber anderen Kindern. In Kinder- und Jugendgruppen werden sie auch als »Grenzgänger« oder »Systemsprenger« erlebt, die Regeln oder Grenzen nicht oder kaum achten. Pädagogische Angebote greifen nicht oder erschwert und die Betreuenden und Pädagog:innen können sich demensprechend hilflos fühlen.

*Auffällige Kinder im Kampfmodus*

Kinder im Kampfmodus dominieren oft unwillentlich das Gruppengeschehen. Sie erhalten dementsprechend Aufmerksamkeit seitens der Pädagog:innen, Sozialarbeiter:innen oder Therapeut:innen. Nach dem Motto »Störung geht vor« ändert sich die gesamte Gruppendynamik nicht nur durch diese Kinder selbst, sondern auch durch die Interventionen seitens der Erwachsenen und die Interaktionen innerhalb der Gruppe. Die innere Haltung zu den Kindern und Konsequenzen, die Orientierung und Halt bei Regelübertritten geben, bestimmen zudem den Prozess.

Auf die »Störer:innen« reagieren die restlichen Kinder meist entweder mit Abstand, Rückzug und Kontaktvermeidung oder sie gehen in Konfrontation. Gruppenprozesse werden durch ausagierende Kinder »gestört«, ein inhaltliches Weiterarbeiten und ein vertiefender Prozess wird unmöglich. Dies stellt eine besondere Herausforderung für alle Beteiligten dar.

Dennoch haben diese Kinder eine Strategie entwickelt, die ihnen selbst hilft, sich zu wehren, Angriffe abzuwehren. Entgegen der vorher erlebten

*Überlebens-strategie und Selbstschutz*

Ohnmacht, der Hilflosigkeit und dem Unterlegenheitsgefühl können sie nun agieren. Sie erleben dadurch eine zeitlich verschobene Überlebensstrategie und einen Selbstschutz. In den traumapädagogischen Gruppen haben wir Kinder erlebt, die wie rauschende Feuerbälle mit kraftvoller Stimme in den Raum stürmen und wie im Vorübergehen die Werke der anderen Kinder absichtlich zerstörten. Alle wissen nun: Sie sind da! Und die veränderte Dynamik nimmt ihren Lauf.

Flucht- und Kampfmodus können sich bei Kindern und Jugendlichen auch unmittelbar abwechseln. Kurz vorher noch die anderen mit Schimpfworten laut beleidigend, können sie in sekundenschnelle in ihrem Schneckenhaus verschwinden und nicht mehr erreichbar sein.

Die dritte Gruppe von Kindern reagiert angemessen auf die Situation und die Grenzüberschreitungen mit Gefühlsäußerungen – wie Weinen, Schimpfen oder sie beschützen ihr gemaltes Bild. Sie suchen Hilfe bei anderen, um den eigenen Raum zu verteidigen oder wehren sich körperlich.

*Täuschung als Überlebens-reaktion*

Dorothea Weinberg[46] ergänzt die Reaktionen auf Hochstress von »Flucht« und »Kampf« mit der dritten Variante der »Täuschung«. Im Tierreich finden sich Beispiele dafür in dem Farbenwechsel der Haut zur Tarnung beim Chamäleon oder dem Abstoßen des zuckenden Schwanzes der Eidechse bei Bedrohung von Fressfeinden. Welpen sichern sich ihr Überleben, indem sie eine Beißhemmung bei Angreifern durch reflexartiges Auf-den-Rücken-Legen und Fiepen auslösen.

Kinder und Jugendliche im Täuschungsmodus reagieren zu ihrem Eigenschutz instinktiv. Bei kleinen Kindern, die von einer engen Bezugsperson verängstigt, verwirrt oder sexuell missbraucht wurden, ist diese Notfallreaktion regelmäßig zu beobachten.[47] Sobald sie in das Blickfeld der Täter kommen, lächeln ansonsten abweisende und starr wirkende Kinder und gehen freudig auf die Täter zu.

## Alter und Entwicklungsreife

Eine besondere Auswirkung auf Traumasymptome hat die seelische Entwicklungsreife und das physische Alter eines Kindes. Levine und Klein[48] unterscheiden in ihren Ausführungen die Altersstufen Säuglinge und Kleinkinder, Kleinkinder bis Vorschulalter, Kinder im Schulalter und Jugendliche.

*Reaktionen im Säuglingsalter*

Da sich Säuglinge und Kleinkinder nur begrenzt sprachlich und motorisch ausdrücken können, zeigen sie ihre traumatische Erfahrung in ihrem Verhalten. Unkontrollierte Bewegungen, schwere Atmung, Jammern und Schreien sind für den abhängigen und wehrlosen Säugling Möglichkeiten, sich zu äußern, doch häufig reagiert er mit körperlicher Gefühllosigkeit. Einfrieren, Sichabtrennen oder Zurückziehen und Verschließen sind die einzigen Optionen für einen Säugling, wenn die Belastungsgrenze überschritten ist.

Der Mensch baut gerade in der Zeit vom Neugeborenen bis zum Kleinkind das Vertrauen auf, dass seine Grenzen wahrgenommen und seine Grundbedürfnisse gestillt werden. Er erfährt darüber die Qualität der Beziehungen und Bindungen zu den engen Bezugspersonen. Mit dieser Grundlage beschreitet er seinen weiteren Lebensweg.

*Reaktionen im Kleinkind- und Vorschulalter*

Klein- und Vorschulkinder haben ein größeres Bewältigungsspektrum als Säuglinge zur Verfügung. Sie äußern sich nach überwältigenden bedrohlichen Erlebnissen entweder mit gesteigerter Aktivität oder mit innerem Rückzug.

Im Spielverhalten kann ein bestimmter Ausschnitt des traumatischen Erlebnisses öfter wiederholt werden. Hier zeigt das Kind Symptome des traumatischen Wiedererlebens. Dabei kann es zwischen Täter und Opferrolle hin- und herwechseln.

> »*Das Spiel wirkt so,* als ob es von einer Hoffnungslosigkeit angetrieben wird und weder Befriedigung noch Erleichterung bringt.«[49]

*mögliche Fehldiagnose ADHS*

Weitere Symptome können Alpträume, Ein- und Durchschlafprobleme, anhaltende Übererregung, neue Ängste, emotionale Aufruhr bei Routineabläufen oder übermäßige Schreckhaftigkeit und auch Stottern, Bettnässen oder Einkoten sein. Fälschlicherweise wird bei manchen Kindern mit einer unübersehbaren Übererregung eine Aufmerksamkeitsdefizit-/Hyperaktivitätsstörung (ADHS) diagnostiziert.

Neue Ängste können sich bei Begegnung mit unbekannten Menschen, Trennung von der engen Bezugsperson oder neuen Herausforderungen zeigen. »Monster« oder andere Schreckensgestalten können in Ecken oder unter Betten lauern.

Vermehrt wollen die Kinder wieder auf den Arm genommen werden, sind anhänglicher oder äußern sich in intensiven (teils unerklärlichen) emotionalen Ausbrüchen, wie protestierenden Wut- oder untröstlichen Weinanfällen.

Auf der körperlichen Ebene reagieren kleine Kinder häufig mit Bauch- und Kopfschmerzen, Verdauungsbeschwerden, wie Durchfall und Verstopfung und einer flachen Atmung, durch die Sauerstoff unzureichend zugeführt wird, was zu auffälliger Müdigkeit und Lethargie führen kann.

*Reaktionen zwischen 5 – 11 Jahren*

Neben den bereits erwähnten Symptomen, die alle Altersstufen betreffen, fallen Kinder im Alter zwischen 5 – 11 Jahren[50] durch unbeständiges Verhalten mit Ängsten und Aggressionen auf. Sie zeigen Neigungen zu Aberglauben oder zu Befürchtungen, die keinen Realitätsbezug aufweisen müssen. Sie erleben das traumatisierende Ereignis wieder, leiden unter Schlafstörungen und körperlichen Symptomen. Depressionen, Anpassungsstörungen und ADHS sind mögliche gestellte Diagnosen. Aufgrund zusätzlicher Stressfaktoren – wie der Anspruch an Leistungs- und Konzentrationsvermögen und der soziale Druck in den Klassen – zeigen Kinder vermehrt gerade in der Schule Anzeichen und Symptome eines erlebten Traumas. Sie fallen durch verschiedenste Verhaltensauffälligkeiten und Absentismus den Lehrer:innen oft als Erstes auf.

*Notwendigkeit qualifizierter Trauma-sensibilisierung der Pädagog:-innen*

> »*In einer Atmosphäre*, in der schulische Gewalt bis hin zu Schießereien eskaliert, müssen Pädagogen unbedingt erkennen können, wann Schüler unter Symptomen leiden, mit denen sie nicht zurechtkommen. Sie müssen außerdem in der Lage sein, zielgerichtet und effektiv einzugreifen, bevor die Sicherungen durchbrennen oder es zu Gewalttätigkeiten kommt«.[51] Dies ist schwierig, da etliche Symptome auch andere Ursachen haben können. Eine qualifizierte professionelle Traumasensibilisierung der Pädagog:innen ist dazu nötig.

Im Unterricht können traumatisierte Kinder eine Beeinträchtigung des Lernens durch mangelnde Konzentrationsfähigkeit und Durchhaltevermögen erleben. Durch die Übererregung können sie unter einer übertriebenen Wachsamkeit, Nervosität, Schreckhaftigkeit und Unruhe leiden. Manche »hören das Gras wachsen« und sind durch ihre Sinnesoffenheit und geringe Abgrenzungsmöglichkeit leicht ablenkbar. Andere wirken im Unterricht abwesend und verträumt. Sie wirken interessenlos und niedergeschlagen.

Im Pausenhof können einige mit ihren ausgelebten Aggressionen schnell in Konflikte geraten. Andere verstecken sich in Ecken, sind auf der Flucht und in Deckung vor den Mitschüler:innen. Sie wirken sehr schüchtern, in sich gekehrt und isoliert. Beide Tendenzen können sich bei einem Kind abwechseln, als wenn ein Schalter umgelegt würde.

*Tendenzen geschlechtsspezifischen Verhalten*

Zwischen Mädchen und Jungen gibt es laut Forschungsergebnissen kaum geschlechtsspezifische Unterschiede bezüglich der Symptome. Tendenziell jedoch richten Mädchen ihre Aggressionen eher gegen sich selbst (z. B. Essstörungen, Schnippeln), sie werten sich ab und werden depressiv. Jungen dagegen richten ihre Aggressionen tendenziell nach außen (z. B. Beleidigungen, Schlagen). Ihre Angst wiederum verstecken sie tendenziell und stürzen sich stattdessen in risikobehaftete, waghalsige Unternehmungen. Diese Tendenzen sind auch bei Jugendlichen zu beobachten.

Aufgrund eines altersgemäß ausgebildeteren Sprach- und Ausdrucksvermögens ist das wiederholende Spiel des Ereignisses vermehrt von Erzählungen begleitet, die meist nicht die Gefühle wiedergeben, sondern Aufregung, Empörung, Durcheinander und Fassungslosigkeit ausdrücken. Teils fühlen sie sich selbst für den Vorfall verantwortlich und suchen vehement nach einem Ausweg, wie sie das Ereignis durch ihr eigenes Verhalten hätten vermeiden können. Schamgefühle, die sie »*als tiefes, dunkles Geheimnis in sich bewahren*«[52], quälen sie.

Bei Jugendlichen kann, wie bei Erwachsenen, nach traumatisierenden Ereignissen ein Vermeiden und Verschiebenwollen der Problembewältigung beobachtet werden. Zur Eigenmedikation und Emotionsregulierung dienen die Betäubung und der missbräuchliche Umgang mit Drogen, Alkohol und Medien. Verschiedene risikoreiche Verhaltensweisen und Abenteuer reizen sie – ein Tanzen an der Gefahrengrenze. Andere verleugnen das traumatische Geschehen – es gehe ihnen gut.

*Aufsuchen von Grenzerfahrungen*

Teils ist die Willens- und Tatkraft erheblich geschwächt. Pessimismus, Niedergeschlagenheit und der Verlust von Interessen durchziehen den grau erlebten Alltag. Scham- und/oder Schuldgefühle können als Grundstimmung auftreten.

Das hormonelle Chaos beeinflusst die Entwicklung jedes Jugendlichen in der Pubertät. Die Abgrenzung zu den Eltern, das Finden der eigenen Individualität, die überflutenden Gefühle und das Finden der Position in der Peergroup würden schon Herausforderungen genug bieten. Kommen dazu noch ein oder mehrere nicht überwundene besonders bedrohliche Ereignis-

*Isolation und Schulabsentismus*

se, prägen die Traumasymptome den Alltag zusätzlich. Diese Jugendlichen leiden häufig unter Schlafstörungen, verschobenen Tag- und Nachtrhythmen und Essstörungen. Sie fallen durch Schulabsentismus, Isolation und verminderte Leistungen auf. Oft sind Depressionen und Ängste die traumatischen Folgeerscheinungen. Selbstverletzungen, wie »Schnippeln« oder den »Kopf an die Wand schlagen« sind ein Versuch, die unerträglichen, schmerzvollen Gefühle zu verringern, sie in körperliche umzuleiten und somit kontrollieren zu können.

*Entwicklungsverzögerungen*

Zusammenfassend hat das Alter der Menschen Auswirkungen auf die Traumaentwicklung und die Traumafolgestörungen. Doch leider ist zu beobachten, dass die individuelle geistig-seelische Entwicklungsreife bei Menschen häufig nicht altersgemäß ist. Daher sind die Altersgruppen eine Orientierung, aber nicht allein ausschlaggebend. In unseren notfall- und traumapädagogischen Kindergruppen beobachten wir etliche Kinder mit gravierenden Entwicklungsverzögerungen, was sich in der Grob- und Feinmotorik, der Sprach- und Ausdrucksfähigkeit, den kognitiven, emotionalen und sozialen Kompetenzen zeigt. Inwieweit die Entwicklungsverzögerungen durch Krieg, Flucht und individuelle Traumata verursacht wurden oder vor dem Krieg und der Flucht bereits vorhanden waren und durch diese verstärkt wurden, bleibt eine offene Frage.

*innerer Konflikt zu Eltern-Täter:innen*

Das Erleben von körperlichen, sexualisierten und emotionalen Grenzüberschreitungen oder anderen traumatisierenden Handlungen, die durch die eigenen Eltern (oder enge Bindungspersonen) verursacht wurden, haben schwerwiegende Folgen für Kinder und Jugendliche. Eltern sind Vorbilder und zudem die Menschen, die sich am liebevollsten und am meisten um das Kind kümmern müssten – und dabei so schrecklich versagen. Ein ungeheuerliches inneres Dilemma tut sich in der heranreifenden Seele auf. Kinder oder Jugendliche können die Eltern-Täter:innen nicht emotional ablehnen, da sie diese ja lieben und von ihnen abhängig sind!

## Posttraumatische Belastungsstörung (PTBS) bei Kindern und Jugendlichen

Bei Kindern sind die Symptome abweichend von denen der Jugendlichen und Erwachsenen. Dorothea Weinberg zeigt in der folgenden Tabelle die Besonderheiten bei einer PTBS.[53] Laut ICD-10 finden sich ab dem Jugendalter bereits die Symptome, die auch als Erwachsener auftreten. Diese seien laut Weinberg für Kinder nicht falsch, aber auch nicht wirklich zutreffend.

*altersgemäße Unterscheidung der Symptome*

| Allgemein gültig | Spezifisch für Kinder |
|---|---|
| **Übererregung** | |
| • Schlafstörungen<br>• Reizbarkeit und Wut<br>• Konzentrationsschwierigkeiten<br>• Hypervigilanz<br>• Übertriebene Schreckreaktionen | • Nächtliches Aufwachen<br>• Angst vor dem Zubettgehen<br>• Hyperaktivität<br>• Ungehorsam und Aggressivität<br>• Extreme und schnelle Stimmungsschwankungen<br>• Provokation von körperlichen Strafen und anderer Schmerzen |
| **Wiedererleben** | |
| • Beständig traumabezogene Affekte<br>• Intrusive Erinnerungen<br>• Träume mit wiedererkennbarem Inhalt<br>• Reinszenierungen im Handeln | • Posttraumatisches Spiel<br>• Wiederinszenierung im Spiel<br>• Alpträume mit/ohne spezifischen Inhalt |
| **Vermeiden** | |
| • Vermeiden von Gedanken, Gefühlen, Gesprächen, Aktivitäten, Erinnerungen<br>• Vermindertes Interesse<br>• Entfremdungsgefühle<br>• Eingeschränkte Affekte<br>• Eingeschränkte Körperwahrnehmung<br>• Hoffnungslosigkeit | • Abflachung der allgemeinen Reagibilität<br>• Eingeschränkte Spielfähigkeit<br>• Vermeiden von Ruhepausen<br>• Sozialer Rückzug<br>• Verlust von Entwicklungsfähigkeiten<br>• Regressionen<br>• Leben in heilen Phantasiewelten<br>• Gefühl ständiger Langeweile und Leere |

## Unterstützung und Ausblick

Eltern, Pädagog:innen und andere familiär enge oder berufliche Begleiter:innen von Kindern haben Einfluss darauf, die Auswirkungen eines Traumas abzumildern und bestenfalls zu verhüten. Mittlerweile gibt es einen Reichtum an hilfreichen Methoden,[54] wie das Packen eines »Notfallkoffers«[55], die zur Unterstützung auch von Eltern oder anderen engen Bezugspersonen eingesetzt werden können.

*Packen eines Notfallkoffers*

Traumatisierte Kinder und Jugendliche sind auf ihr direktes Umfeld angewiesen, um sich von den einschneidenden Erlebnissen und Erfahrungen von Ohnmacht, Hilflosigkeit, Scham und Schuldgefühlen erholen zu können. Vor allem ihre Familie, ihre Community, ihre Bezugspersonen, aber auch die Gesamtgesellschaft beeinflussen maßgeblich den Verarbeitungs- und Heilungsprozess nach traumatischen Erfahrungen. Eine ausländerfeindliche Umgebung beispielsweise wird das Ankommen eines geflüchteten Kindes am Aufnahmeort erheblich erschweren.

Traumatisierte Kinder sollten aufgrund ihrer Verhaltens- und Ausdrucksweisen, nicht vorschnell als krank bezeichnet werden. Sie zeigen ein normales Verhalten und normale Symptome auf unnormale Ereignisse.

*Symptome sind nicht der Mensch*

> »*Ein Trauma schafft traumaspezifische Symptome* und nicht persönlichkeitsspezifische Symptome, hinter denen die Persönlichkeit als eine Gefangene steht. Die Symptome kleben an der Persönlichkeit und engen sie ein, dass sie sich nicht frei entfalten kann. Die Persönlichkeit ist nicht krank, sie hat Symptome, die ihr nicht gehören.«[56]

Diese Gedanken sind eine wichtige Grundlage, um Kinder und Jugendliche als Pädagog:innen oder Therapeut:innen geeignet unterstützen zu können.

*Präsens des Fachpersonals*

Sowohl im Akutfall als auch im weiteren Verlauf der Traumaentwicklung ist es für die Betreuenden wichtig, in ihrer erwachsenen Rolle zentriert und präsent zu sein und dabei innere Ruhe zu bewahren. Bestenfalls befinden sich die Betreuenden in einem seelischen Gleichgewicht oder sind fähig, dies wiederherzustellen. Hilfreich dazu sind alle Wahrnehmungen und Empfindungen, die ins »Hier und Jetzt« bringen und Geistespräsenz ermöglichen.[57]

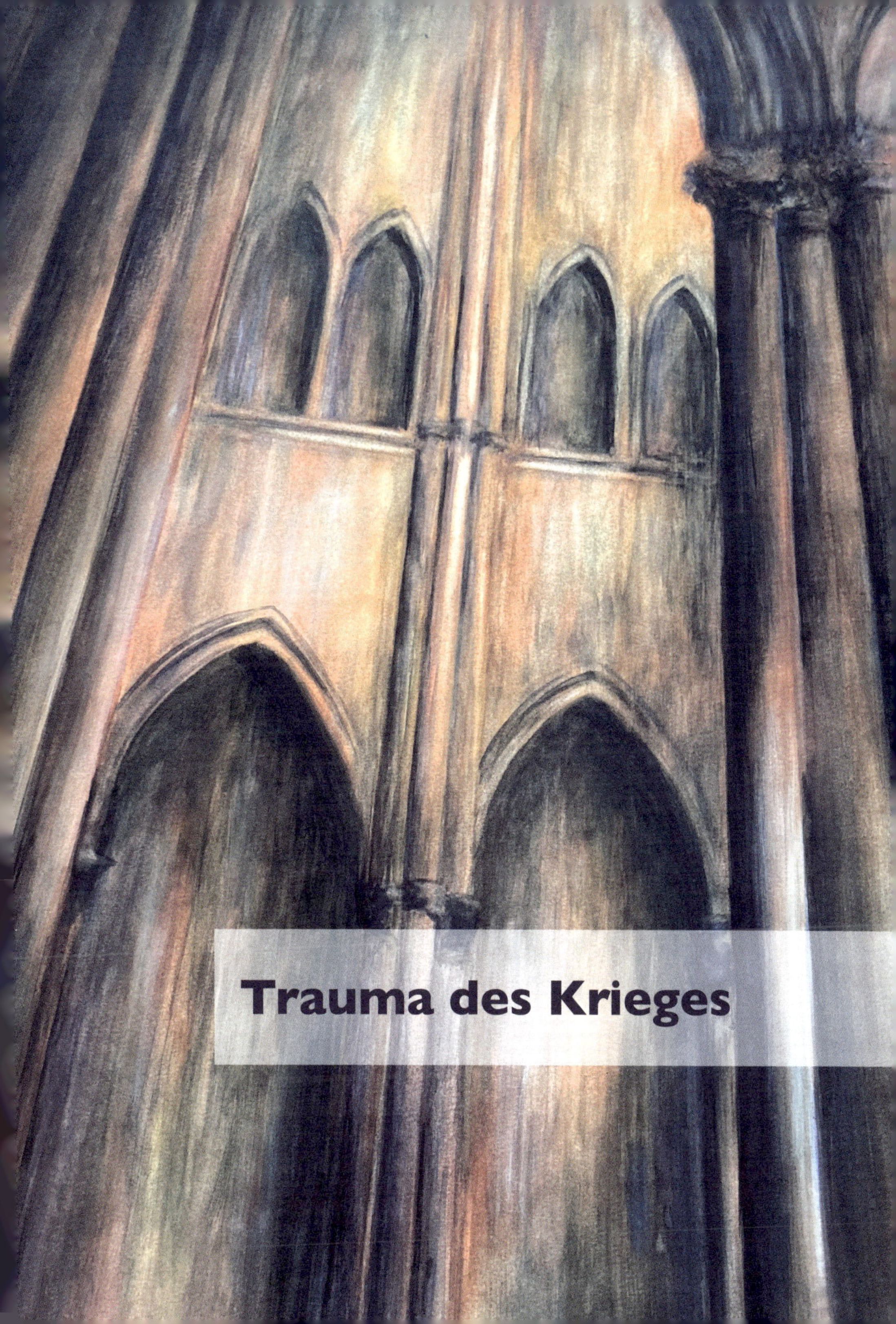

# Trauma des Krieges

»Krieg hört nicht auf,
wenn die Waffen schweigen.

Krieg beschädigt auf lange Sicht
die Beziehungsfähigkeit in engen Bindungen.«
*Sabine Bode*[58]

In Kriegsgebieten sind Menschen über einen ungewissen, nicht absehbaren Zeitraum permanenten Belastungen und Bedrohungen, wie Zerstörung, Schreckensmomenten, Gewalt, Angst und Tod ausgesetzt. Kinder werden zu Halb- oder Vollwaisen und leiden zudem unter kriegsbedingter Vater- oder Mutterlosigkeit. Frauen und Männer leiden unter der Trennung von ihren Partner:innen. Meist haben die Mütter plötzlich die gesamte Verantwortung für die Kinder, seltener sind Mütter als Soldatinnen im Krieg.

Weltweit werden ca. 250.000 Kinder unter 18 Jahren in über 20 Ländern von bewaffneten Gruppen oder Streitkräften rekrutiert und u.a. als Kämpfer:innen, Träger:innen und Spion:innen benutzt. Die Mädchen und Jungen werden entführt, militärisch gedrillt, misshandelt, sexuell missbraucht, zu Gehorsam gezwungen und gefügig gemacht, teils mit Drogen.[59] Die Folgen sind langfristig und gravierend traumatisch. Soldaten und Soldatinnen verletzen und töten, werden verletzt und getötet.

*anhaltende existenzielle Bedrohung*

Krieg zeichnet sich dadurch aus, dass das eigene Leben anhaltend bedroht ist und ein Trauma dem nächsten folgt und die Traumata sich wie Kettenglieder aneinanderreihen.

Ein Kriegstrauma (englisch *Comat stress reaction = CSR*) bezeichnet eine gravierende Veränderung im Verhalten von Personen nach Kriegserlebnissen, die in der Regel durch ein Trauma (auch psychisches, seelisches oder mentales Trauma oder Psychotrauma) hervorgerufen werden. Es können davon sowohl Soldat:innen und Veteranen:innen, als auch Zivilisten betroffen sein. Dabei handelt es sich nicht um schnell vorübergehende akute Belastungsreaktionen, sondern um überwiegend langfristige Störungen.

*Funktionieren als Schutz*

Kinder leiden unter der kollektiven Gewalt. Den ehemaligen Kriegskindern des 2.Weltkriegs fehlt meist bis heute der emotionale Zugang zu den damaligen Erlebnissen. Die heutigen Schilderungen der damals sehr jungen Kriegskinder beinhalten häufig Tatsachen und Geschehnisse – oft ohne erkennbare Gefühle. Diese Reaktionen dienen dem eigenen Selbstschutz. Kriegskinder haben gelernt, zu funktionieren, zu bagatellisieren, abzuschwächen oder zu verleugnen. Das Unfassbare wurde auch lange nach dem Krieg im Schweigen und Verdrängen erstickt.

In den folgenden Zitaten und Erzählungen kommen Kriegskinder zu Wort, die den 2.Weltkrieg überlebten. Ihre authentischen Erinnerungen geben uns seelische Fragmente und eine Ahnung von den Folgen der Kriegstraumata.

*lebenslange Unruhe*

Dieter Forte beschreibt seine Verdrängung, seine lebenslange Unruhe und das jahrelange Schweigen über das Erlebte, sogar gegenüber seiner Frau.

> »*Die Traumaforschung weiß heute*, dass man vierzig, fünfzig Jahre braucht, um sich dem Schrecken zu stellen, Worte der Erinnerung zu finden, das Entsetzen zu finden, das unter dem Vergessen liegt. Es ist ja doch eine fast körperliche Vernichtung der eigenen Identität. Man ist ja nicht unbeschädigt. Man ist nur zufällig dem Tod entgangen. Das wusste man auch als Kind, dass man nur zufällig überlebt hat. Das vergisst man nicht mehr. Es bestimmt die Lebensmaßstäbe für den Rest des Lebens. Ich kann nicht viel anfangen mit den Problemen der heutigen Menschen. Das ist für mich so relativ, so weit weg.«[60]

Forte beschreibt seine eigene Existenz als nachhaltig beschädigt, er kam auch Jahrzehnte später nicht mehr zur Ruhe.

*Verdrängung und Schweigen*

> »*Die Eltern sagten:* Sei froh, dass du überlebt hast. Das Schicksal als Kriegskind verblasst angesichts der Monstrosität aus Schuld und Scham. Das Schweigen begann. »Ich habe nie darüber gesprochen. Nicht mit meinen Eltern. Nicht mit anderen Leuten. Nicht mit Kriegskindern. Keiner hat darüber gesprochen. Ich habe es verdrängt. Ich hatte einfach kein Bedürfnis darüber zu reden.« (Wolfgang Pickert)[61]

Bernard Lievegoed schilderte im Rückblick auf den Hungerwinter 1944/45 in den Niederlanden folgendes:

*ausschließliches Leben in der äußeren Welt*

> »*Wissen Sie, das Schlimme am Krieg ist*, dass er einen dazu bringt, völlig in der äußeren Welt zu leben. Man lebt von einem Tag auf den anderen. Bei mir war es jedenfalls so, dass ich aus meinem Innenleben herausgeholt wurde, meine innere Biografie schien auf eigenartige Weise stillzustehen. Ich war völlig auf das äußere Dasein gerichtet.«[62]

Verlust jeglicher Kontrolle und Sicherheiten

Die existentielle Bedrohung des eigenen Lebens durch Hunger, Gewalt, Flucht, Vertreibung, Verlust von Angehörigen und Luftangriffe raubt jegliches Sicherheitsgefühl in der Gegenwart und lässt alle Zukunftspläne ersterben.

Die Tagebuchaufzeichnungen von Atef Abu Saif, die er während des Krieges in Gaza 2014 niederschrieb, lassen eine Ahnung von dieser Zeit entstehen, von der Suche nach einem Zipfel Sicherheit, der die Welt noch ein bisschen länger aufrechterhält, bevor sie unberechenbar und unweigerlich zusammenbricht. Neben den dramatischen äußeren Beschreibungen von donnernden Detonationen und zitternden Gebäuden, gibt er Einblicke in eine dunkle Innenwelt voller Schlaflosigkeit, zerreibender Angst und veränderten Mahlzeiten.

> »*Die Finsternis isst mit uns.* Furcht und Angst essen mit uns. Das Unbekannte isst mit uns. Die F16 isst mit uns. Die Drohne und ihr Pilot, irgendwo in Israel, essen mit uns.«[63]

Atef Abu Saif schilderte die Versuche und die Herausforderung, die Furcht, die innere Unruhe, die Sorgen und die Panik zu regulieren, zu kontrollieren und zum Schweigen zu bringen, während *»die Glutbälle … wie Lavafetzen am Fenster vorbeizischen.«*[64]

Der Wahnsinn dieses Krieges lebt in seiner Aufzeichnung vom 7. Tag, die fassungs- und sprachlos macht:

> »*Unser Schicksal liegt in den Händen* eines Drohnenpiloten, der irgendwo jenseits der israelischen Grenze in einem Militärstützpunkt sitzt. Dieser Pilot blickt auf Gaza wie ein freches Kind auf ein Computerspiel. Er drückt eine Taste und vernichtet einen ganzen Straßenzug. Er kann über Leben und Tod eines Passanten entscheiden … Der Pilot wählte Ziele nach eigenem Ermessen aus, angetrieben durch das Vertrauen und die Macht, die ihm seine Vorgesetzten in die Hände gelegt haben. Gaza auf dem Monitor – tausende Bilder, die von einer umherrasenden Drohne festgehalten und auf Computer … weitergeleitet wurden. Die Bilder können sehr detailgetreu sein. Eins zeigt Hanna und mich auf unserem blauen Sofa, wie wir die Finsternis im Auge behalten … Auf einem anderen sind unsere schlafenden Kinder zu sehen … Das beste Videospiel aller Zeiten.«[65]
> »Doch jetzt kann ich nur noch daran denken, dass meine Kinder jeden Moment sterben könnten, dass sie zu einem der Bilder im Fernsehen werden. Das ist zu viel.«[66]

*Angs und Schuldgefühle*

Unter den Vätern und Müttern, lebte eine ungeheure Angst, ihre Kinder nicht vor dem Tod beschützen zu können, und es plagten sie unermessliche Schuldgefühle, wenn es nicht gelungen ist.

> »*Im Krieg führst du völlig neue Sitten ein,* schaffst du dir neue Gewohnheiten. Diese neuen Gewohnheiten wären unter anderen Umständen vielleicht langweilig gewesen, machen aber dein Leben jetzt erträglicher. Auch wenn der Tod dich bedroht, kann ein einfaches Ritual dir die Qual des Herumsitzens und Wartens auf das Ungewisse ersparen. Es gibt dir Sicherheit.
> In diesem Zustand der permanenten Ungewissheit löst jede Kleinigkeit Angst aus. Das Ticken der Uhr, das unerwartete Klopfen an der Tür, das rote Viereck für die Eilmeldungen am unteren Rand deines Fernsehers, das Klingeln deines Telefons, der Besuch des Nachbarn, die SMS auf deinem Handy. In diesem Strudel der eintreffenden Nachrichten, die an deinen Nerven zerren und dich durcheinanderbringen, musst du deine eigene Ordnung hochhalten. Du musst den Überblick behalten, dich vorbereiten. Ein Bewacher der Ungewissheit, das Bewachte verachtend. Ein Paradoxon. Du merkst, dass du eigentlich nichts bewachen musst, außer dich selbst. Du starrst auf deine eigenen Gedanken und unterstellst ihnen, die bebende, siedende Welt da draußen als Mikrokosmos abzubilden. Du hast die Aufgabe, diesen Mikrokosmos zu beruhigen, ihn zur Ordnung zu rufen, doch das Chaos, das auf ihn einströmt, hast du nicht verursacht. Um nicht in einem Labyrinth des Unerwarteten zu leben, führst du Wiederholungen ein, damit ein Tag dem anderen gleicht.«[67]

Atef Abu Saif traf hier für die Notfall-und Traumapädagogik und die Arbeit mit Traumatisierten Menschen relevante und wichtige Aussagen zur Anspannung des Nervensystems, der Schreckhaftigkeit, der Übererregung und dem Wunsch, das Chaos zu ordnen und zu beruhigen. Er erwähnte die Sinnhaftigkeit sicherheitsgebender Rituale, die Eckpfeiler in der Notfall- und Traumapädagogik bilden, und das Bedürfnis nach Wiederholungen als Gegengewicht zu dem Unvorhersehbaren.

*gravierende Langzeitfolgen*

Im Krieg leben Zerstörung und Vernichtung. Anstelle der Schönheit tritt eine graue Hässlichkeit voller Trümmer. Statt Vollkommenheit und Ganzheit leben Zersplitterung, Chaos und Trennung, wie die kriegsbedingte kollektive Vaterlosigkeit. Krieg hinterlässt gravierende Langzeitfolgen und eine tiefe Verunsicherung im Menschen.

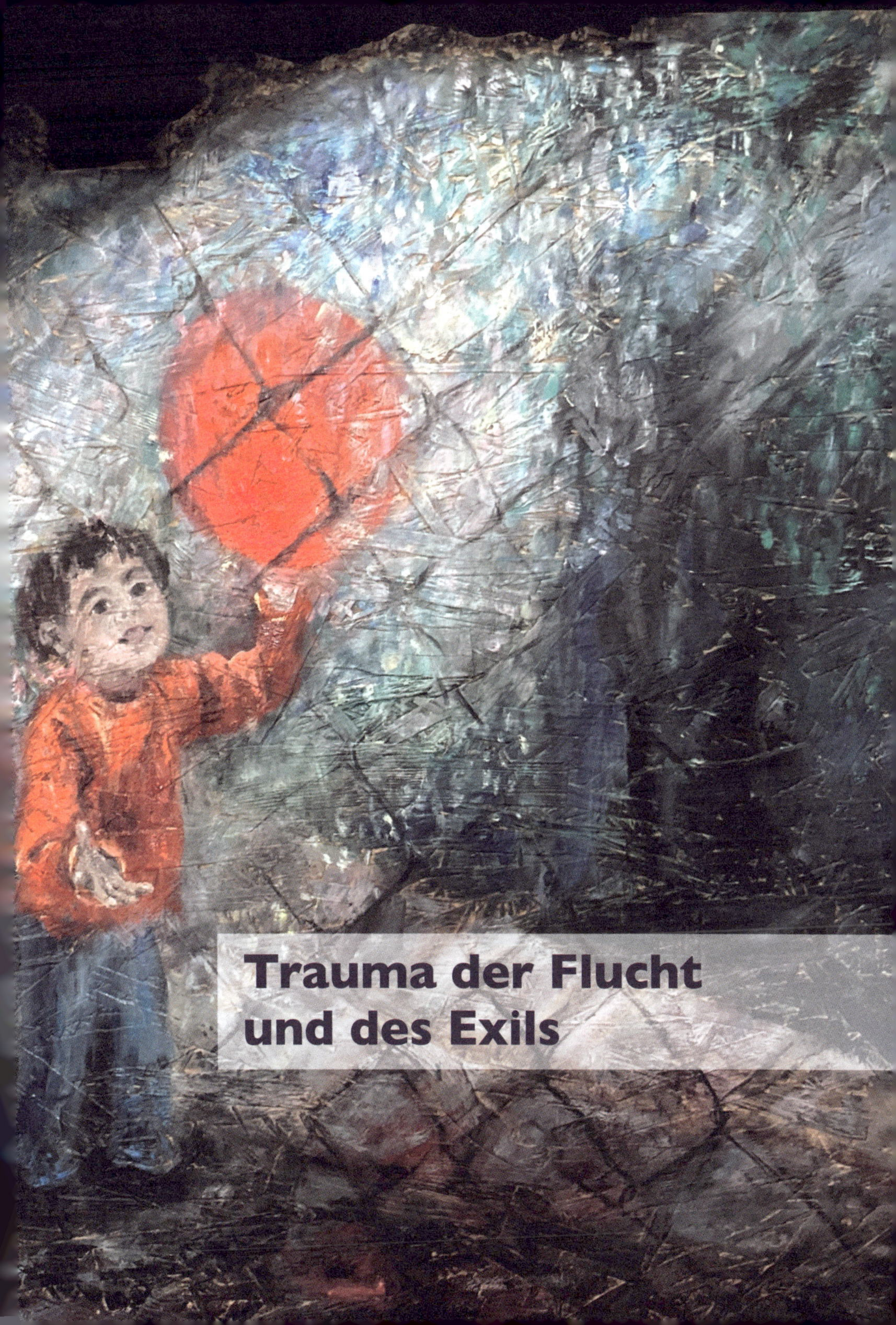

# Trauma der Flucht und des Exils

»Nichts an der Flucht ist flüchtig.
Sie stülpt sich über das Leben und gibt es nie wieder frei.«
*Ilija Trojanow*

Die Gründe zu einer Flucht sind vielfältig. Meistens liegt eine Bedrohung, eine Lebensgefahr oder eine existenzielle Not vor, die sich in Verfolgung aus religiösen, kulturellen, politischen, ethnischen oder anderen Gründen im Heimatland äußern kann. Das Leben der Menschen kann von Kriegshandlungen, Hungersnöten, Verfolgung, Verbannung, Zwangsheirat und den Konsequenzen bei Verweigerung bedroht sein.

Um Geflüchteten und Menschen im Exil annähernd gerecht zu werden, kommen hier Menschen aus Somalia, Afghanistan, Syrien, Bulgarien und der Ukraine in Zitaten zu Wort. Die von Flucht und Exil nicht betroffenen Leser:innen können somit ein ahnendes Empfinden und einen fragmentarischen Einblick in die Erfahrungen und das Erleben geflüchteter Menschen bekommen. Zudem werden deutsche Kriegskinder und Migrant:innen aus der Zeit des 2. Weltkrieges zu Wort kommen.

*fehlende Aufarbeitung der Kriegstraumata*

14 Millionen deutsche Migrant:innen lebten wegen Vertreibung und Flucht nach 1945 in Deutschland. Die Psychotraumatologin Luise Reddemann[68] geht davon aus, dass die meisten damaligen Kriegs- und Flüchtlingskinder ihre Erlebnisse aus dieser Zeit und ihre Traumatisierungen weder verarbeitet noch ausreichend betrauert haben. Diese Tatsache hat biografische und gesellschaftliche Auswirkungen bis in die Gegenwart. Das Mitgefühl mit den jetzigen hilfesuchenden Geflüchteten ist erschwert, solange kein Mitgefühl mit sich selbst entwickelt wurde und keine Traumaaufarbeitung stattgefunden hat. Traumatisierungen lassen sich auf der Opfer- und auf der Täterseite finden. Die bis heute anhaltenden Auswirkungen des Nationalsozialismus, des 2. Weltkrieges, der Vertreibung und der Nachkriegszeit sind nicht nur in individuellen Biografien zu finden, sondern leben im kollektiven Gedächtnis und in den transgenerationalen Folgeerscheinungen.[69]

*transgenerationale Folgeerscheinungen*

Die oft immer noch im Unbewussten der Kriegskinder lebenden Gefühle – wie Scham, Schuld, Todesangst oder Ohnmachtsgefühle – werden nicht ins wache Bewusstsein geholt, werden nicht erhellt, sondern führen ein dunkles, isoliertes Schattendasein im Untergrund. Folglich können diese Gefühle und Erfahrungen vom Einzelnen nicht in die Biografie integriert werden.

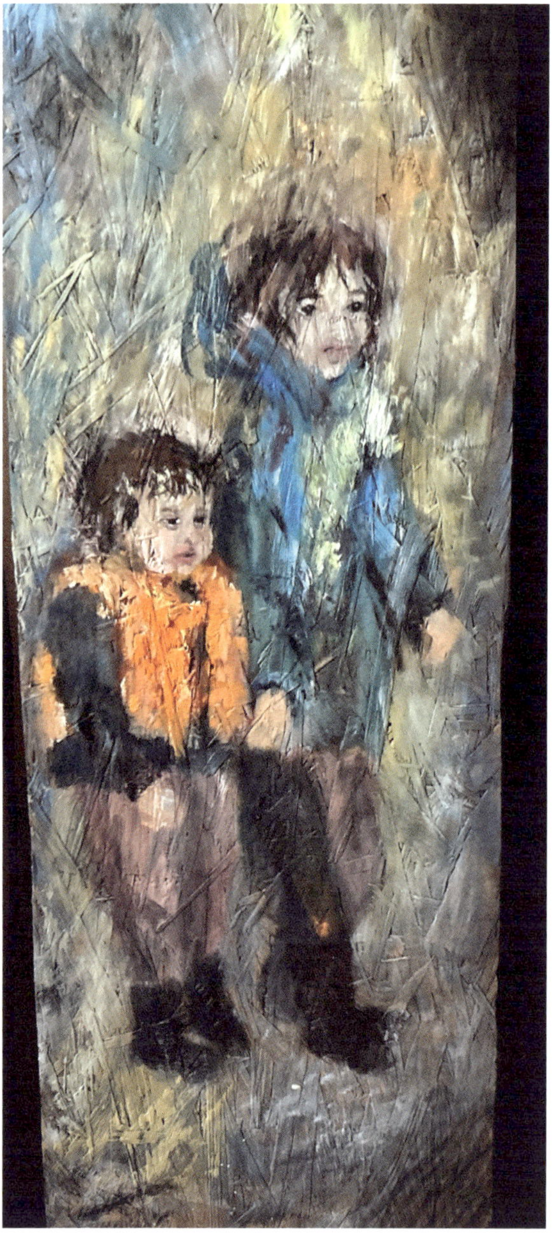

Abb. 4 »Kinder auf Lesbos«, 201.

> »*Nicht akzeptiertes und integriertes Vergangenes* hindert am Gegenwärtigen, darüber belehren uns Psychoanalyse und Traumaforschung seit Längerem und spirituelle Traditionen seit Jahrtausenden.«[70]

Die Verdrängung führt zu Lücken in der Erinnerung bis hin zur völligen Amnesie. Kinder, die während des 2. Weltkrieges geboren wurden, trugen nicht nur die Schuld der deutschen Täter:innen in ihre persönlichen Biografien, sondern als Kinder waren sie selbst Opfer des Krieges geworden. Die emotionalen Verdrängungs- und Überlebensstrategien dieser kaum fassbaren Geschehnisse beschrieb Hannah Ahrendt 1949, als sie nach Kriegsende das erste Mal wieder nach Deutschland reiste. Sie erlebte die Deutschen in einem Getriebensein, *»einem gierigen Verlangen, den ganzen Tag pausenlos an etwas zu hantieren.«*[71]

*Rastlosigkeit zur Abwehr*

Rastlosigkeit, nicht zur Ruhe zu kommen, sich in der Gegenwart nicht spüren, keine Zeit für Wahrnehmungen und Gefühle – stattdessen: auf der inneren Flucht vor sich selbst und der Wirklichkeit sein. Nach dem 2. Weltkrieg war in Deutschland zu beobachten, *»dass die Geschäftigkeit zu ihrer Hauptwaffe bei der Abwehr der Wirklichkeit geworden ist.«*[72] Diese Folgeerscheinungen wurden seitdem weiter genährt und werden bis heute am Leben erhalten, denn die Angst vor den Gefühlen und Erinnerungen ist mächtig.

So blieb die Flucht vor der Gegenwart, obwohl die äußeren Gefahren, wie Krieg, Vertreibung und Flucht scheinbar schon längst Vergangenheit waren. Nicht selten ist die getriebene Geschäftig- und Rastlosigkeit mit ihren Folgen auf die nächste Generation übergegangen.

*Verlassen bisheriger Lebenszusammenhänge*

Die heutige Flüchtlingsthematik mit einem langfristigen Aufenthalt Geflüchteter außerhalb des Heimatlandes bringt besondere Lebensumstände und Bedingungen mit sich. Menschen begeben sich unter großen Anstrengungen und oft unter Lebensgefahr auf die Flucht in eine ungewisse Zukunft. Sie wissen nicht, ob sie ihre Angehörigen, Freunde, Bekannte und Heimatorte jemals wiedersehen werden, und sind oft im Ungewissen, welches Land sie aufnehmen wird. Geflüchtete verlassen ihre Heimatländer oft nicht mit der gesamten Familie, sondern begeben sich allein oder mit Teilen der Familie, mit Freunden oder Bekannten in eine ungewisse, gefährliche Zukunft. Ihr Weg ist von Gefühlen des Trennungsschmerzes, der Angst, Ohnmacht, Einsamkeit, von Scham und Schuld begleitet.

Flüchtlingslager, Notunterkünfte, Erstaufnahmestationen und selbst die Großunterkünfte für Geflüchtete sind Zwischenetappen auf dem Fluchtweg.

Ein Ankommen ist nur bedingt möglich. Für die Erwachsenen ist es entweder eindeutig, dass sie niemals zurückkönnen oder sie warten und hoffen auf das Ende des Krieges und/oder auf das Vorübergehen der Bedrohung und Gefahr, um wieder in die Heimat zurückkehren zu können. Diese ungewisse Warteposition und der Schwebezustand lassen sie im neuen Land nur schwer ankommen, sich mit dem Land, der Kultur und Sprache schwer verbinden und schon gar nicht verwurzeln. Sie leben in einer Zwischenwelt mit ausgerissen Wurzeln im Heimatland und ohne Entschluss zu einem Neubeginn des Lebens im Aufnahmeland. Bleibende Instabilität auf verschiedenen Ebenen ist die Folge, auch für die Kinder und Jugendlichen.

*Angst dominiert*

Die Angst ist das Gefühl, das ich am ausgeprägtestem in Flüchtlingsunterkünften, vor allem bei den ukrainischen Geflüchteten, wahrnehmen konnte. Sie stülpt sich wie ein Handschuh über die anderen Gefühle.

- Die Angst mit dem Blick auf das Heimatland: die Angst um den Sohn, die Tochter, die Frau, den Mann, die Schwester oder Bruder an der Front, die Angst vor Kriegsversehrtheit, die Angst anzurufen und von getöteten Familienmitgliedern oder Freunden zu hören oder gar niemanden mehr zu erreichen, die Angst, die Wohnung oder das Haus zu verlieren
- die Angst vor dem Fremden und Neuem im Aufnahmeland
- die Angst vor den eigenen Gefühlen wie Scham, Trauer, Schmerz und Schuld. Schuldgefühle, es jetzt besser als die Zurückgebliebenen zu haben, und Schuldgefühle, die Familie und das Heimatland im Stich gelassen zu haben, sind mit ausgeprägten Schamgefühlen verbunden.

*ukrainische Geflüchtete*

Kinder und Jugendliche aus der Ukraine müssen zwar in Deutschland die DAZ-Zentren besuchen, um Deutsch zu lernen, sind aber teils noch sehr mit ihren Schulen und Lehrer:innen in der Heimat verbunden. Frauen und Familien aus der Ukraine sind fast ausschließlich ohne ihre Beziehungspartner, Ehemänner, Väter und Söhne im soldatenfähigen Alter geflüchtet. Sie haben Eltern, Freunde, Kolleg:innen zurückgelassen. Viele Mütter sorgten und sorgen für ukrainischen Online-Unterricht. Die Sehnsucht nach vertrauten Strukturen und Menschen, der Wunsch der Kinder, Jugendlichen und Eltern, die Klassenziele und Abschlüsse des ukrainischen Schulsystems zu absolvieren, um bei Kriegsende nicht eine Klasse wiederholen zu müssen, lebte vor allem in den ersten Monaten nach Kriegsbeginn. Die Kinder und Jugendlichen leben teils heute noch in zwei Welten. Der dünne, noch mögliche nährende Faden zum Heimatland wird gleich einer Nabelschnur aus Sehnsucht, Sorge, Angst und Hoffnung am Leben erhalten. Ein weiterer Unterschied zu Geflüchteten aus anderen Ländern und Kontinenten ist die Möglichkeit, ukrainisch – oder russischsprachige Filme und Serien empfangen zu können.

*zwei Welten*

Bei Geflüchteten, die mit der Gewissheit leben, dass ein Zurückkehren ins Heimatland nicht mehr möglich sein wird, gelingt nach einiger Zeit das Ankommen im Aufnahmeland meist anders. Abschieds- und Trennungsschmerz, Trauer, Wut, Angst und Ohnmacht erleben auch sie. Doch ein Zurückkehren ins Heimatland ist für diese Eltern meist keine Option. Ob in den Menschen dennoch ein Funken Hoffnung lebendig ist, eines Tages zurückkehren zu können, bleibt offen und ist nur individuell zu beantworten.

Die Verbindung dieser Kinder und Jugendlichen zu ihren Freunden und Schulen ist abgerissen. Die Frage nach Schulabschlüssen im Heimatland stellt sich nicht. Einen Online-Schulunterricht in der Muttersprache gab es und gibt es meines Wissens heute auch nicht. Das Annehmen der neuen Situation und den Möglichkeiten im Aufnahmeland scheint die einzige Wahl zu sein. Dadurch gelingt eine Integration meist besser. In den Kindergruppen erleben wir vor allem bessere Deutschkenntnisse im Vergleich zu etlichen ukrainischen Kindern und Jugendlichen.

*unbegleitete Minderjährige*

Eine große Tragik lebt in zerrissenen Familien. Alleinreisende unbegleitete, minderjährige Jugendliche und Kinder auf der Flucht, die bestenfalls noch über Smartphone einen Kontakt zu ihren Müttern, Vätern und Geschwistern oder anderen Menschen im Heimatland halten können, sind auf sich gestellt. Bei den oft über Monate und Jahre langen Fluchtwegen sind sie großen Gefahren und einer schmerzvollen Einsamkeit ausgesetzt. Teils wurden sie von ihren Eltern mit der Hoffnung auf eine gefahrenlose, gewaltfreie oder hungerfreie Zukunft losgeschickt.

> »*Der Wunsch auszuwandern,* entspringt dem Bedürfnis, frei atmen zu können. Die Hoffnung auf ein besseres Leben ist stärker als alles andere. Meine Mutter zum Beispiel wusste, dass ich ohne sie in Gefahr bin. Aber dafür war ich unterwegs in eine andere Zukunft. Und das war besser, als in ihrem Beisein stets in Gefahr zu sein und ständig in Angst leben zu müssen.«[73]

Die Trennung Geflüchteter von der Familie und den Freunden, die Trennung von ihrem gewohnten Klima, von Gewohnheiten, Rhythmen, Ritualen, Religionen und Kulturen und den damit verbundenen Sicherheiten,

*Destabilisierung auf allen Ebenen*

Vertrautheiten und Beziehungen wirft sie in eine Destabilisierung auf allen Ebenen. Alles ist fremd, nichts gewohnt: der Geschmack des Essens, die Gerüche in der Luft, das Klima mit seiner Wärme und Kälte, seinen Sonnenstunden und damit verbundenen Tag- und Nachtrhythmen und der Möglichkeit, Zeit im Freien zu verbringen und damit Begegnungsräume zu haben, die Regenzeiten, die Natur mit ihren heimatlichen Pflanzen, die Beschaffenheit der Erde, die Sprache, die gesungenen Lieder, die Umgangsformen bei Begegnungen (z. B. die Hand bei der Begrüßung zu geben, ist nicht in allen Kulturen ein Zeichen von Freundlichkeit), die Art des Feierns der Feste und vor allem die Sprache. Die Muttersprache kann kein Mensch wechseln! Konfrontiert mit den Herausforderungen im neuen Land beschreibt Ilija Trojanow:

> »*Der Flüchtling ist meist Objekt.*
> Ein Problem, das gelöst werden muss. Eine Zahl.
> Ein Kostenpunkt. Ein Punkt. Nie ein Komma.
> Weil er nicht mehr wegzudenken ist, muss er Ding bleiben.
>
> Es gibt ein Leben nach der Flucht.
> Doch die Flucht wirkt fort ein Leben lang.
> Unabhängig von den jeweiligen individuellen Prägungen,
> von Schuld, Bewusstsein, Absicht, Sehnsucht.
>
> Der Geflüchtete ist eine eigene Kategorie Mensch.«[74]

*Abhängigkeiten statt Selbstständigkeit*

Im Heimatland selbstständig gewesene Menschen befinden sich im neuen Land plötzlich in Abhängigkeiten und sind auf existentielle, finanzielle, sprachliche und organisatorische Hilfe und fremde Menschen angewiesen. Sie können sich nicht mehr selbst mit Essen, Kleidung und Wohnraum und den menschlichen Grundbedürfnissen versorgen, ohne staatliche Hilfen und die Unterstützung von Hilfsorganisationen in Anspruch zu nehmen. Das hat unmittelbare Auswirkungen auf das Selbstverständnis, das Selbstbewusstsein und das Selbstwertgefühl.

> »*Die einen betrachten es als Einkerkerung,* die anderen als Befreiung. Und einer denkt: Ich bin in ein Gefängnis entlassen worden. Das Leben nach der Flucht ist für manche wie Schrumpfen, wie Verschwinden. In dieser Fremde sterbe

ich, und du merkst es nicht. […] Ein Ausharren im Wartesaal der Wiedergeburt.«[75]

Eindrücklich beschreibt Hannah Arendt, die als Jüdin 1906 in Deutschland geboren wurde, 1933 nach Paris emigrierte und nach einer mehrwöchigen Internierung in Südfrankreich 1941 in die USA geflüchtet ist, das Leben im Exil.

»*Wir haben unser Zuhause* und dann die Vertrautheit des Alltags verloren. Wir haben unseren Beruf verloren und damit das Vertrauen eingebüßt, in dieser Welt irgendwie von Nutzen zu sein. […] Wir haben unsere Sprache verloren und mit ihr die Natürlichkeit unserer Reaktionen, die Einfachheit unserer Gebärden und den ungezwungenen Ausdruck unserer Gefühle. Unsere Identität wechselt so häufig, dass keiner herausfinden kann, wer wir eigentlich sind, […] und das bedeutet den Zusammenbruch unserer privaten Welt.«[76]

*Schuld und Scham*

Sie leben (anfangs) in Flüchtlingslagern auf engem Raum – ohne Privatsphäre. Selbst den Gefahren von Sirenenalarmen, Angriffen mit Raketen und Drohnen, Verfolgung, Verschleppung, Folterung, Vergewaltigungen, Internierungslagern, Gefängnissen und damit einhergehenden körperlichen und seelischen Schmerzen, Verletzungen, Übergriffen und Tod entronnen zu sein – und gleichzeitig die anderen in der Gefahr oder der Gewissheit all dieser Umstände zu wissen, bringt Schuldgefühle und Scham mit sich. So berichtet eine selbst geflüchtete ukrainische Psychologin und Gestalttherapeutin[77] aus ihrer Arbeit mit ukrainischen Geflüchteten in Deutschland, dass nahezu alle Klienten:innen mit dem Thema »Schuld« beschäftigt sind: Sie fühlen sich als Verräter:innen, weil sie ihr Heimatland verlassen haben und die restlichen Familienangehörigen in der Ukraine geblieben sind oder sie diese zurückgelassen haben. Die dadurch entstandenen Spaltungen innerhalb der Familien führen zu Konflikten, Streit und teils unüberwindbaren Gräben. Sie fühlen sich schuldig, weil sie im neuen Land akzeptiert und versorgt werden. Sie fühlen sich schuldig, weil sie im neuen Land sicher sind, keine Angst vor Drohnen- oder Raketenangriffen haben müssen und die Zurückgelassenen in der Gefahr wissen. Sie fühlen sich schuldig, weil sie im neuen Land nicht so gut zurechtkommen. Hier sind sie Ausländer:innen. Sich über die gelungenen Schritte im Aufbau zu freuen, sei schwierig. Im neuen Land ist die Trauer über den Verlust des Zuhauses, der Familien und Freunde nicht möglich, da die Kräfte für den Aufbau des alltäglichen Lebens und den Spracherwerb gebraucht werden.

Es besteht die Hoffnung, dass Geflüchtete das neue Land mit der Zeit als einen sicheren Ort erleben, sich irgendwann zu Hause fühlen und Wurzeln schlagen können. Die Heimat jedoch bleibt woanders.

> »*Heimat ist das, was in einem nicht sterben kann.* Eine Illusion, die auch dann nicht verschwindet, wenn man nicht mehr an sie glaubt.«[78]

*Realitätsflucht*

Der Fluchtimpuls ist ein Phänomen, das nicht nur bei den bisher beschriebenen Geflüchteten oder traumatisierten Menschen zu finden ist. Vermutlich kennen alle die Realitätsflucht trotz äußerlich »sicherer Orte«. Die Flucht in die unterschiedlichen Medien, die Flucht vor den eigenen Gefühlen, die Flucht vor sich selbst, die Flucht vor wirklichen, wahrhaftigen Begegnungen mit anderen Menschen, die Flucht vor der Wahrheit, die Flucht vor Konflikten und die Vermeidung von der Wahrnehmung und Begegnung mit der Welt, die Flucht vor Stille und die Flucht vor dem »Hier und Jetzt«. Generationen sind hinter Bildschirmen verschwunden, leben in Scheinrealitäten, erleben die Gefühle aus zweiter Hand, vermeiden die Begegnung mit sich selbst, mit dem anderen und mit dem Geistigen. Ein Flucht-Phänomen, der Realität entgehen zu wollen, das den Globus umzieht. Menschen, die an einem sicheren Ort sind, fliehen dennoch. Und es braucht keine Medien dazu. Es gelingt auch ohne Medien vor sich selbst, vor anderen oder vor dem Geistigen zu fliehen. Das »Getriebensein« der Kriegskinder und Kriegsenkel ist dafür beispielhaft.

*unbegleitete Minderjährige*

»Unbegleitete Minderjährige« dürfen im Gegensatz zu älteren Geflüchteten nicht abgeschoben werden. In Moria auf Lesbos, waren 2016 in einem mit Stacheldraht und hohen Mauern abgegrenzten Bereich, der an ein Gefängnis erinnerte, minderjährige, unbegleitete Geflüchtete untergebracht. Ihre einzige Verbindung zu ihren Familien war mit ihren Smartphones, einer unsichtbaren seelischen Nabelschnur, möglich. Mütter und Väter schickten ihre Kinder in eine ungewisse Zukunft und nahmen unter großem Abschiedsschmerz das Opfer auf sich, sich von ihren Kindern zu trennen.

In dem Buch »Beyond Survival« erzählen minderjährige, unbegleitete Geflüchtete aus Syrien, Afghanistan, Somalia, Nigeria und Eritrea von ihren kaum vorstellbaren Erlebnissen auf den Fluchtrouten, ihrer Ankunft und ihrem jetzigen Leben in Deutschland.

Nazans Reise wurde von der ganzen Familie finanziert, Geld wurde geliehen, damit der Vierzehnjährige von Afghanistan in den Iran fliegen konnte, um ihm die Strapazen bis dorthin wenigstens zu ersparen. Sein Bruder hatte einen Schlepper organisiert, der ihn am Flughafen im Iran abholte. Von dort ging er in eine ungewisse Zukunft mit der inneren Gewissheit, dass er nicht mehr zurück zu seiner Familie könne, da diese finanziell und von Hoffnung erfüllt, schon sehr viel in seinen Fluchtweg investiert hatte.

*Hoffnung der Familie*

> »*Nazan sollte es besser haben,* in Sicherheit, ohne die permanente Angst vor den Taliban. Nazans Brüder sind 17 und 18 Jahre alt – zu alt, um eine gute Bleibechance zu haben. Ihnen würde die Abschiebung drohen, Minderjährige dagegen dürfen bleiben. Auf Nazam setzt die Familie alle Hoffnung. Sie sind sicher, er wird Geld verdienen und es ihnen schicken können – und sie träumen davon, dass sich durch ihn doch noch irgendwie eine Möglichkeit finden lässt, die ganze Familie nachzuholen.«[79]

Der Vierzehnjährige trug eine große Verantwortung. Heimweh, Todesangst, Entbehrungen und große Strapazen prägten seinen Weg in einem löcherigen Boot über das Mittelmeer und an Land in einem Lastwagen zusammengequetscht. In Deutschland angekommen brach zudem der Kontakt zu seiner Familie und seiner dann krebskranken Mutter ab, da die Taliban alles zerstört hatten. Rückblickend schildert er, es gab sehr wenig gute Stationen, aber nun sei es schön.[80] Wie die Familie sich erhofft hatte, konnte Nazam Geld nach Afghanistan schicken, das für die Medikamente der Mutter dringend gebraucht wurde. Er hat Träume für seine Zukunft, wollte vielleicht Arzt oder Lehrer werden.

Motiviert von der Vision, einer Chance auf eine bessere Zukunft in Europa und von falschen Versprechungen von Schleppern weggelockt, entschließt sich die vierzehnjährige Angelina,[81] als ältestes Kind von sieben Geschwistern, aus ihrer Heimat Somalia und einem Leben in Armut, Hunger, Angst und Krieg zu fliehen. Wegen der Dürreperiode, den versiegten Brunnen und dem damit verbundenen Wassermangel waren viele Ziegen verdurstet, die sie half zu hüten. Da alle für das Überleben mithelfen mussten, konnte Angelina die Schule nicht weiter besuchen. Es gab wenig, nur das Nötigste zu essen.

Die Al-Shabaab-Kämpfer, die zu dem Terrornetzwerk Al-Qaida gehören, kämpften mit dem Ziel eines islamischen Gottesstaates und verübten Anschläge. Zudem kamen der blutige Bürgerkrieg und Anarchie.

*Flucht durch die Wüste*

Allein, noch minderjährig, begann sie die gefährliche Reise durch die Wüste. Von einer Menschenhändlerbande zur nächsten verkauft, erreichte sie das Wüstenlager im Sudan. Dort saß sie drei Monate tagsüber viele Stunden unter der heißen Sonne, bekam kaum Wasser und durfte sich nicht bewegen. Der Sand fand in jede Körperöffnung. In der Nacht wurde Angelina von vermummten bewaffneten Männern bedroht, die sie unter Peitschenschlägen und Vergewaltigungen zwangen die Telefonnummer ihrer Familie zu nennen. Für ihre Freilassung forderten die Täter Lösegeld.

> »*Die Männer haben nach meiner Familie gefragt.* Ich musste ihnen die Telefonnummer meiner Eltern geben. Die haben sie dann angerufen. Sie haben mich geschlagen und mir das Handy hingehalten, als es zu sehr wehtat und ich geschrien habe. Ich wollte nicht schreien, aber es ging nicht. Zu meinem Vater haben sie dann gesagt: ›Wir schlagen deine Tochter jeden Tag, bis du für sie bezahlst!‹ Ich habe mich sehr geschämt, dass ich diese Schande über meine Familie bringen musste. Meine Eltern sind sehr arm, sie haben nicht gewusst, wie das Geld für mich auftreiben sollten. Diese Männer sind keine Menschen.«[82]

Nach neunzig Tagen konnte der Vater das Lösegeld bezahlen. Die Vierzehnjährige wurde von den sudanesischen an libysche Schlepper verkauft, in Libyen als Haussklavin ausgebeutet, bis sie nach dem Anruf, das Boot sei da und sie solle sofort kommen, losrannte – mit unbekanntem Reiseziel. »Es war mir egal«, sagte sie zu mir. »Ob ich lebe oder tot bin, egal. Ich habe einfach getan, was sie mit gesagt haben.«[83]

Auf einem rostigen Schiff, dessen Maschine am zweiten Tag ausfiel und durch dessen Leck Wasser eindrang, hatte Angelina Glück, dass sie Brot und Wasser von jemandem bekam. Sie hatte bereits lange keine Nahrung mehr zu sich genommen. Um die Sterne und den Himmel, wie in der Wüste sehen zu können, ging sie nicht, wie angewiesen, unter Deck.

> »*Die Menschen* [die unter Deck waren], sind nach oben gelaufen und haben geschrien und geweint. Sie hatten große Angst. Ich nicht. Ich habe nur gedacht: Wie kann ich meiner Familie helfen, wenn ich jetzt sterbe.«[84]

Die Schiffbrüchigen wurden von der italienischen Küstenwache gerettet. In Italien trifft Angelina Amira, die aus Somalia wegen einer bevorstehenden Zwangsheirat mit einem Jahrzehnte älteren zahnlosen Mann floh. Bei Ungehorsam drohte ihr die Verstoßung als Tochter durch den Vater. Als der Zahnlose von ihrer Weigerung erfuhr, lauerte er sie nachts aus Rache auf und versuchte ihre Kehle zuzudrücken. Doch Amira konnte sich befreien. Mit dem

Bewusstsein, nicht mehr zu ihrer Familie zu können und ihr Leben zu riskieren, entschloss sie sich zur Flucht. Nach einer Reise durch mehrere Länder und dem damit verbundenen Verkauf und Transport unterschiedlicher regionaler Schlepperbanden war Amira fünf Monate in einem Lager in der Wüste Sahara, bis das Lösegeld von ihrer Familie gezahlt werden konnte.

*Riskieren des Lebens*

In Italien angekommen, arbeiteten die beiden somalischen Mädchen illegal, um sich mit gefälschten Reiseunterlagen ein Ticket nach Nordeuropa leisten zu können. Sie verloren sich an dem überfüllten Grenzübergang nach Deutschland in der Menschenmenge, wurden beide in Deutschland von der Polizei aufgegriffen und trafen sich in einer Notunterkunft für minderjährige, unbegleitete Mädchen wieder, in der sie mit Kleidung, Tee und Essen und Medizin versorgt wurden. Die zuständige Betreuerin, die Angelina in Empfang nahm, berichtete:

> »*Ich hatte Dienst in der Nacht,* als Angelina hier ankam. […] Das Mädchen war abgemagert bis auf die Knochen und absolut eingeschüchtert. Sie hatte die Krätze, die wir die Sahara-Krankheit nennen, weil sie alle Mädchen haben, die durch die Wüste zu uns kommen, und Ekzeme am Bauch. Ihre Kleider und Haare waren voller Flöhe, ihr Rücken voller Striemen und entzündeter Wunden. Die Sohlen ihrer dünnen Schuhe waren mit Fäden notdürftig wieder angenäht, ihre Füße aufgequollen, die Haut wund und aufgeplatzt. […] Ich habe selbst Kinder und mein Herz hat sich regelrecht zusammengezogen, als ich dieses gequälte Mädchen sah.«[85]

Auf die Frage, ob sie diese Reise von Somalia bis nach Deutschland mit dem jetzigen Wissen und all den traumatischen Erlebnissen noch einmal auf sich nehmen würden, antwortete die sechzehnjährige Amira achselzuckend und mit den Tränen kämpfend: »*Ich bin in Sicherheit, ich bin glücklich…*«[86] Die junge Somalierin äußerte, sie könne gar nicht daran denken, dass sie durch ihre Flucht ihrer kleinen Schwester die Heirat mit dem alten gewalttätigen Mann aufgebürdet hat. »*Ich habe zu ihr gesagt, sie soll weggehen, wie ich. Besser diese Reise, als in Somalia bleiben.*«[87] Angelina fügte hinzu:

*Glückbringende Sicherheit*

> »*Ich kann nicht mehr zurückgehen.* Ich muss alles vergessen, sonst verliere ich den Verstand. Ich vermisse meine Schwestern und meinen Bruder, meine Mutter. Ich vermisse, wie sich der Boden von Somalia anfühlt und wie die warme Luft dort riecht.«[88]

*Notwendigkeit des Vergessens*

Das Stück Erde, das sie täglich getragen hat, haben die beiden Mädchen verloren mit all dem, wodurch sich ein Mensch beheimatet fühlt. Für sie gibt es keine Option in ihre Heimat zurückzugehen. Ein Bruch in der Biografie, verbunden mit einem Schlussstrich, zwingt die beiden neu zu beginnen.

Auf der Flucht mussten sich die Minderjährigen aus Syrien, Afghanistan, Somalia und anderen Ländern auf ihr Überleben konzentrieren. Ihre Erinnerungen und die damit verbundenen Gedanken und Gefühle konnten sie in dieser Zeit nicht zulassen. In den Notunterkünften in Deutschland oder einem anderen Aufnahmeland angekommen, warten sie auf die Zuweisung zu neuen Unterkünften. Die Flucht und das damit verbundene Nicht-Ankommen-Können geht so lange weiter, bis der Aufenthaltsstatus endgültig geklärt ist. Jahre der Unsicherheit und der Angst vor Abschiebung erschweren bis dahin massiv ein inneres Ankommen im Aufnahmeland.

*Angst vor Abschiebung*

Bis die Geflüchteten sich selbst in der Sprache des Aufnahmelandes ausdrücken und direkt verständigen können, vergehen Monate, meist Jahre. Bis dahin finden sie nur begrenzt oder gar keinen Ausdruck, trotz Dolmetscher. *»Denn aus dem Mund eines Dolmetschers kommen keine Gefühle, sondern nur Wörter.«*[89] E. Akbari erzählte, es mache ihm Angst, wenn er nicht kommunizieren kann und keine Stimme hat und dadurch ausgeschlossen ist. Angst vor dem Tod habe er nicht mehr. Seine Mutter brachte ihn als Zehnjährigen nach Pakistan, ließ ihn allein zurück und sorgte dafür, dass er in Afghanistan nicht in die Hände der Taliban fallen konnte. Am Ende seiner Reise realisierte er, dass seine Mutter aus Liebe gehandelt hat, selbst einen für sie sehr schmerzvollen Schritt vollzogen hat.

*Verlust der Muttersprache*

Wie im Krieg werden auch auf der Flucht traumatische Stresszustände kollektiv in maximaler Intensität erlitten. Bei Nicht-Betroffenen gibt es häufig eine Unwissenheit und ein Unverständnis gegenüber politischer Verfolgung, vielleicht, weil es an das Unvorstellbare stößt.

Für Geflüchtete bedeutet die Ankunft im Aufnahmeland nicht das Ende der Traumatisierung, sondern den Anfang der schmerzlichsten Phase des Verarbeitungsprozesses, der jetzt erst beginnt. Die gesellschaftspolitischen Umstände verstärken die traumabedingten Gefühle der Hilflosigkeit und des Ausgeliefertseins. Auf Helfersysteme angewiesen, im Wartemodus bis zur Aufenthaltserlaubnis und mangels Sprachkenntnisse, geraten einst aktive, sich selbst versorgende und im Arbeitsleben stehende Erwachsene in existenzielle und finanzielle Abhängigkeiten.

Die Erfahrungen der Notfall- und Traumapädagogik in den Großunterkünften zeigen, dass etliche geflüchtete Kinder und Erwachsene (noch) nicht in der Lage waren und sind, externe Angebote selbstständig und regelmäßig wahrzunehmen. Als Eltern selbst noch zu instabil, können diese Eltern ihre Kinder (noch) nicht unterstützen und zu Aktivitäten begleiten.

*Auswirkung instabiler Eltern*

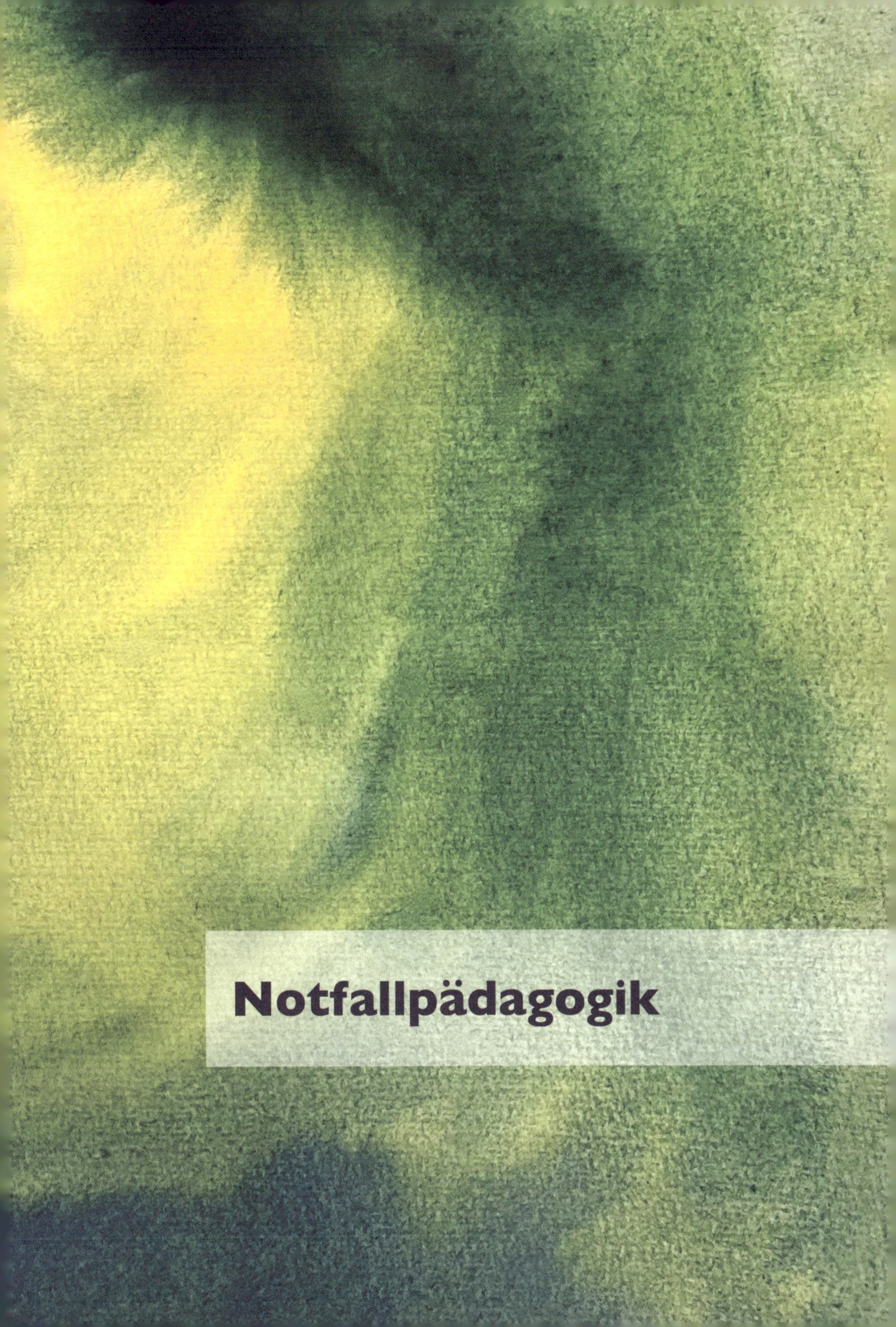

# Notfallpädagogik

Sowohl die Notfall- als auch die Traumapädagogik basieren auf dem Wissen der Psychotraumatologie und der Pädagogik. Die Notfallpädagogik [90] setzt unmittelbar nach dem traumatischen Ereignis ein und kann in den ersten beiden Phasen bis zu sechs Monaten[91] die weitere Traumaentwicklung maßgeblich beeinflussen. In dieser Zeit entscheidet sich, ob sich das belastende Ereignis zu einem Krankheitsverlauf entwickeln wird.

Laut WHO gibt es vier verschiedenen Phasen der Traumaentwicklung:

| | |
|---|---|
| 1. Phase: Akutphase: 1–3 Tage<br>2. Phase: 1–6 Monate | Notfallpädagogik |
| 3. Phase: PTBS<br>4. Phase: Chronische Persönlichkeitsstörungen | Traumapädagogik |

Die Notfallpädagogik will als Akutintervention die Selbstheilungskräfte aktivieren und stärken, um einer Entwicklung von Traumafolgestörungen entgegenzuwirken, sie abzumildern oder diese bestenfalls verhindern. Sie bedient sich pädagogisch-künstlerischer Methoden auf Grundlage der Waldorfpädagogik, der Kunsttherapie, der Erlebnispädagogik, der Heileurythmie, Musiktherapie und Sprachgestaltung.

*Stabilisierung*

Die Erfahrungen zeigen, dass sofortiges konsequentes pädagogisches Handeln und stabilisierende Strukturen die Entwicklung von Traumafolgestörungen, wie die eines posttraumatischen Belastungssyndroms und spätere Chronifizierungen der Symptome verhindern können. Rechtzeitige notfallpädagogische Interventionen machen die Traumapädagogik im besten Fall überflüssig.

*internationale Einsätze*

Im Jahr 2006 wurde die Notfallpädagogik als Abteilung der Freunde der Erziehungskunst e.V. gegründet. Seitdem finden internationale Einsätze in Krisengebieten statt. Sie basieren auf drei Säulen: die notfallpädagogische Arbeit mit den Kindern und Jugendlichen, die Arbeit mit deren Eltern und die Weiter- und Fortbildungen in Notfallpädagigk mit den Helferkräften vor Ort wie Pädagog:innen, Psycholog:innen, Sozialarbeiter:innen, etc.

Die Zeitdauer und Häufigkeit der pädagogischen Einsätze und die Umstände der Arbeitsmöglichkeiten geben vor, welche Methoden, Techniken und Inhalte angewendet werden können. Etliche im Folgenden angeführte künstlerische Beispiele eignen sich auch für kürzere notfallpädagogische Einsätze im In- und Ausland.

Anlässlich des Krieges in der Ukraine und den damit verbundenen Flucht-

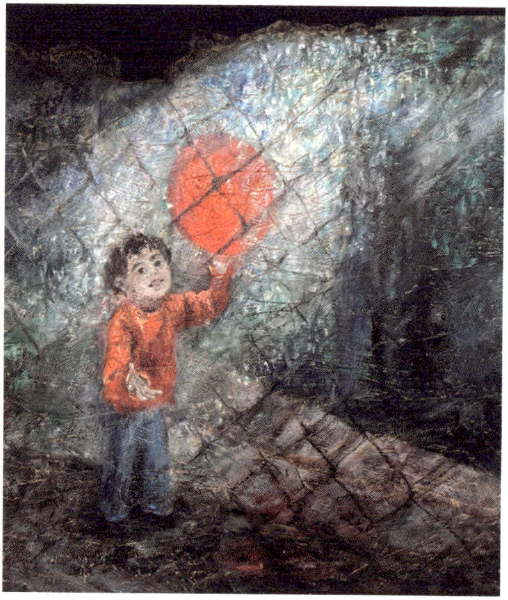

Abb. 5 »Der Junge mit dem roten Ballon«; Flüchtlingslager auf Lesbos, 2015

*Notfallpädagogik 2022 im Norden Deutschlands*

bewegungen fanden im Norden Deutschlands ab März 2022 sechs Monate lang nahezu täglich notfallpädagogische Einsätze[92] in der Notunterkunft (einer Turnhalle) und ab April 2022 in Großunterkünften für Geflüchtete statt. Während sich in der Turnhalle ausschließlich ukrainische Geflüchtete befanden, kamen in den anderen Großunterkünften Kinder aus Syrien, Eritrea, Somalia, Afghanistan, Türkei und der Ukraine zu den Gruppenangeboten. Da wir meist ohne Übersetzer:in arbeiteten, eigneten sich Methoden, die ohne sprachliche Verständigung eingesetzt werden können, wie dies auch bei internationalen Einsätzen der Fall ist.

*univeselle Sprache der Künste*

Wie universell Musik, Rhythmen, Tänze, Malen, Zeichnen und das Erleben von Gemeinsamkeit und Freude sind, zeigte sich jeden Tag. Und dass Verstehen und Sich-Ausdrücken-Können ohne die gleiche verbale Sprache möglich ist.

Durch kontinuierlich arbeitende Mitarbeiter:innen in den Teams konnten sich in diesem halben Jahr trotz wechselnder Kinder (durch Ein- und Auszüge bedingt) in altersgemischte Gruppen Beziehungsgrundlagen bilden. Bei Kleinkindern nahmen an den Angeboten – zumindest anfänglich – deren Mütter oder ältere Geschwister zur Stabilisierung teil. Aufgrund der Altersunterschiede und wechselnder Teilnehmer:innen wurden die Inhalte in den Gruppen flexibel angepasst. Nach einem halben Jahr wurden die altersgemischten Gruppen mit Kindern, die bereits länger, teils sogar Jahre in Deutschland lebten, unter traumapädagogischen Aspekten angeboten.

*stabilisierende Rituale*

In den akuten, zeitlich begrenzten notfallpädagogischen Einsätzen eigneten und bewährten sich die Techniken: Formenzeichnen, Malen mit Wachsblöcken und Wachskreiden und die Aquarellmalerei in der Nass-in-Nass-Technik. Diese künstlerischen Prozesse waren in Rituale[93] eingebettet und bildeten einen Teil eines notfallpädagogischen Einsatzes. Weitere Bewegungs- und Sinnesanregungen erfolgten mit Knetwachs, Liedern, kleinen Gedichten, verschiedensten Rhythmen, Tänzen, Spielen, die manchmal ein Lächeln auf die sonst eher ernsten Gesichter zauberten.

*Freude fördert Heilung*

In der notfall- und traumapädagogischen Arbeit mit den Kindern, dem Erleben ihrer Not und ihren Bedürfnissen, ihrer Angst und ihrer Freude entstanden Bildmotive und Metamorphosenreihen, die ich teils für sie entwickelt habe. Das gemeinsame Hin- und Herschwingen öffnete den Raum für Neues. Die Kinder und Jugendlichen waren gute »Lehrer:innen.« Schließlich waren sie ja die Expert:innen im Gebiet der erlebten Traumata.

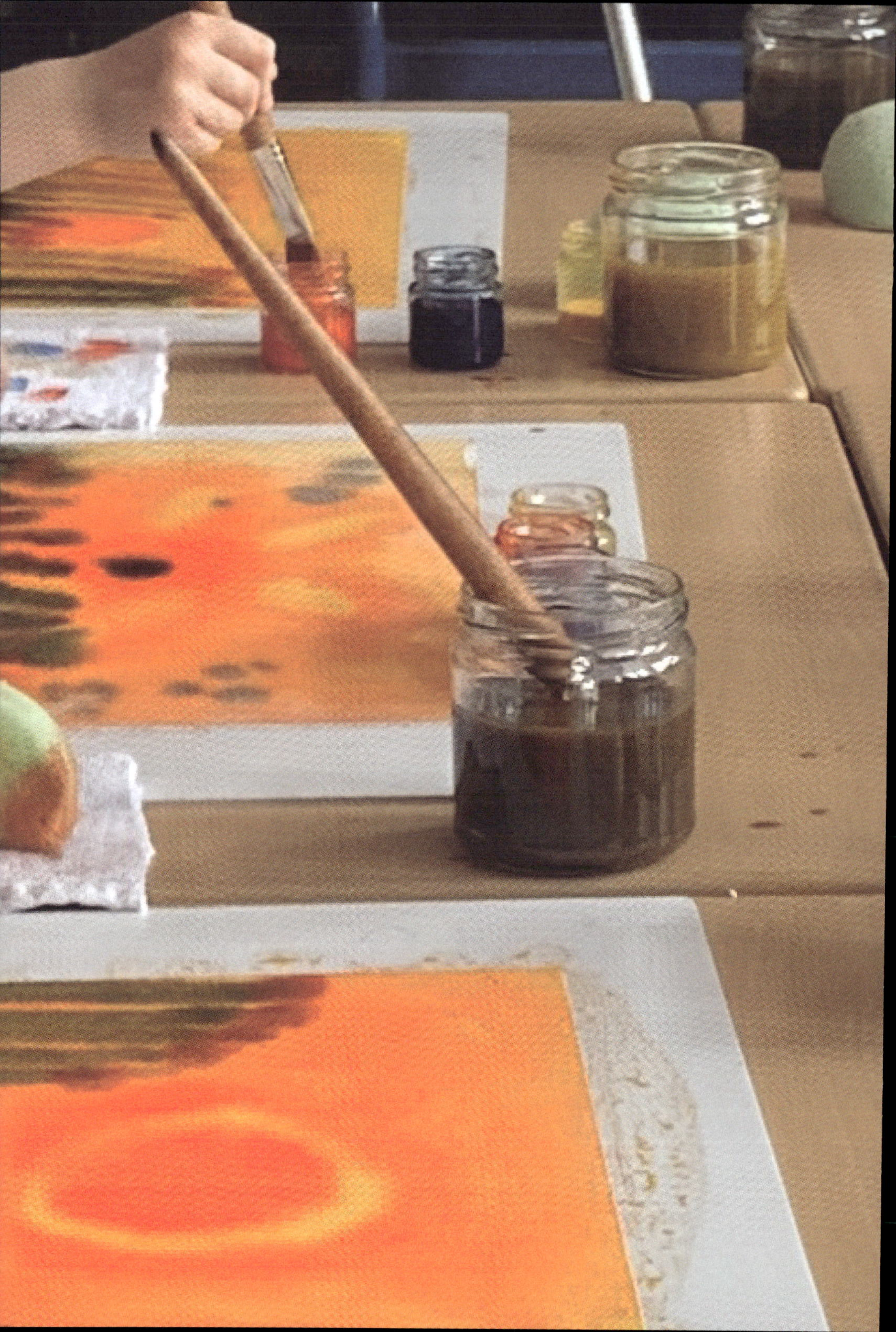

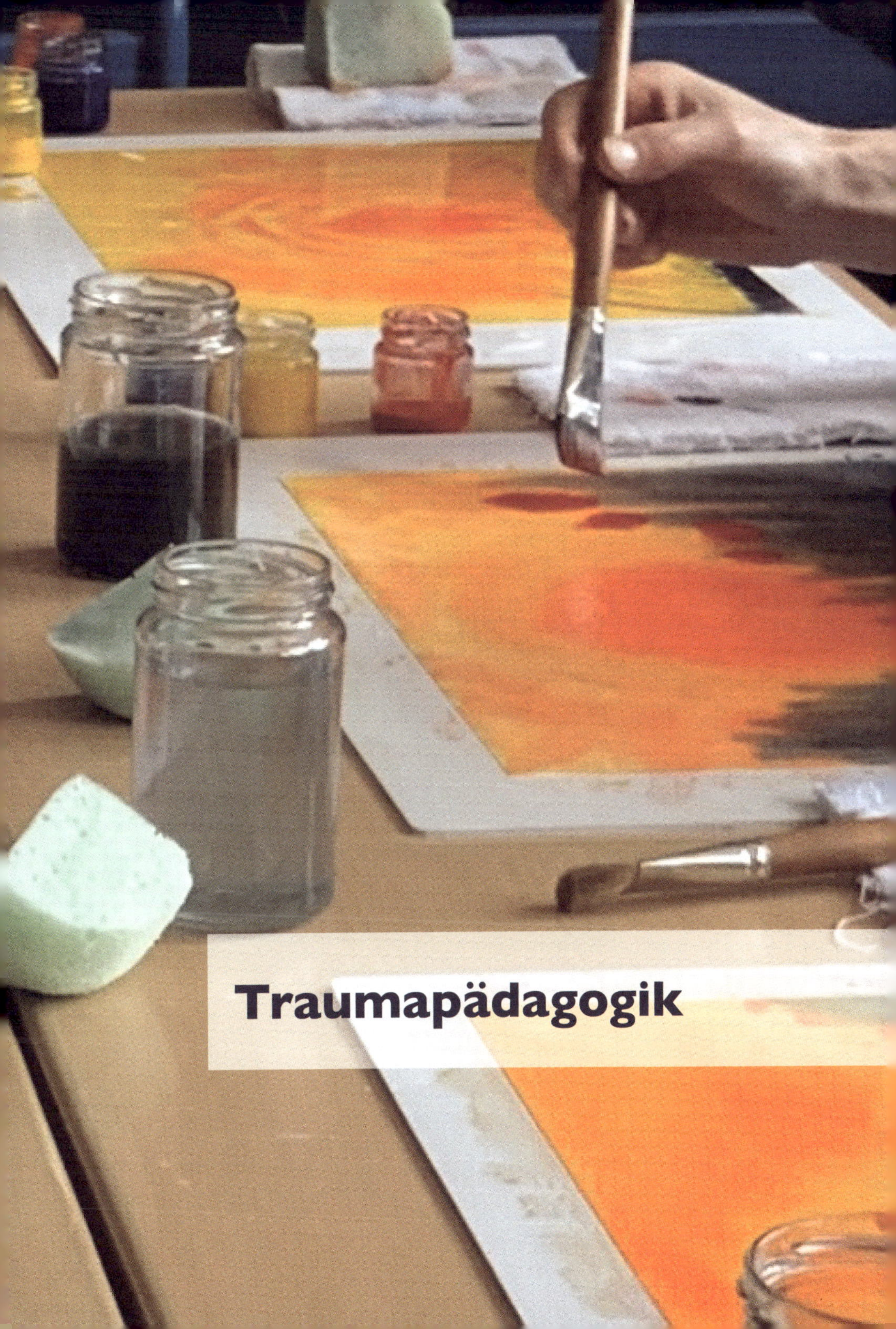

# Traumapädagogik

In der Erstarrung hat der Mensch bei einem traumatischen Ereignis keine Möglichkeit aktiv seine Situation zu verändern oder zu reagieren. Befindet er sich bereits im Flucht- oder Kampfmodus, sind die Optionen im Denken, Fühlen und Handeln immer noch deutlich eingeschränkter. Zwischen diesen Zuständen und einem Entspannten liegt ein Weg, ein Zeitraum, der Veränderung und aktive Verwandlung ermöglicht.

Wie bereits erwähnt wirken die Lebensgeschichte, die unmittelbare Vorgeschichte und gegenwärtige Verfassung zum Zeitpunkt der traumatischen Situation und die individuell möglichen Bewältigungsstrategien zusammen mit den objektiven Situationsfaktoren.[94] Unmittelbar nach dem Zeitpunkt des Schocks sind die zusätzlich schützenden Faktoren wesentlich. Die Notfallpädagogik mit ihren komprimierten, zeitlich begrenzten Einsätzen als Akuthilfe schafft am Anfang dieses Zeitfensters schützende, stabilisierende und »sichere Orte« auf den verschiedenen Ebenen.[95]

Bei andauernden, sich wiederholenden traumatischen Ereignissen, beziehungsweise zu einem späteren Zeitpunkt, hat die Traumapädagogik als langfristig(er) angelegte beziehungsbasierte Pädagogik ihr Wirkungsfeld.

*Lücke im Gesundheitssystem*

Der flächendeckende Mangel in der Versorgungslage mit fehlenden ambulanten Kurz- und Langzeittherapieplätzen, freien Plätzen in Tageskliniken oder stationären Einrichtungen geben der Traumapädagogik eine notwendige Bedeutung, da sie eine Lücke im Gesundheitssystem schließt. Eine stationäre Aufnahme in psychiatrische Einrichtungen ist für geflüchtete und immigrierte Kinder, Jugendliche und Erwachsene ohne ausreichende Deutschkenntnisse meist nicht möglich. Die Notfall- und Traumapädagogik haben etliche stabilisierende Methoden, die ohne Sprachkenntnisse umgesetzt werden können. Vor allem die Traumapädagogik ist bestrebt, die notwendigen Voraussetzungen und Grundlagen für eine gelungene Brückenüberquerung zur Außenwelt zu schaffen. Sie bildet ein »Zwischenglied«, damit Integration gelingen kann. Die Methoden und Konzepte der Traumapädagogik unterstützen traumatisierte Menschen in ihren Entwicklungsprozessen, ohne sie zu retraumatisieren.

*nonverbale Methoden*

In den Schulen und Kindergärten sind Lehrer:innen, Erzieher:innen, Sozialarbeiter:innen und Psycholog:innen mit den teils stark verhaltensauffälligen traumatisierten Kindern und Jugendlichen in den Klassen oder Gruppen oft überfordert oder zumindest sehr gefordert. Auch andere Kinder und Jugendliche innerhalb der Gruppe sind von den Auswirkungen betroffen. Gerade wenn Impulskontrollstörungen eines Einzelnen inhaltliche Abläufe

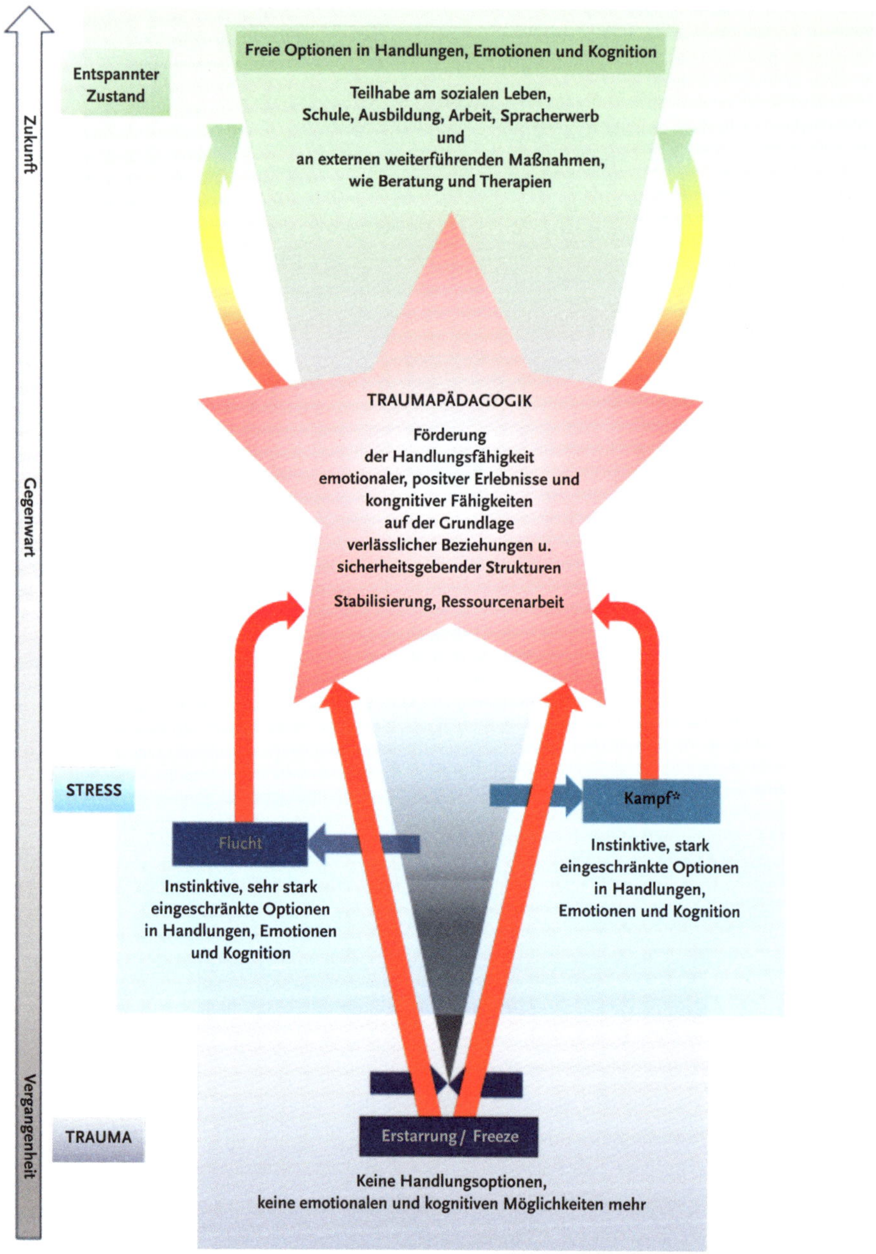
Zukunft
Gegenwart
Vergangenheit
Entspannter Zustand
Freie Optionen in Handlungen, Emotionen und Kognition
Teilhabe am sozialen Leben,
Schule, Ausbildung, Arbeit, Spracherwerb
und
an externen weiterführenden Maßnahmen,
wie Beratung und Therapien
TRAUMAPÄDAGOGIK
Förderung
der Handlungsfähigkeit
emotionaler, positver Erlebnisse und
kongnitiver Fähigkeiten
auf der Grundlage
verlässlicher Beziehungen u.
sicherheitsgebender Strukturen
Stabilisierung, Ressourcenarbeit
STRESS
Flucht
Instinktive, sehr stark
eingeschränkte Optionen
in Handlungen, Emotionen
und Kognition
Kampf*
Instinktive, stark
eingeschränkte Optionen
in Handlungen,
Emotionen und Kognition
TRAUMA
Erstarrung / Freeze
Keine Handlungsoptionen,
keine emotionalen und kognitiven Möglichkeiten mehr

stören und die soziale Dynamik dominieren, sind andere der Gruppe auf »Habacht« ausgerichtet und müssen ihre Bedürfnisse und ihren Willen meist zurückstellen, was sich bis ins Lernen auswirkt.

Manchmal jedoch sind (regelmäßige) Schulbesuche, das Beginnen oder kontinuierliche Aufsuchen einer Arbeits- oder Ausbildungsstelle oder eines Sprachkurses noch nicht möglich. Auch das Wahrnehmen therapeutischer Angebote erfordert Willenskraft, die den traumatisierten Menschen nicht selbstverständlich zur Verfügung steht. Schulabsentismus, fehlende gesellschaftliche Teilhabe und sozialer Rückzug zeigen ein »Nein« zu eigenständigen Schritten in eine Welt, die noch nicht betreten werden kann. Indem Traumafolgestörungen durch Traumapädagogik abmildert und ihnen entgegenwirkt wird, ist eine Teilnahme am sozialen und gesellschaftlichen Leben oft überhaupt erst wieder möglich.

*Traumafolgestörungen entgegenwirken*

Traumatisierte Menschen können mit traumapädagogischen Methoden die »Erstarrung« in Bewegung bringen, das Einfrorensein erwärmen und ihre Handlungsoptionen, ihre emotionalen und kognitiven Möglichkeiten bewusst erweitern.

### *Thesen und Prinzipien zur traumapädagogischen Arbeit*[96]

- Traumapädagogik basiert auf einem fundierten Verständnis von Trauma, Traumaentwicklung und den Auswirkungen auf das Verhalten, die Emotionen und die kognitive Entwicklung der betroffenen Person.
- Da traumatisierte Menschen bezüglich der gesellschaftlichen Teilhabe sehr gefährdet sind, brauchen sie pädagogische Unterstützung in mehreren Bereichen ihres Lebens. Niederschwellige, dem Entwicklungsstand der Menschen angemessene Angebote sollten ressourcen-, lösungs-, gegenwarts- und zukunftsorientiert sein.

*Gegenwarts- und Zukunftssicherung*

- Der »Sichere Ort« – innerlich und äußerlich – ist ein anstrebenswertes Ziel.
- Eine Umgebung der Geborgenheit, Sicherheit, Ruhe, Wertschätzung und Freude wirkt der Übererregung und Unsicherheit entgegen.
- Traumatisierte Menschen brauchen v.a. bei Man-made-Disasters korrigierende, gesunde Beziehungserfahrungen mit pädagogischer Präsenz, was Herausforderung und Entwicklungschance zugleich ist.
- Ressourcenorientiert werden individuelle Stärken, Fähigkeiten und das Gute, Schöne und Wahre gespiegelt, wertgeschätzt und gefördert.

*Gutes, Wahres, Schönes spiegeln*

- Resilienzfaktoren werden gefördert und neue Bewältigungsstrategien entwickelt.
- Wenn traumatisierte Menschen in ihrem Herkunftssystem wichtige Fertigkeiten nicht erlernen konnten, können diese in der Traumapädagogik gefördert werden.
- Für die Symptome, die traumatisierte Menschen zeigen, gibt es einen »guten Grund«, der Fehlverhalten nicht legitimiert, aber Verständnis, Achtung und Wertschätzung ermöglicht. Die hinter dem Verhalten liegenden Bedürfnisse gilt es zu erkennen.
- Jeder Mensch ist einzigartig und hat seine individuelle Biografie. In der Förderung gilt es dem gegenüber möglichst gerecht zu werden. Über- und Unterforderung und Spannungszustände werden beachtet.
- Störung geht vor und Deeskalation hat Vorrang bei aufgeladenen und erregten Zuständen. Auch mit dissoziierten Menschen macht es wenig Sinn zu diskutieren.
- Je mehr gemeinsame Freude erlebt wird, desto wirkungsvoller ist die Traumapädagogik.
- Schnelle Veränderungen sind bei traumatisierten Menschen begrenzt und können von außen nicht willentlich beschleunigt werden. *»Das Gras wächst nicht schneller, wenn man daran zieht.«* (Afrikanisches Sprichwort). Der Boden für Wachstum kann jedoch bereitet werden.

*Transparenz und Partizipation*

- Persönliche Absprachen und transparente Regeln bewirken mehr als eine institutionelle Hausordnung. In Gruppen können sie gemeinsam (Partizipation) mit den Konsequenzen bei Nicht-Beachtung aufgestellt werden. Das Mitentscheiden stärkt die Selbstwirksamkeit.
- Vertrauen und ehrliche Beziehungen als Grundlage pädagogischen Handelns aufzubauen, erfordert Geduld.

*Wesentliches für Traumapädagog:innen*

- Traumapädagog:innen brauchen innerhalb und außerhalb der Arbeitszeit ausreichend Zeiträume zur eigenen Psychohygiene, zum fachlichen, kritischen Austausch, zur Selbstreflektion und zum Erschließen und Leben der eigenen Ressourcen.
- Da sich die traumatischen Erfahrungen von Ausweglosigkeit auf die Traumapädagog:innen übertragen können, verhilft ein »Plan B« zu alternativen Wahlmöglichkeiten und Handlungsoptionen.
- Die Dokumentation fördert Reflexion und professionelle Distanz und einen bewussten und guten entwicklungsfördernden Blick auf die Klient:innen.
- Traumapädagog:innen brauchen in Krisensituationen innerpsychische

Fertigkeiten, um ihre Emotionen regulieren zu können, handlungsfähig zu bleiben und wirkungsvoll interagieren zu können.

*Traumatherapie*

Im Gegensatz zur Traumapädagogik gibt es in der Traumatherapie eine bewusste und gezielte Traumakonfrontation. Das Erleben dadurch ausgelöster Gefühle wie Wut, Scham, Schuld, Angst, Ekel und das Trauern über das Geschehene sind die Voraussetzung für die Integration des Traumas in die Biografie. In der Integrationsphase geht es um die Akzeptanz des Geschehenen, der nicht mehr veränderbaren, in der Vergangenheit liegenden Erlebnisse, deren Folgen und der Zugehörigkeit zur eigenen Biografie. Neue Lebensperspektiven werden entwickelt und aufgebaut. Ein erarbeitetes »Sichernetznetz« wird geübt und erprobt, um Rückfällen vorzubeugen und diese vermeiden zu lernen. Ein Neuanfang wird dadurch möglich.

Nach Dr. Arne Hofmann[97] beinhaltet die Traumatherapie sechs Phasen:
*Stabilisierung, Stabilisierung, Stabilisierung, Traumakonfrontation, Trauern, Neubeginn.*

*Stabilisierungsphasen*

Die Phasen der Traumapädagogik sind:
*Stabilisierung, Stabilisierung, Stabilisierung und Ressourcen*

Die Stabilisierungsphasen benötigen oft den längsten Zeitraum des Verarbeitungsprozesses.

## Der pädagogische Fünfstern[98]

Hilfreich für die Betrachtungen der verschiedenen Daseinsebenen des Menschen ist der »pädagogische oder therapeutische Fünfstern«. Anhand der Gliederung des Fünfsterns können entwicklungshinderliche Veränderungen nach bedrohlichen traumatischen Erlebnissen und Traumatisierung übersichtlich dargestellt werden. Im nächsten Schritt werden die entwicklungsförderlichen Angebote der Notfall- und Traumapädagogik den einzelnen Bereichen zugeordnet und anschließend die der künstlerischen Notfall- und Traumapädagogik.

Der Fünfstern beinhaltet die sogenannten vier Wesensglieder,[99] die hier als physische Organisation, Lebensorganisation, Empfindungsorganisation und

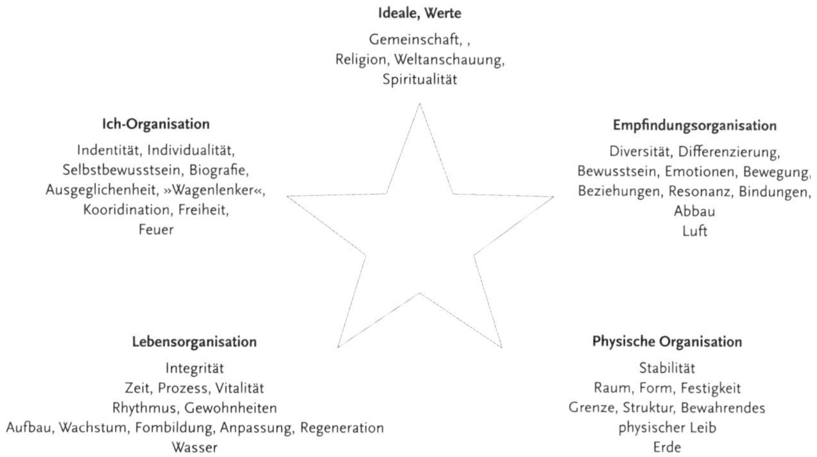


Ich-Organisation bezeichnet werden und als fünfte Daseinsebene die Ideale und Werte. Im ersten Diagramm werden die fünf Daseinsebenen mit ihren Inhalten, Möglichkeiten, Wirkungen und Aufgaben dargestellt.

Die **physische Organisation** bezieht sich einerseits auf unseren physischen Leib, andererseits auf den uns umgebenden Raum und auf haltgebende Strukturen und Grenzen. Die Form, Festigkeit und der Aufbau unseres physischen Leibs ist heute so wie gestern, unabhängig von dem Ort, an dem wir uns aufhalten – eine zuverlässige stoffliche Größe in unserem Leben. Das gibt uns innere Stabilität. Der physische Leib in Reinform ist nur im Stein oder als unbelebter menschliche Körper, dem Leichnam, wahrnehmbar. Dieser folgt den physikalischen Gesetzmäßigkeiten der Erde und zerfällt. Der physische Leib ist dem Element Erde zugeordnet.

*Struktur*

Ist der physische Leib von Lebendigem (**Lebensorganisation**) durchdrungen, wirken Aufbau-, Wachstums-, Zirkulations- und Regenerationskräfte. In reiner Form sind diese bei der Pflanze oder beim schlafenden Menschen zu beobachten. Müde abends ins Bett gegangen, wacht der Mensch erfrischt und regeneriert am nächsten Morgen wieder auf. Alle Gewohnheiten, die Rhythmen (wie Schlafen und Wachen) und Rituale (wie das morgendliche Zähneputzen), Essenszeiten etc. unterstützen unsere Vitalkräfte. Sie sind lebendige Prozesse, die in der Zeit leben. Die Lebensorganisation sorgt für die

*Rituale*

Erneuerung und Bildung unserer Zellen, unsere leibliche Ganzheit und Anpassungsfähigkeit an die äußere Umgebung. Die Lebensorganisation lebt im Wässrigen mit seinen lebendigen rhythmischen Prozessen, die u.a. in den rhythmisch anlandenden Wellen des Meeres zu beobachten sind. »Das Wasser des Lebens« ist für alles Lebendige unerlässlich – ohne Wasser kein Leben. Ist die Lebensorganisation nicht gestört, entsteht im Menschen ein Kohärenzgefühl, dass ihn als zusammenhängend und ganz erleben lässt. Ein Teil des Lebensleibes wird ab dem 7. Lebensjahr frei für das Denken.[100]

Die **Empfindungsorganisation** ermöglicht uns, eine Vielfalt und Beweglichkeit von Gefühlen und Trieben zu erleben, sie zu differenzieren und diese zum Bewusstsein zu bringen. Dies hat der Mensch mit den Tieren gemeinsam. Wir haben durch die Empfindungsorganisation die Fähigkeit in Resonanz mit uns selbst, mit anderen Menschen und unserer Umwelt zu gehen, Beziehungen und Bindungen einzugehen.

*Resonanz*

Die **Ich-Organisation** beinhaltet das selbstständige menschliche Ich,[101] das uns die Selbsterkenntnis, das Identitätserleben und das Selbstbewusstsein ermöglicht. Das Ich ist der geistige Kern eines jeden Menschen, wodurch er seine Individualität gewinnt, die seine Biografie prägt, gestaltet und wodurch er sich bewusst weiterentwickelt. Dieses Ich kann der Wagenlenker der Gefühle und Gedanken sein, sie selbstbestimmt in eine Richtung führen und ausgleichend auf die vielfältigen Emotionen und Gedanken wirken, sie regulieren und koordinieren. Dadurch ist der Mensch nicht mehr ausgeliefert und erlangt bei Gelingen Momente der Freiheit. Das Ich lebt im Feuer, also in der Wärme.

*Identität*

### *Veränderungen durch Traumatisierungen*

Der Einfluss eines Traumas auf Menschen hat unterschiedliche Ausprägungen und Schwerpunkte. Nicht jede der angeführten Wirkungen muss auf den einzelnen Menschen zutreffen.

Die Veränderung der **physischen Organisation** bei einem Trauma kann sowohl die körperliche Versehrtheit als auch den Verlust des Körpers als den sicheren Ort für die Seele und den Geist bedeuten, was beides zur Instabilität führt. Damit einher gehen veränderte, verzerrte oder gedämpfte Sinneswahrnehmungen,[102] was eine Orientierungslosigkeit im Leben bewirken kann. Der Verlust des heimatlichen Ortes, der selbstverständlichen Verlässlichkeiten im Leben und in Beziehungen und der sicherheitsgebenden Strukturen destabilisieren, was zu Verlust- und Existenzängsten führt.

*Orientierungslosigkeit*

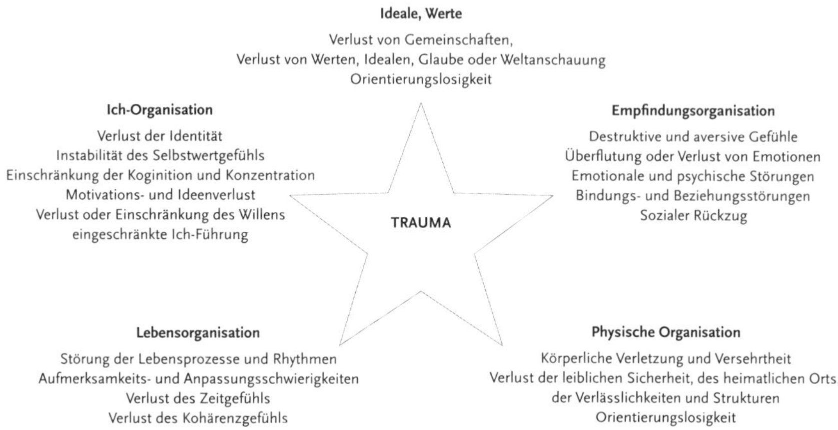


Traumata führen in der Ebene der **Lebensorganisation** zu Störungen der Lebensprozesse und der gewohnten Rhythmen, was sich in Ein- und Durchschlafstörungen, Verdauungs- und Essstörungen, Herz-Rhythmusstörungen und veränderter Atem- und Pulsfrequenz zeigen kann. Tag- und Nachtrhythmen sind oft verschoben, was notfall- und traumapädagogische Interventionen am Vormittag erschweren kann. Das Gefühl für die Zeit geht verloren. Die Menschen sind müde und erschöpft oder kommen nicht zur Ruhe. Sie sind ungeduldig, niedergeschlagen und fühlen sich innerlich gelähmt. Mit dem Kräftemangel können Depressionen auftreten. Die Schwächung der Vitalkräfte führt zu Aufmerksamkeits- und Anpassungsstörungen und Humorlosigkeit. Bei Kindern können u. a. die Wachstumskräfte gestört sein, so dass ihr Leib nicht altersgemäß entwickelt ist.

*Erschöpfung*

Ein Gefühl der Inkohärenz entsteht. Traumatisierte Menschen erleben eine Zusammenhangslosigkeit, eine Unverbundenheit, Unverständlichkeit und fühlen sich aus der Einheit herausgefallen.

*extreme Gefühle*

Auf der Ebene der **Empfindungsorganisation** verursachen Traumata nachhaltig Beziehungs- und Bindungsstörungen. Die Veränderung der Gefühlswelt kann sich in einer Überschwemmung von Gefühlen wie Angst, Scham, Schuld und Zorn äußern oder in einem Emotionsverlust oder einem Taubheitsgefühl. Weitere Folgen können hysterische Überempfindlichkeit oder Gleichgültigkeit, Aggressionen, dissoziierendes, zwanghaftes oder schizoides Verhalten sein. Die Angst vor Panikattacken, Dissoziationen und anderen Gefühlen lässt Vermeidungsstrategien zum Selbstschutz entwickeln, um Gefühle nicht wahrnehmen zu müssen. Andere Menschen erleben destruktive Aggressionen oder vehemente Ablehnung und Widerwillen sich selbst oder der Umwelt gegenüber. Zweitere sagen zu allen Angeboten erst einmal »Nein«. Sozialer Rückzug und Einsamkeitsgefühle sind Folgen.

*Nähe und Distanz*

Die Gefühle von Nähe und Distanz sind bei Bindungsstörungen beeinträchtigt. Bei einer Enthemmung sind Aufdringlichkeit, fehlende Distanz und eine unangemessene Nähe gegenüber fremden Menschen (wie sich auf den Schoß bei nahezu unbekannten Personen setzen) zu beobachten. Oder es besteht die Schwierigkeit, selbst engen Fürsorgepersonen gegenüber, emotionale Bindungen einzugehen.

*Konzentrationsstörungen*

Konzentrations- und Kognitionsstörungen sind Folgeerscheinungen, die die **Ich-Organisation** betreffen. Das Selbstwertgefühl und das Selbstbewusstsein werden maßgeblich beeinträchtigt. Der Zugriff und die Führung des Ichs bezüglich der Gefühle und Gedanken sind gestört oder nicht möglich. Die massive Einschränkung oder der Verlust des Willens führt zu Handlungsunfähigkeit, Motivation- und Ideenlosigkeit und im schlimmsten Fall zur Suizidalität oder zum Suizid. Der Wille ist immer Ausdruck der Ich-Kraft des Menschen. Er drückt sich auf allen Ebenen jedoch unterschiedlich aus, was folglich verschiedene Hindernisse und Störungen mit sich bringt. Der Wille ist ursprünglich das »Unverletzte, Heilige in uns«, die reine Schöpferkraft, die in jedem Menschen lebt und sich individuell ausdrückt.[103] In ihm drückt sich das Potential jedes Einzelnen aus. Wird der Wille, wie beim Trauma, außer Kraft gesetzt, entstehen Störungen in den verschiedenen Bereichen der Gesamtorganisation.

Der Verlust der Identität durch ein traumatisches Ereignis ist ein nachhaltig eingreifendes biografisches Erlebnis für einen Menschen.

*Werteverlust*

Vorher noch anstrebenswerte, tragende **Ideale und Werte** können bei traumatisierten Menschen, vor allem bei Man-made-Disasters durch vertraute Personen, verloren gehen. Die Täter-Opfer[104]-Verdrehung innerhalb familiärer oder kollegialer Systeme hat die Isolierung der Opfer oder Überlebenden zur Folge. Nicht selten werden diese aus dem System herausgeworfen, werden in die Rolle des »schwarzen Schafs« gedrängt, das die Schuld an all dem trägt. Der Verlust der Familie oder anderer Gruppenzugehörigkeiten ist die Folge.

Geflüchtete verlieren ihre Arbeits- und Lebensgemeinschaft, ihre religiösen, kulturellen und sozialen Zusammenhänge und sind entwurzelt, was zur Orientierungslosigkeit führt. Der Verlust des vorher noch tragenden Bodens

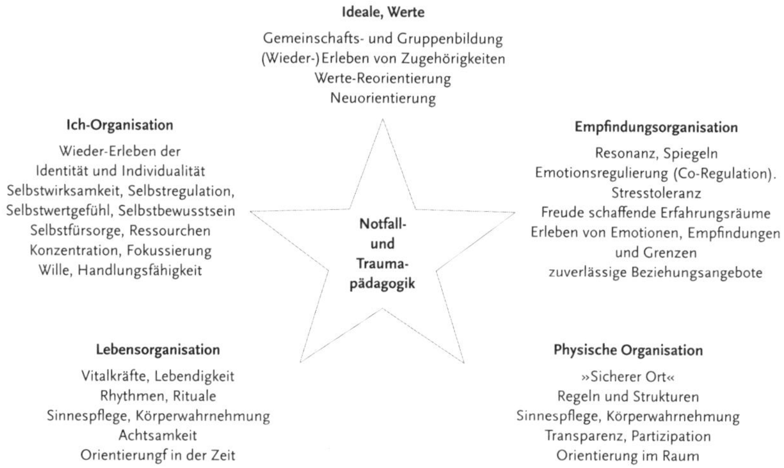


gemeinschaftlicher und spiritueller Zugehörigkeiten kann zu tiefen Sinnkrisen und großen Lebens- und Weltfragen führen.

### *Notfall- und Traumapädagogik (NFP und TP)*

Die im obigen Diagramm erwähnten, zu fördernden Anliegen sind in unterschiedlicher Intensität und Dauer in der Notfall- oder Traumapädagogik zu verstehen. Einiges kann die Notfallpädagogik (NFP) anlegen oder impulsieren, was dann, während der meist langfristiger zu einem späteren Zeitpunkt angelegten Traumapädagogik (TP) weiterentwickelt werden kann.

Im weiteren Textverlauf erschließt sich aus den beschriebenen künstlerischen Themen, Methoden, Wegen und Techniken, was bei notfallpädagogischen Einsätzen sinnvoll und stabilisierend ist. Die zur Verfügung stehenden Arbeitsmöglichkeiten sind bei diesen Interventionen in den Ländern sehr unterschiedlich und erfordern Improvisation und Anpassung an die kulturellen und gegebenen Umstände.

*kulturelle Anpassung*

Damit sich traumatisierte Menschen stabilisieren können, sind die »Füße« des Sterns als erstes in den Fokus zu nehmen. Auf der Ebene der **physischen Organisation** arbeitet die NFP als auch die TP mit Methoden, die unterstützen, den eigenen Leib wieder als sicheren Ort zu erleben. Körperliche Verletzungen müssen selbstverständlich als Erstes versorgt werden. Die erste oder nächste Maßnahme, sowohl in der NFP als auch in der TP, ist das Einrichten eines »sicheren Orts«. »Child friendly spaces« sollen in Not- und Krisensituationen schützende Räume sein, die den Kindern ein Gefühl von Normalität und Beständigkeit vermitteln.

*sicherer Ort*

Aber auch Jugendliche und Erwachsene brauchen sichere Orte, um loslassen zu können, sich entspannen und schlafen zu können. Schon das Bilden eines Kreises aus Menschen lässt einen geschützten Innenraum erleben. Die »restliche Welt« bleibt außerhalb des Kreises, der eine Orientierung im Raum gibt.

Wie sich der Aufbau und das Erleben eines sicheren Ortes im Malen und Zeichnen umsetzen lässt, findet sich, wie auch alle anderen Aspekte bezüglich der künstlerischen Tätigkeit, im nächsten Kapitel.

*Regeln*

Vor allem in Gruppen sind verlässliche zeitliche und organisatorische Abläufe, Regeln und Konsequenzen als halt- und orientierungsgebende Strukturen. Transparenz und aktive Beteiligung beim Erstellen der Regeln und sinnvoller Konsequenzen (bei Regelverletzungen) geben allen Beteiligten eine Klarheit im sozialen Miteinander. Besonders hilfreich für die jungen Menschen erwies sich das sichtbare Fixieren der Regeln an der Wand und zusätzliches Visualisieren der Regelübertritte in Form einer Verhaltensampel. Jegliches Mitgestalten lässt die traumatisierten Menschen an Entscheidungsprozessen partizipieren, wodurch sie ihre Selbstwirksamkeit erleben können.

*sicherheitsgebende »Leitplanken«*

Bei einem traumatischen Ereignis wurden die Grenzen eines Menschen massiv überschritten. Klare Begrenzungen helfen, wie Leitplanken, den Weg als sicherer erleben zu können und Stabilität zu gewinnen. Mit Partizipation und Transparenz in den inhaltlichen und strukturellen Abläufen wird eine Vorhersehbarkeit gewährleistet, die wiederum Sicherheit vermittelt. Traumatisierte Menschen mögen keine Überraschungen, da Unvorhersehbarkeit ein Gefühl von Kontrollverlust auslösen kann. Unerwartete Situationen können von ihnen potenziell als bedrohlich erlebt werden – auch wenn sie objektiv harmlos sind.

Dem Verlust der Orientierung kann mit Körper- und Sinneswahrnehmungen[105] entgegengewirkt werden. Wahrnehmungen bringen immer in die Gegenwart, ins »Hier und jetzt«. Sie führt ins Erleben des Seins. Koordinationsübungen und Bewegungen fördern die Orientierung der einzelnen Gliedmaßen und Körperteile zueinander und die Orientierung im Raum.

Neben dem beschriebenen »äußeren sicheren Ort« ist der »innere sichere Ort« gleichermaßen zu berücksichtigen. Er entwickelt sich vor allem mit den Möglichkeiten und Fähigkeiten zur Selbstwirksamkeit und Sicherheit im Erleben und im Umgang mit den eigenen Gedanken, Gefühlen und Taten. In positiven Wechselwirkungen und Resonanzen der verschiedenen menschlichen Daseinsbereiche kann der »sichere Ort« gestärkt werden.

Die Stabilisierung auf der Ebene der **Lebensorganisation** findet mit der Belebung und Stärkung der Lebens- oder Vitalkräfte und damit auch der Resilienz statt. Tag- und Nachtrhythmen, der Rhythmus der Jahreszeiten und Jahresfeste begleiten unser Leben meist selbstverständlich. Wie gesundheitsförderlich sie auf unsere Lebenskräfte wirken, merken wir vor allem rückblickend, wenn wir aus dem Rhythmus, wie durch unterbrochene Nächte oder Schlafstörungen, fallen. Die bei traumatisierten Menschen gestörten Lebensprozesse und Rhythmen werden durch sich wiederholende Angebote wie Rituale, achtsame Sinnespflege, Bodypercussion, Lieder und Klatschspiele rhythmisiert, belebt oder beruhigt. Dies wirkt sich bis in die Atmung und Pulsfrequenz aus.

*rhythmische Angebote*

Die notfall- und traumapädagogischen Angebote geben eine zuverlässige, haltgebende Tages- oder Wochenstruktur. Wie die räumliche Struktur trägt sie zur Stabilisierung bei. Bedingt durch eine kurze Aufmerksamkeitsspanne etlicher traumatisierter Menschen sind abwechslungsreiche, die Daseinsebenen wechselnde Angebote hilfreich, um nicht zu überfordern. Anpassungsschwierigkeiten fordern die Wachheit der Notfall- und Traumapädagog:innen, um der möglichen Überforderung entgegenzuwirken und notfalls deeskalieren zu können.

Die Ebene der **Empfindungsorganisation** fordert die Regulation der überflutenden Gefühle, die teils von den Pädagog:innen und Therapeut:innen in der Co-Regulation übernommen wird. Mit ihren zuverlässigen Beziehungsangeboten schaffen sie vertrauensbildende Erlebnis- und Resonanzräume. Die eigenen Gefühle können die Teilnehmenden im konkreten Tun ausdrücken, entwickeln und verändern. Neue Impulse treten in die kreisenden, destruktiven oder aversiven Gefühls- und Gedankenschleifen. Statt unbewusster Willkürlichkeit bekommen sie im konkreten Tun bewusst eine Richtung. Gefühle und Empfindungen, wie Freude, Mut, Zuversicht und Hoffnung bekommen einen Raum, um lebendiges und vielfältiges Wachstum zu ermöglichen. Zuverlässige Beziehungsangebote bilden einen stabilen Boden, auf dem das Spiegeln der guten, schönen und wahren Eindrücke und Emotionen möglich wird. Gerade in der Stabili-

*zuverlässige Beziehungsangebote*

sierungsphase bilden diese Gefühle ein sinnvolles Gegengewicht zu den traumatischen Gefühlen.

Die **Ich-Organisation** wird in der Notfall- und Traumapädagogik durch Übungen gestärkt, die den Menschen die Individualität und Identität wiedererleben lassen. Die Interventionen bieten mit ihrer Erfahrungs- und Handlungsorientierung verschiedenste Möglichkeiten die eigene Selbstwirksamkeit, Handlungsfähigkeit und den Willen erneut zu beleben. Das kraftvolle, bewusste, mit Empfindung durchdrungene Ziehen der eigenen Grenzen anderen gegenüber setzt voraus, dass die eigenen Gefühle vorher überhaupt empfunden wurden. Statt der Hilflosigkeit werden Selbstermächtigung, Handlungsfähigkeit und die Fähigkeit zur Selbstregulation erlebt.

*Selbstwirksamkeit*

Auf dem Boden dieser beziehungsorientierten Pädagogik können die Prozessbegleiter:innen durch ihren gütigen Blick, ihren respektvollen und wertschätzenden Umgang und ihren Glauben an die selbstgesteuerte individuelle Verwandlungsfähigkeit des Gegenübers deren Selbstbewusstsein und Selbstwertgefühl fördern.

Die Beschäftigung mit biografischen Aspekten lässt unbewusst schlummernde oder verschüttete Ressourcen und (unbekannte) Potentiale bewusst (wieder-)entdecken, die Motivation und Ideen fördern. Bestenfalls kann der rote Faden, der durch die Traumatisierung zerrissen ist, wiederentdeckt, aufgegriffen und eine Sinnhaftigkeit gefunden und erkannt werden.

*Ressourcen*

Die Notfall- und Traumapädagogik stellt zudem Methoden zur Förderung kognitiver, konzentrierender und fokussierender Prozesse zur Verfügung. Um sich selbst mit seinen Emotionen wieder regulieren zu können, statt ihnen ausgeliefert zu sein, und letztlich die Verantwortung für das eigene Selbst und das Leben übernehmen zu wollen, braucht es einzelne Schritte zur Stärkung des Ichs.

Bei verlorenen **Werten, Idealen**, Erschütterungen oder dem Verlust des Glaubens und der Gemeinschaft benötigen die Menschen meist größere Zeitfenster, um überhaupt den Willen zu einer Neu- oder Reorientierung aufbringen zu können. In der Traumapädagogik kann diese Ebene berücksichtigt werden. Notfallpädagogische Einsätze sind zu kurz, und aufgrund des mangelnden Sprachverständnisses im Ausland lassen sich diese Themen aller Wahrscheinlichkeit nach nicht bewusst aufgreifen. Dennoch schaffen die Stabilisierungsangebote der NFP und TP die Voraussetzungen dafür.

*Neu- und Reorientierung*

Notfall- und traumapädagogische Gruppenangebote sind immer gemeinschaftsbildend. Mit Spielen, Singen, Tanzen und anderen künstlerischen

Angeboten wird ein neuer Kommunikations-, Erfahrungs- und Begegnungsraum eröffnet. Menschen haben eine veränderte Beziehung zueinander, nachdem sie sich z. B. freudig in der gemeinsamen Bewegung oder dem Singen erlebt haben. Die Freude hat etwas sehr Verbindendes.

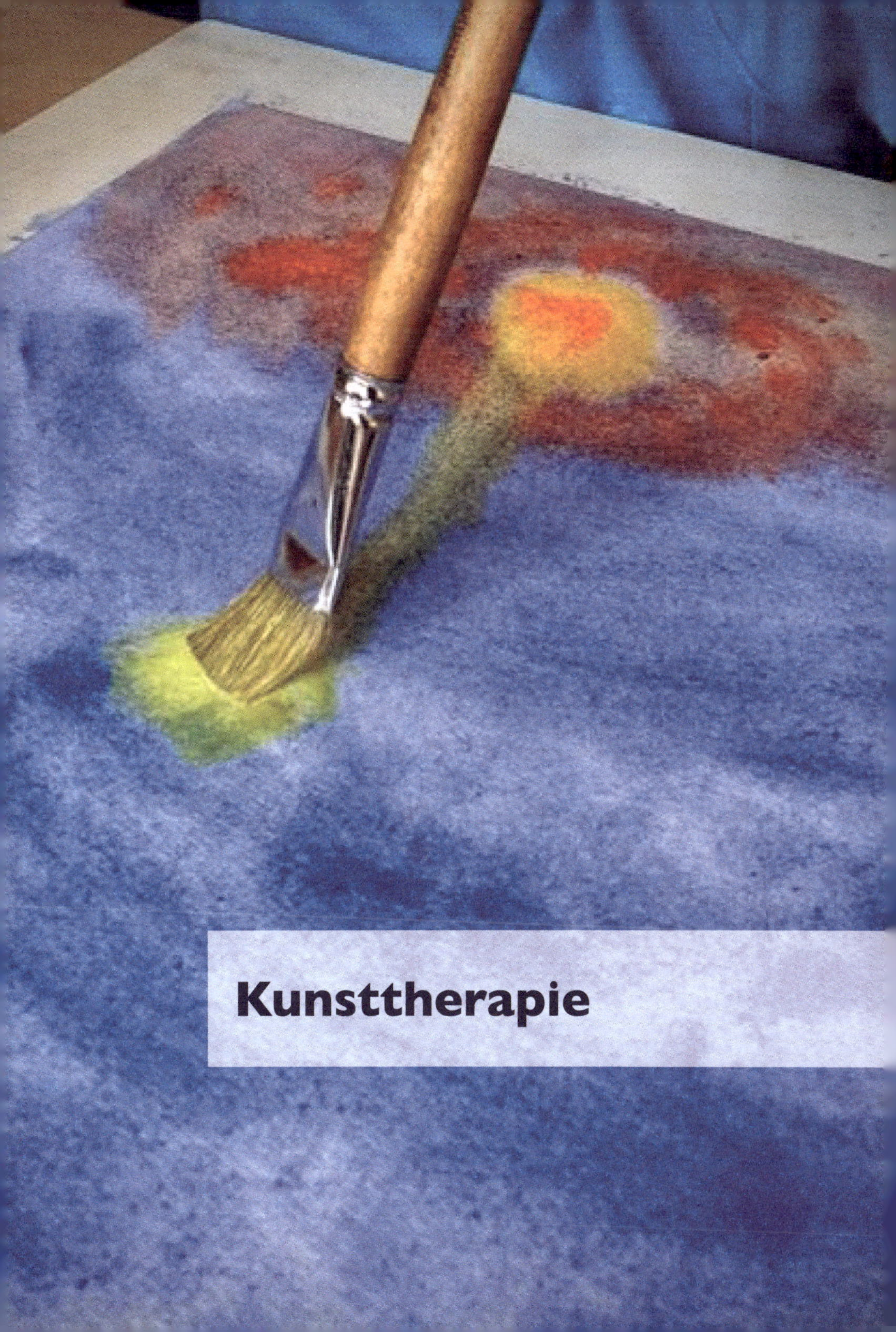

# Kunsttherapie

Der Begriff »Therapie« kommt aus dem Altgriechischen und bedeutet »Pflege, Heilung, Dienst, Behandlung«. Die Kunsttherapie auf anthroposophischer Basis liegt dem hier beschriebenen Malen und Zeichnen zugrunde. Eine weitere Technik wäre das Plastizieren mit Ton oder Wachs.

Die anthroposophische Kunsttherapie hat die Entwicklung zur individuellen Freiheit und die Stärkung des Selbstbewusstseins zum Ziel. Zur Gesundung werden die Selbstheilungskräfte und größtmögliche Selbstregulation der Patient:innen und Klient:innen angeregt. Die Trauma-Kunsttherapie ist eine auf traumatisierte Menschen ausgerichtete Kunsttherapie, die ebenso auf der anthroposophischen Menschkunde Rudolf Steiners und einer phänomenologischen Betrachtungsweise basiert. Im Idealfall stehen zu der kunsttherapeutischen Diagnostik eine medizinische und/oder psychotherapeutische Diagnostik zur Verfügung.

*anthroposophische Menschenkunde*

Die zu Behandelnden stehen mit ihrer Ausgangssituation und ihren Bedürfnissen im Mittelpunkt. Die Biografie, die gegenwärtige körperlich-seelisch-geistige Verfassung, die Diagnostik und ein Bewusstsein über ein Ungleichgewicht von Körper, Seele und Geist, das der Behandlung und Pflege bedarf, bilden die gemeinsame Basis. Auf dieser Grundlage bieten Kunsttherapeut:innen mit ihren Erkenntnissen und ihrem Erfahrungswissen über die Wirkungen künstlerischer Prozesse gezielt Farben und Formen, Techniken und Formatgrößen, Motive und Verwandlungswege für einen Menschen individuell an.

Eine altersgemäße transparente Kommunikation über die künstlerische Idee und die Umsetzung ist gerade bei traumatisierten Menschen wichtig. Auch wenn Kunsttherapien in Gruppen stattfinden, ist der kunsttherapeutische Weg ein individueller erlebnis- und handlungsorientierter schöpferischer Prozess. Künstlerische Wege mit ihren Entfaltungsmöglichkeiten sind vielfältig. In der Kunsttherapie wird mit ihnen zielgerichtet behandelt und Heilung unterstützt.[106]

*individueller schöpferischer Prozess*

Patient:innen entscheiden sich in Freiheit, ob sie angebotene Wege aufgreifen und ausprobieren wollen. Die eigenen Möglichkeiten können durch entwicklungshinderliche oder entwicklungsstörende Einflüsse mit teils dominierenden Einseitigkeiten im Denken, Fühlen und Handeln anfangs sehr eingeschränkt sein. Therapeutisch-künstlerische Wege können u. a. Erstarrtes und Kaltes beweglicher, lebendiger und wärmer werden lassen, Chaotisches und Unüberblickbares rhythmisieren, ordnen und strukturieren. Nicht greifbare, verschwimmende, sich auflösende Bilder können Formkraft gewinnen und damit stabilisierend und sicherheitsgebend werden.

Wechselwirkung zwischen Mensch und Werk

Beim Malen und Zeichen entstehen Wechselwirkungen zwischen den künstlerisch Tätigen, den Gestaltungsprozessen und dem entstehenden sichtbaren Werk selbst. Hin und her webt die Seele, die sich im Bild ausdrückt. *Was wie geschaffen wird,* ist somit nicht unerheblich. Die Handlungs- und Gestaltungsmöglichkeiten geben Raum für aktives Suchen, mutiges Ausprobieren, Verwerfen, Loslassen, Bei-sich-selbst-Ankommen, Zur-Ruhe-Finden und Neuorientierung. Sie lassen erleben und begreifen, dass Wandel möglich ist.

Während Menschen kunsttherapeutische Wege gehen, sind sie mit ihren Gefühlen, Gedanken und Handlungsoptionen konfrontiert. Ihre Themen spiegeln sich im Werk und seinem Entstehungsprozess wider. Ob und wann eine Person ihre Themen und Traumata aufgreift, liegt in der individuellen Entscheidung. Als Therapeut:innen können wir Hand reichen und Brücken bauen. *Gehen wollen* – das muss jedoch der Einzelne selbst. Und jede Person hat ihre Zeit.

> »*Er (der Patient) lernt sich mehr und mehr kennen:* seine Konstitution, sein Temperament, seine Fähigkeiten, seine Vorlieben und Schwächen. Ein inneres Ringen mit sich und ein äußeres im Tun hat damit begonnen. Er begegnet seiner eigenen Unzulänglichkeit und seinen Möglichkeiten.«[107]

Mut das Gewohnte zu verlassen

Traumatisierte Menschen brauchen Mut, die inneren Bilder zu verlassen, die trotz hinderlicher destruktiver Auswirkung vertraut sind. Um sich auf Neues einzulassen, müssen die eigenen Grenzen im Denken, im Fühlen und Handeln übersprungen, erweitert oder verwandelt werden. Um aber den Mut zum Springen aufzubringen, muss ich mir sicher sein, dass ich wieder auf festem, tragfähigem Boden lande. Stabilisierung und Sicherheit sind dazu die Voraussetzungen.

Die Trauma-Kunsttherapie bietet eine Stabilisierungsphase mit sich anschließender Traumakonfrontation und Traumaverarbeitung an. Nach einem Trauerprozess und dem Annehmen des eigenen Schicksals ist ein Integrieren des Traumas in die eigene Biografie meist erst möglich. Dies wiederum bildet den Boden für tragfähige Impulse, eine Neuorientierung und den Entschluss zu einem neuen Lebensbeginn.

Die Kunst wird unter menschenkundlichen Gesichtspunkten und Wirkungsweisen in einen therapeutischen Dienst gestellt, obwohl sie als solches schon, wie bereits beschrieben, einen unerschöpflichen Reichtum an gesundheits- und entwicklungsförderlichen Möglichkeiten birgt.

Nun behandeln Kunsttherapeut:innen nicht mit ihrer eigenen Kunst. Ausnahmen sind das Malen für schwer kranke oder pflegebedürftige Menschen, die selbst z. B. keinen Stift oder Pinsel halten können. Doch auch hier stellen Kunsttherapeut:innen den schöpferisch-therapeutischen Entstehungsprozess und ihre künstlerischen Fähigkeiten in den Dienst des anderen Menschen und verwirklichen sich nicht selbst. Kunsttherapeut:innen verzichten auf Selbstdarstellung, nehmen ihre persönlichen kreativen Impulse zurück und sind in einer lauschenden Geste dem anderen gegenüber. *»Frau Ita Wegmann*[108] *nannte die Heilkunst die geopferte Kunst.«*[109]

*die »geopferte« Kunst*

Während des künstlerischen Prozesses ist es als Therapeut:in sinnvoll, sparsam mit Worten umzugehen und diese auf das Wesentliche zu beschränken. Jegliche Interventionen müssen die Freiräume und die Grenzen der Patient:innen und Klient:innen wahren.

Im Gegensatz zu anderen kunsttherapeutischen Richtungen, werden die Bilder und der Prozess von den Therapeut:innen wahrgenommen, gelesen und beschrieben, statt analysiert oder interpretiert. Die Wahrnehmungen und Beobachtungen werden sensibel – immer bezogen auf das Bild – ausgesprochen. Da sich Patient:innen oder Klient:innen erfahrungsgemäß mit ihren Bildern identifizieren, finden Übertragungen eigenständig statt. Das ist ein entscheidender Punkt! Beim Beschreiben einzelner Aspekte oder des Entstehungsprozesses durch die Therapeut:innen können die Patient:innen frei entscheiden, ob sie ausgesprochene Worte mit sich selbst verbinden, sie annehmen wollen oder nicht. Einer Übergriffigkeit und Grenzüberschreitung werden mit einer freilassenden Geste entgegengewirkt. Anschließend können die Patient:innen ihre Erkenntnisse in den künstlerischen Prozess einfließen lassen.

Die hier geschilderten kunsttherapeutischen Möglichkeiten basieren vorwiegend auf dem Ansatz von Margarete Hauschka. Ausgewählt wurden Möglichkeiten, Themen, Motive und Metamorphosenwege im Zeichnen und Malen, die in der Notfall- und/oder Traumapädagogik Anwendung finden (können).

*Margareta Hauschka*

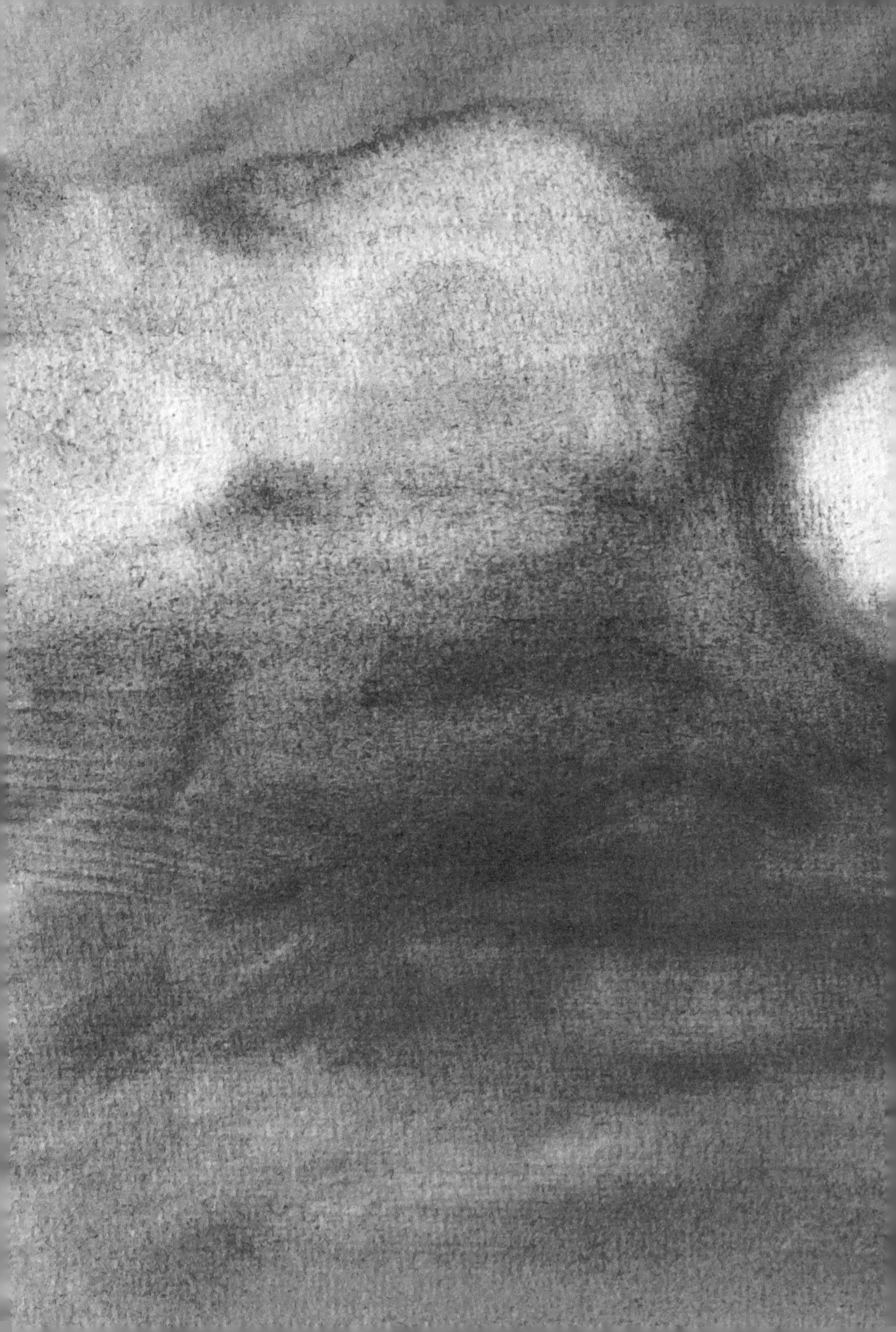

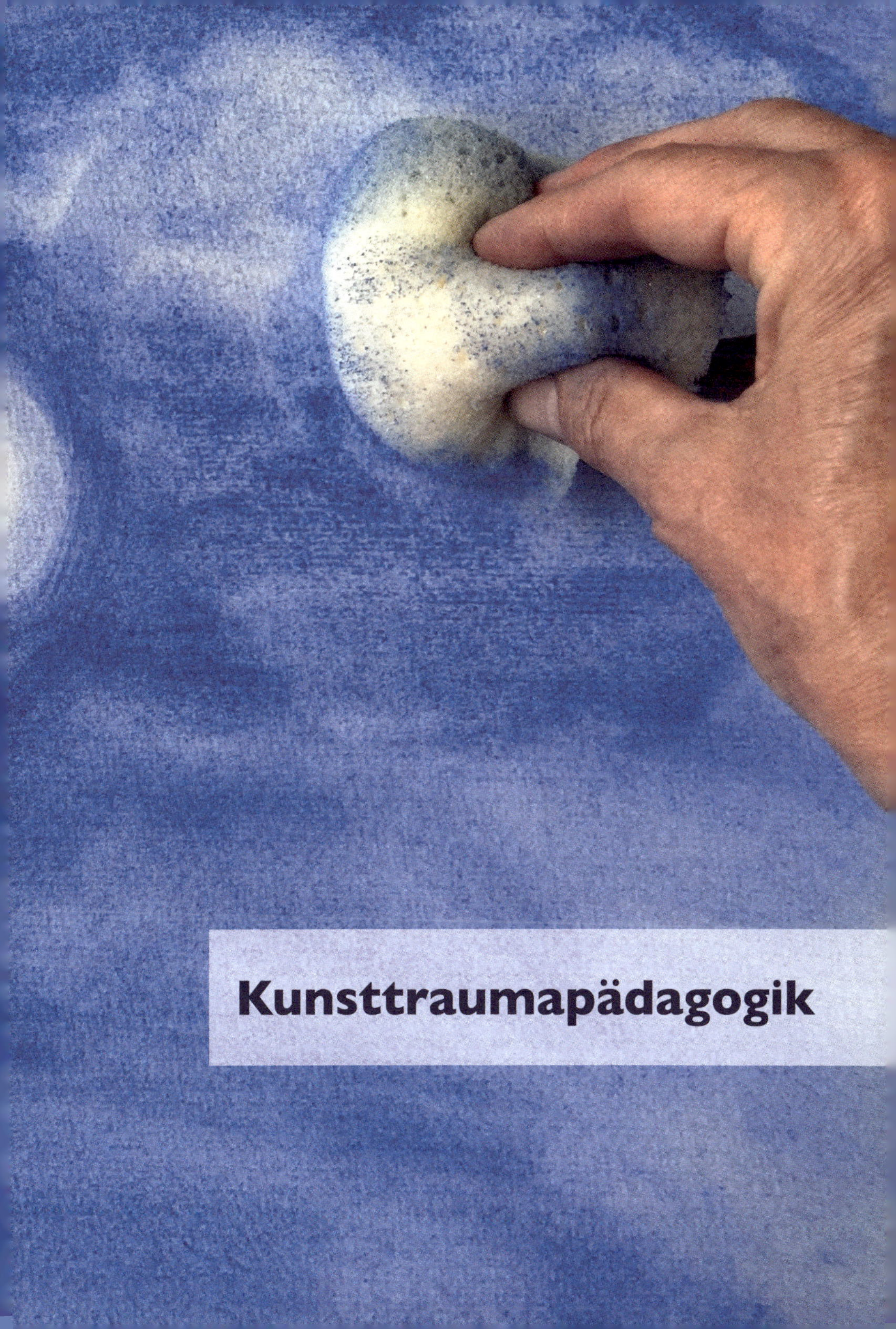

# Kunsttraumapädagogik

*»Das Kind braucht das Künstlerische zum Leben wie die Pflanze das Sonnenlicht.«*
Diether Rudloff

...und die anderen brauchen es auch.

Die Kunsttraumapädagogik,[110] ein Gebiet innerhalb der Notfall- und Traumapädagogik, fördert die im Menschen innewohnenden künstlerischen Potentiale, die ihn in seinem seelisch-geistigen Dasein nähren und wachsen lassen. Die Auswirkungen sind bis ins Physische zu beobachten. Der Kunsttraumapädagogik liegen die gleichen Prinzipien und Ziele zugrunde wie der Notfall- und Traumapädagogik (siehe Kapitel 7 und 8).

Im Gegensatz zur Kunsttraumatherapie haben wir in der Kunsttraumapädagogik oft keine differenzierte Anamnese und Diagnostik. Bei notfallpädagogischen Einsätzen im Aus- und Inland wissen wir meist, wie u.a. in der traumapädagogischen Arbeit mit Geflüchteten, nur von dem traumatischen Ereignis, das eine ganze Menschgruppe betrifft. Die Angebote sowohl in der Notfallpädagogik als auch in der Traumapädagogik finden zudem oft in Gruppen statt. Die künstlerischen Wege sind daher nicht individuell, sondern auf die Altersgruppen, die Kulturen und die Ursachen der Traumatisierungen abgestimmt.

*Kulturen und Altersgruppen*

In der kunsttraumapädagogischen Einzelarbeit unterstützt das nähere Wissen über individuelle Schicksale und das Leben vor dem bedrohlichen Ereignis, das Finden angemessener künstlerischer Wege.

Wie in der Kunsttraumatherapie werden in der Kunsttraumapädagogik künstlerische Übungen gezielt eingesetzt, um einer Vereinseitigung im körperlich-seelisch-geistigen Gefüge entgegenzuwirken.

*entgegen der Einseitigkeiten*

Jeder Mensch hat die Fähigkeit, schöpferisch zu sein. Im kreativen Denken, Fühlen und Handeln begreift der Mensch seine eigene Individualität. Kein gemaltes Bild gleicht trotz desselben Themas dem anderen. Das Selbstwertgefühl und das Selbstbewusstsein werden dadurch gestärkt. Der Fokus liegt hauptsächlich auf dem künstlerischen Prozess und dem dabei Erlebten und nicht auf dem Ergebnis. Künstlerisches Arbeiten ist ein individueller, inner-seelischer Ausdruck, der unbekannte Schätze im Einzelnen offenbaren kann.

»*In uns allen ruht eine verborgene Kraft*, eine Quelle ungenutzten Potentials, die sehnsüchtig darauf wartet, entfesselt zu werden. Das Freisetzen dieser tief in uns schlummernden Kraft ermöglicht ein erfülltes und selbstbestimmtes Leben, das von kontinuierlichem Wachstum und grenzenloser Freiheit geprägt ist.«[III]

Kreative Prozesse sind ein hilfreicher Beitrag zum (Wieder-)Entdecken und Erfahren der eignen inneren und äußeren Ressourcen und Kraftquellen, die jeder Mensch in sich trägt.

Künstlerisch Tätige bilden nicht nur an ihrem Werk, sondern immer auch an sich selbst. Was sich im Außen in der Gestaltung ausdrückt, reflektiert zurück, löst Verwandlungsprozesse im Menschen aus und umgekehrt. Jeder Mensch wird dabei mit sich selbst konfrontiert.

*aktives Gestalten*

Neben dem (Wieder-)Entdecken und Schulen ästhetischer, motorischer, seelischer und technischer Fähigkeiten, können die traumatisierten Menschen in ihrem eigenen Tempo individuelle Entwicklungsschritte gehen. Sie erleben dabei ihre Selbstwirksamkeit und ihre Fähigkeit, aktiv gestalten und verändern zu können. Dies dient der Stabilisierung und Rückkehr der Eigenmacht, die der erlebten Ohnmachtserfahrung und Hilflosigkeit der traumatisierten Menschen entgegenwirken. »Ich gestalte ...« und »Ich bestimme ...« statt »Ich werde von ... gestaltet« oder »Über mich wird bestimmt...« oder »Ich bin ausgeliefert«. Da der Wille, als Ausdruck der Ich-Kraft des Menschen, durch die traumatische Erfahrung behindert wurde, ist es wesentlich, gerade diesen zu stärken.

*veränderbare Bilder*

Innere, durch das traumatische Ereignis entstandene Bilder können im Zeichnen und Malen verändert werden. Das durch kreatives Handeln beeinflusste Denken in Entwicklungs- und Verwandlungsprozessen bildet ein lebendiges und erneuerndes Denken aus. Neue Einsichten und Perspektiven entwickeln sich, nachdem verfestigte Vorstellungen und Bilder losgelassen wurden. Dies kann Schritt für Schritt integriert werden. Ein Ziel für Traumatisierte kann es sein, sich neue Wahrnehmungs- und Denkmuster und ein neues Selbst- und Weltbild anzueignen.

Im künstlerischen Prozess werden die bereits gestalteten Farben und Formen verändert oder in Bewegung gebracht. Das bedarf einer Offenheit dem gegenüber, was den schöpferisch Tätigen im Prozess und im Material entgegenkommt. Das durch das traumatische Ereignis verlorengegangene Vertrauen, der Mut und die Entschlusskraft werden dadurch gefördert.

Gestaltungsblockaden, Krisen im Entstehungsprozess und das Umgehen mit Ungeduld müssen überwunden werden, um handlungsfähig zu bleiben. In dem »Nicht-Wissen«, wie es weitergehen kann, entsteht der Raum für neue Ideen, Intuition und neues Gestalten. Somit kann der temporär entstehende Stress in künstlerischen Krisen erlebt, verwandelt und die Stress- und Frustrationstoleranz gesteigert werden. Die im künstlerischen Prozess geforderte individuelle Problemlösungsfähigkeit bezieht sich hier auf eine konkrete Situation. Die dadurch notwendige Flexibilität beim Auftreten von Unwägbarkeiten wirkt in das alltägliche Denken, Fühlen und Handeln hinein. Die Kreativität verhilft also zu Flexibilität, Beweglichkeit und Lebendigkeit, die einer Erstarrung oder einem Eingefrorensein entgegenwirken.

*Problemslösungsfähigkeit*

Einfache Zeichenübungen, die eigenständig auch außerhalb der Einzel- und Gruppenangebote gemacht werden können, helfen den Betroffenen bei der Selbstregulation ihrer Gefühle und Gedanken. Innere Unruhe und Übererregung können in geführte rhythmische Bewegungen übergehen und sich auf das selbstgesteuerte und selbstbestimmte Handeln fokussieren, was den Menschen beruhigt.

Die Sinneswahrnehmungen während künstlerischer Prozesse bringen ins »Hier und Jetzt« und bilden eine Brücke zur Außenwelt. Die aktive Wahrnehmung gelingt nur im Augenblick der Gegenwart. Gedankenschleifen zu Erlebtem in der Vergangenheit oder der unbekannten und unberechenbaren Zukunft und damit verbundene seelische Schmerzen, Ängste und Sorgen haben bestenfalls einen Moment Pause, wenn es gelingt, im »Hier und Jetzt« zu zeichnen, zu malen oder zu plastizieren. Traumatisierte Menschen haben auf ihre schmerzhaften und bedrohlichen Erlebnisse oftmals, um sich zu schützen, mit Dissoziation reagiert. Sie haben gelernt, ihre Wahrnehmungen und Gefühle auszublenden. Was in dieser Situation wahrscheinlich eine sinnvolle Reaktion war, kann im späteren Leben zur Verhinderung neuer, positiver Erfahrungen führen.

*Präsenz*

Die künstlerische Traumapädagogik fördert das Lenken der Achtsamkeit auf die eigenen Sinnes- und Körperwahrnehmungen und positive Erlebnisse mit differenzierten künstlerischen Übungen und verschiedenen Materialien. Mit dem Verwenden von Wachskreiden aus Bienenwachs, trockenen oder mit Wasser getränkten Naturschwämmen, Ton, Knetwachs, Pastellkreiden, Kohlestücken, Aquarellfarben und Papieren werden differenzierte Tastwahrnehmungen gefördert. Das Waschen der Hände mit wohlriechender natürlicher Seife und das Eincremen mit Lavendel- oder Zitronenöl sind Einladungen, einer äußeren Welt zu begegnen. Erfahrungsgemäß nehmen diese alle gerne interessiert an.

Unruhige, angespannte und übererregte Kinder lassen sich meist gerne mit weichen trockenen Pinseln anmalen. Es ist jedes Mal wieder überraschend zu erleben, wie sich Kinder in kürzester Zeit entspannen und zur Ruhe kommen, wenn ihre Hände, Arme oder ihr Gesicht vorsichtig »angemalt« werden. Auch das gegenseitige Anmalen der Kinder untereinander bringt sie automatisch in achtsame Bewegungen. Erwachsene und Jugendliche mögen dies meist auch, jedoch entspannen sie oft nicht so unmittelbar dabei wie Kinder.

Ist eine sprachliche Verständigung möglich, können künstlerische Prozesse anders eingeleitet und begleitet werden als auf einer nonverbalen Ebene, wie das in der Arbeit mit Geflüchteten oder in Auslandseinsätzen oft der Fall ist. Nonverbales Anleiten geschieht visuell über das Nachbilden schrittweise vorgemalter Motive, gezeichneter Formen oder gestalteter Plastiken. Sprachliche Betonungen und Rhythmen unterstützen die Teilnehmenden im Finden eigener Pinsel- oder Handbewegungen. Die bildende Kunst bietet sich als nonverbaler Ausdruck an, dessen Aussagen treffender als Worte sein können.

*Unsagbares*

Manche traumatisierte Menschen finden keine Begriffe für das Geschehene, wie das bei Missbrauchs- und Folteropfern häufig der Fall ist. Das Unsagbare, das Unfassbare bleibt im Verborgenen, manchmal verschüttet und ohne bewusste Erinnerung daran.

Zeit ist, wie bei der Heilung jeder physischen Wunde, ein wichtiger Faktor. Zeit, die das Wachsen ausreichender Stabilität ermöglicht und ein erneutes Ausgeliefertsein verhindert.

Es ist nicht ratsam und hilfreich, den künstlerischen Ausdruck des bedrohlichen Ereignisses anzuregen, wenn traumatisierte Menschen noch nicht auf einem stabilen Boden stehen. Den Raum für das Erlebte zu eröffnen, birgt

*Retraumatisierung*

die Gefahr einer Retraumatisierung, die zu einem Kontrollverlust über die eigenen Handlungsmöglichkeiten, Gefühle und Gedanken sowie zu einer seelischen Überflutung führen kann. Um einer Destabilisierung entgegenzuwirken, eignen sich Themen und Methoden, die ein Gegengewicht zu dem Erlebten bilden. Statt ein destabilisierendes »Minenfeld«, dem die Traumatisierten anfangs noch nicht gewachsen sind, zu betreten, ist es angebrachter, achtsam und behutsam vorzugehen. Auch das »Frei-malen-Lassen« kann zur (fortwährenden) Wiederinszenierung des traumatischen Ereignisse führen, was nicht zielführend ist.

Je mehr ein Mensch im Stress oder unter Druck ist, desto wahrscheinlicher ist das reflexartige Reagieren und Handeln in alten gewohnten Bahnen. Die eingefahrenen und beim Trauma auseinandergefallenen Denk-, Gefühls- und Handlungsmuster werden wiederbelebt. Sie spiegeln sich in den Bildern der Klient:innen. Geduld und Zuversicht sind nötig, um die gewohnten bedrohlichen inneren Bilder aus eigener Kraft selbstständig im Künstlerischen verwandeln zu können.

Nach einem Trauma hat die Aussage: »Die Welt ist schön, gut, sicher und vorhersehbar« keine Gültigkeit mehr oder sie ist ins Wanken geraten. Gezielte künstlerische Prozesse fördern die Stabilisierung und Selbstregulation und sind hilfreiche Angebote sowohl in akuten Krisensituationen als auch in den sich anschließenden Phasen der Traumaentwicklung. Sie unterstützen das (Wieder-)Entdecken der eigenen inneren und äußeren Ressourcen.

Nach einer äußeren und inneren Stabilisierungsphase, die fortwährend genährt werden sollte, kann eine Bereitschaft entstehen, sich mit den Schreckensbildern und den seelischen Folgeerscheinungen bewusst auseinanderzusetzen.

Die Orientierungsmöglichkeit in Raum und Zeit und ein Realitätsbezug zu objektiven haltgebenden Gesetzmäßigkeiten werden durch das Malen und Zeichnen von Bildern, die der Natur entnommen wurden, gefördert. Erde ist schwerer als Luft und ein Baum braucht Wurzeln, die sich in der festen Erde ausbreiten müssen, um Stürmen standhalten zu können.

In den bereits erwähnten »Notfallkoffern« können unterstützende, selbst gemalte Bilder zu den anderen sicherheitsgebenden Utensilien gepackt werden, um im Akutfall Wesentliches bildhaft in Erinnerung zu rufen.

*Selbsterleben an Grenzen*

Bei Kindern und Jugendlichen ist ein weiteres Ziel der Kunsttraumapädagogik die Förderung der Fähigkeiten und Fertigkeiten, die Kinder und Jugendliche aufgrund ihrer traumatischen Erfahrungen in ihrem ursprünglichen Umfeld nicht ausreichend entwickeln konnten. Strukturen, Grenzen, Regeln, Konsequenzen können sowohl in die Inhalte der künstlerischen Tätigkeiten eingebaut werden als auch in den sozialen Interaktionen Berücksichtigung finden.

> »*Die geschützte und geordnete Leitung ist notwendig,* da der Weg des Menschen von klein auf von der Einschränkung zur Freiheit gehen muss, was heute vielfach umgekehrt verläuft, so dass es später zu höchsten Graden von Frustration führt. Ein gesundes Selbsterlebnis ist eben nur an Grenzen und Begrenzungen möglich, und Freiheit wird oft mit Willkür verwechselt.«[112]

In den Kindergruppen ist zu erleben, wie sehr sich die Kinder nach schützenden, haltgebenden und zuverlässigen Begrenzungen, Grenzen und zuverlässigen Regeln sehnen.

*Achtsamkeit*

Nicht unerheblich ist zudem die Verfassung und Gemütsstimmung der Kunsttraumapädagog:innen. Bin ich innerlich ruhig, in Aufruhr oder angespannt? Gebe ich mich selbst fühlend in die Farbe und den künstlerischen Entstehungsprozess hinein und durchdringe mit Achtsamkeit jeden Strich oder male und zeichne ich mit mechanischer Fertigkeit?

Die Art und Weise, wie ich einen Pinsel einem Kind reiche oder im Wasserglas auswasche, ob ich den Pinselstrich des Kindes liebevoll begleite oder die Zeit nutze, um etwas anderes zu machen, hat unterschiedliche Auswirkungen auf das Kind. In welcher Ehrfurcht, in welchem Tempo und in welcher Tonlage spreche ich von der Sonne, die in alle Himmelsrichtungen strahlt? Wie stark wirke ich mit meinem eigenen Willen in die Gestaltung, an welcher Stelle lasse ich los? Kann ich mich für den künstlerischen Prozess oder das Motiv begeistern und mich darüber freuen? Und letztlich: Wie präsent und geistesgegenwärtig bin ich in meinem Dasein?

*Verantwortliche Erwachsene*

> »***Das Kind wittert aus demjenigen,*** was wir in seiner Umgebung tun, heraus, welche Gedanken einer Handbewegung, einer Gebärde zugrunde liegen. Es wittert sie heraus, nicht dadurch selbstverständlich, dass es die Gebärden deutet, sondern durch ein viel regsameres inneres Verbundensein des Kindes mit dem Erwachsenen, als das später der Fall ist beim Erwachsenen gegenüber dem erwachsenen Menschen. [...] Im erzieherischen Verhalten gegenüber den ersten Jahren des Kindes muss durchaus der Grundsatz herrschen: Du musst bis in deine Empfindung, Gefühl, Gedanke hinein in der Umgebung des Kindes so erleben, dass es in dem Kinde weitervibrieren kann. [...] Denn alles dasjenige, was auf das Kind einen Eindruck macht, so dass das Kind seelisch reagiert, setzt sich fort in seiner Blutzirkulation, in der Art und Weise, wie es verdaut, bildet sich aus als Anlage desjenigen, was die Gesundheitsverfassung des späteren Lebens ist. Indem wir geistig-seelisch erziehen, rechnend auf die Nachahmungsfähigkeit des Kindes, erziehen wir zu gleicher Zeit seelisch-geistig.«[113]

Eine nahezu erschreckend große Verantwortung ergibt sich daraus, wenn wir diese Aussagen ernst nehmen. Die Problematik ist, dass auch Erwachsene sich ihrer Gedanken und Gefühle oft gar nicht bewusst sind und diese selten von ihrem Ich durchdrungen sind. Wie äußert sich das in den Gebärden und in der Stimme? Nicht selten machen wir mindestens zwei Sachen gleichzeitig. Wir essen und reden dabei. Wir laufen und denken dabei nach ... Um als Erwachsener vor der Arbeit mit den Kindern bei sich selbst und/oder im Team anzukommen, hat sich ein gemeinsamer Anfang bewährt. Bereits das gemeinsame Erleben eines Rituals, einer künstlerischen Übung, einer Meditation oder einer gemeinsamen Stille unterstützt, im »Hier und Jetzt« zu sein. Vorher noch müde oder erschöpft, bewirken diese Minuten, sogar in den Abendstunden, manchmal erfrischende Wunder.

*Bewusstsein*

Das, je nach Alter der Kinder, ausgeprägte ungefilterte Aufnehmen der Eindrücke drängt uns in eine noch größere Verantwortung dem gegenüber, wie wir selbst anwesend sind und welche Bilder wir Kindern anbieten. Sind sie lebendig und wahrhaftig – oder sinnentleert, tot und hohl?

Um auch den verschütteten, im Unbewussten weiterlebenden Erinnerungsbildern an das Trauma etwas entgegenzusetzen, braucht es beseelte wahre, schöne und gute Bilder und Erlebnisse. Mit lebendigen fantasievollen Bildern geben wir dem ganzen Menschen einen *»seelischen Sauerstoff«*[114] zur seelischen Einatmung.

Die Frage nach der Integration eines Traumas in der Biografie eines Menschen kann mit kunsttherapeutischen Prozessen unterstützt werden. Eine Vorübung dazu findet immer dann statt, wenn »Fehler« im Werk passieren, die das innere Gleichgewicht ins Wanken oder gar zu Verzweiflung, Hilflosigkeit, Resignation und Selbstentwertung führen. Die gesamte, gewohnte und eingeprägte Gefühls- und Gedankenpalette kommt dann ungefragt zum Einsatz und bringt Menschen in echte Not. Um innere Bilder und Gewohnheiten zu ändern, reichen keine einmaligen Erfahrungen. Nur mit Wiederholungen lassen sich neue Bilder im Denken, Fühlen und Handeln zu neuen Gewohnheitsmustern verweben.

*Fehler integrieren*

Doch mit der Frage: »Wie kann der »Fehler« so in die Gesamtkomposition des Werkes integriert werden, dass er einen Sinn erhält und zum Ganzen gehört?« beginnt der erste Schritt der Integration. Gelingt es aus dem »Nicht-Weiter-Wissen« wieder handlungsfähig zu werden, ist ein Krisental durchschritten. Weitere Momente des Stillstands, des Ärgers und des »Nicht-Weiter-Wissen« werden folgen. Das schöpferische Handeln kann seelische, teils dramatische Hochs und Tiefs wellenartig auslösen. Mit der Zeit jedoch stellt sich eine erlebte innere Gewissheit der Fähigkeit zur Krisenüberwindung ein. Künstlerische Prozesse sind wahrlich eine Lebensschule!

## Malen, Zeichnen und Plastizieren in der kunsttraumapädagogischen Arbeit

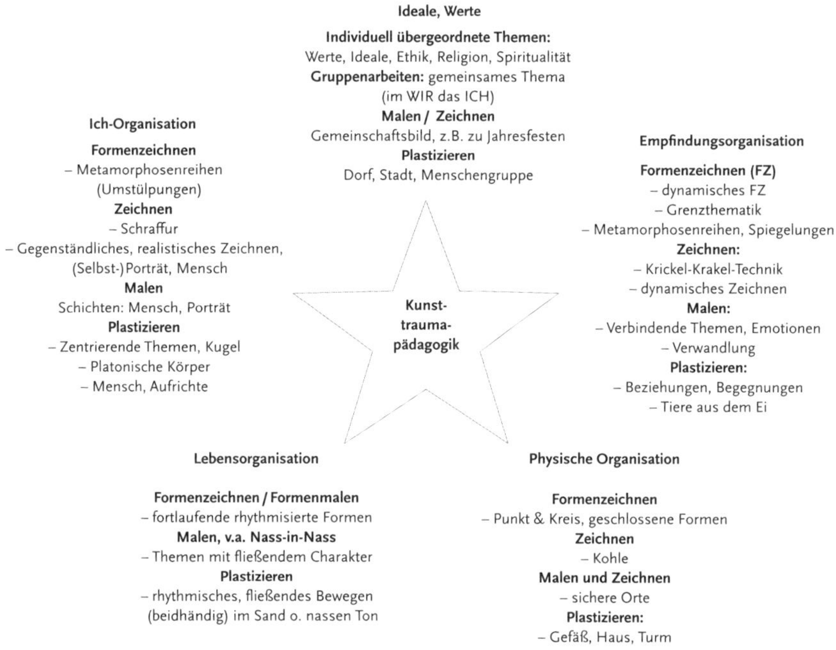
Ideale, Werte
Individuell übergeordnete Themen:
Werte, Ideale, Ethik, Religion, Spiritualität
Gruppenarbeiten: gemeinsames Thema
(im WIR das ICH)
Malen / Zeichnen
Gemeinschaftsbild, z.B. zu Jahresfesten
Plastizieren
Dorf, Stadt, Menschengruppe
Ich-Organisation
Formenzeichnen
– Metamorphosenreihen
(Umstülpungen)
Zeichnen
– Schraffur
– Gegenständliches, realistisches Zeichnen,
(Selbst-)Porträt, Mensch
Malen
Schichten: Mensch, Porträt
Plastizieren
– Zentrierende Themen, Kugel
– Platonische Körper
– Mensch, Aufrichte
Empfindungsorganisation
Formenzeichnen (FZ)
– dynamisches FZ
– Grenzthematik
– Metamorphosenreihen, Spiegelungen
Zeichnen:
– Krickel-Krakel-Technik
– dynamisches Zeichnen
Malen:
– Verbindende Themen, Emotionen
– Verwandlung
Plastizieren:
– Beziehungen, Begegnungen
– Tiere aus dem Ei
Kunst-
trauma-
pädagogik
Lebensorganisation
Formenzeichnen / Formenmalen
– fortlaufende rhythmisierte Formen
Malen, v.a. Nass-in-Nass
– Themen mit fließendem Charakter
Plastizieren
– rhythmisches, fließendes Bewegen
(beidhändig) im Sand o. nassen Ton
Physische Organisation
Formenzeichnen
– Punkt & Kreis, geschlossene Formen
Zeichnen
– Kohle
Malen und Zeichnen
– sichere Orte
Plastizieren:
– Gefäß, Haus, Turm

*ganzer Mensch*

Im künstlerischen Prozess ist immer der ganze Mensch beteiligt, und ein Trauma hinterlässt in der gesamten Konstitution des Menschen Wunden – im physischen Leib, im Bereich der Lebenskräfte, in der Empfindungsorganisation und im Ich des Menschen. Das Diagramm gibt in einer Übersicht künstlerische pädagogisch-therapeutische Anregungen zu den verschiedenen Schwerpunkten, die gezielt in den Blick genommen werden können. Die näheren Ausführungen dazu folgen.

Wie bereits erwähnt sind in der Notfallpädagogik die Materialien ortsabhängig und begrenzt. Geeignet sind bei Einsätzen Themen, die in einer Einheit abgeschlossen werden können und den sicheren Ort, die Stabilisierung und Rhythmisierung traumatisierter Menschen beinhalten, eine Gemeinschaftsbildung fördern und Freude wecken.

Freude hat eine tiefgreifende Wirkung auf den Menschen, sowohl physisch als auch psychisch. Auf der physischen Ebene senken Freude und Lachen den Cortisolspiegel und schütten die sogenannten »Glückshormone« (Endorphine, Dopamin, Serotonin, Oxytocin) aus. Die Atmung wird freier, das Schmerzempfinden sinkt, die Muskulatur im Gesicht entspannt sich und das Immunsystem wird aktiviert.

*Freude*

Freude ist das einzig positiv erlebte Grundgefühl im Menschen. Freude beeinflusst unser gesamtes Wohlbefinden. Sie steigert unsere wohlwollende Wahrnehmung in unseren zwischenmenschlichen Beziehungen. Der Blick auf die andere Person wandelt sich, wenn wir von Freude erfüllt sind. Freude fördert das Gefühl von Glück und Zufriedenheit, was wiederum ein friedliches Miteinander der Menschen zur Folge hat. Unsere Haltung zu uns selbst, zu anderen und zu unserer Umwelt ändert sich, wenn wir Freude erleben, was sich bis in den Verwandlungswillen negativer Denkmuster ausdrücken kann. Da Menschen dazu neigen, Freude mit anderen teilen zu wollen, wirkt dieses Gefühl verbindend, stärkt Beziehungen und Verbundenheit, zeigt also Auswirkungen und Veränderungen bis in unser Sozialverhalten hinein.

*Humor*

Auch Humor kann so manches soziales Dilemma retten. Festgefahrene und andere herausfordernde Lebenssituationen werden leichter und erträglicher im gegenwärtigen Moment. Bei traumapädagogischen Gruppen ist er manchmal ein Rettungsring, der vor diversen emotionalen Reaktionen und Einseitigkeiten bewahrt. Die Interaktion und die soziale Dynamik ist nicht nur für die traumatisierten Gruppenteilnehmenden eine Lernschule.

Freude fördert unsere Achtsamkeit, im »Hier und Jetzt« zu leben. Das Leben im »Hier und Jetzt« fördert wiederum das Erleben der Freude und des Glücks.[115] Es ist eine bewusste Frage vor jeder kunsttraumapädagogischen Einheit, wie die Freude im Einzelnen oder in der Gruppe erweckt werden kann. Manchmal werden Menschen beim künstlerischen Schaffen vollkommen still. Ganz in der Gegenwart angekommen, ist die Freude manchmal auch sehr leise.

Etliches auf den folgenden Seiten ist für die künstlerische Traumapädagogik in Gruppen oder Klassen geeignet. Obwohl in diesen Settings oft keine optimale Differenzierung möglich ist, kann das eine oder andere Kind mit seinen Nöten, Bedürfnissen und Besonderheiten einmal näher in den Fokus gerückt werden. Die Aufgabenstellung wird dann speziell für dieses eine Kind ausgesucht, doch alle arbeiten am gleichen Thema. Im Wechsel können verschiedene Kinder mit der Zeit angesprochen werden.

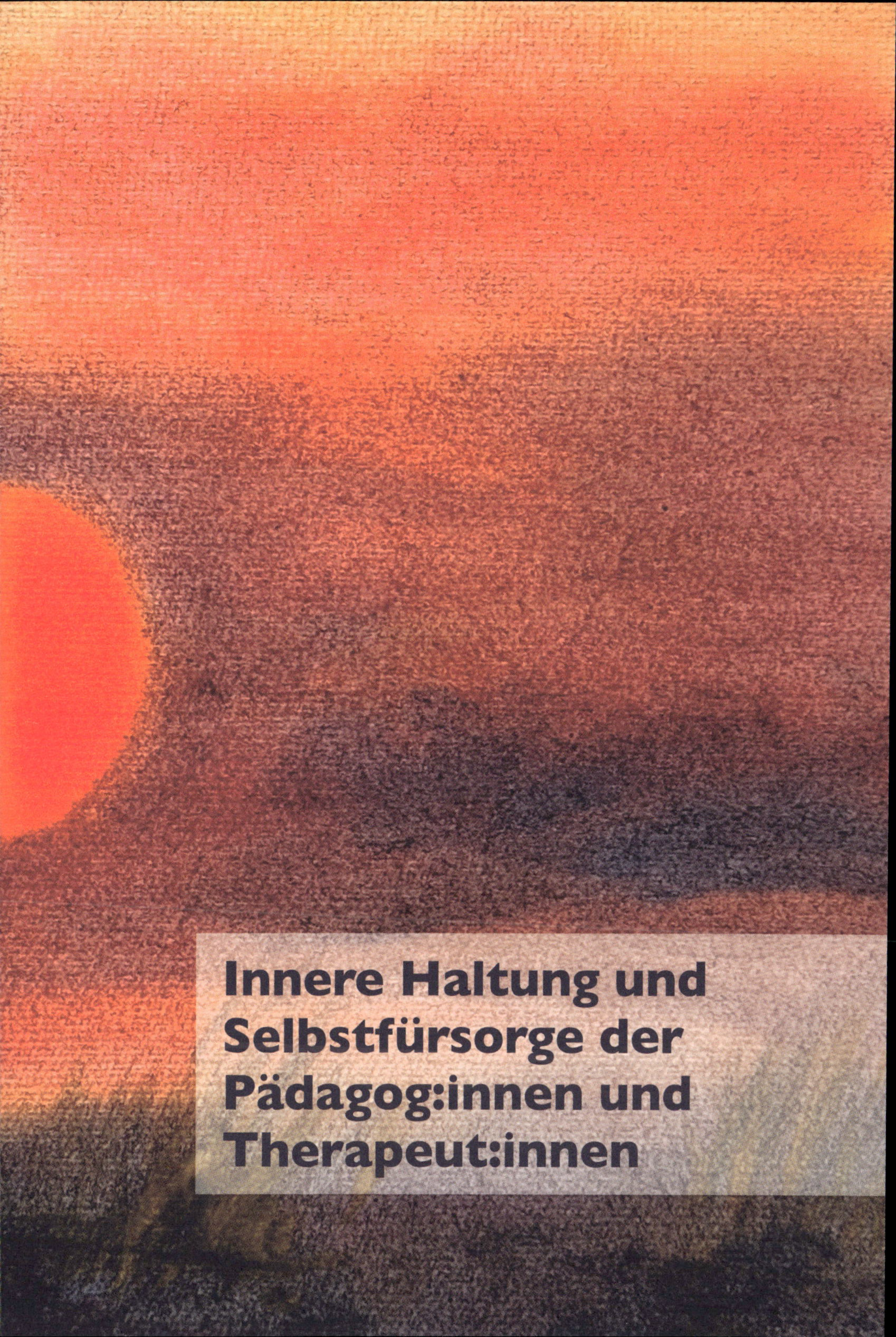

# Innere Haltung und Selbstfürsorge der Pädagog:innen und Therapeut:innen

Kunsttraumapädagog:innen stellen, wie Kunsttherapeut:innen, ihre künstlerischen Fähigkeiten zur Verfügung und verzichten dabei auf Selbstdarstellung. Sie verzichten auf den Ausdruck der eigenen Kreativität. Mit ihrem kunsttherapeutischen oder kunstpädagogischen Wissen und den Kenntnissen zu Traumata, Traumaentstehung und Traumafolgestörungen geben sie den Klient:innen auf sie abgestimmte gesundheitsfördernde Themen-, Technik- und Farbvorschläge. Im weiteren Prozessverlauf versuchen sie in dem entstehenden Werk des Gegenübers die nächsten möglichen Schritte mit einer inneren fragenden Haltung abzulauschen. Ausgangspunkt des künstlerischen Prozesses ist immer die Verfassung und Situation des Menschen selbst. Einerseits erfordert der Prozes von den Kunsttraumapädagog:innen Zurückhaltung, andererseits eine achtsam sicherheitsgebende Führung, um den künstlerischen Weg der Klient:innen förderlich begleiten zu können.

*Verzicht*

*achtsame Führung*

Kunsttraumapädagog:innen stellen einen sicheren Raum zur Verfügung, in dem sich die Kreativen ausdrücken und aussprechen können. Die Wegbegleiter:innen werden durch die kreativen und verbalen Äußerungen der Klient:innen Zeuge von deren Realitäten. Sich als Mensch mit seinen inneren Prozessen individuell wahrgenommen zu fühlen, sich bestenfalls sogar erkannt zu fühlen, berührt mit einer tiefen Erfüllung. Es sind kostbare Momente, wenn sich Menschen mit ihrem Innersten zeigen, sich berühren lassen und eine Begegnung zwischen ihnen und den Begleitenden stattfindet.

*Spiegelung*

Im individuell Geschaffenen können innere Wahrheiten und Erlebnisse in eine Sichtbarkeit kommen und von künstlerischen Traumapädagog:innen gespiegelt werden. Damit gelangen sie ins Bewusstsein und führen in einen Erkenntnisprozess, der wiederum Voraussetzung für das Ergreifen bewusster neuer Entscheidungen bei Jugendlichen und Erwachsenen ist.

Während des künstlerischen Prozesses bedarf es einer wachen Aufmerksamkeit der Kunsttraumapädagog:innen, um Momente der Not, Trigger, Retraumatisierungen oder Unter- oder Überforderungen wahrzunehmen und dementsprechend geistesgegenwärtig darauf zu reagieren.

Da in manchem Kontext, z. B. in Unterkünften oder Lagern für Geflüchtete, aufgrund fehlender sprachlicher Verständigung und Übersetzung, nur nonverbal gearbeitet werden kann, reduziert sich der Teil der Spiegelung und Bewusstseinsbildung maßgeblich. Unter Umständen bedeutet das ein noch sensibleres Erspüren und Wahrnehmen der Äußerungen in Mimik, Gestik, Blick und Stimme.

*Selbsterziehung*

Als künstlerische Traumapädagog:innen (oder Kunsttherapeut:innen) befindet man sich selbst in einer fortwährenden Schulung in der Selbsterziehung und dem Studium von künstlerischen Prozessen. Wesentlich scheint mir ein fortwährendes Ringen um einen zugewandten, liebvollen und gütigen Blick mit einer fragenden Offenheit zu den im Menschen verborgenen Verwandlungsmöglichkeiten. Gelingt es, geistesgegenwärtig entwicklungsförderliche Fragen und Worte zu finden, die Möglichkeiten und Verwandlungsimpulse anregen und gleichzeitig freilassend sind, ist eine wesentliche Grundlage für die Wachstumsmöglichkeiten des anderen gelegt.

Der zuversichtliche Blick der pädagogischen Wegbegleiter:innen sieht bestenfalls, was im anderen noch unsichtbar als eine verborgene Kraft lebt, gleich einem unsichtbaren Schatz, der geborgen werden will. Künstlerische Traumapädagog:innen begleiten und unterstützen das Gebären und Freisetzen dieser im Menschen liegenden schlummernden Kraftquellen mit ihren noch unsichtbaren oder durch das Trauma verschütteten Potentialen. Sie begleiten, gleich einer Hebamme, diese aus dem Dunklen und Unsichtbaren in das Licht und in die Sichtbarkeit. Die aus der Tiefe (wieder)geborenen, schöpferischen Potentiale verhelfen traumatisierten Menschen (erneut) zu Stabilität, lassen sie ihre Selbstwirksamkeit erleben und führen sie (wieder) zu einem selbstbestimmten Leben.

> »*Es gibt immer eine schöne Stelle* im Bild –
> man muss sie nur finden.
> Und manchmal hat sie nur die Größe einer Briefmarke.«
> Katharina Gutknecht[116]

*die »schöne Stelle«*

Am Ende eines Malprozesses kann es vorkommen, dass eine Person unzufrieden, traurig oder frustriert über das geschaffene Ergebnis ist. Der Glaube und die Überzeugung der traumapädagogischen Wegbegleiter, dass es EINE schöne Stelle im Bild gibt, die der Person gefallen wird, mit der sie sich innerlich verbinden kann und die es nur noch zu finden gilt, geben Halt und Zuversicht. Ich habe es in über 30 Jahren noch nicht erlebt, dass jemand keine Stelle gefunden hat, die als berührend und schön befunden wurde. Hilfreich beim Finden ist ein weißes Blatt mit einem ausgeschnittenen kleinen Rechteck in der Mitte. Langsam wird das »Fenster« über das Bild geführt, bis eine Stelle berührt und gefällt. In der nächsten Einheit kann dieser Ausschnitt

Grundlage und Ausgangspunkt für eine »Vergrößerung« und des Guten und Schönen werden.

Als künstlerische Traumapädagog:in kann ich mich mit dem Gesunden und Heilen im Menschen verbinden und mich dem Höheren in ihm zuwenden, das nicht krank oder zerstört werden kann.

*wohlwollende Zuwendung*

Die wohlwollende menschliche Zuwendung ist ein Wärmeprozess, der dem »Einfrieren« bei Traumata entgegenwirkt. Während das Abwenden oder das Verschließen des Herzens ein Kälteprozess ist, schafft die Gebärde des offenen Herzens für das, was entstehen will, eine wärmende Hülle.

In der Kunsttherapie und dem künstlerischen Arbeiten unter traumapädagogischen Gesichtspunkten haben wir es mit einem Dreieck zu tun, an dessen Eckpunkten die kreativ Tätigen, das entstehende Werk und die prozessbegleitende Person liegen. Alle Drei stehen miteinander in Resonanz, führen (nonverbal) Gespräche und haben bestenfalls seelische und geistige Begegnungen. Als Kunsttraumapädagogin spreche ich hauptsächlich über das entstehende Werk und den künstlerischen Prozess und bin darüber in Kontakt mit den Klient:innen selbst.

*Verständnis*

Zuverlässige Beziehungsangebote sind eine Grundlage für kunsttraumapädagogische Interventionen. Traumatisierte Menschen haben ein tiefes Misstrauen gegenüber neuen Beziehungen, vor allem, wenn ihre Traumatisierungen von engen Bezugspersonen herrühren. Ihre Angst, Kontrolle und Macht über sich abzugeben, erschwert den Vertrauens- und Beziehungsaufbau. Es braucht Geduld und unbedingt eine Wertschätzung für das Überleben der traumatischen Ereignisse. Die Verhaltensauffälligkeiten Einzelner, die sich in kunsttraumapädagogischen Gruppen mit Verweigerungen, Aggressionen und fehlender Emotions- und Verhaltensregulierung und verbalen und körperlichen Grenzüberschreitungen zeigen, haben einen «guten Grund«. Ein Verständnis für die Interaktionsprobleme Traumatisierter zu entwickeln, ist eine notwendige Anforderung an Traumapädagog:innen.

In besonders dynamischen Gruppenprozessen ist es eine Kunst, die zugrundeliegenden Bedürfnisse der Einzelnen zu versorgen (Störung geht vor!) und gleichzeitig die anderen Kinder und Jugendlichen dadurch nicht regelmäßig in eine Warteposition, bzw. Unter- oder Überforderungssituation zu versetzen. In Gruppen mit freiwilliger Teilnahme kann die Folge permanenter »Störungen« das Fernbleiben der »gestörten« Kinder und Jugendlichen sein.

Da künstlerische Traumapädagog:innen ihre Kraft und ihr künstlerisches Können den Einzelnen oder Gruppenteilnehmer:innen zur Verfügung stellen, ist es hilfreich, in Ruhe eine Aufgabe anleiten zu können. Diese ideal gedachte Haltung ist gerade in lebendigen, dynamisch-turbulenten Gruppen mit umgestoßenen Farbgläsern und spritzenden Pinseln, in denen sich gegenseitig anmalende Kinder ihre Freude haben, immer wieder eine Herausforderung. Sie kann nur jedes Mal wieder neu gegriffen werden.

*Regeneration*

An verschiedenen Wegen und Methoden wie Körper- und Atem- und Achtsamkeitsübungen, Meditationen und Gebeten gibt es eine Fülle von Angeboten. Die Herausforderung besteht im Einbauen von Regenerationszeiten und wirklichen »Pausen« im Alltag. Der Mangel besteht meist nicht im theoretischen Wissen darum, sondern in der regelmäßigen Umsetzung des Vorgenommenen. Einen gütigen, statt verurteilenden Blick auf sich selbst zu entwickeln, ist eine weitere Übung.

Erfahrungsgemäß ist es förderlich und sinnvoll (kunst-)traumapädagogische Gruppen nur mit zwei Traumapädagog:innen zu gestalten, um sich aufteilen und auf Akutzustände eines Einzelnen angemessen reagieren zu können. Treten sprachliche Barrieren hinzu, sind Übersetzer:innen hilfreich.

Bevor mit dem künstlerischen Arbeiten mit Kindern und Jugendlichen begonnen wird, ist es notwendig, sich in sich selbst gut zu verankern. Bei sich zu bleiben und zu sein und sich nicht von den Bedürfnissen der anderen, den Anforderungen des Alltags und einem eigens lückenlos gestalteten Terminkalender bestimmen zu lassen und damit in ein rastloses Getrieben-Sein und Reagieren zu gelangen, ist für viele Menschen in unseren Regionen eine tägliche Herausforderung.

Je nach Entwicklungsreife[117] des Einzelnen entsteht eine Freiheit im Umgang mit den seelischen Bedürfnissen und (Akut-)Zuständen des Gegenübers.

*eigene Traumata*

Unaufgelöste eigene Themen und Erlebnisse können zu Triggerpunkten werden, was Befangenheit gegenüber den Klient:innen und Projektionen mit sich bringt. Eigene nicht bearbeitete Traumata sind in der freien Interaktion oft hinderlich.

Die permanente Anspannung in Kriegsgebieten, eine damit einhergehende (Über-)Wachheit gegenüber nicht kalkulierbaren Bedrohungen, existenzielle Ängste und jegliche anderen durch den Krieg ausgelösten Gedanken, Gefühle und Handlungseinschränkungen erschweren in besonderem Maß in sich zu ruhen und bei sich zu sein. Gelassenheit zu entwickeln, erscheint hier nahezu übermenschlich.

*»Traumata sind ansteckend.«*[118]

Pädagog:innen, Therapeutinnen oder andere Begleiter:innen können sich durch Krisenintervention, Begleitung und Behandlung traumatisierter Menschen durch deren Trauma infizieren. Primär sind sie nicht betroffen, weisen jedoch gleiche Symptome wie bei einer Traumatisierung auf. Daher wird von einer Sekundärtraumatisierung gesprochen.

*Sekundärtraumatisierung*

Sind Begleiter:innen durch ihre Arbeit selbst unter Schock und in der Überforderung, verlieren sie ihren Selbstschutz und ihre Professionalität. Sie sind der Gewalt der traumatischen Erfahrung der traumatisierten Menschen ausgeliefert. Um das Phänomen der Sekundärtraumatisierung zu vermeiden, sind Selbsthygiene, Reflexionsfähigkeit und professionelle Kenntnisse wesentlich.

Risiken für Begleitende und Betreuende, selbst infiziert zu werden, sind nicht aufgearbeitete und bewältigte eigene Traumata (auch transgenerative), fehlende grundlegende Selbst- und/oder Eigentherapieerfahrungen, fehlende Reflektionsfähigkeit über die eigenen »Schatten«, geringe Abgrenzungsfähigkeit und persönliche Ressourcen- und Resilienz-Armut. Maßloser Helferwille und ein fragiles, kraftzehrendes Privatleben, das kein »warmes Nest« und keinen Raum zur Regeneration bietet, sind wie fehlende Gesprächs- und Reflexionsräume in Arbeitszusammenhängen (wie z. B. Intervision und Supervision) erschwerte Voraussetzungen. Neben der sekundären Traumatisierung seien als Gefahren noch Burnout und »Selbstmedikation« durch Suchtverhalten erwähnt.

Die zentrale Bedeutung der Selbstfürsorge und Psychohygiene in der Arbeit mit traumatisierten Menschen und Personen mit Traumafolgestörungen sollte keinesfalls unterschätzt werden.

*Gesundheit*

Sie dient der Erhaltung der persönlichen Gesundheit und ist gleichzeitig Bedingung und Voraussetzung für die professionelle Arbeit mit traumatisierten Menschen, um selbst handlungsfähig und stabil zu bleiben.

Der eigene Körper bedarf der Pflege und Beachtung. Eine gesunde Ernährung, Körperhygiene, angemessene Bewegung und genügend Schlaf tragen zu Gesundheit und Wohlbefinden bei. Sie bilden eine Grundlage für die Umsetzung der Willensimpulse und die eigene Leistungsfähigkeit. Das Pflegen der eigenen Sinne hilft, den eigenen Körper als »sicheren Ort« zu erfahren. Wohltuend riechende Öle oder Düfte und sich auf der Haut angenehm anfühlende Kleidung, die mit ihren individuell ausgewählten Farben unterstützend wirkt, ermöglichen in belastenden Arbeitsbedingungen gewohnte Sinneswahrnehmungen. Sie vermitteln Vertrautheit im gegenwärtigen Moment.

Die eigenen Lebens- oder Vitalkräfte erfahren eine Beachtung, Belebung und Erkraftung durch alles Rhythmische, wie regelmäßige Schlaf- und Wachzeiten, Pausen, regelmäßiges Essen und Trinken. Neben der Pflege der eigenen Lebensrhythmen, die Sicherheit und Stabilität aufrechterhalten und fördern, trägt das Lebendige in der Natur zur Regeneration bei.[119] Empfindungen und Gefühle werden durch Künstlerisches genährt. Das können sowohl das Entfalten aktiver schöpferischer Prozesse als auch das Wahrnehmen von Kunst in ihren verschiedenen Ausdrucksmöglichkeiten sein. In beiden ist das fühlende Herz beteiligt.

Schöne, wahre und gute Erlebnisse bilden ein Gegengewicht zu der Arbeit mit traumatisierten Menschen. Sie fördern den rhythmischen Wechsel zwischen erholsamen Regenerationszeiten und belastenden Erfahrungen mit seelisch fordernden Arbeitsbedingungen. Sie unterstützen die Ein- und Ausatmung im Seelischen und wirken aufbauend. Der innerseelische »sichere Ort« benötigt ebenso kontinuierliche Pflege. Er dient als Rückzugsraum und Erschließung oder Erneuerung individueller Kraftquellen und Gesundheit.

Das **Ich**, oder das Selbst, des Menschen mit seinen individuellen Werten, seiner Weltanschauung oder Religion, seinen Lebenszielen und dem Streben nach Erkenntnis wird gestärkt, indem sich der Mensch mit all diesen beschäftigt und um die Verwirklichung seiner Werte ringt. Auch in wahren zwischenmenschlichen Begegnungen, in denen ein »Sich-erkannt- oder Sich-gesehen-Fühlen« stattfinden kann, werden das Ich und das Selbstbewusstsein gestärkt.

In der Arbeit mit traumatisierten Menschen finden die Bedürfnisse der pädagogischen und psychosozialen Fachkräfte eine Wichtigkeit und besondere Berücksichtigung, um Beziehungen förderlich gestalten zu können. In traumapädagogischen Konzepten ist vor allem die Stärkung der Selbstwirksamkeit der Fachkräfte in den Interaktionen mit traumatisierten Menschen relevant.[120]

*Selbstwirksamkeit*

Wegen der belastenden Beziehungsvorerfahrungen mit Erlebnissen von Kontrollverlust, Unverbindlichkeit, Abwertung und Unsicherheit benötigen traumatisierte Kinder und Jugendliche korrigierende Beziehungserfahrungen in den Interaktionen. Um bedrohliche und unerträgliche Emotionen mit Hilfe der pädagogischen Begleiter:innen in erträgliche umwandeln zu können, bedarf es stabiler und gestärkte Traumapädagog:innen.

*Kolleg:innen*

Was bei der inneren Haltung gegenüber traumatisierten Kindern, Jugendlichen und Erwachsenen bedeutsam ist, ist auch gegenüber Kolleg:innen innerhalb eines Teams relevant. Eine achtsame gegenseitige Wahrnehmung, eine aufmerksame Zugewandtheit und Zusammenarbeit bedürfen der Wachheit jedes Einzelnen, um gegebenenfalls Unzufriedenheit, Unter- und Überforderung oder Anzeichen von Burnout wahrnehmen zu können.

Auch Kolleg:innen haben einen »guten Grund«, wenn sie Widerstände oder befremdliche und auffällige Verhaltensweisen zeigen. Die Haltung, den zugrundeliegenden Bedürfnissen traumatisierter Menschen achtsam gegenüber zu sein und sie zu versorgen, gilt idealerweise auch gegenüber Kolleg:innen.

Da jede Person im Team ihre Individualität mit unterschiedlichen Fähigkeiten und Bedürfnissen einbringt, brauchen alle eine andere Art und Weise der Unterstützung. Um sich mit den anderen auf Augenhöhe und die eigene Selbstwirksamkeit im Team erleben zu können, sind gemeinsam getroffene Entscheidungen förderlich und dienen der Partizipation. Die Transparenz ist nicht nur innerhalb eines Teams wichtig, sondern auch bei Entscheidungen der Leitungsebene, deren Motivation und Sinnhaftigkeit gegenüber den Mitarbeitenden verständlich gemacht werden sollte.[121]

*Transparenz*

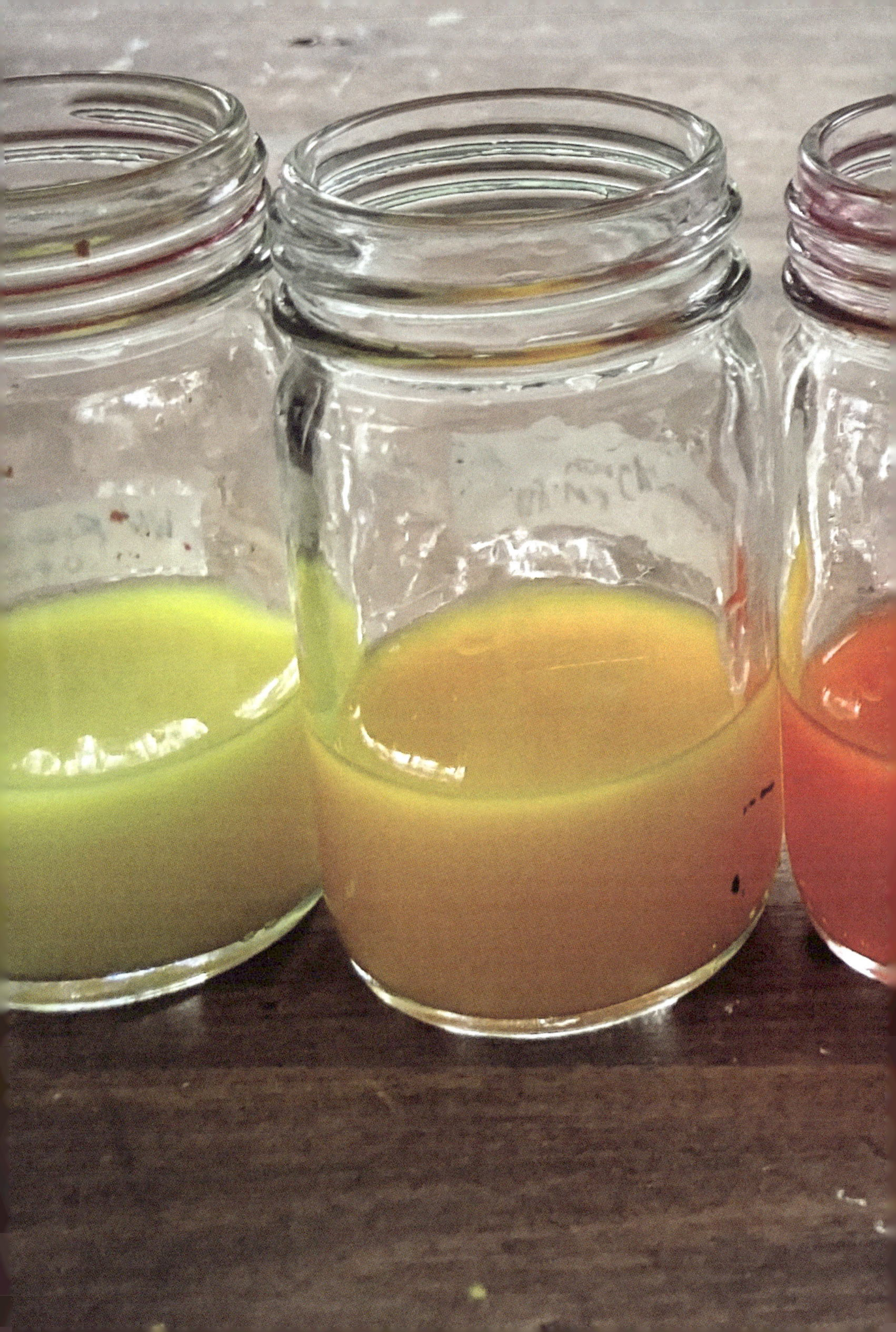

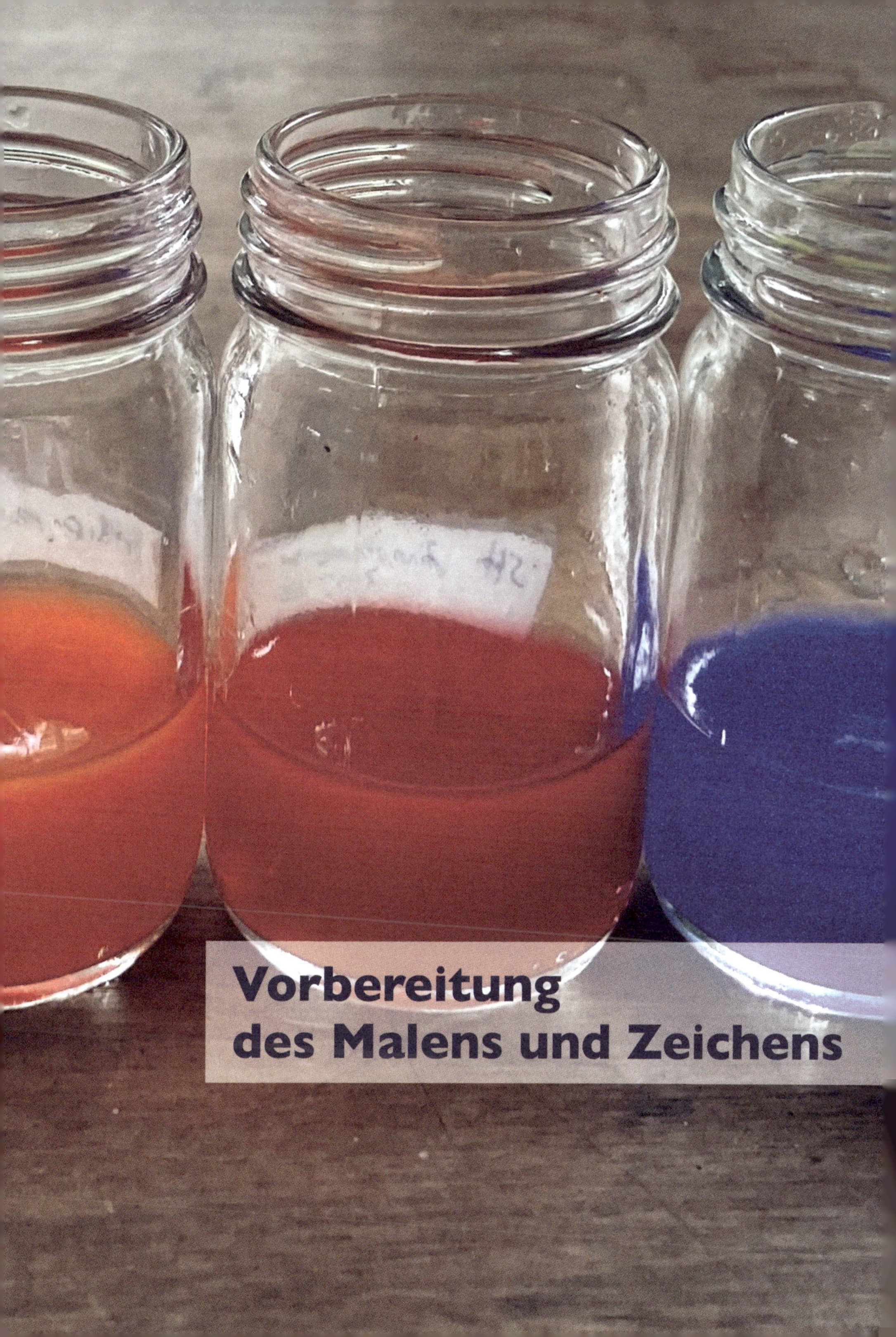

# Vorbereitung des Malens und Zeichens

Der Raum sollte ein »sicherer Ort« und möglichst arm an Sinnesreizen sein. Der Arbeitstisch wird übersichtlich und nur mit den notwendigen Arbeitsmaterialien bestückt. Dies ermöglicht eine bessere Fokussierung auf das eigentliche Geschehen, wirkt der möglichen Übererregung entgegen und ist für das Wecken untererregter Menschen ausreichend. Das Interesse und der »Appetit« zum künstlerischen Tätigwerden sollte bei den Teilnehmenden angeregt, jedoch ein überforderndes Überangebot vermieden werden.

*Fokussierung fördern*

Beim künstlerischen Arbeiten mit einzelnen Personen ist eine Ausgewogenheit zwischen gestaltbarer Nähe und Distanz nötig. Ein direktes Gegenübersitzen ist meist zu konfrontativ. Sitzmöglichkeiten in einem 90-Grad-Winkel dagegen ermöglichen den Klient:innen sowohl Zugewandtheit als auch Abgrenzung.

In Gruppen kann das Sitzen um einen Tisch oder eine frontale Sitzposition gewählt werden. Ersteres erleichtert den Teilnehmenden eine gegenseitige Wahrnehmung und ein ausgeprägteres Gemeinschafts- und WIR-Gefühl. Jedoch kann dadurch auch bei Einzelnen ein erhöhter Stress aufkommen. Durch die gegenseitige Sicht auf die entstehenden Werke der anderen ist das »Zu-sich-Kommen« und »Bei-sich-Bleiben« erschwerter als bei der Frontalvariante.

*Logistik*

Ein »gedeckter Tisch«, auf dem bereits die Materialien liegen, lädt zum Hinzusetzen, Malen und Zeichnen ein. Ist eine Gruppe zu groß und die Kinder im Alter, in dem sie bereits bei der Vor- und Nachbereitung mithelfen können, ist es ratsam vor dem Beginn des Malens die unterschiedlichen Aufgaben zum Auf- und Abbau mit den Kindern festzulegen. 20–30 Kinder, die gleichzeitig balancierend ihre Bilder transportieren, ihre gefüllten Wassergläser durch den Raum tragen, ihre nassen Läppchen aufhängen wollen und mit den Pinseln voller Farbe in einem sich ständig verändernden Kinder-Parcours Slalom laufen, bringen die Pädagog:innen nicht selten in einen abenteuerlichen, nervenaufreibenden Zustand. Klare Abläufe geben dagegen Orientierung und Sicherheit.

Einzelne Kinder oder Jugendliche, die abwechselnd den Tisch für die anderen »mitdecken« oder aufräumen, partizipieren nicht nur an der Vor- und Nachbereitung. Die Wahrnehmung für die Bedürfnisse der anderen und der Gruppe werden gestärkt.

Wenn alle Kinder am ihren Plätzen sitzen, kann ein individuelles Reichen der Pinsel oder Wachskreiden etc. die Möglichkeit geben, den Kindern oder Jugendlichen (noch einmal) in die Augen zu schauen. In dieser kurzen Begegnung entsteht ein Bild von dem Ist-Zustand jedes Einzelnen. Die Teilnehmenden fühlen sich dadurch in ihrer Individualität wahrgenommen. Begleitende Sätze und Fragen, wie »Ich bin... Wer bist du?« oder bei bereits bekannten Kindern »Ich mag Blau und was magst du?«, können die Kontaktaufnahme unterstützen.

# Rituale in der künstlerischen Notfall- und Traumapädagogik

Bevor mit der künstlerischen Traumapädagogik begonnen wird, ist ein Anfangsritual ein sinnvoller Beginn. Rituale, die sich in den Inhalten wiederholen, dienen der Selbstwahrnehmung und dem Ankommen im »Hier und Jetzt«. Bei einer traumapädagogischen Gruppe fördern sie die gegenseitige Wahrnehmung »vom ICH zum DU zum WIR« und bilden eine gemeinsame Grundlage für eine vertiefende künstlerische Arbeit.

*Ich – Du – Wir*

Zuverlässige Anfangs- und Abschlussrituale mit ihrem Wiedererkennungswert bilden einen klaren überschaubaren Rahmen, vermitteln Sicherheit und ermöglichen Vertrauensbildung.

Der inhaltliche Aufbau berücksichtigt den ganzen Menschen mit seinem Denken, seinem Fühlen und seinem Handeln. Ein Gedicht oder ein Spruch werden gemeinsam gesprochen (Denken), dem folgt ein gemeinsames Lied (Fühlen). Sprüche und Lieder können mit sinnvollen Bewegungen, z. B. aus der Eurythmie, verbunden werden. Geklatschte Rhythmen, Bodypercussion oder Tänze (Wille, Handeln) ermöglichen eine bewegte Leibeserfahrung. Übungen mit rhythmischen Bewegungselementen haben zudem eine ordnende und strukturierende Wirkung.

*Denken – Fühlen – Handlen*

Die Inhalte werden bestenfalls über mehrere Wochen wiederholt. Inhaltliche Wechsel sollten vorher transparent angekündigt werden, damit sich die Teilnehmenden darauf einstellen können und nicht überrascht werden.

Die Inhalte der Rituale sollten beseelt sein. Worte und Bewegungen, die von den anleitenden (Kunst-)Traumapädagog:innen mit Gefühlen durchdrungen sind, wirken überzeugend. Dies erfordert Präsenz und fortwährende Übung. Worte und Bewegungen, die dagegen nicht in dem Moment erfühlt und belebt werden, bleiben leere Worthülsen und wirken mechanisch. Die Körperbewegungen zur »Erde« können die Festigkeit, die Tragekraft ehrfurchtsvoll ausdrücken. Die Bewegungen zur Sonne können das Lichte, Strahlende und Wärmende ausdrücken. Gelingt es, können vor allem junge Kinder diese Bilder unmittelbar nachahmend übernehmen.

*Beseelung*

Der Ablauf beim Auf- und Abbau der Malutensilien kann in manchen Bereichen ebenso ritualisiert werden. Nach dem Malen waschen die Kinder und Jugendlichen erfahrungsgemäß ihre Pinsel gerne mit Seife aus. Mit kreisenden massierenden Bewegungen entsteht in ihren Handinnenflächen dabei farbiger Schaum, der sie in ein überraschtes, freudiges Staunen versetzt. Nach dem Händewaschen geben wir jedem Kind oder Jugendlichen einen Tropfen duftendes Öl[122] in die Hände, die sie uns schon erwartungsvoll entgegenstrecken.

> *Kurz nach seiner Flucht* haben wir mit dem damals 2-jährigen Iwan die Hände nach dem Malen gewaschen. Wir benutzten dazu eine wohlriechende natürliche Seife. Seine Augen strahlten, und er roch genüsslich an seinen Händen. Ich hatte es vorher nicht für möglich gehalten, dass Händewaschen so viel Freude bei einem Kind hervorrufen kann.

Vor dem Abschlussritual bekommen die Kinder von uns immer eine Kleinigkeit zu essen. Gemeinsame Mahlzeiten verbinden und stärken das Gruppengefühl. Manche Kinder kennen es nicht, mit der Familie zusammen an einem Tisch zu essen.

Für traumatisierte Erwachsene bieten sich Rituale mit angeleiteten Achtsamkeitsübungen, Körperwahrnehmungen und einer sich anschließenden Meditation an. Gute Erfahrungen habe ich bei Menschen mit PTBS, Ängsten und Unruhe mit dem Meditationsspruch »Ich trage Ruhe in mir ...« von Rudolf Steiner gemacht. Bei sehr kraftlosen oder erschöpften Menschen hielt ich es für angemessen mit nur einem Teil des Spruches zu beginnen.

*Meditation*

Ich trage Ruhe in mir,
Ich trage in mir selbst
Die Kräfte, die mich stärken.
Ich will mich erfüllen
Mit dieser Kräfte Wärme,
Ich will mich durchdringen
Mit meines Willens Macht.
Und fühlen will ich,
Wie Ruhe sich ergießt
Durch all mein Sein,
Wenn ich mich stärke,
Die Ruhe als Kraft
In mir zu finden,
durch meines Strebens Macht.[123]
*Rudolf Steiner*

*Ankommen*

Durch das Ankommen in der Gegenwart und bei sich selbst können die künstlerisch Tätigen aus einer anderen Schicht malen oder zeichnen, die vom fühlenden Herzen durchdrungen ist. Bis in den physischen Leib sind die Veränderungen nach dem Ritual wahrnehmbar. Die Körperhaltung und Mimik entspannen sich, die Atmung wird ruhiger, tiefer und gleichmäßiger und nervöse, zittrige Zuckungen können aufhören. Es ist jedes Mal berührend, wenn es Menschen gelingt, Veränderungen bis ins Physische hinein aus eigener Kraft zu bewirken und hinderlich Erlebtes mit diesen Übungen abzumildern oder zu verwandeln. Die Erfahrung, nicht völlig ausgeliefert und ohnmächtig zu sein, schafft Vertrauen in die Handlungsoptionen und die individuellen Selbstwirksamkeits- und Selbstheilungskräfte.

*Wiederholungen*

Rituale geben mit ihren zuverlässigen Wiederholungen einen sicherheitsgebenden, stabilisierenden Rahmen. Vor dem künstlerischen Tätigsein unterstützen sie das Ankommen bei sich selbst und innerhalb einer Gruppe. Verschiedenste Sinneswahrnehmungen, die den Menschen immer in die Gegenwart bringen, können in Ritualen berücksichtigt werden.

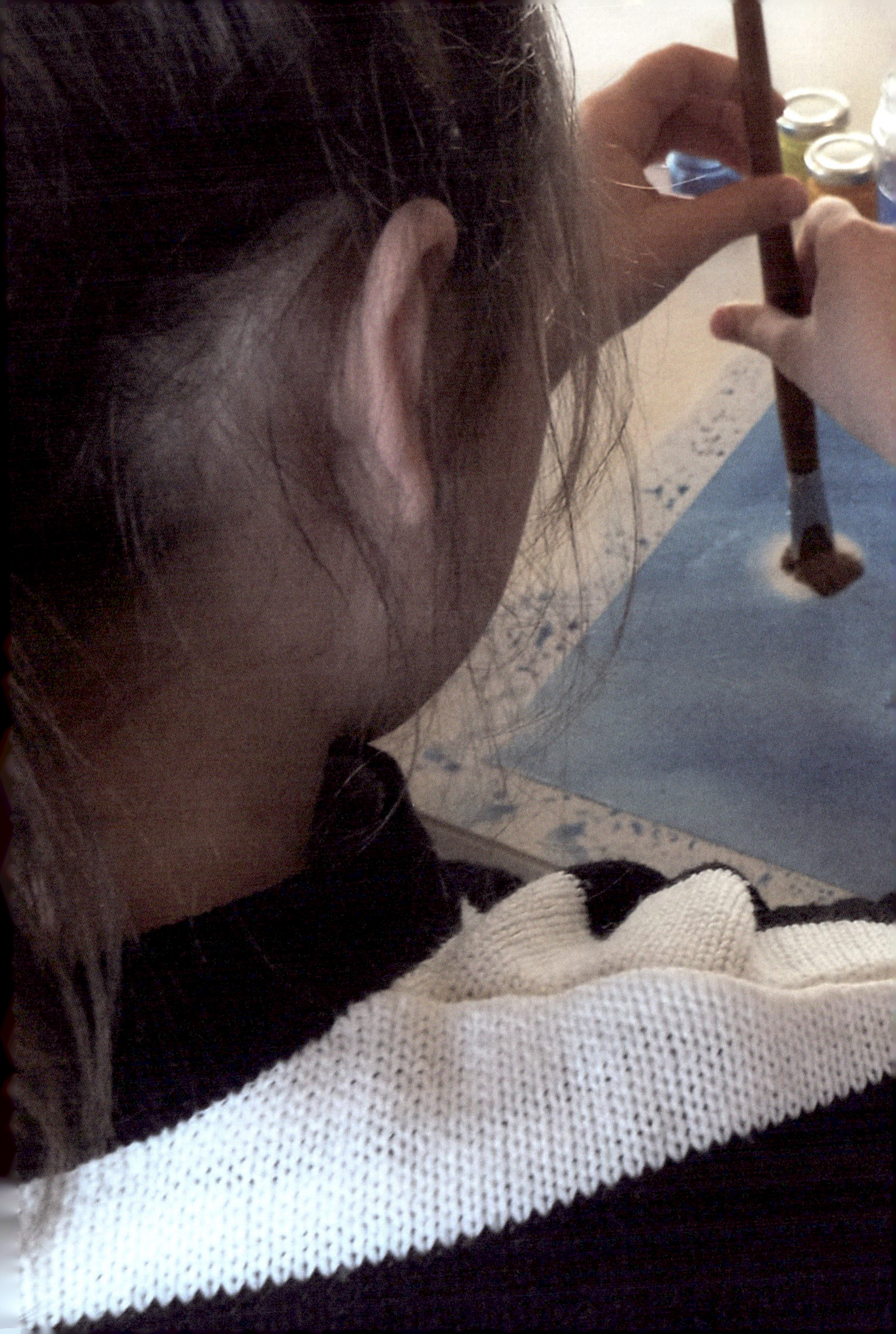

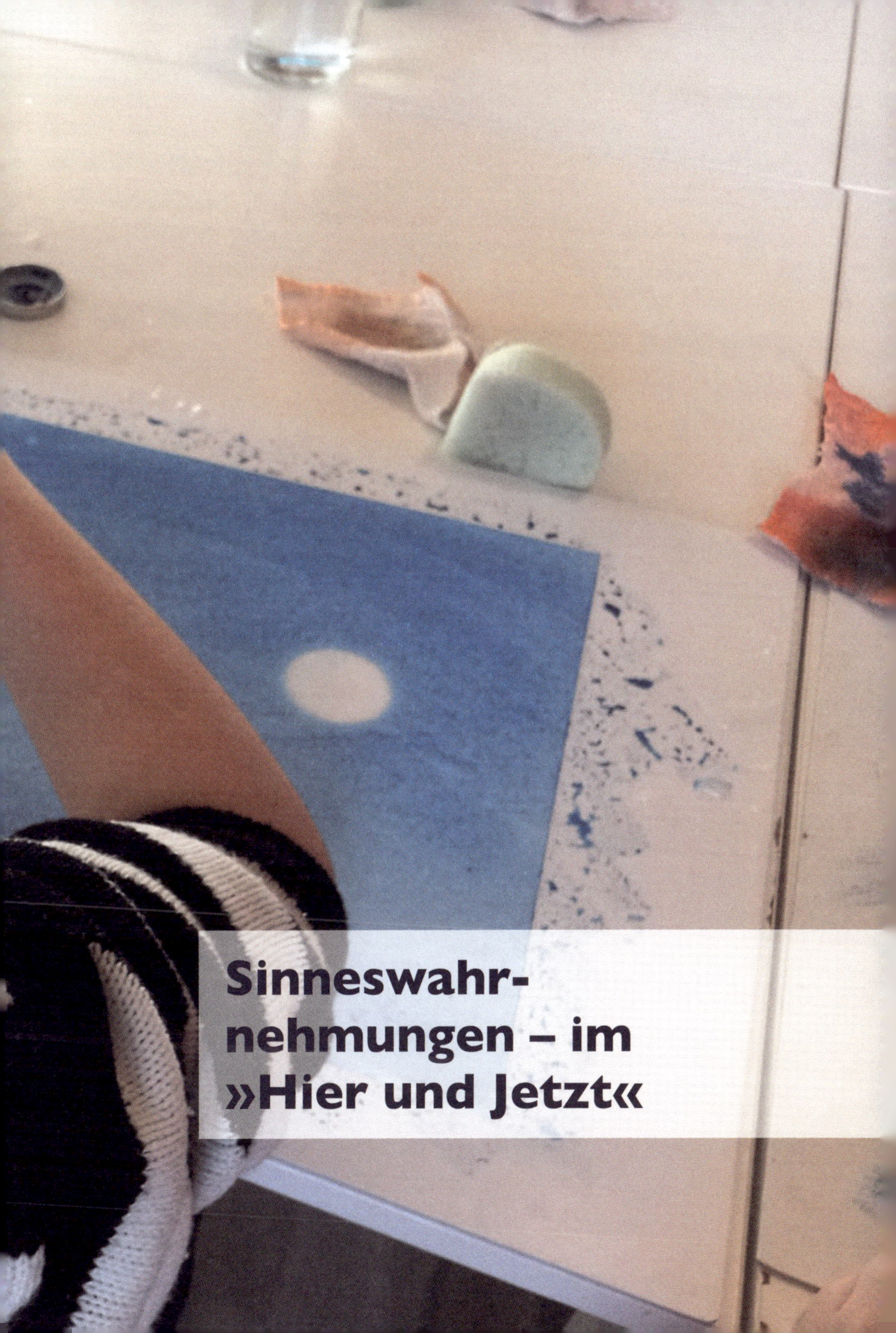

# Sinneswahrnehmungen – im »Hier und Jetzt«

Die Sinnespflege ist ein wichtiges Element der Notfall- und Traumapädagogik. Das Ankommen in der Gegenwart wird gefördert, indem die »Tore zur Außenwelt« im »Hier und Jetzt« geöffnet werden.

Im Folgenden wird ein kurzer Einblick in die 12 Sinne und die Sinneslehre[124] gegeben. Mit seinen Sinnen erfährt der Mensch die Fülle der Welt und sein Selbst. Alle Sinneswahrnehmungen sind Ich-Tätigkeiten, und somit sind sie Willenstätigkeiten,[125] was sich in unserer Sprache ausdrückt: Ich sehe, ich höre, ich nehme die anderen wahr, usw. Erkenntnisse beruhen auf Sinneswahrnehmungen. Der denkende Verstand ist in der Wahrnehmung nicht beteiligt.

*Erkenntnisse*

Die 12 Sinne können in einer Dreigliederung in körperliche, seelische und geistige Sinne unterteilt werden. Mehrere Sinne arbeiten im Menschen immer gleichzeitig zusammen. Sie ergänzen sich gegenseitig.

*12 Sinne*

Die vier Leibessinne, auch untere oder körperorientierte Sinne genannt, sind der Tastsinn, der Lebenssinn, der Bewegungssinn und der Gleichgewichtssinn. Mit ihnen nimmt sich der Mensch innerlich wahr.

| | | |
|---|---|---|
| obere oder geistigorientierte Sinne, vorstellungsverwandt, **Sinne des Begreifens?** | **Ichsinn**<br>**Gedankensinn**<br>**Wortesinn**<br>**Hörsinn** | äußere Sinne |
| mittlere oder seelenorientierte Sinne, gefühlsverwandt, **Sinne des Tastens?** | **Wärmesinn**<br>**Sehsinn**<br>**Geruchssinn** | äußerlich-innerliche Sinne |
| untere oder körperorientierte Sinne, willensverwandt | **Gleichgewichtssinn**<br>**Bewegungssinn**<br>**Lebenssinn**<br>**Tastsinn** | innere Sinne |

Die vier mittleren, seelischen, Sinne sind der Geruchssinn, der Geschmackssinn, der Sehsinn und der Wärmesinn. Mit diesen vier Sinnen lebt der Mensch in einer Wechselwirkung zwischen einer Wahrnehmung im eigenen Inneren und einem Miterleben mit der Außenwelt.

Zu den vier oberen, geistigen, Sinnen zählen der Hörsinn, der Sprachsinn, der Gedankensinn und der Ichsinn. Diese oberen Sinne verbinden uns mit der Außenwelt, sie vermitteln unseren erkennenden Verkehr mit ihr. Wenn das Wahrnehmen der Worte oder Gedanken anderer Menschen sich mit dem eigenen Seelischen verfärbt, ist kein objektives Wahrnehmen mehr möglich.

Da die körperorientierten oder basalen Sinne bei der Stabilisierung trauma-

Die vier basalen Sinne

tisierter Menschen eine wesentliche Rolle einnehmen, wird hier auf sie näher eingegangen, während die anderen nur kurz erwähnt werden.

Der **Tastsinn** vermittelt die Begegnung der eigenen Körperlichkeit mit einer fremden Körperlichkeit. Die eigenen Körpergrenzen werden mit diesem Sinn erfahren, was die Voraussetzungen für das Erkennen des eigenen Selbst und der Autonomie sind. Mit dem Tastsinn erfahren wir ein Anstoßen an der Außenwelt und erleben unser Begrenztsein. Dieser Vorgang findet innerhalb der Haut statt. Über seine Füße nimmt der Mensch beim Gehen wahr, dass er getragen wird. Man nimmt nicht den Boden wahr, sondern mit den über den ganzen Körper verteilten Druckpunkten (Pacini-Körperchen) die zurückgedrängte eigene Haut. Deswegen ist die Tastwahrnehmung ein inneres Erleben. Wie bei blinden Menschen zu sehen ist, reichen Tastempfindung jedoch auch über die eigene Körperlichkeit hinaus (Blindenstock).

Unser Selbstbewusstsein hat die Grundlage in unserem Tastsinn. Er ermöglicht eine verstärkte Selbstwahrnehmung in der Berührung von sich selbst (verschränkte Arme, übereinandergeschlagene Beine). Durch den Tastsinn erfährt der Mensch Geborgenheit, Vertrauen in die eigene Existenz und in das Dasein.

Wenn diese Geborgenheit vermittelnde Lebensgrundlage für kürzere oder längere Zeit gestört ist, entsteht als seelische Reaktion im Menschen die **Angst**. »Der Tastsinn drückt das Siegel unserer Persönlichkeit den Gegenständen unserer Umwelt auf. Dadurch empfinden wir ein starkes Maß an Sicherheit, das uns das Gefühl gibt »zu Hause zu sein«.[126] Das Tasten ist eine gemeinschaftliche Aufgabe mehrerer Sinne. Mit dem Geruchs-, Geschmacks-, Seh- und Wärmesinn kann tastend wahrgenommen werden. Daher können die mittleren Sinne mit dem Tastsinn als »*Sinne des Tastens*« bezeichnet werden.

Enge und Weite

Positive Einflüsse in der Erziehung von Kindern sind die Ausgewogenheit zwischen Sich-selbst-überlassen-Sein und Geborgenheit, rhythmische Wechsel von Binden und lösen, Enge und Weite, Pucken und freier Bewegungsmöglichkeit bei Säuglingen. Beim Pucken werden Kinder in den ersten Monaten eng in ein Tuch eingewickelt. Die Kinder erleben dabei ein Gefühl von haltgebender Sicherheit.

Negative Auswirkungen auf den Tastsinn haben Grenzüberschreitungen, Misshandlungen, (sexueller) Missbrauch und Folter.

Förderliche körperorientierte Methoden,[127] die während der notfall- und traumapädagogischen Einheiten gut zu integrieren sind: selbstständiges

Händewaschen, Einreibungen mit Öl oder Creme, Berührungen, Body-percussion, Fingerspiele, Tänze, achtsame Handführung beim Malen und Zeichnen, gegenseitiges Anmalen ohne Farbe mit trockenem oder nassem Pinsel, Überkreuzungen.

Der **Lebens-** oder **Vitalsinn** nimmt den inneren Zustand, die Zusammenarbeit und die Prozesse, wie Atmung, Wachstum, Verdauung, Müdigkeit und Körperwärme wahr. Er vermittelt dem Menschen ein einheitliches Gefühl von Wohlbefinden und Behaglichkeit, wenn alle inneren Prozesse stimmig und störungsfrei verlaufen. Bei Durst, Hunger, Unstimmigkeiten oder einem Mangel lässt uns der Lebenssinn ein Unbehagen wahrnehmen. Der Mensch fühlt ihn somit vor allem dann. Wenn alle Organe harmonisch zusammenwirken, beachten wir ihn meist nicht, da wir in Harmonie mit unserem eigenen Leib und der Umwelt sind.

*Wohlbefinden*

Durch ihn erlebt sich der Mensch innerlich als ein harmonisches, zusammenstimmendes Ganzes. Äußere Prozesse wie Unstimmigkeiten, Anspannung, Disharmonie und Harmonie im sozialen Umfeld werden ebenso vom Lebenssinn wahrgenommen.

Das vegetative Nervensystem ist das Organ des Lebenssinns. Es teilt sich in das sympathische und das parasympathische Nervensystem auf. Diese gegensätzlich wirkenden Systeme halten sich gegenseitig im Gleichgewicht. Beide versorgen jedes Gewebe und jedes Organ.

Alle rhythmischen Abläufe wie Tages- und Nachtrhythmen, Essenszeiten und Essenspausen (Sättigung und Hunger) und ein harmonisches, soziales Umfeld haben einen positiven Einfluss auf unseren Lebenssinn. Streit, Schock, psychischer Druck, (hoch-)angespannte soziale Beziehungen, Stress und Nervosität beeinflussen negativ wie auch unrhythmische Lebensgewohnheiten oder Ein- und Durchschlafstörungen.

Förderliche Maßnahmen, die in den notfall- und traumapädagogischen Einheiten beachtet und in diese integriert werden können, sind ein rhythmischer Aufbau, in dem sich ein- und ausatmende Methoden, Konzentration, Aktivität und ruhige Phasen abwechseln und der ganze Mensch im Denken, Fühlen und Wollen angesprochen wird. Erfahrungsgemäß ist es sinnvoll, bei Kindern einen Blick auch auf Grundbedürfnisse wie Trinken und Essen und auf wetter- und temperaturgemäße Kleidung zu richten. Manche Kinder kamen oft durstig und hungrig in die Gruppen. Erst wenn die primären Grundbedürfnisse befriedigt wurden, konnte die Aufmerksamkeit auf das Zeichnen oder Malen

*Grundbedüfnisse*

gerichtet werden. Andere waren zu müde und nutzten die Möglichkeit zum Schlafen. Die traumapädagogischen Gruppen mit Geflüchteten in den Unterkünften hatten den großen Vorteil, dass wir die Kinder über einen längeren Zeitraum kannten und somit die familiären Umstände, die Wohnsituation, die Möglichkeiten und Fähigkeiten der teils ebenso traumatisierten Eltern (und Geschwister) besser einschätzen konnten.

*irdisch-leibliche Heimat*

> »*Gleich wie der Tastsinn* uns mit einem «allgemeinen Gottgefühl» durchdringt und uns dadurch die innere Sicherheit unserer spirituellen Existenz vermittelt, gibt uns der Lebenssinn das Gefühl der irdisch-leiblichen Heimat, die wir in unserem Leibe haben. Durch Tast- und Lebenssinn empfindet der Mensch sich «dort» und «hier» zu Hause; er wird zum Bürger zweier Welten. Allerdings sind diese Empfindungen dumpf und steigen kaum über die Schwelle des Bewusstseins in das Gebiet der sonstigen Gefühle und Empfindungen herauf. Wie wir meistens den Boden nicht achten, über den wir schreiten, obwohl er uns trägt, so beachten wir auch kaum die Grundgefühle, die uns der Tast- und der Lebenssinn vermitteln; dennoch sind sie das Fundament, auf das wir die Selbstverständlichkeit unserer alltäglichen Existenz aufrichten; sie geben der Seele die Verankerung im Erdendasein, in welchem sie selbst ein Fremdling ist.« [128]

Genau dieser Boden, auf dem die *Selbstverständlichkeit der alltäglichen Existenz* fußt, ist bei traumatisierten Menschen erschüttert oder sogar völlig zerstört.

*freie Seele*

Der **Bewegungssinn** lässt den Menschen die Stellung und Lage der einzelnen Körperteile zueinander und deren Position und Änderung im Raum wahrnehmen. Durch ihn nehmen wir wahr, ob wir in Ruhe oder in Bewegung sind. Durch ihn werden die Formen, die Zwischenräume und Entfernungen, die wir sehen, und die Qualität der Bewegung wahrgenommen. Durch diesen Sinn erlangt der Mensch die Freiheit, die sich im freien Handeln der beweglichen Arme zeigt. Nach R. Steiner kann sich der Mensch durch diesen Sinn als freie Seele empfinden.

Sinnvolle Bewegungsabläufe, selbstbestimmte Handlungs- und Spielmöglichkeiten und Bewegungen haben einen positiven Einfluss.

Negative Einflüsse sind fehlende Anregungen und Möglichkeiten zu aktivem Spielen und Handeln. Wenn innerer Rückzug, Niedergeschlagenheit, Depressionen und ein Eingefrorensein zu Bewegungsarmut führen,

*Bewegung und Freude*

unterstützt wiederum die Bewegung das Gefühl der Freude, wirkt der Niedergeschlagenheit entgegen. Wie die Furcht, der Ekel, die Trauer, die Wut, die Verachtung und die Überraschung lebt als Basisgefühl[129] im Menschen die Freude. Sie ist das einzig eindeutige »positive Grundgefühl«. Bei kleinen Kindern ist zu beobachten, wie unmittelbar Bewegung und Freude miteinander verbunden sind. Ein wesentlicher therapeutischer Aspekt bei Menschen mit Depressionen ist die Bewegung.

Förderliche Maßnahmen, die in die Notfall- und Traumapädagogik integriert werden können, sind die verschiedenen Bewegungsmöglichkeiten zur Grob- und Feinmotorik, Bewegungs- und Ballspiele oder Handarbeiten wie Weben und Filzen. Werken mit Holz und Plastizieren mit Knetwachs oder Ton sind wie das Schnippeln von Obst oder Gemüse und das Kneten eines Teigs förderlich. Wie eng mehrere Sinne zusammenwirken, zeigt sich u. a. bei den Tastwahrnehmungen dieser Beispiele.

Durch den **Gleichgewichtssinn**, auch Orientierungssinn genannt, erfährt der Mensch die Dreidimensionalität des ihn umgebenden Raumes. Die Umwelt wird wahrgenommen, die Beziehung von Innen und Außen erlebbar. Der aufrechte Gang, mit der sich der Mensch der Schwere entheben kann, braucht als Grundlage den Gleichgewichts- und den Tastsinn. Mit dem Gleichgewichtssinn findet er den eigenen Schwerpunkt und Mittelpunkt des körperlichen Selbstbewusstseins. Es bildet die Grundlage zur inneren Ruhe und Zentriertheit.

Ist eine Unterscheidung von oben und unten nicht mehr möglich, kann sich der Mensch nicht mehr aufrecht halten und fällt um. Ist das Organ des Gleichgewichtssinns, die drei Bogengänge im Ohr verletzt, ist keine Orientierung mehr möglich. Er ist nicht nur für die Wahrnehmung des physischen Gleichgewichts zuständig, sondern auch für das Seelische. Er ermöglicht uns, sich als gleiches, bleibendens, geistiges Wesen unabhängig von Raum und Zeit zu erleben und ist Grundlage für das Erleben des »Ich bin«. Der Gleichgewichtssinn ermöglicht dem Menschen innere Ruhe und Sicherheit. Ist das seelische Gleichgewicht verloren gegangen, verschwindet die innere Ruhe, sich als geistiges Wesen wahrzunehmen.

*innere Ruhe und Sicherheit*

Gleichgewichtsübungen wie das Balancieren im Gehen und Hüpfen oder das Balancieren von Gegenständen haben einen positiven Einfluss und lassen sich gut in die Notfall- und Traumapädagogik integrieren. Koordinationsübungen auf einem Bein stehend, in denen die Gliedmaßen gleichzeitig unterschiedliche Bewegungen ausführen, fördern zudem auch besonders den Eigenbewegungssinn. Bewegungsarmut dagegen wirkt sich negativ aus.

Auf der seelischen Ebene bringt es uns innerlich zur Ruhe, wenn wir uns im Gleichgewicht befinden. Der Gleichgewichtssinn ermöglicht es, mich als dieselbe Person unabhängig von Raum und Zeit zu erleben. Die innere Gewissheit, morgen so zu sein wie heute, gibt Vertrauen und Sicherheit. Traumatisierte Menschen haben durch das Trauma einen biografischen Bruch erfahren, der dies nicht mehr als selbstverständlich erleben lässt.

*Grundlage für Selbstbewusstsein*

Die vier willensorientierten Sinne bilden die tägliche Grundlage unseres Selbstempfindens und Selbstbewusstseins. Sie geben uns einen zuverlässigen, tragenden Boden, auf dem die seelischen und geistigen Sinneserfahrungen gemacht werden können. Beim Trauma verliert der Mensch diesen Boden. Durch das grenzüberschreitende, gewaltsame Aufdrücken eines »fremden Willens« und der dadurch erlebten Ohnmacht und verlorenen gegangenen Willenskraft sind die Wahrnehmugsmöglichkeiten eingeschränkt. Die Existenzgrundlage wird bis zum Identitätsverlust gänzlich ausgelöscht.

Im Zeichnen, Malen und Plastizieren mit traumatisierten Menschen finden die unteren Sinne deshalb innerhalb der Notfall- und Kunsttraumapädagogik eine besondere Berücksichtigung.

Sie bilden die Grundlage für die gesamte individuelle Entwicklung und das Leben eines Menschen.

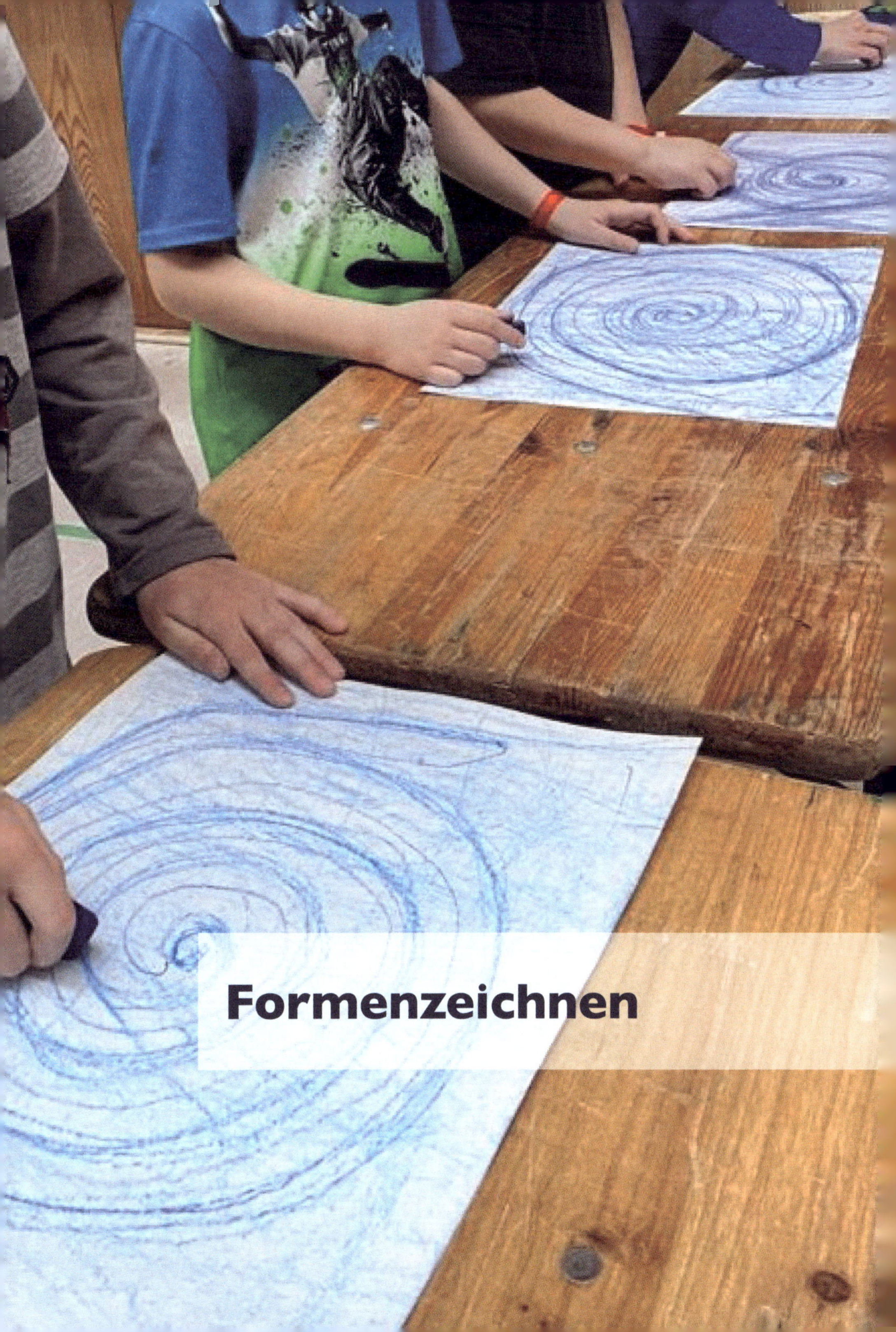

# Formenzeichnen

Ornamente und sich wiederholende Muster finden sich in etlichen Kulturen in einer Kunst, die aus Linien entstanden ist. Die »Linienkunst«, ars lineandi, findet sich bei den Langobarden zwischen dem 8. bis zum 12. Jahrhundert.[130] Beim phänomenologischen Betrachten der Abbildungen der Steinmetzkunst u.a. aus Venedig, Florenz, Rom und Ravenna in dem Buch »Langobardische Kunst«[131] fangen die Formen »zu sprechen« an. Durch das aktive Schauen beginnen die Betrachtenden, die in den toten Stein geschlagenen Flechtmuster, Linien und Formen, innerlich mitzubewegen und mitzugestalten. Ein lebendiger Prozess des schöpferischen Werdens, des sich miteinander Verbindens und wieder Lösens, um sich dann erneut zu verbinden usw., ist im aktiven Betrachten und besonders im eigenständigen Zeichnen der Flechtmuster gut zu erleben. Das Formenzeichnen schöpft Flechtmuster aus der langobardischen Kunst, die von Rudolf Kutzli erforscht wurden. Eine Vielfalt von Formen, u.a. von Flechtbändern, finden sich in dem Buch »*Entfaltung schöpferischer Kräfte durch lebendiges Formenzeichnen.*[132]

*Verbinden und lösen*

Auch im keltischen Kulturraum der britischen Inseln und Irlands finden sich Ströme lebendiger Formensprache, wie bei den Hochkreuzen und dem Silberkessel von Gundestrup.[133] Sie wachsen wie aus der Fläche lebendig heraus, sind keinesfalls aufgesetzte Dekoration.

Im Formenzeichnen wird diese Lebendigkeit der strömenden Bewegungen wieder erlebbar, angeregt und gefördert. Die Bewegung wird von den Zeichnenden geführt, in eine Richtung gelenkt und »gebändigt«. Die Lebensprozesse, die Vitalität und das rhythmische System werden stimuliert. Ein Zentrieren und sich Weiten, ein Binden, Formen und Lösen wechseln sich ein- und ausatmend ab. Die Formen wirken im rhythmischen Wechsel von Beruhigen und Anregen harmonisierend und stärken die innere Mitte. Unsere Atmung schwingt mit den Formen und unser Herz wird berührt. Vor allem, wenn das Tätigsein beseelt und von Empfindungen begleitet ist, wirken sich alle rhythmischen Tätigkeiten gesundend und willensstärkend auf den Menschen aus.

*willenstärkende Rhythmen*

Bewegung ist nötig, um eine Form entstehen zu lassen. Mit der gezeichneten Linie wird die Bewegung als eine hinterlassene Spur in die Sichtbarkeit gebracht. Wir werden angeregt, die Formen vielfältig und spielerisch weiterzuentwickeln und zu verändern, wobei Leichtigkeit und schöpferische Freude entstehen können.

*Sinnesaktivitäten*

Beim Formenzeichen bewegen wir die Linien innerlich mit, tasten sie ab (Tastsinn) und spüren, ob sie im Gleichwicht von rechts und links und oben und unten (Himmlischen und Irdischen) sind (Gleichgewichtssinn).

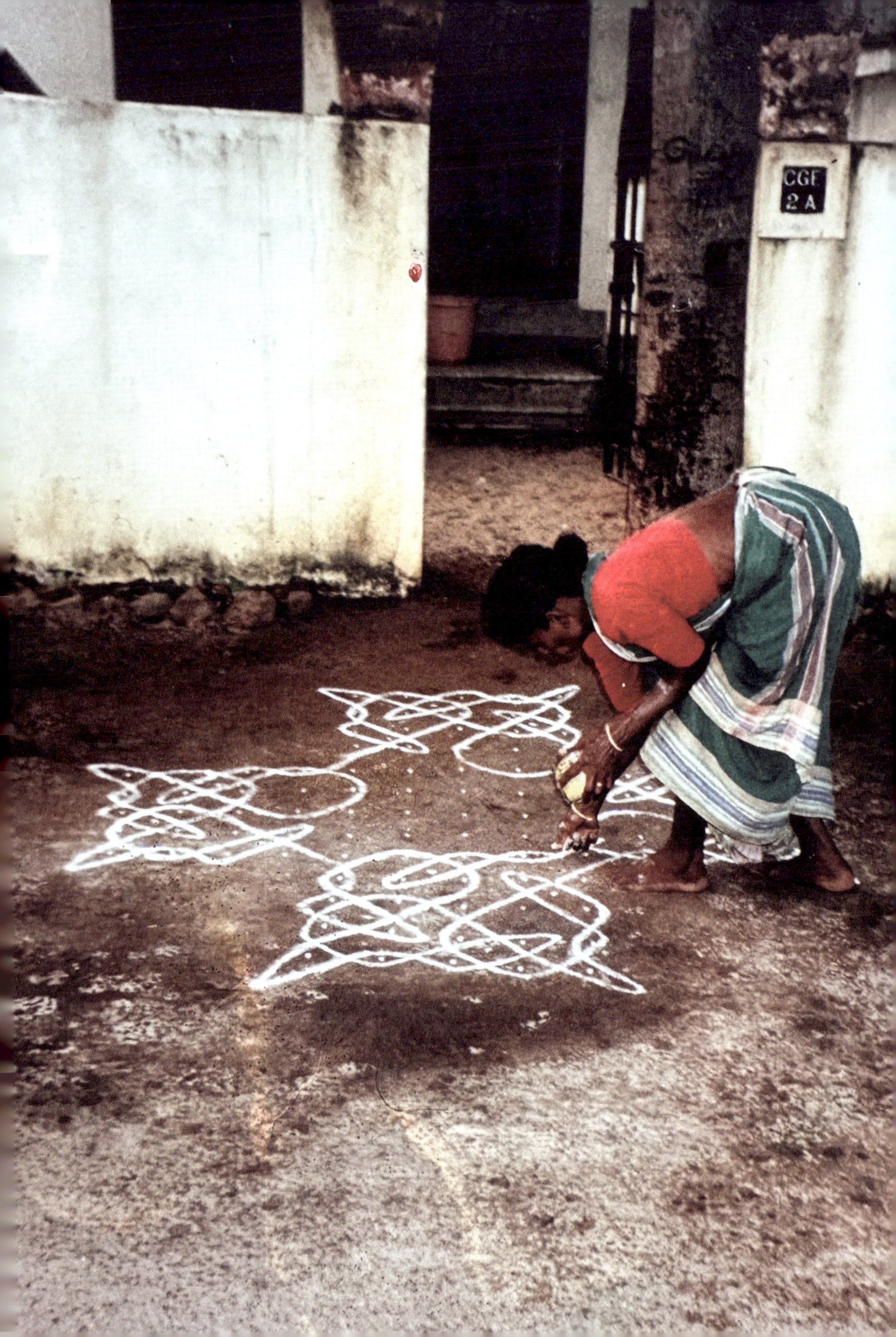
CGF
2 A

Beim Zeichnen von strömenden, fließenden Formen kann eine tänzerische und musikalische Choreografie erspürt werden (Tast- und Bewegungssinn). Wir bewegen die Formen innerlich (Bewegungssinn).[134] Mit dem Stift, der die Verlängerung der eigenen Hand ist, bin ich in einer achtsamen Tastbewegung. Doch auch der Sehsinn verfolgt tastend die Bewegungsspuren und das Entstehen der Formen. Das Formenzeichnen fördert ein neues fühlendes Sehen, mit dem die Lebendigkeit und Musikalität erlebt werden. Das »Formen-Sehen« wird zum »Formen-Fühlen«. Um eine Ausgewogenheit, Harmonie, Regelmäßigkeit und gegebenenfalls eine Symmetrie zu gestalten, gebrauchen die Zeichnenden ihren Gleichgewichtssinn. Mit dem aktiven Schauen, dem werdenden Entstehen lebendiger, fließender und sinnvoller Formen wird ein Wohlbefinden und innerliches Behagen im Lebensgefühl erzeugt (Lebenssinn). Die verwendeten Kreiden beinhalten Bienenwachs. Der Geruchssinn wird angesprochen. Rhythmisch gesprochene Worte können das Formenzeichnen zur besseren Orientierung begleiten (Hörsinn). Oder es wird während des Zeichnens leiser im Raum. Stille ist zu hören.

*fühlendes Sehen*

In den Formen liegen Gesetzmäßigkeiten, Harmonien und Ordnungen, die den Formen selbst innewohnen und im Zeichnen ertastet, errungen und erlebt werden.

*Ordnende Gesetzmäßigkeiten*

Traumatisierte Menschen haben den Verlust bestehender Ordnungen oder Gesetzmäßigkeiten erfahren. Sie haben gerade bei Man-made-Disasters erlebt, dass es keine menschliche Zuverlässigkeit im Einhalten vereinbarter (oder unausgesprochener) Regeln, Gesetze und Grenzen des Zusammenlebens gibt. Die Gesetzmäßigkeiten und Ordnungen der Formen beim Formenzeichnen sind unabhängig von jeglicher menschlichen Willkür. In ihnen lebt eine Transparenz und Klarheit. Sie geben Orientierung und Halt. Sie haben Bestand.

Bei Kindern, Jugendlichen und Erwachsenen, die Schwierigkeiten im Einhalten von Regeln haben, fördern die Orientierung und Halt gebenden Gesetzmäßigkeiten, die in den Formen liegen, Ordnungen zu beachten. Nicht ein Mensch schreibt »wie von außen« Regeln vor, sondern Ordnung, Gesetzmäßigkeit und Notwendigkeit liegen in der Form selbst, die es zu beachten gilt, wenn die Form gelingen soll. Sie werden aus dem Impuls des Zeichnenden eigenständig gegriffen und eingehalten.

Für Menschen, denen das Einhalten von Regeln und Begrenzungen schwerfällt, hat das Formenzeichenen auch einen erziehenden und übenden Charakter.

**< Indische Frau vor ihrer Haustür.**

Traumatisierte Menschen werden im Formenzeichnen in ihrer (Neu)-Orientierung und Fokussierung unterstützt und gefordert. Die Förderung der Konzentration und Zentrierung bleibt im Formenzeichnen nicht im rein Intellektuellen, sondern geht bis in die tätige Hand hinein und bildet sich im äußeren Sichtbarwerden der Form ab.

*In einer traumapädagogischen Kindergruppe* mit bis zu zehn geflüchteten Kindern zwischen 7 und 12 Jahren gab es vier Kinder, denen es kaum möglich war, sich an Absprachen oder Regeln zu halten. Das Spektrum ging von sexualisierten verbalen und körperlichen Grenzüberschreitungen bis zum Stehlen von Spielzeug. Es war ihnen nicht möglich, fünf Minuten im Kreis in die Inhalte unseres Rituals einzutauchen, ohne die Gruppenprozesse mehrmals zu stören oder sich gänzlich zu verweigern. Die vier Kinder brachten uns Erwachsene (wir waren zu zweit) an unsere Grenzen. Wir verloren mehrere Kinder aus der Gruppe, die aufgrund der Grenzüberschreitungen dieser Kinder wegblieben.

*Orientierung*

Beim Formenzeichnen saßen die Vier jedoch meist konzentriert vor ihrem Papier und rangen fokussiert und ernsthaft um die Formen. In ihren Zeichnungen spiegelten sich anfangs, selbst bei einfachen Formen, vor allem die Überforderung in der Orientierung und ein verlorenes Zentrum und Gleichgewicht wider.

Da die Frustrationstoleranz gering war, wurden die Kinder engmaschig von uns begleitet. Die Bewegungen und Richtungen unterstützendes Sprechen gab ihnen Orientierung und ermöglichte es ihnen, in strömende und fließende Bewegungen zu gelangen. Teils zeigten wir mit unseren Fingern die Spur auf dem Blatt, »liefen ein paar Zentimeter voraus« und das Kind folgte unserem Finger mit seiner Kreide. Ein anderes Kind wurde anfangs mit Handführung[135] unterstützt, da seine Ängstlichkeit und Unsicherheit zu groß waren, um sich eigenständig zu bewegen.

Das Formenzeichnen nahm über einige Wochen einen verlässlichen Platz in der Gruppenstruktur ein. Das Grundieren des Blattes wurde zur Gewohnheit, das Wiedererkennen mancher Elemente innerhalb wechselnder Formen gab den Kindern Zuversicht, dass sie auch eine neue Form meistern können.

Vor dem Zeichnen auf Papier können die Formen auf den Boden als unterstützende Orientierungshilfe, z. B. mit Kreide, aufgezeichnet oder mit einem Seil (auch von den Kindern selbst) gelegt werden. Anschließend werden die

Formen gelaufen und in der Bewegung mit dem ganzen Leib ergriffen. Orientierungs- und sicherheitsgebend ist vor dem Formenzeichen auf dem Papier ein unsichtbares Zeichnen der Formen in der Luft.

Immer wieder ist zu erleben, dass den Kindern, nachdem sie eine Nacht geschlafen haben, die Form am nächsten Tag besser gelingt. Hier kann der Rhythmus von Tag und Nacht mit einbezogen werden. Die zeichnende Aktivität am Tag einerseits und das Loslassen der Formen in der Nacht andererseits sind wie ein rhythmischer, stabilisierender Ein- und Ausatmungsprozess.

*Differnzierung*

Eine Differenzierung in Gruppen mit dem Zeichnen komplexerer Formen verkürzt die »Leerlaufzeit« unterforderter Kinder und Jugendlicher.[136] Überforderten kann dagegen das Wiederholen oder Variieren bekannter Formen ermöglicht oder einfachere Formen zur Verfügung gestellt werden.

Formen können als Kärtchen ausgeschnitten und individuell verteilt werden, wenn es den Lehrenden, wie in Kriegssituationen, zeitlich und aufgrund von Erschöpfung nicht möglich ist, alle Formen selbst vorzuzeichnen. Differenzierungen, die auf die Bedürfnisse und Fähigkeiten der Einzelnen abgestimmt werden können, sind dadurch einfacher möglich. Alle können somit in ihrem eigenen Tempo arbeiten.

*Farbe vor Form*

Ich empfehle, nur eine Farbe für eine Form zu verwenden. Farbe geht vor Form! Das bedeutet, dass wir mit unseren Augen immer zuerst die Farben wahrnehmen, anschließend erst die Formen. Im Formenzeichnen ist die Form das Wesentliche. Würde sie aus mehreren Farben bestehen, wären die Klarheit, die Eindeutigkeit und die Ordnung der Form eingetrübt. Bitte jedoch nicht dogmatisch damit umgehen. Es gibt Situationen, die die Mehrfarbigkeit durchaus rechtfertigen.

*Beispiel*

*Ein 4-jähriger ukrainischer Junge* kam seit über einem Jahr wöchentlich in eine traumapädagogische Kindergruppe. Auffallend waren seine Sprunghaftigkeit und sein Tatendrang mit einhergehenden Überschreitungen der Grenzen der anderen Kinder. Das äußerte sich unter anderem durch Umschmeißen der gebauten Türme und absichtlichem »Hineinkritzeln« in die Bilder anderer Kinder.

Seine Aufmerksamkeitsspanne war gering. Kurzzeitig gelang es ihm, sich mit einem Thema oder Spiel zu beschäftigen. Anschließend suchte er mit seinem Blick die Umgebung ab, ging zum nächsten Kind, um es zu ärgern oder zu provozieren. Immer erreichte er mit seinem Verhalten eine besondere Aufmerksamkeit aller Teilnehmenden. Alle hatten ihn im Blick. Vor kurzem forderte er mich auf, sein Wachsblöckchen mit ihm gemeinsam zu halten und zu zeichnen. Mit leichter Führung meinerseits konnte er in eine koordinierte sich wiederholende Bewegung einer sich ein- und auswickelnden Spirale gelangen. Anfangs mit der Geschwindigkeit eines Rennfahrers, konnte er sein Zeichnen allmählich verlangsamen. Mit Freude raste er hinein zum Mittelpunkt und wieder hinaus in die Peripherie. Die Begrenztheit des Blattes Papier gab ihm eine Grenze, die er, ohne es zu thematisieren, in dieser Situation einhalten konnte. Dann reichte er mir eine Farbe nach der nächsten, mit der er die gleichen Bewegungen wiederholte, jedes Mal mich auffordernd, das Blöckchen mit festzuhalten.

Der Wechsel der Farben entsprach seiner Sprunghaftigkeit. Er konnte mit einer anderen Farbe seine neue Bewegungsspur deutlich sehen. Es gelang ihm so, in die Spiralform vertiefend einzutauchen, sie zu spüren und dabei sein Bewegungsbedürfnis auszuleben. Hätte ich auf eine Farbe bestanden, wäre er vermutlich zu einer anderen Tätigkeit übergegangen.

*Zeitdauer*

Die erlebten Wiederholungen wirkten stabilisierend, brachten ihn mehr zu sich und er wurde ruhiger. Dies zeigte sich auch in seinem anschließenden Spiel- und Interaktionsverhalten innerhalb der Gruppe.

Die Dauer des Formenzeichnens ist individuell abzustimmen und ist an den Einzelnen meist gut ablesbar. Für Menschen mit einer geringen Aufmerksamkeitsspanne können fünf Minuten viel sein, andere dagegen tauchen gerne 30–45 Minuten in das Formenzeichnen ein. Verliert oder verbeißt sich eine Person darin, oder geht über seine Kräfte, ist es ratsam, ihm die Grenze von außen zu geben.

*geringe Vorbereitungszeit*

Ein großer Vorteil des Formenzeichnens besteht in der geringen Vorbereitungszeit. Mit wenig Material und als kurze Einheit von 5–10 Minuten kann es flexibel in bereits bestehende Gruppen- oder Klassenstrukturen eingeschoben werden.

Es ist eine geeignete Methode für unterschiedliche örtliche Gegebenheiten, die auch auf dem Fußboden sitzend möglich ist. Die Materialien können in der Natur gesammelt werden. In die Erde und auf Wegen können mit Stöcken, Steinen oder angebrannten Hölzern lebendige Formen gezeichnet werden.

Für Innenräume hat sich zudem das Zeichnen mit Tafelkreiden auf dunklen Holzbrettern bewährt.[137] Diese können nach jeder Form wieder abgewischt werden. Meist wird beim Formenzeichnen mit Kindern mit Wachskreiden, Wachsblöcken und Tafelkreiden im Grundschulalter gezeichnet. Bei Älteren sind Buntstifte, Kohle- oder Bleistifte angemessener.

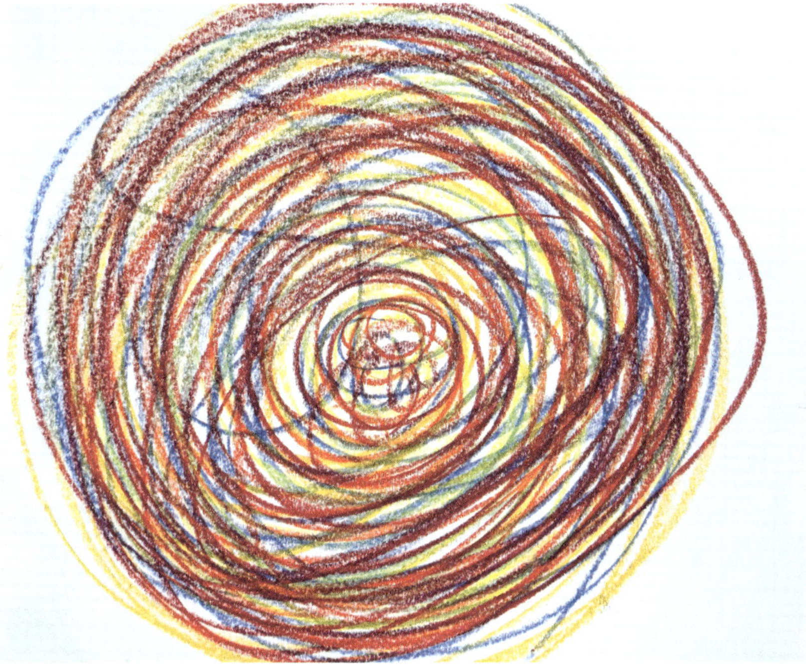

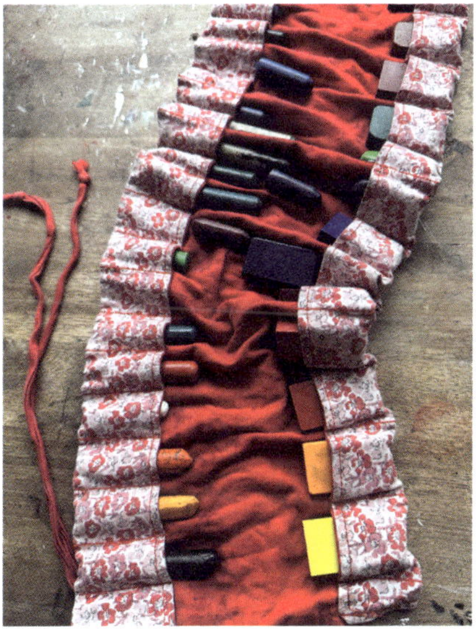

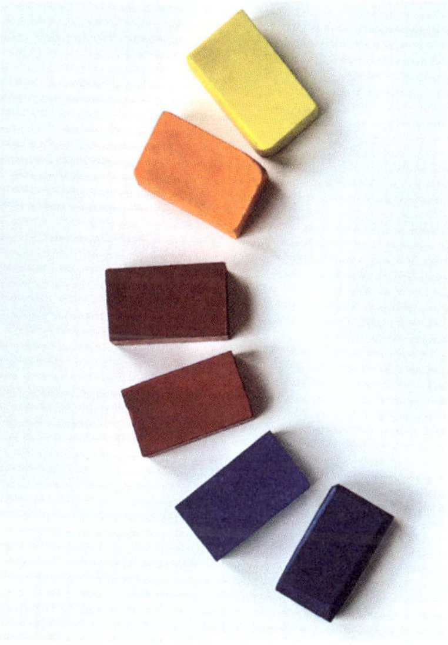

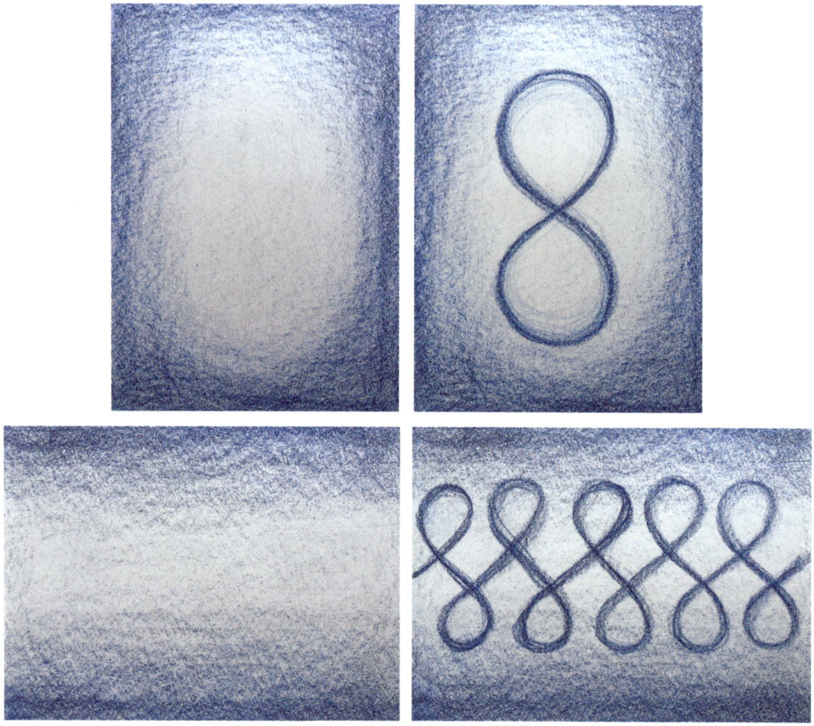

*Materialien*

Doch können Formen auch mit Materialien, die im Freien und der Natur vorhanden sind, gezeichnet werden. Mit einem Stock in den Sand, mit einem Stein auf den Asphalt oder einem Stück schwarzer Kohle auf eine Wand können lebendige Formen im Freien gezeichnet werden.

*Bildaufbau*

Um einer möglichen Scheu gegenüber dem leeren weißen Blatt entgegenzuwirken, ist es hilfreich, das Blatt Papier mit einer Farbe zu grundieren, um den »Schrecken der Leere« oder die »Angst vor dem Nichts« zu nehmen. Zudem wird die Fläche durch die zarte Farbschicht belebter.

Wenn keine Wachsblöckchen vorhanden sind, können auch (Wachs-)Kreiden abgebrochen und mit der Breitseite verwendet werden, um ein flächiges Malen zu ermöglichen. Ein breiterer Rahmen mit Übergängen zur Mitte hin bildet einen hüllenden Schutz für die Form, die anschließend hineingezeichnet wird. Das strahlende Licht sollte genug Raum haben, sich auszubreiten, und dennoch durch die Dunkelheit geschützt sein.

Ein langsames Ertasten der Formen mit anfangs zart gezogenen Linien, die sich langsam verdichten, lässt die Formen allmählich sichtbar werden. Dem Anspruch eines sofortigen perfekten Gelingens und damit einhergehenden Frustrationserlebnisssen wird dadurch entgegengewirkt. Durch das rhythmische Zeichnen der Form mit mehreren Linien kann korrigierend auf die Formen eingewirkt werden. Bei jeder Wiederholung besteht eine erneute Chance, sich den Harmonien und den Gesetzmäßigkeiten, die in den Formen liegen, anzunähern, sie auszugleichen und zu einem vertieften Erleben zu gelangen.

*wiederholendes Ertasten*

Bei der Papierwahl kann folgendes beachtet werden. Manchen reicht das Format einer Briefmarke, andere dagegen bräuchten eine ganze Wand, um genug Platz für ihren Gestaltungsprozess zu erleben. Die eigenen (gegenwärtigen) Lebenskräfte und Emotionen spielen bei diesen Bedürfnissen eine Rolle. Wieviel Raum ein Mensch braucht, um sich auszudrücken, ist unterschiedlich. Die meisten sind jedoch erfahrungsgemäß mit Din A3 ganz zufrieden. Auf dieser Größe kann ein Überblick behalten werden. Was ich überschauen kann, gibt mir Sicherheit und Kontrollmöglichkeiten. Gleichzeitig bietet sie auch bei fortlaufenden Formen genug Raum, um in einen Rhythmus zu kommen.

*Hoch- und Querformat*

Es ist nicht unerheblich, ob eine Form im Hoch- oder im Querformat gezeichnet wird. Während das Hochformat die aufrichtende Kraft und Wachheit im Menschen unterstützt, bringt das Papier im Querformat eher in eine träumende Ruhe.

Bei fortlaufenden Formen im Querformat kann der obere und untere Rand des Blattes verdichtet werden, was eine haltgebende Wirkung hat und dennoch den aus der Unendlichkeit kommenden und in die Unendlichkeit laufenden Formen alle Freiheit gibt.

Die folgenden Beispiele im Formenzeichnen und im Formenmalen in der Nass-in-Nass-Technik können sowohl bei Kindern und Jugendlichen als auch bei Erwachsenen angewendet werden.

Zudem ist das Formenzeichnen eine effektive Methode zur eigenen Selbstfürsorge. Mit seinen rhythmischen Wiederholungen wirkt es belebend und gegen Erschöpfung. Es unterstützt die Fokussierung und Konzentration, bringt in die Stille und fördert das inner-seelische Gleichgewicht.

Im Folgenden werden dazu die verschiedenen Möglichkeiten und Wirkungsweisen des Formenzeichnens differenzierter beschrieben.

## Geschlossene Formen

Schließt sich eine Linie wieder und bildet damit eine Fläche, die sich von ihrem Umkreis abtrennt, sprechen wir von einer geschlossenen Form. Mit der Linie wird bei den »geschlossenen Formen« eine Abgrenzung zwischen einem »Innen« und einem »Außen« gezogen. Die Zeichnenden bilden eine schützende Grenze zwischen einer Innen- und einer Außenwelt. Der Innenraum wird zu einem sicheren Ort. Das Selbsterschaffen eigener Grenzen und eines inneren sicheren Ortes nach gewaltvollen psychischen und / oder physischen Grenzüberschreitungen wird mit Zeichnen geschlossener Formen geübt.

*schützende Grenze*

Diese Formen haben immer ein Zentrum, rechts und links, oben und unten. Der tätige Mensch ist während des Zeichnens aufgefordert, dieses Zentrum im Bewusstsein zu halten und es fühlend zu ertasten. Dieser Vorgang zentriert. Dazu ist eine Orientierung im Raum notwendig. Mit dem Gleichgewichtssinn werden die Symmetrien von rechts und links und von oben und unten erspürt. Der Vorgang erfordert Fokussierung und Konzentration, damit die Form gelingen kann. Er bringt in die Gegenwart, ins Hier und Jetzt. Bestenfalls haben Gedankenschleifen zu Vergangenem oder Zukünftigem »Pause«.

### Kreis und Punkt, Punkt und Kreis

Mit mehreren Umrundungen wird der Kreis mit den Linien achtsam suchend – auch mit Richtungswechseln – ertastet. Das Bewusstsein und Erleben werden nicht nur auf den Kreis als solches gelenkt, sondern auf die sich bildende Grenze zwischen einem »Innen« und einem »Außen«. Die Zeichnenden schaffen eine schützende Hülle für den Innenraum und eine Abgrenzung zum Außenraum. Anschließend wird ein Punkt in die Mitte des Kreises mit dem Bewusstsein und Erleben: »Ich bin.« gesetzt. Umgekehrt kann mit dem Punkt begonnen werden, der anfangs »allein« auf dem Blatt steht. Um diesen bilden die Zeichnenden selbstständig mit dem Kreis ihren eignen Schutzraum ...

*zentrierter Mittelpunkt*

Diese Übung erfordert Achtsamkeit in der Linienführung und ein ständiges Bewusstsein für den Mittelpunkt. Sie kann als Anfangsübung einige Minuten zum gegenwärtigen Ankommen dienen. Scheinbar simpel wirkend, beinhaltet diese Tätigkeit wesentliche und hilfreiche Elemente für traumatisierte Menschen.

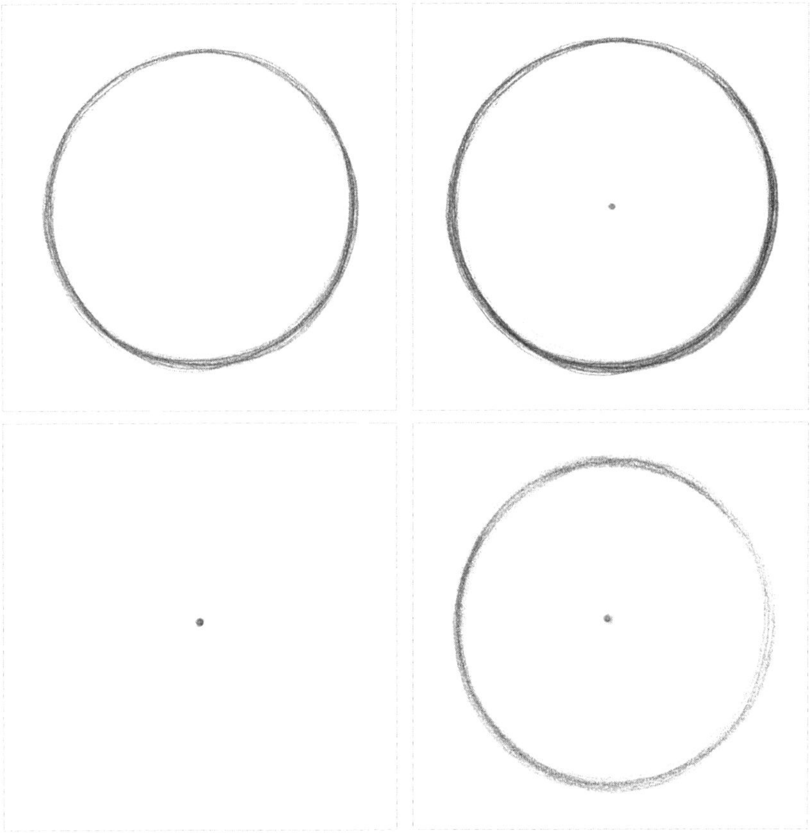

Im Denken fördert sie die Konzentration und die Fokussierung und ein Sich-seiner-selbst-bewusst-Werden. Mit dem fühlenden Herzen kann die eigene Existenz und Individualität erlebt werden. Selbstwirksamkeit und Handlungsfähigkeit werden beim Zeichnen schützender Grenzen erlebt.

*Selbstheit fühlen*

»… *in der Form kann die Selbstheit,* die Ichheit empfunden werden, und zwar, wenn man vom rein mathematischen Formwissen zum Formfühlen übergeht, dann wird man stets empfinden bei dem völligen Kreis die Ichheit, die Selbstheit. Kreis fühlen würde heißen Selbstheit fühlen. Kreis fühlen in der Ebene, Kugel fühlen im Raum, ist Selbstheit fühlen, Ich fühlen.« [138]

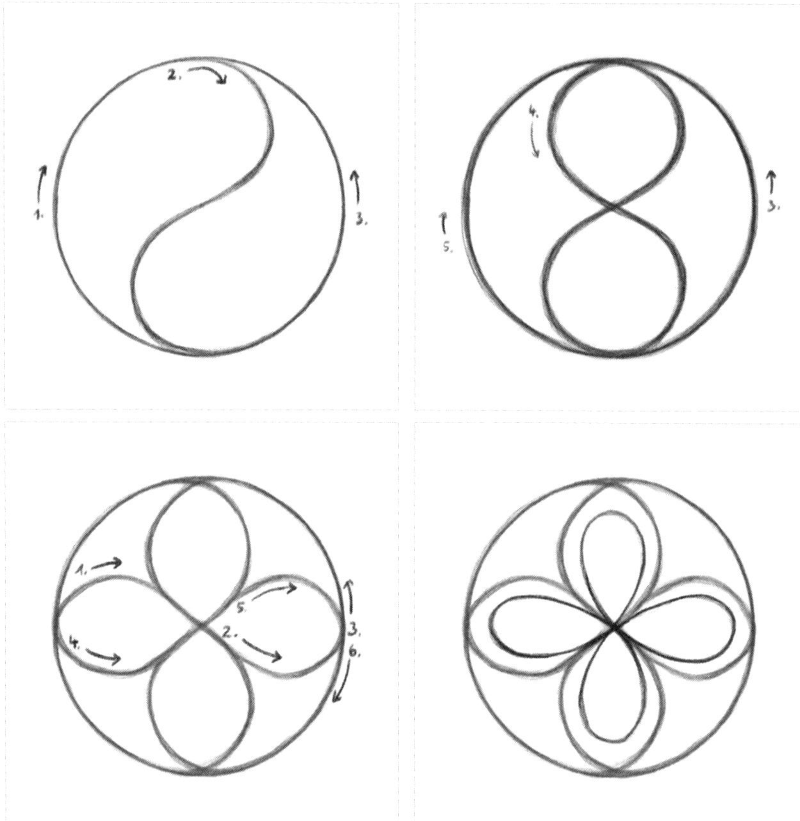


*individuelle Gestaltungskräfte*

Der Kreis kann als Ausgangpunkt für ein reiches Innenleben genutzt werden, das spielerisch und variationsreich individuell gestaltet werden kann. Im folgenden Beispiel gibt es einen wiederkehrenden Wechsel zwischen dem Tätigsein im Innenraum und der hüllenden Kreislinie. Abb. 1–3 enden jeweils mit dem Kreis.

Um Stabilität zu geben und gleichzeitig die Phantasiekräfte anzuregen, kann die Struktur und Klarheit der blütenartigen Grundform an mehreren Tagen beibehalten werden. Das Innenleben dagegen können die Zeichnenden mit ihren eigenen Phantasiekräften und Bedürfnissen frei gestalten und verändern. Sie geben sich damit selbst eine Ordnung und Grenzen, nach

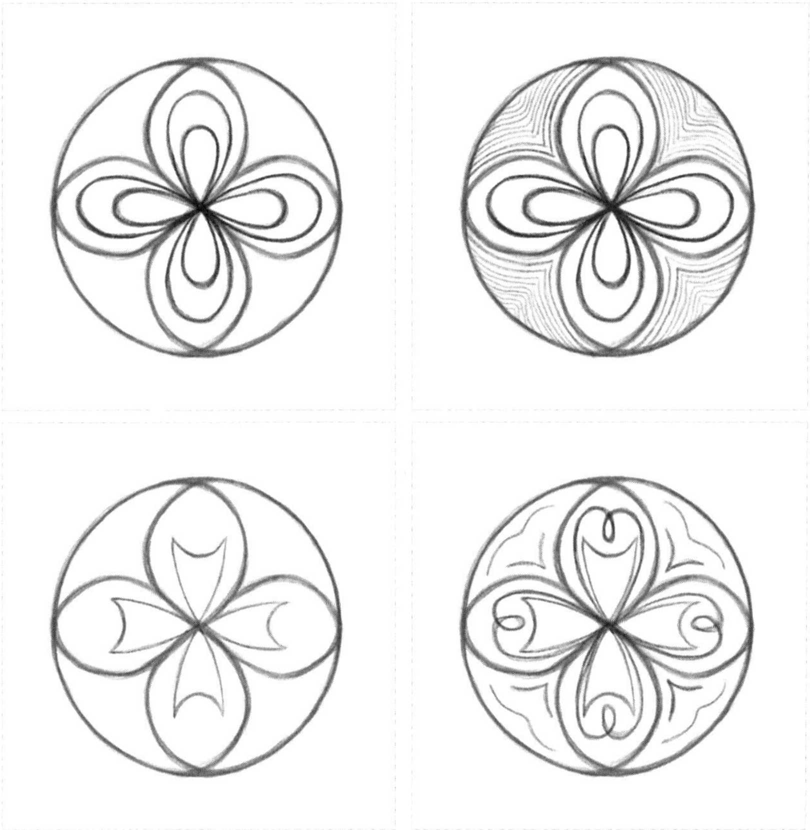

denen sie sich richten müssen. Anders als bei Mandalas, bei denen vorgegebene Formen ausgemalt werden, sind hier die individuellen Gestaltungs-, Fantasie- und Formkräfte gefordert, und sie werden gefördert innerhalb selbst gegebener Strukturen.

*selbstgegebene Strukturen*

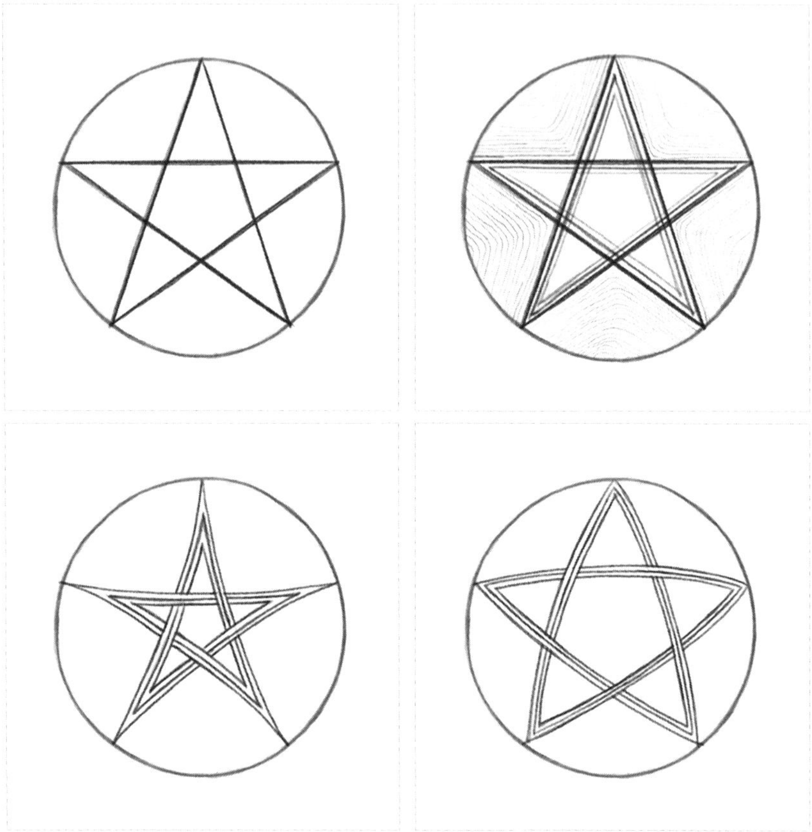

## Fünfstern

*wärmende Formen*

Mit dem Wärmesinn nehmen wir die »Temperatur« von Formen wahr. An den unteren beiden Fünfsternen wird deutlich, dass der linke Stern mit seinen konkaven Seitenlängen und seinen spitz zulaufenden Enden kühler als der Rechte mit seiner konvexen Formensprache auf uns wirkt. Bei den Konkaven drücken die Kräfte von außen zum Mittelpunkt. Die abbauenden Kräfte überwiegen. Die Linien beim rechten Stern werden vom Mittelpunkt zu Konvexen nach außen gedrückt. Die Aufbaukräfte überwiegen.

Mit warmen Formen unterstützen wir den Aufbau der Lebenskräfte und das Erwämen.

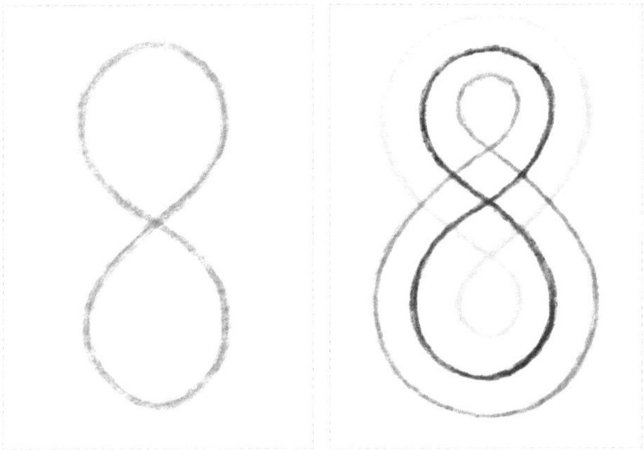

## Die »8« mit Variationen

Bei der Lemniskate, einer Acht, wird zu Beginn das Zentrum des Blattes gesucht und mit einem Punkt markiert. Die Lemniskate kann im Hoch- oder Querformat gezeichnet werden. Im zweiten und dritten Schritt werden asymmetrische Lemniskaten hinzufügt. Senkrecht gezeichnet unterstützen sie die Aufrichtekraft, waagrecht liegend führen sie mehr in Ruhe und Entspannung. In der Acht verbinden sich die gebogenen Linien (oben und unten) und die Geraden in einer Kreuzung.

In verschiedenen Variationen kann die Lemniskate erneut aufgegriffen und verwandelt werden. Die folgenden Abbildungen stammen aus dem Reichtum von Rudolf Kutzli.[139]

*wirkunsreiche Kreuzungen*

Mit dem Zeichnen von sich kreuzenden Linien werden die rechte und linke Gehirnhälfte miteinander vernetzt. Nach einer Traumatisierung regen diese Kreuzungsvorgänge die Zusammenarbeit beider Gehirnhälften wieder an. Bei jeder Kreuzungsgebärde kann ein kurzer bewusster Ich-Moment des Aufwachens empfunden werden, eine Berührung und Begegnung mit sich selbst: »Ich kreuze meinen eigenen Weg.« Menschen brauchen begleitende Unterstützung, um die Hürde beim Kreuzen der Linien zu überwinden. Sie würden von sich aus Kreuzungen vermeiden und haben eine Hemmung. Eine sensible Handführung[140] und ein rhythmisches Sprechen der Bewegungen unterstützen den Mut zum Linienübertritt.

Der Gleichgewichtssinn wird bei dieser Form zweifach angesprochen. Die

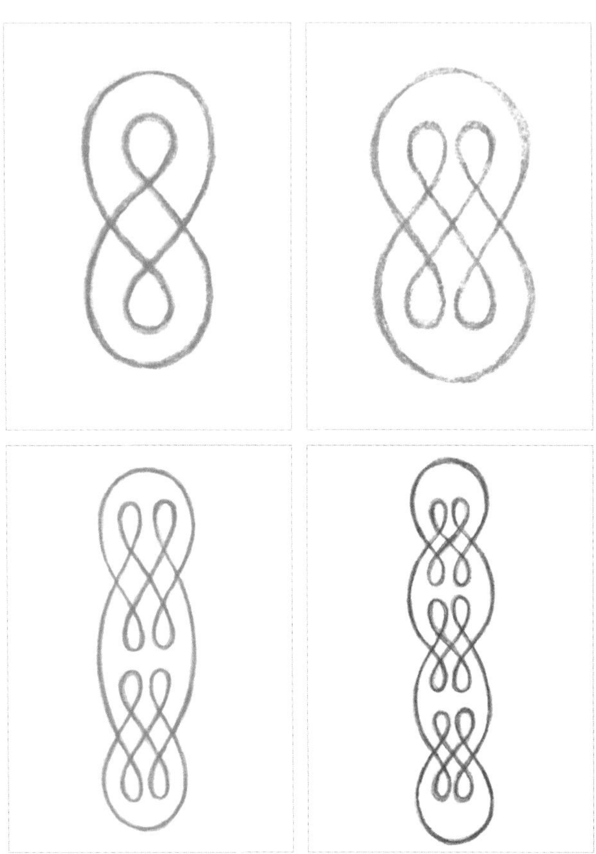

Form fördert die Symmetrieempfindung von oben und unten und von rechts und links, sie harmonisiert.

*Emotionen ordnend*

Für ein Gelingen ergibt sich die Notwendigkeit, das Zentrum im Bewusstsein zu halten. Werden diese Formen wahrnehmend empfunden, wirken sie ordnend bis in die Emotionen.

Um Kinder, Jugendliche oder auch Erwachsenen nicht zu überfordern, werden komplexere und in- oder übereinanderliegende Formen in kleinen Schritten aufgebaut und angeleitet.

Hilfreich zur Orientierung kann beim anfänglichen Erfassen der Formen auch das Wechseln der Farben innerhalb eines Farbtons sein.

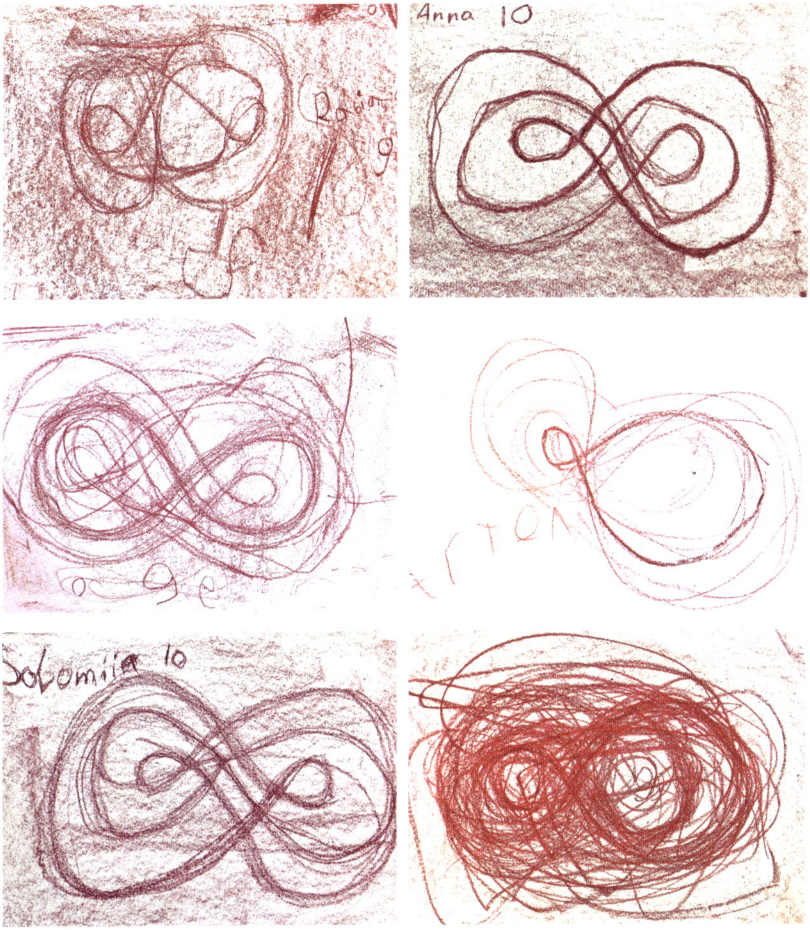


»Liegende Acht« von Kindern verschiedener Nationalitäten in Flüchtlingsunterkünften.

*Ringen um Fomen*

Die gezeichneten Bilder von geflüchteten Kindern im Alter von 8 bis 12 Jahren entstanden während notfallpädagogischer Gruppen in Flüchtlingsunterkünften. In den Zeichnungen wird sichtbar, wie um die Wahrnehmung und das Finden der Formen, des Gleichgewichts, um Symmetrien, Grenzen, Klarheit und Ordnung gerungen wurde.

Während des Formenzeichnens, werden dem Menschen anregende und ordnende Kräfte bis in die Lebensprozesse und in das Seelische zugeführt.[141]

Solange Kinder noch in den Nachahmungskräften leben und die Lehrenden oder Erziehenden in allen Bewegungen nachahmen, haben sie selbst noch keinen inneren gefestigten Mittelpunkt. Dieser bildet sich erst deutlich aus, wenn die Nachahmungskräfte im 9. Lebensjahr nachlassen.

Der 9-jährige Sascha[142] nahm direkt nach seiner Ankunft fünf Monate an der Notfall- und Traumapädagogik teil. In den ersten Monaten fand die Gruppe 5-mal wöchentlich, anschließend 3x wöchentlich statt.

Auffällig war Saschas starke Verunsicherung im Umgang mit Menschen. Er vermied Blickkontakte und sprach auch kaum mit anderen Kindern. Jeden Morgen wartete er bereits auf das notfallpädagogische Team. Mit Hingabe widmete er sich dem Zeichnen und Malen. Seine Bilder hatten eine große Bedeutung für ihn. Für alle sichtbar sollten sie an den (provisorischen) Wänden aufgehängt werden. Eine entscheidende Rolle spielte die Beziehung zu einem Notfallpädagogen, an dem er sich orientierte und zu dem er eine Bindung aufbauen konnte. Sascha erlebte im Zeichnen und Malen seine Selbstwirksamkeit. Seine zarte Acht war anfangs kraftlos aus dem Gleichgewicht gefallen, Orientierung konnte er kaum finden.

*entgegen der Ohnmacht*

Die notfallpädagogischen Gruppen gaben ihm wieder einen Tagesrhythmus und verlässliche Bindungen. Das regelmäßige Formenzeichnen förderte den Wiedergewinn einer haltgebenden Orientierung, Stabilisierung und eines inneren Gleichgewichts im Aufnahmeland, die durch die Flucht verloren gegangen waren. Zudem erlebte er seine Selbstwirksamkeit und seinen eigenen Gestaltungswillen, der seiner Ohnmacht entgegenwirkte. Sascha konnte seine Fähigkeiten wiederentdecken.

Malen und Zeichnen gaben ihm zudem die Möglichkeit, sich nonverbal auszudrücken und sich auf die Beziehung zu sich selbst und seinen Bildern einzulassen.

## Flechtmuster und komplexe Formen

Den Flechtmustern der Langobarden liegt ein klares Punktesystem zugrunde, um das die Linien lebendig und musikalisch in den Zwischenräumen schwingen. Im Zeichnen der dynamischen Flechtbänder muss ich innerlich die Mitte halten können. Gleichzeitig wird die Mitte dabei gestärkt und immer wieder gebildet.

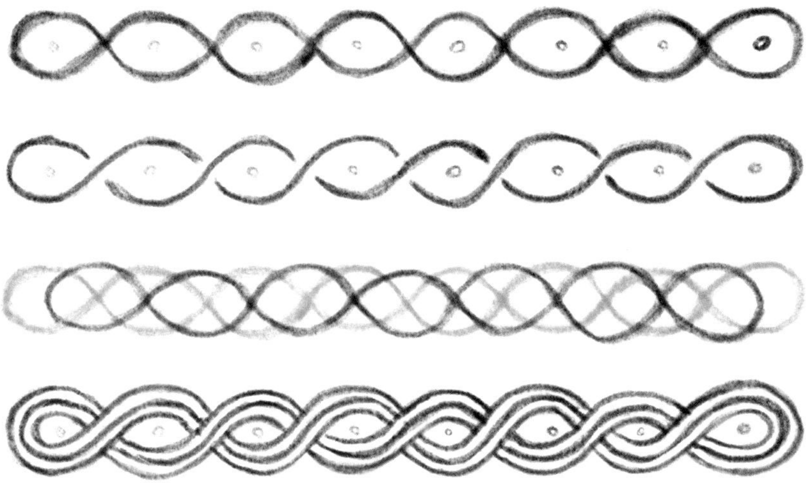

Abb. 1–4

> »*Die Flechtbandkunst der Langobarden* wirkt so, dass sich – wir wiederholen und betonen es – sozusagen Kraft der Mitte, Individualkraft, Kraft der freien Persönlichkeit veranlagt.«[143]

Die Kraft der Mitte, die freie Individualität, die Urteile bilden und Freiheit erringen kann, wird gestärkt: Zwischen Erstarren und Auflösung, zwischen Schwere und Leichte, Oben und unten bewegt sich die Linie. Die Langobardische Flechtkunst entstand nach strengen kultisch-künstlerischen Gesetzen. Die Meister mussten sich damals in langer spiritueller Schulung darauf vorbereiten.[144]

*strukturierte Grundlage*

Die Punkte sind eine hilfreiche Textur zur Orientierung beim Zeichnen, vor allem beim Gestalten komplexer Formen. Mit einer strukturierten Grundlage schaffen sich die Zeichnenden einen sicheren Grund, einen Boden und eine haltgebende Stabilität. Auf dieser Textur schwingt in den Zwischenräumen rhythmisch und fließend die bewegte Linie. In allem Lebendigen liegt Rhythmus, wie in der Wellenbewegung.

*fließende Lebendigkeit*

Die Formen der Abb. 11, die aus zwei ineinanderliegenden Formen gestaltet sind, bewegen sich um einen Mittelpunkt und wirken daher konzentrierend. Variationen von Rundungen und Spitzen, von Konvexen und Konkaven wurden

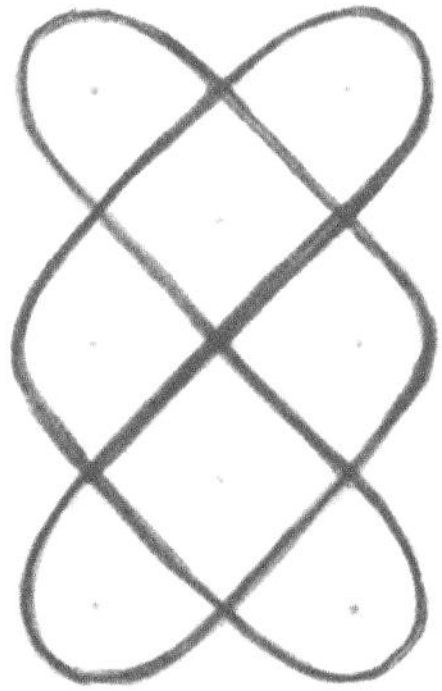

Abb. 5

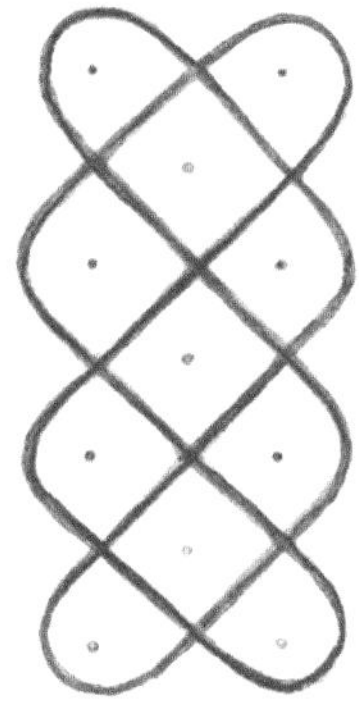

Abb. 6

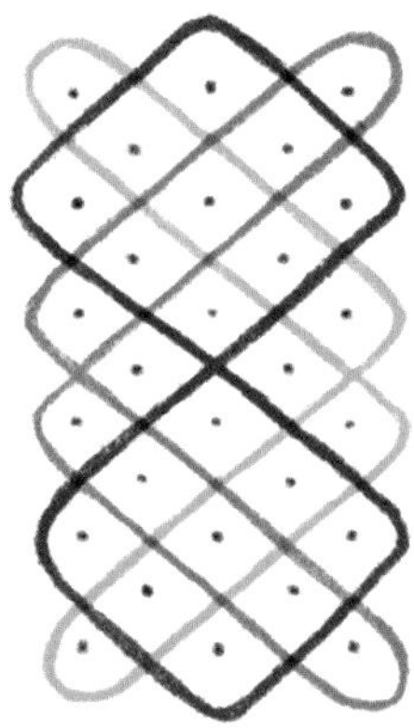

Abb. 7

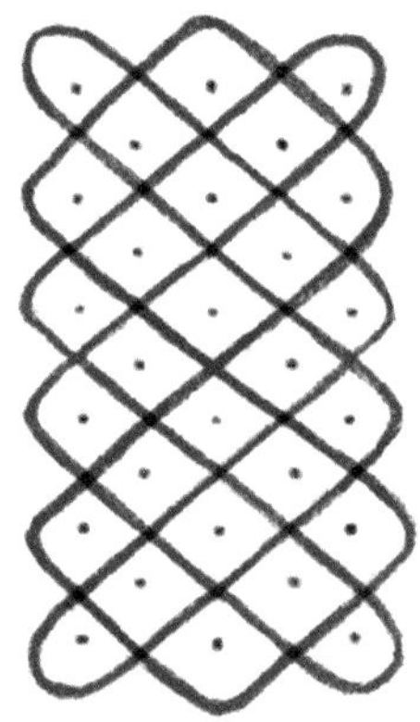

Abb. 8

mit mehreren Kreuzungen miteinander kombiniert. In den Kompositionen finden sich in den Rundungen und Konvexen wärmende Geborgenheit, während in den Spitzen und Konkaven Kühles, Forderndes, Richtungsweisendes lebt, das auch in den Spitzen als agressiv empfunden werden kann.[145]

Um die Phantasiekräfte und das Spielerische anzuregen, kann eine Form verwandelt und variiert werden (s. Abb. 15–19 auf S. 177). Dadurch wird ein differenziertes Formempfinden angeregt. Unterschiedliche Qualitäten, wie Schwere und Leichte, Kälte und Wärme, Aufstrebendes und Abstrebendes können erlebt werden.

*Klarheit und Ruhe*

In den Formen (siehe Abb. 20–22 auf S. 178) liegen Ausgewogenheit, Klarheit und Ruhe. Exakt ausgearbeitete Formen vermitteln eine Ruhe, die leicht,

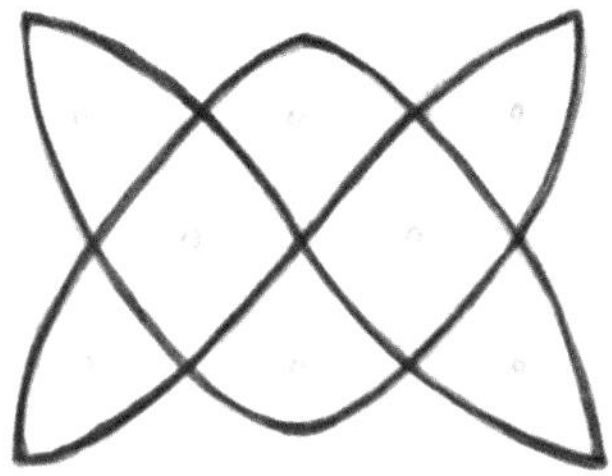
Abb. 9

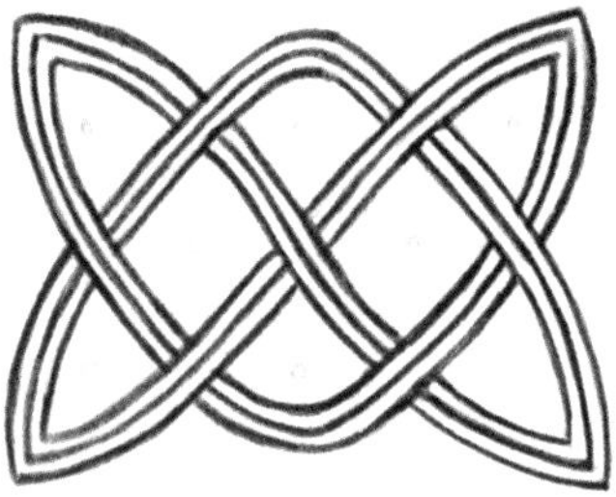
Abb. 10

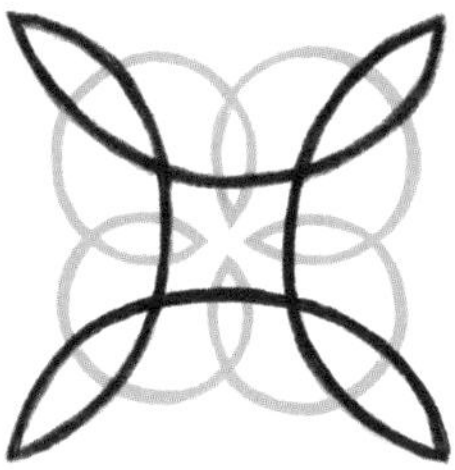
Abb. 11

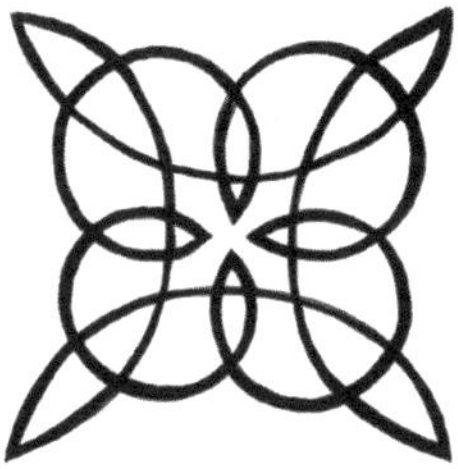
Abb. 12

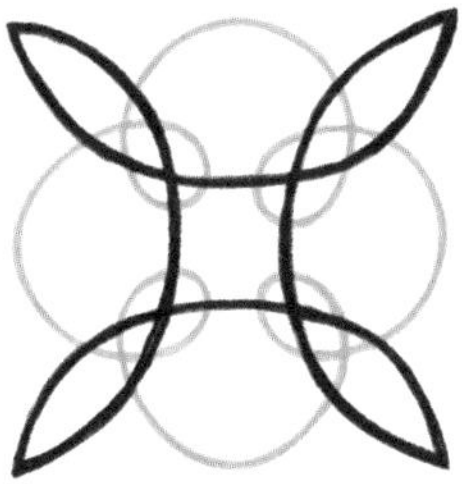
Abb. 13

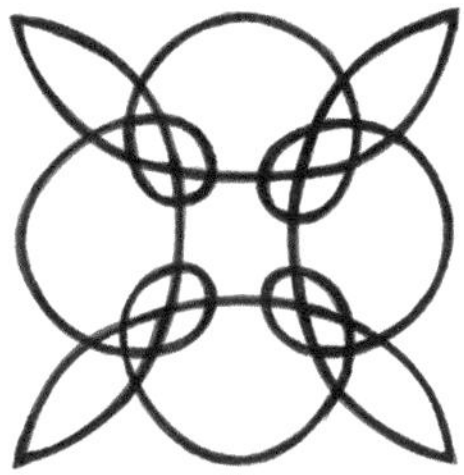
Abb. 14

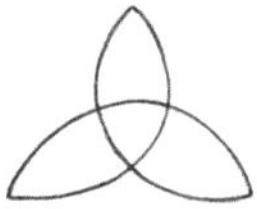
Abb. 15

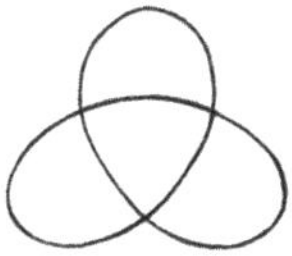
Abb. 16

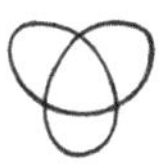
Abb. 17

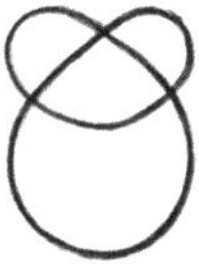
Abb. 18

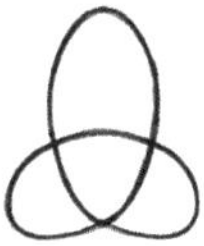
Abb. 19

Abb. 20

Abb. 21

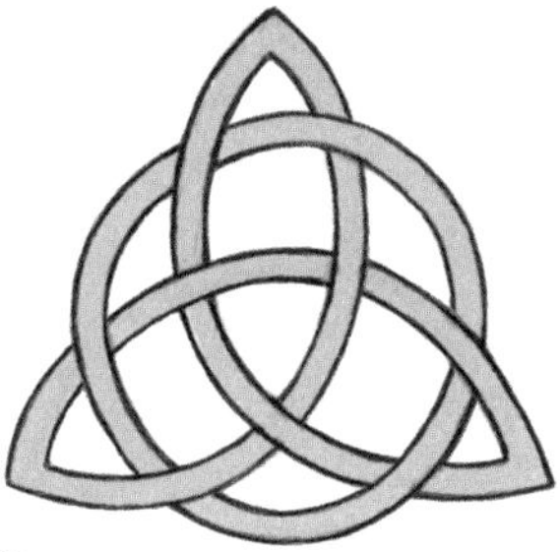

Abb. 22

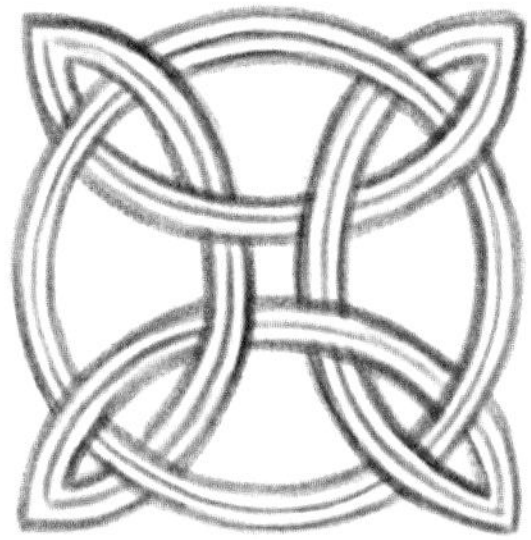

Abb. 23

wie sich in der Form (Abb. 22) andeutet, in eine Erstarrung gleiten kann. Bewegung ist zur Ruhe gekommen.

Die in den Stein gehauenen langobardischen Flechtmuster bestehen meist aus drei parallellaufenden Linienbändern,[146] wodurch eine besondere Lebendigkeit entsteht (siehe Abb. 23).

*Vielfalt*

Alle hier abgebildeten Flechtbänder können in einer Vielfalt an Variationen gezeichnet werden. Dazu kommen die Möglichkeiten unterschiedlicher Materialien wie Bleistift, Grafit, Tusche, Wachs- oder Ölkreiden, Kohlestifte oder Kreide.

Einfachere Formen können mit den Händen oder Fingern auch in Sand gezeichnet werden, was ein unmittelbare lebendiges Tasterlebnis mit sich bringt. Dazu eignet sich für Innenräumen eine Sandkiste in Tischhöhe, die ein Anziehungspunkt zum schöpferischen Gestalten sein wird.

Als Grundlage für die Formen der Abb. 25–28 wird eine statisch ruhenden Kreuz-Textur angelegt mit einer Senkrechten und einer Waagrechten (siehe Abb. 24). Um diese flechten und weben sich belebend die Diagonalen.[147]

Schritt für Schritt wird die Form aufgebaut. Ist sie in ihrer Gesamtkomposition geflochten, kann sie in ihrer Komplexität als Ganzes mit durchge-

Abb. 24

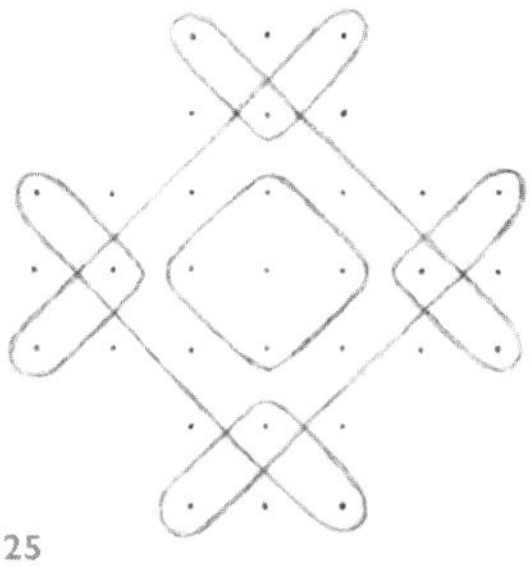
Abb. 25

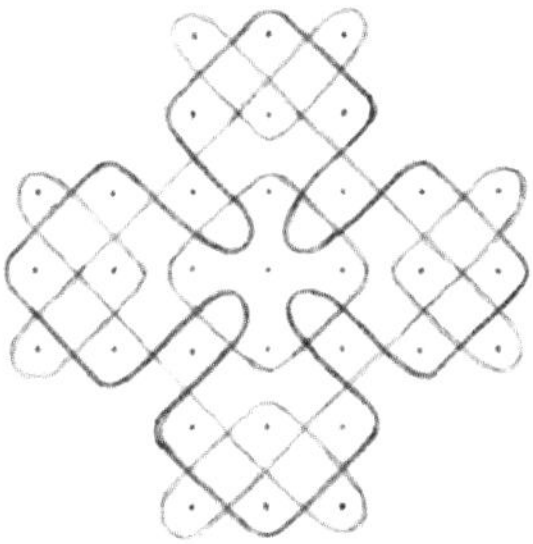
Abb. 26

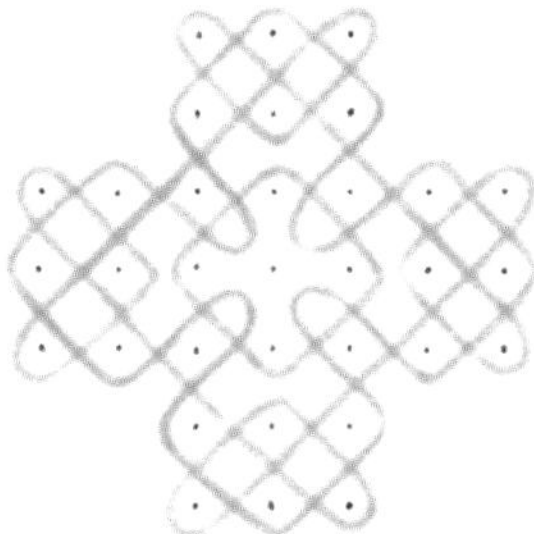
Abb. 27

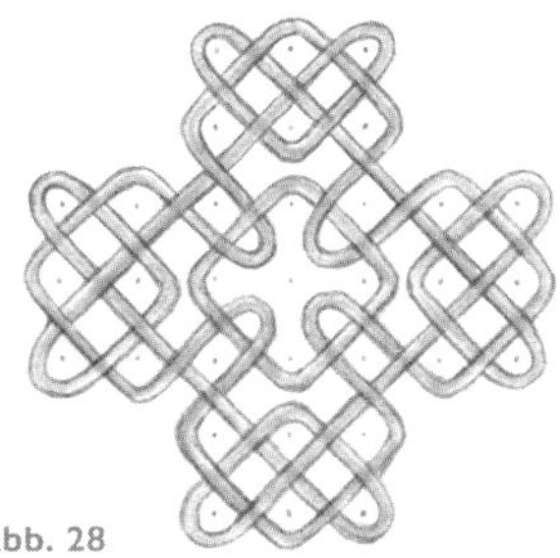
Abb. 28

zogenen Linien fühlend erlebt und erfasst werden. Die spirituelle Bedeutung und Geistigkeit der »Knotenkunst«, die nicht als Dekoration diente, wird hier nicht weiter vertieft. Interessierte finden bei Rudolf Kutzli und Rudolf Steiner vertiefende Gedanken und Beispiele.

*Knotenkunst*

Die Formen nehmen wir vor allem mit den willensverwandten, inneren Sinnen (Tastsinn, Lebens- oder Vitalsinn, Bewegungssinn, Gleichgewichtssinn) wahr. Wir empfinden und fühlen sie in ihrer Lebendigkeit und zugleich in ihrem ordnenden Charakter. Sowohl beim Zeichnen als auch beim

Betrachten wirken die Formen über das Seelische auf das Ich des Menschen zurück. Sie gehen in eine klingende Resonanz und ein »Gespräch« mit den Zeichnenden und den Betrachtenden.

*Gespräch*

Die Linie ist Spur einer Bewegung, ist Beweger und Impulsgeber für das Ich. Sowohl in unserem Denken als auch in den sozialen Interaktionen kennen wir »Verflechtungen« und »Verknotungen«, die wir zu ordnen, zu verändern und zu lösen versuchen.

*Weben des Schicksals*

Wir »weben« unser Schicksal in verschiedenen Bahnen im Auf und Ab. Linienzeichnend erkennen wir fühlend im Formenzeichnen der Flechtkunst die Verwandtschaft zu unserem Selbst und unseren Entwicklungsprozessen.

Traumatisierte Menschen können sich wie gefangen in ihren traumatischen Reaktions- und Handlungsmustern und Folgeerscheinungen erleben. Das Zeichnen der Flechtbänder unterstützt einen Befreiungsprozess.

Für traumatisierten Menschen bevorzuge ich zu Beginn durchgezogene und nicht unterbrochene Linien bei den Flechtmustern. Dadurch wird eine fließende Bewegung möglich. Momente der bewussten Kreuzung sind Ich-Momente. Im zweiten und dritten Schritt kann mit den umrandenden Linien geflochten werden.

Die Formen, deren Linien an den Kreuzungen durch Unterbrechungen unsichtbar sind, werden seelisch dennoch gebildet. Ein »aktives Sehen« wird beim Formenzeichnen gefordert und gefördert.

Komplexe Formen (Bsp.: Abb. 28, 30, 32, 40) begeistern und beeindrucken auch junge Menschen. Die Umsetzung des Wunsches, sie zu zeichnen, kann jedoch überfordernd sein. Neben dem Punktesystem kann ein Gitter mit Senkrechten, Waagrechten und Diagonalen zusätzlich Orientierung und Struktur geben.

*kleinschrittiges Anleiten*

Bei allen komplizierteren Formen sind ein kleinschrittiges Anleiten und Aufbauen sinnvoll, wenn die Formen nicht selbstständig erfasst werden können. Hier wurden bewusst komplexere Formen zugefügt, die für (unterforderte) Menschen geeignet sind, die Herausforderungen suchen.

Wie bei dem Kreuz zu erfühlen und zu erkennen ist, wirkt eine gelungene Form lebendig. Sie ist nicht erstarrt.

Der Schwierigkeitsgrad ist für eine innere Befriedigung nicht ausschlaggebend. Vollkommenheit, Ganzheit und Freude darüber sind auch bei einfachen Formen zu erleben.

Abb. 29

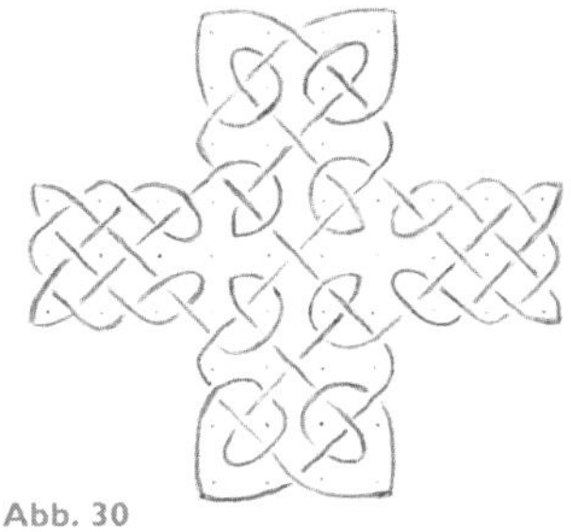

Abb. 30

Abb. 31

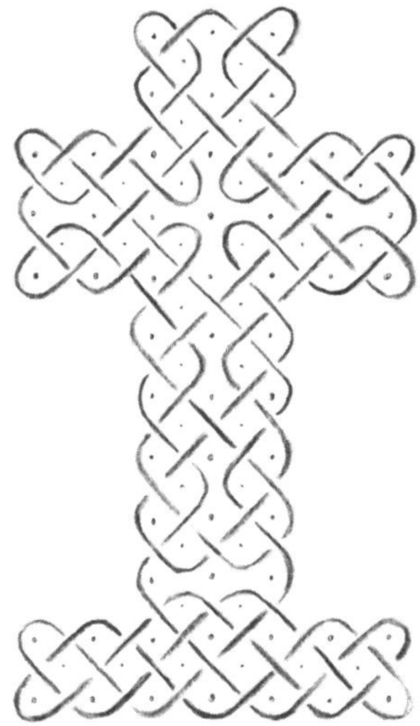

Abb. 32

## Fortlaufende Flechtbänder[148]

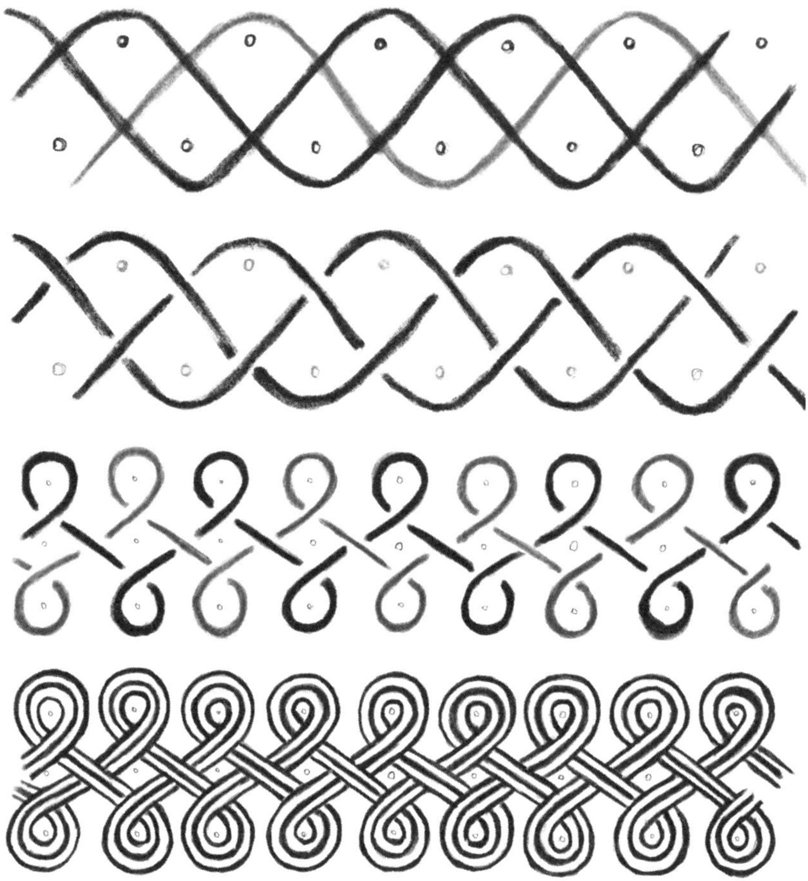

Abb. 33 – 36

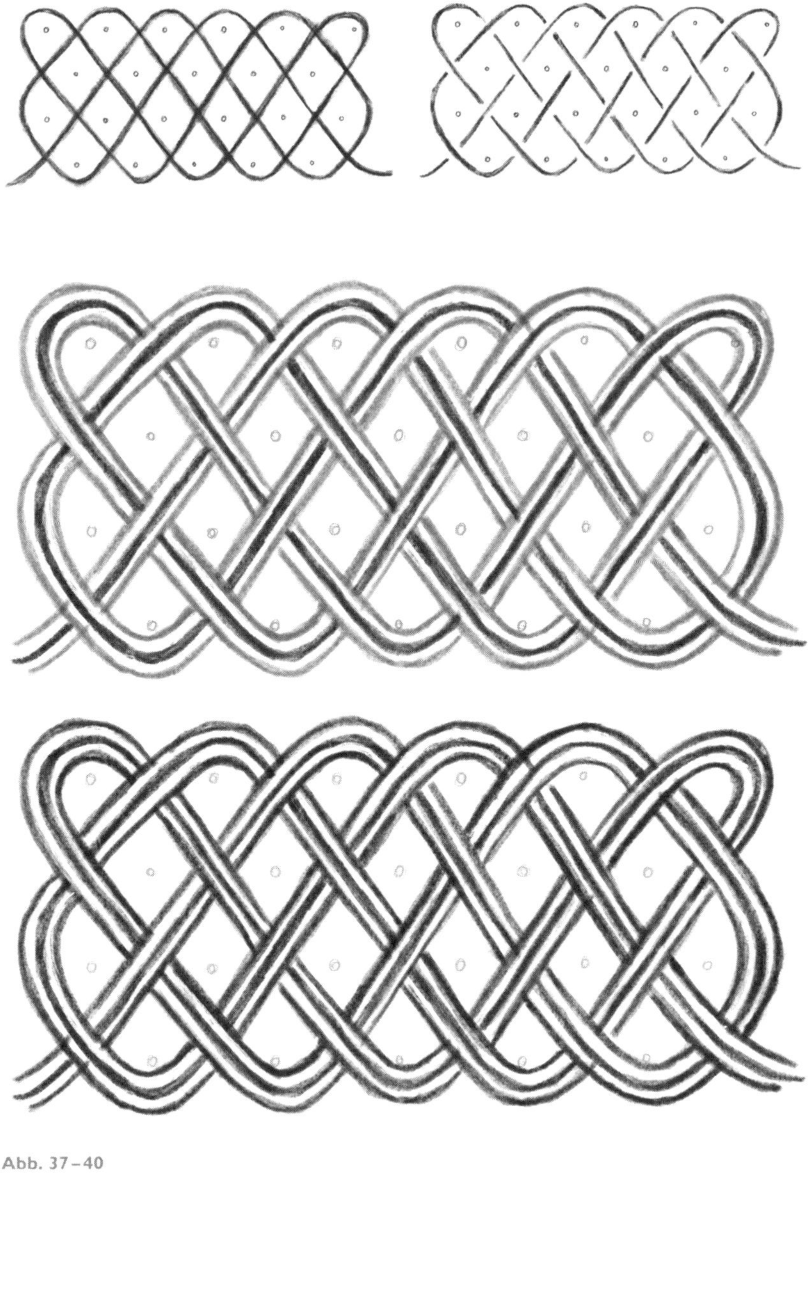

Abb. 37–40

## Dynamische oder fortlaufenden Formen

*Unendlichkeit*

Die aus der Unendlichkeit kommenden und in die Unendlichkeit fließenden dynamischen Formen schaffen eine Weite und bringen die Zeichnenden in einen lebendigen Fluss, der dem Eingefrorensein und der »Erstarrung« entgegenwirkt. Mit den Wiederholungen desgleichen Motivs wird ein vitalisierender Rhythmus erlebbar. Die Linienbänder verschlingen, verknoten und verbinden sich und lösen sich anschließend im rhythmischen Wechsel wieder. Im Zeichnen entstehen diese Wiederholungen in einem werdenden Prozess.

Traumatisierte Menschen, die aus ihren gewohnten Rhythmen gefallen sind (Schlafstörungen, verschobene Tag- und Nachtrhythmen, veränderte Essens- und Tagesgewohnheiten) können mit dynamischen Formen rhythmisiert werden.

*Verlebendigung*

Das Zeichnen von Rhythmen mit ihren Wiederholungen beinhaltet ein Wiedererkennen bis in die Handbewegungen. Der wiederkehrende Wechsel von Binden und Lösen, Ein- und Ausstülpungen, Kürzen und Längen wirkt bis in die rhythmischen Prozesse von Atmung und Puls, also bis ins Physische des Menschen, hinein. Die Wiederholungen verlebendigen und geben gleichermaßen Sicherheit und Stabilität. Sie fördern das Vertrauen in die eigenen Handlungsfähigkeiten. Zudem wird durch die bewusste Wiederholung einzelner Segmente die Willenskraft geschult und gestärkt. Mit dem Willen lenken wir die Aufmerksamkeit auf die entstehenden Linien und Formen.

Wie bei den geschlossenen Formen entsteht beim Zeichnen, durch die Klarheit und Ordnung der dynamischen Formen, Freude, die sich durch die strömenden Bewegungen intensivieren kann. Alle fortlaufenden Formen laden zum spielerischen Verändern, Entwickeln und Verwandeln ein.

### Formen mit gebogenen Linien

*melodisches Schwingen*

Träumend leben sich die Zeichnenden in die wiederkehrenden runden Formen und Schlaufen hinein (siehe Abb. 1–4). Durch die Wiederholungen entsteht eine zunehmende Sicherheit in der Linienführung, die es ermöglicht, die Denkkräfte immer mehr loszulassen und in ein melodisch klingendes, weiches Schwingen überzugehen, das den Herzbereich erwärmt. Die Rhythmen können spielerisch verändert und gespiegelt werden.

Fortlaufende Linien, die sich nicht kreuzen, lassen ein endloses Fließen

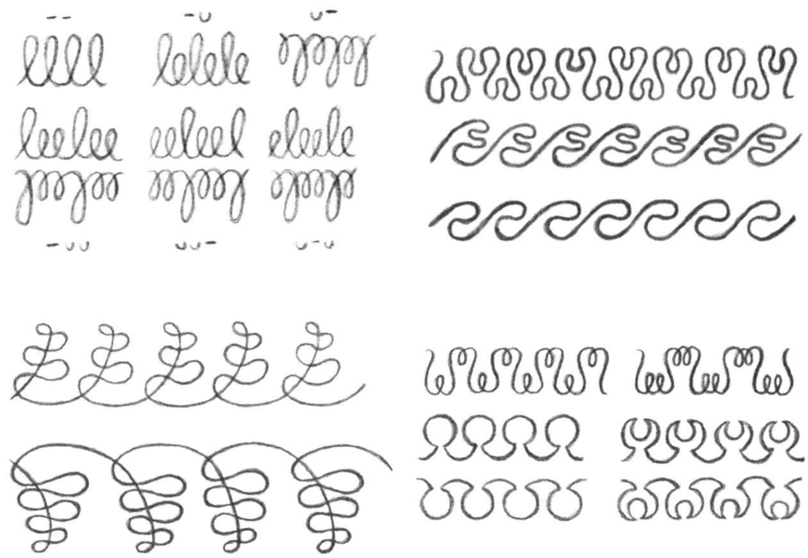

Abb. 1–4

»ohne Hindernisse« erleben (siehe Abb. 5). Kreuzungen der Linien dagegen bringen den Menschen immer zu sich selbst. Im Kreuzen begegnen die Zeichenenden den eigenen, bereits gestalteten Taten der Vergangenheit.

Abb. 5

*sich seiner selbst bewusst sein*

Die Gerade (siehe Abb. 6) trägt uns im Empfinden immer weiter – endlos, ohne Pause, ohne Kontur, ohne Akzent. Kommt ein Lebendiges, der Rhythmus, hinzu, entstehen die Wellen. Werden diese weiterentwickelt, kann es zur Knotenformen kommen. Im Binden und Lösen, im Kreuzen und Loslassen lebt der Rhythmus. »*Im Knoten aber kreuze ich unmittelbar mich selbst. Und erzeuge*

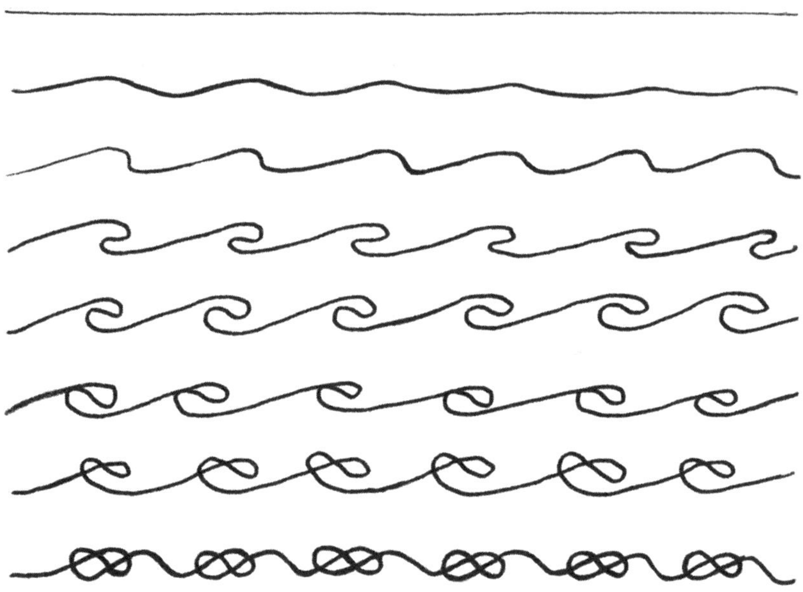

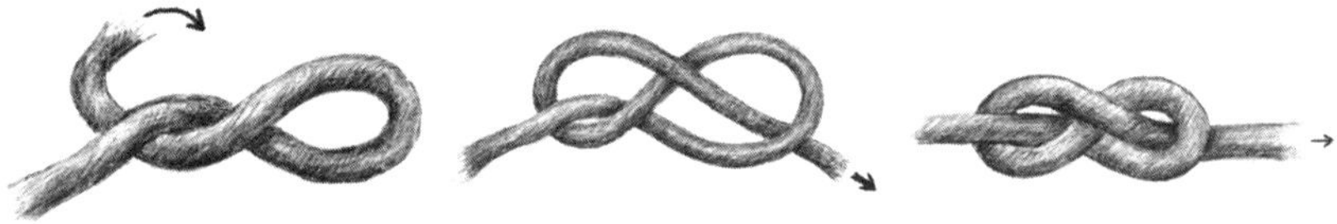

Abb. 7–9

*ein Bewusstsein meiner selbst.«*[149] Kreuzungen im Formenzeichnen schaffen einen kurzen Moment des Aufwachens und des Bewusstwerdens. Eine Schwelle will überschritten werden, die für manche Person eine Hürde ist und Überwindung abfordert. Eindrücklich ist das Erlebnis des Entstehungsprozesses einer Knotenreihe durch sich allmählich verstärkende rhythmische Impulse. Anfangs in den Wellen noch träumend, wird ab dem Richtungswechsel von vorne und hinten eine Wachheit gefordert. Sie erhält ihre Steigerung ab dem

*Metamorphosen*

Zeitpunkt, wenn sich die Linien kreuzen. Der Prozess der Metamorphose geht von einem träumenden Fühlen bis in ein bewusstes Denken.

Begleitend kann das Anfertigen von Knoten mit Seilen ein dreidimensionales Begreifen der Kreuzungen erlebbar machen (Abb. 7–9).

## Formen mit geraden Linien

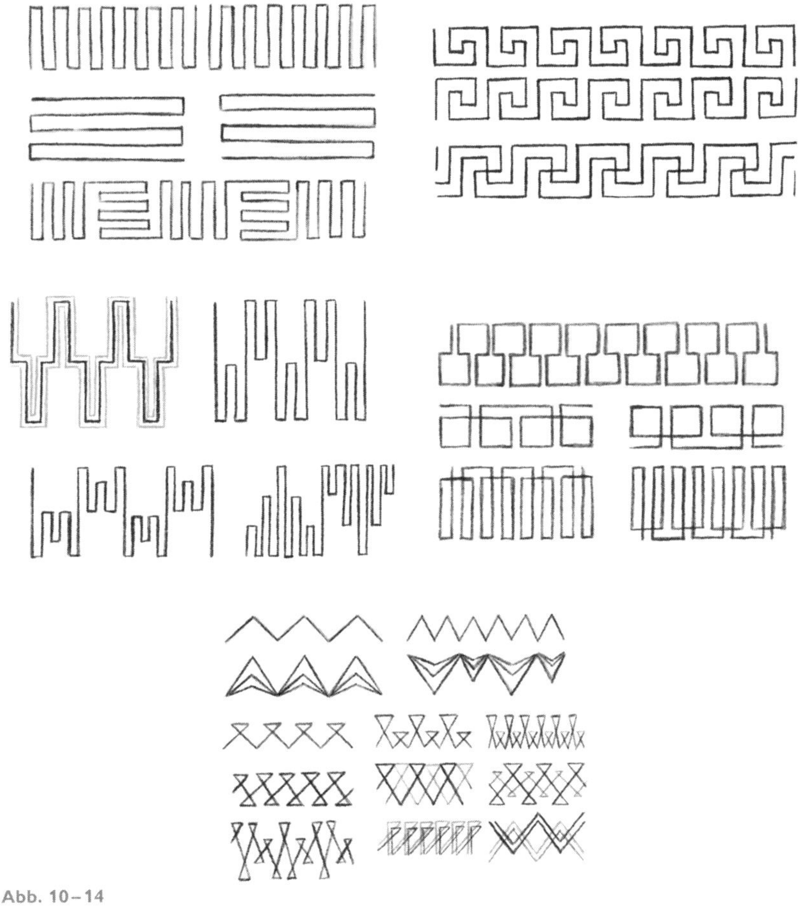

Abb. 10–14

Eine größere Konzentration erfordern und fördern dynamische Formen mit geraden Linien (s. Abb. 10–14). Bei Richtungswechseln entstehen kurze Pausen und Momente des Innehaltens. Wache Aufmerksamkeit wird von den Zeichnenden gefordert, um sich neu zu orientieren und Symmetrien, Parallelen im Bewusstsein zu tragen. Die geraden Linien dürfen dennoch wie eine Saite schwingen, um lebendig zu wirken.

*Symmetrien oder Parallelen*

## Formen mit gebogenen und geraden Linien

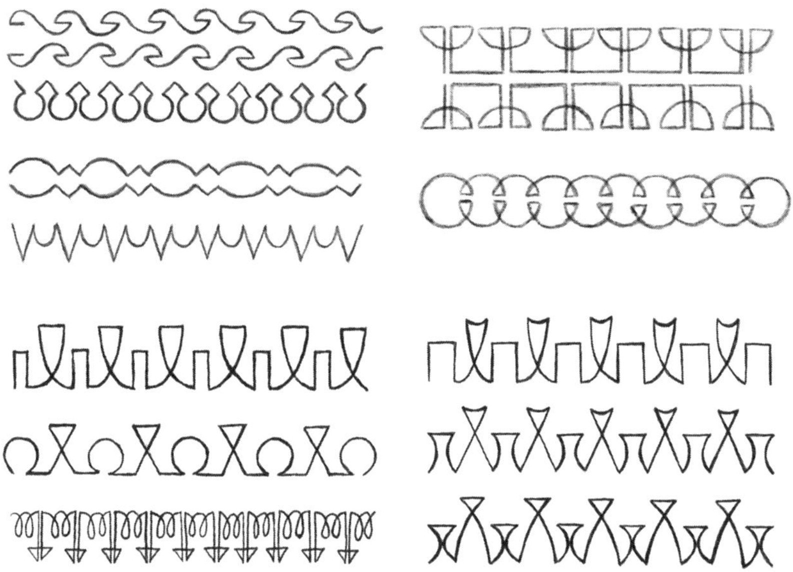

Abb. 15–18

Gerade und gebogene Linien im rhythmischen Wechsel haben sowohl wachen als auch träumenden Charakter (s. Abb. 15–18). Das konzentrierte Denken und das Gefühl finden in geraden und gebogenen Linien ein Gleichgewicht im rhythmischen Zeichnen und seelischen Erleben. Richtungswechsel in der Linienführung fordern auf, innezuhalten, eine kurze Pause entsteht.

Spielerisch können die Formen verwandelt werden.

Vertiefend können bei allen Formen verschiedene Rhythmen mit ihren dementsprechenden Wirkungen berücksichtigt werden.

Wo steht der Mensch? Und wo will er hin? Welches Temperament hat er?

*verschiedene Seelengesten*

Dies können die Ausgangsfragen zu einer bewussten Wahl einer speziellen Formensprache sein. Seelengesten drücken sich in den Formen und Rhythmen aus wie Leichte, Schwere, Getragensein, Traurigkeit, Heiterkeit, Verschlossenheit, Offenheit, Stille, Enge, Weite, Heiterkeit usw.

# Die Spirale

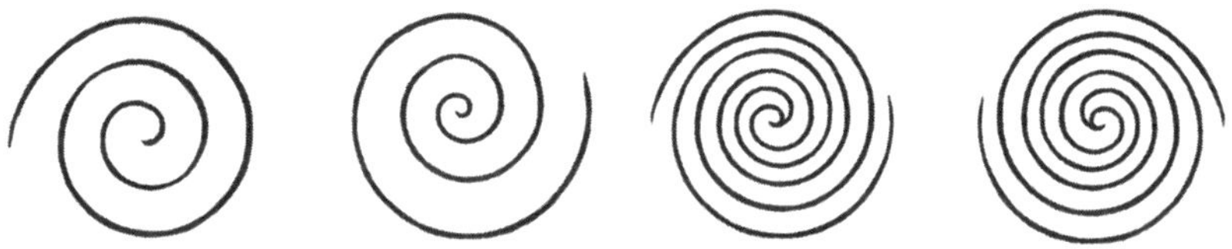

Die Spirale hatte in den verschiedensten Kulturen eine Bedeutung. Sie war und ist Ur- und Sinnbild für den Wandel des Lebens, für Wiederkehr und Energie und für die Unendlichkeit.

*Ein- und Ausatmen*

Während des Zeichnens einer Spirale können ein rhythmisches Ein- und Ausatmen, ein verfestigendes Binden und ein befreiendes Lösen im Ein- und Auswickeln erlebt werden. Die Spirale wickelt sich im Uhrzeigersinn zum Mittelpunkt ein und wickelt sich von dort wieder in die Peripherie aus. Unendlich könnte die Bewegungslinie weiter fließen, ohne sich jemals zu kreuzen. Beim Zeichnen muss ein bewusstes Stoppen, das Wachheit erfordert, für den Richtungswechsel gefunden werden, um sich nicht im Endlosen zu verlieren.

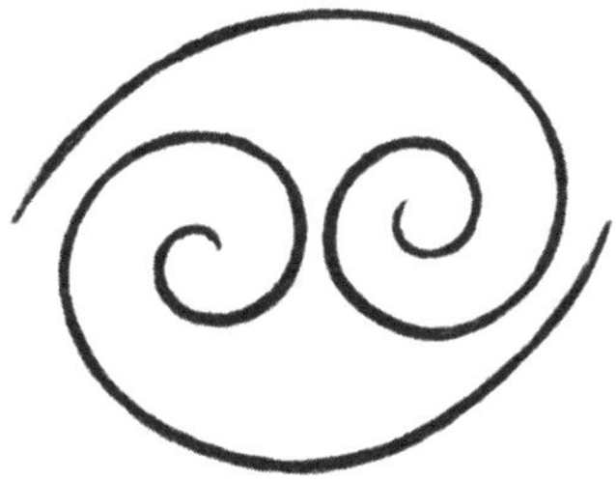

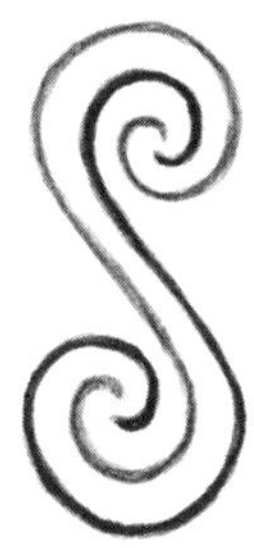

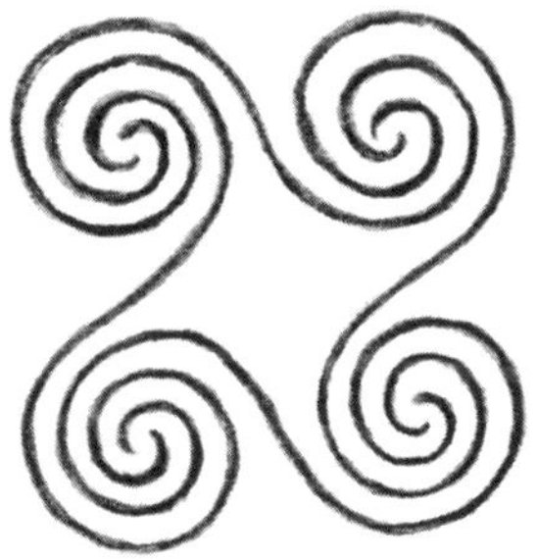

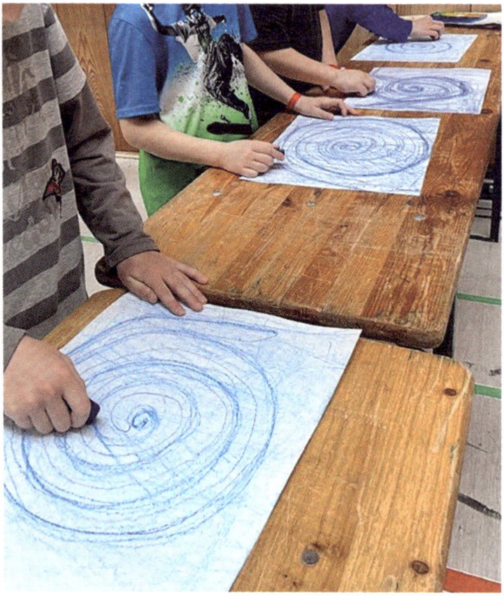

Ukrainische Kinder in einer Notunterkunft, 2022

Mehrmaliges Wiederholen der Zeichenbewegungen führt zu einer Vertiefung im Erleben des *rhythmischen Ein- und Ausatmungsprozess*. Eine lebendige harmonisierende Wirkung kann dabei erlebt werden. Eine Spirale zu zeichnen, ist ein eher träumender Prozess, der keine besonderen Konzentrationskräfte erfordert.

*Zentrum der Peripherie*

Je nachdem, ob ein Mensch zu weit mit seinen Sinnen in der Peripherie ist oder ob er im Schneckenhaus sitzt und sich nicht in die Welt traut, kann der Ausgangs- und Endpunkt bewusst betont und variiert werden. Wo steht der Mensch jetzt? Und wohin kann für ihn eine gesundende Entwicklung gehen? Die Antworten werden eine Orientierung geben, ob die Betonung von der Enge in die Weite, also vom Zentrum in die Peripherie oder umgekehrt sinnvoll ist.

Das Stehen beim Formenzeichnen ermöglichte den Kindern während der Notfallpädagogik 2022, einen besseren Überblick über die entstehende Form zu bekommen. Eine harmonische Formfindung ist im Sitzen, je nach Verhältnis von Köpergröße und Tischhöhe, manchmal wegen der schrägen Perspektive erschwert.

Eine förderliche Option ist auch das Befestigen des Papiers oder einer Tapete an der Wand, wenn vor allem die Aufrichte- oder Ich-Kraft des Menschen angesprochen und gefordert werden soll.

*Körperhaltung*

Damit harmonische und symmetrische Formen gelingen können, sollten die Zeichnenden gerade und auf beiden Beinen gleichermaßen belastet vor dem Blatt stehen. Schief stehend oder sitzend sind Symmetrien erheblich schwieriger zu zeichnen.

## Die offene Lemniskate

In der Dreigliedrigkeit der offenen Lemniskate gibt es einen unteren geschlossenen Bereich, der einem oberen, sich öffnenden Bereich, gegenüberliegt. Beide sind durch eine Kreuzung verbunden, durch die eine Umkehrung der Formensprache eingeleitet wird. Was unten im Inneren ist, kommt oben nach dem Überschreiten des Kreuzungspunkts nach außen und umgekehrt. Die Mittellinie der symmetrischen Form bildet eine Senkrechte, die für die Aufrichtekraft oder Ich-Kraft des Menschen steht. Beide Formen zusammen bilden einen Merkurstab. Die offene Lemniskate gab Rudolf Steiner als Form für die Liebe an.

*Merkurstab*

*Liebe*

> »*Ein Aspekt des Merkurstabs ist also,* dass er das Symbol für Liebe ist. Man kann Liebe nicht adäquater, ganzheitlicher und menschlicher zum Ausdruck bringen. Sie durchströmt den ganzen Menschen, drückt sich aber in den verschiedenen Bereichen auf sehr unterschiedliche Weise aus.«[150]

Da Liebe ein lebendiges Strömen ist, kann die Form entsprechend aus der fließenden Bewegung gezeichnet werden. Bei wiederholendem Zeichnen der Linie, die an den oberen Enden jeweils eine Umkehrung macht und wieder nach unten schwingt, ist zu erleben, dass sich die Geste nicht nur nach oben öffnet und in die Außenwelt verströmt. Nach unten werden die Kräfte wieder nach innen gelenkt. Erlebt wird ein Verinnerlichen und »In-sich-Verankern«, um sich dann wieder nach oben zu öffnen. Dann folgt wieder ein Zusammenziehen in der Einkehr, um sich anschließend in öffnender Gebärde wieder hinzugeben. Interessant ist, dass die Form der Liebe Zentrierung, Einkehr, Sichverankern und Zusichkommen einerseits aufweist und Sichöffnen und Verströmen andererseits: Geschlossenheit und Öffnung. Liebe ist nicht nur Öffnen und Verströmen!

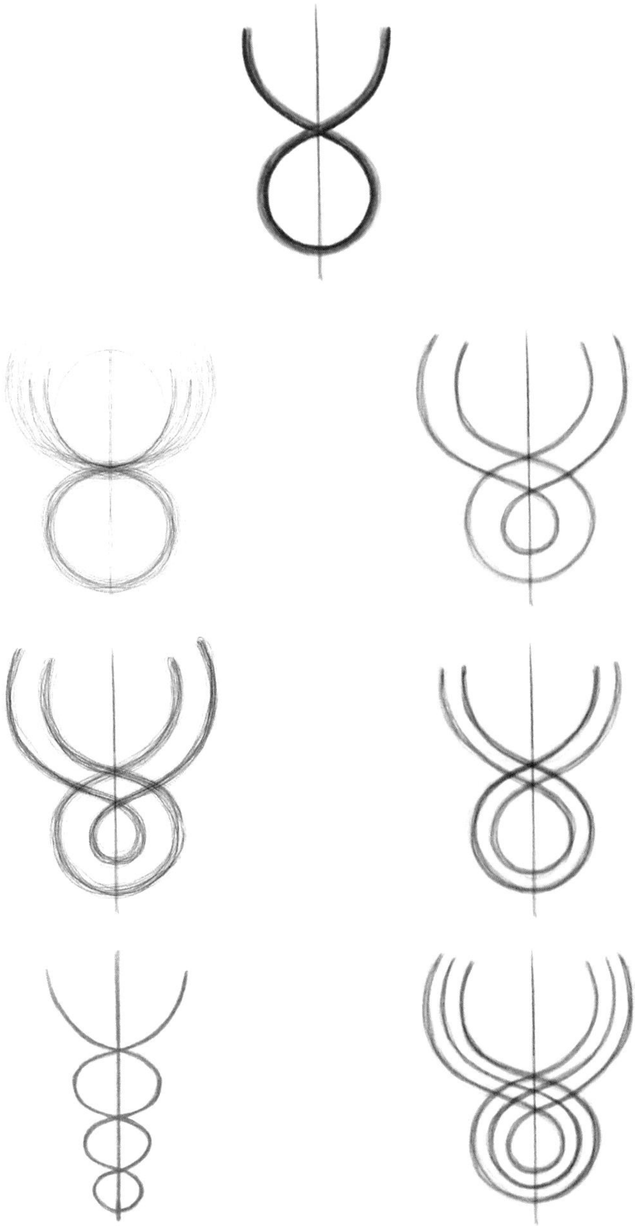

Mit den Größenverhältnissen, der Anzahl der rhythmisch schwingenden Wellenbewegungen und der Größe der Öffnung kann gespielt werden. Unterschiedliche Hell-Dunkel-Nuancen und Strichführungen erzeugen verschiedenen Gebärden, Charaktere und Stimmungen. Die Frage bleibt offen, wie und in welcher Form sich die Liebe am überzeugendsten ausdrücken kann.

## Symmetrien und Spiegelungen

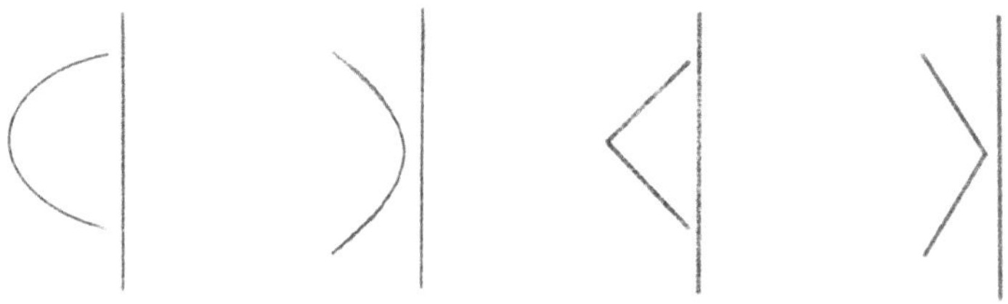

*Vollkommenheit*

In den Spiegelungsübungen ist das innere Bedürfnis des Menschen erlebbar, Unvollkommenes zur Vollkommenheit oder ein Ungleichgewicht, eine Asymmetrie in ein harmonisches Gleichgewicht und in eine Symmetrie zu bringen. Eine Vereinseitigung wirft immer die Frage nach dem Fehlenden auf und weist auf Unvollständigkeit hin. Bei traumatisierten Menschen ist etwas ins Ungleichgewicht gerutscht, in eine Einseitigkeit geraten. Die vor dem traumatischen Ereignis erlebte Ganzheit als denkender, fühlender und handelnder Mensch ist zerbrochen. Traumatisierte Menschen erleben eine Unvollkommenheit im fokussierenden und konzentrierten Denken, eine Reduzierung der eigenen Gefühlspalette (Freudlosigkeit, Angst) und eingeschränkte Handlungsoptionen.

Beim Zeichnen symmetrischer Formen mit einer Spiegelungsachse wird anfangs eine »halbe Form« mit einer Linie, links von der Achse, vorgezeichnet. Bei Linkshänder:innen ist es sinnvoll mit der Linie auf der rechten Seite zu beginnen, da somit ein besserer Überblick über die Gesamtform gewährleistet wird.

Halbe Formen lassen den Wunsch nach Ganzheit entstehen. Da sie eine Unvollständigkeit und etwas Unvollkommenes aufweisen, regen sie an, die fehlenden Linien zu ergänzen, um zu einer Vollkommenheit zu gelangen.[151] Dies geschieht mit den aktiven Vorstellungskräften im Denken, im fühlenden Ertasten und letztlich im Zeichnen der Linie. Ein harmonisches Ganzes

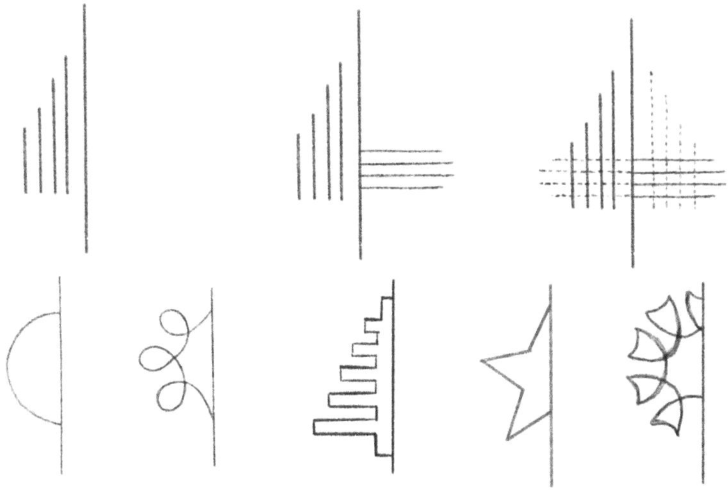

wird aktiv gestaltet. Diese Übungen sind ab dem 9. Lebensjahr zu empfehlen, wenn die Kinder ein Distanzempfinden entwickelt haben.

Die Formen können geöffnet oder durch die Verbindung mit der Spiegelungsachse geschlossen werden, wodurch Innen- und Außenräume entstehen. Sinnvoll ist es, mit einfachen Linien und Formen zu beginnen, wodurch gebogene und gerade Linien in ihrer Klarheit und eindeutigen Formensprache als grundlegende Elemente empfunden werden. Aus ihnen lassen sich vielfältige andere Formen entwickeln.

*Aufrichtekraft*

Bei der Mittelachse, die immer zuerst gezeichnet wird, ist die Aufrichtekraft in der Senkrechten erlebbar. Gleichermaßen stärkt das Zeichnen der Aufrichte (Mittelachse) wiederum die aufrichtende Kraft des Menschen selbst.

Damit die Form gelingen kann, muss die Spiegelungsachse beim weiteren Zeichnen im Bewusstsein gehalten werden. Der Gleichgewichtsinn wird gefordert und gleichermaßen gefördert.

Richtungswechsel beim Zeichnen einer Form erfordern ein Innehalten, einen Stopp. Der Fluss der Bewegung wird unterbrochen und eine kurze Pause entsteht, in der sich neu orientiert werden muss. Das Formen können auch mit beiden Händen gleichzeitig gezeichnet werden.

Die Spiegelungsachse kann sowohl als waagerechte als auch als senkrechte Mittellinie gezeichnet werden, woraus sich eine Spiegelung von oben und unten oder rechts und links ergibt. Für die künstlerischen Traumapädagogik

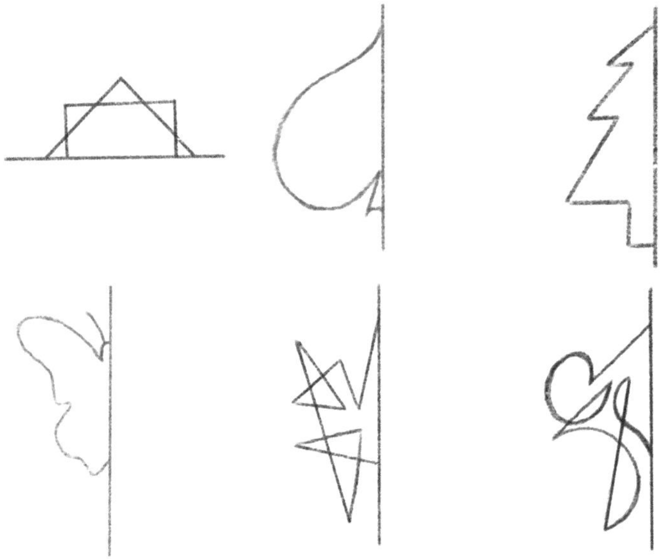

halte ich die Senkrechte zur Stärkung der aufrichtenden Kräftc geeignet. Wieder im Leben stehen zu können und standhaft zu sein, wird betont und gefördert.

Vielfältige runde und eckige »halbe Formen« mit geraden und/oder gebogenen Linien können von den Lehrenden gegeben oder nach einiger Übung von den Zeichnenden selbst entwickelt werden.

In der Natur lassen sich vielfältige Blätter, Blüten und Tiere mit Symmetrien in ihrer Vollkommenheit und Schönheit entdecken, die sich als Vorbilder eignen.

Ein Wechsel von gebogenen, geraden, senkrechten, waagrechten und diagonalen Linien, sich öffnenden und geschlossenen Formen, Konvexen und Konkaven, strengen und verspielten, dynamischen und ruhigen, lebendigen und starren Formen lässt die Vielfalt und die unterschiedlichen Wirkungen erleben.

*unterschiedliche Wirkungen*

Je nach Temperament und Vorliebe werden sich die Einzelnen in der Gruppe einmal persönlich angesprochen fühlen, in einer Form mehr »zu Hause sein« als in einer anderen. Um einer Vereinseitigung entgegenzuwirken, zeichnen in Gruppen alle Teilnehmenden jede Form mit und eignen sich dadurch eine reichhaltige Formensprache und ein sattes Formenfühlen an.

Spiegelung- und Symmetrieübungen fördern die Zusammenarbeit der

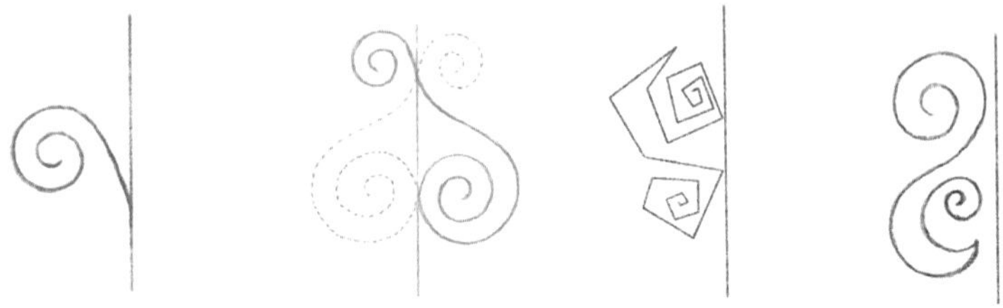

*rechte und linke Gehirnhälfte*

rechten und linken Gehirnhälfte und die Orientierung im Raum (oben, unten, rechts, links), die der Orientierungslosigkeit gerade nach traumatischen Erlebnissen wie Krieg und Flucht entgegenwirken. Die Spiegelungsachsen geben anfangs Halt und vermitteln den Zeichnenden Sicherheit. Nach etwas Übung können die Formen auch mit unsichtbaren, nur in der Vorstellung existierenden Achsen gezeichnet werden.

Traumatisierte Menschen befinden sich im Prozess einer kompletten Neuorientierung, in dem sie sich zurechtfinden müssen. Durch den Verlust von allem, was mit Heimat verbunden ist, haben Geflüchtete nicht nur den materiellen, sondern auch den sozialen und kulturellen Raum verloren.

Die neuen Orte im Aufnahmeland sind fremd, ungewiss und bieten durch die andere Sprache sehr eingeschränkte Verständigungsmöglichkeiten. Formenzeichnen fördert das Gefühl der Orientierung und der Bewegung im sozialen Raum.

*entgegen zerissener Welt*

Das Zuhause, die Lebensumstände, Gewohnheiten und Beziehungen sind auseinandergerissen worden. Geflüchtete erleben eine äußerlich und innerlich geteilte Welt zwischen ihrer Heimat und dem neuen Land. Das Unvollkommene, das »Halbes-ganz-Machen«, in Vollkommenheit bringen und (wieder) zusammenfügen wirkt einer zerrissenen und gespalteten Welt entgegen, die alle traumatisierten Menschen erleben.

Ein Blatt Papier ist ein überschaubarer Raum, in dem ein sicherheitsvermittelnder Überblick gewährleistet ist. Das Zeichnen mit Stiften (Blei- oder Buntstifte, Kohlestifte, Rötel, Pastellstifte, Wachskreiden) ist aufgrund des trockenen Materials gut kontrollierbar.

Das Format kann Din A3 sein, um großzügiger Bewegung sichtbar werden zu lassen. Mit den runden Enden der Wachskreiden erfährt die Linie eine breitere, weiche Strichführung, die leichter korrigiert werden kann und weniger Exaktheit erfordert.

Bei der sogenannten »Blumenstabübung«,[152] (Abb. S. 197) bestehend aus

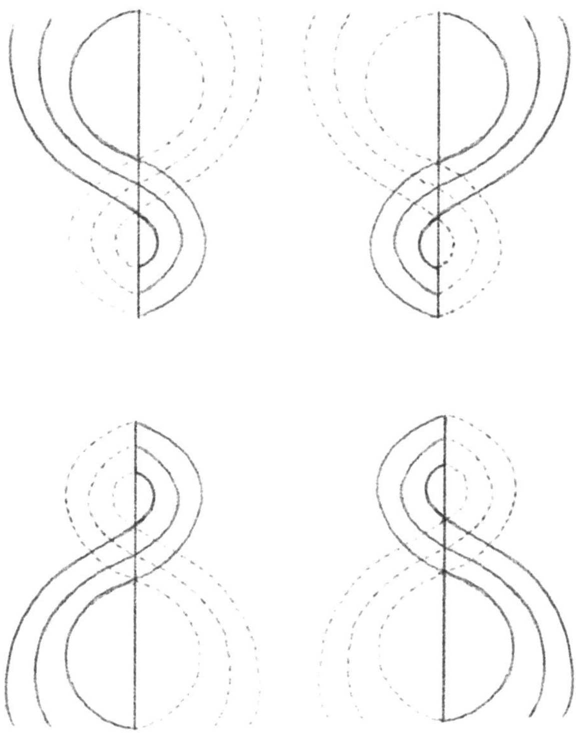

Konvexen und Konkaven, leben die Formen, die sich an einer Acht orientieren, von einer sich öffnenden und einer geschlossenen Gebärde. Die (von den Betreuenden) gezeichneten Linien (hier dick gezeichnet) verlaufen nicht wie die vorherigen Spiegelungen auf der einen Seite der Mittelachse, sondern überkreuzen diese. Sie können für den Überblick, mit der symmetrischen Acht beginnend, nacheinander gezeichnet werden. Die Orientierung im Raum steigert sich.

Spiegelungen an zwei oder mehreren Achsen erfordern mehr Konzentration als Spiegelungen an einer Achse. Mit einfachen Formen begonnen, können komplexere mit unterschiedlicher Liniensprache entwickelt werden.

Die individuellen Form- und Gestaltungskräfte im Menschen werden während des Formenzeichnen von Ornamenten aktiviert.

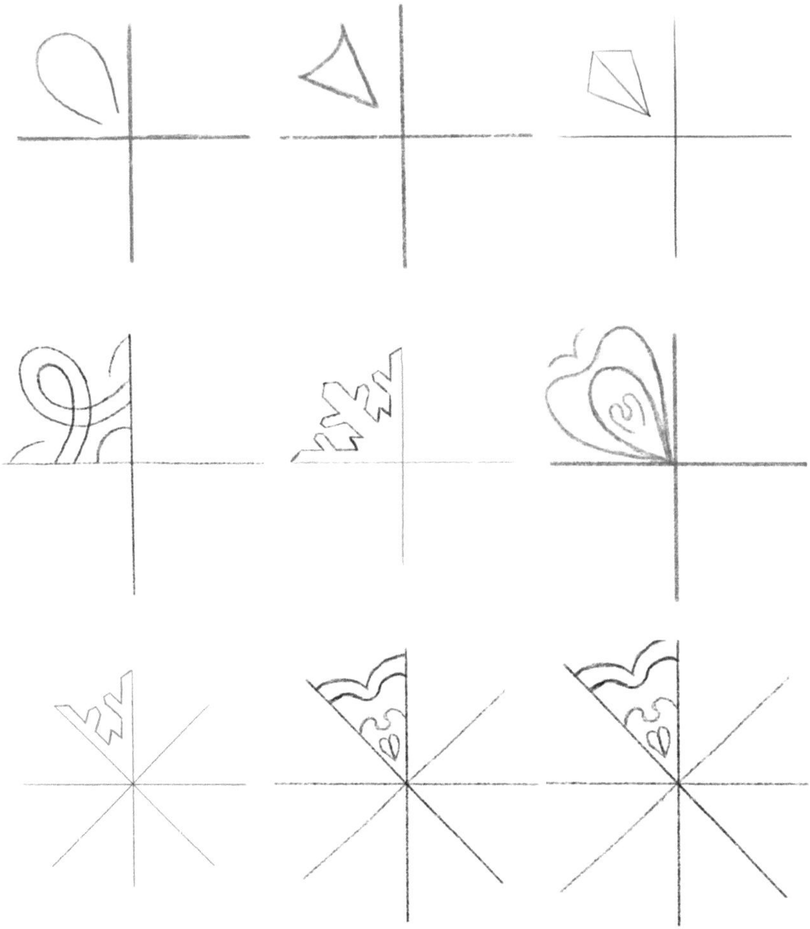

Konsequenzen

Dabei hat die erste gezeichnete Linie oder Form bei Spiegelungen die mehrmalige Wiederholung dieser zur Folge. Die eigene Tat hat eine Konsequenz und ihr folgen notwendige Schritte, damit die Ganzheit entstehen kann.

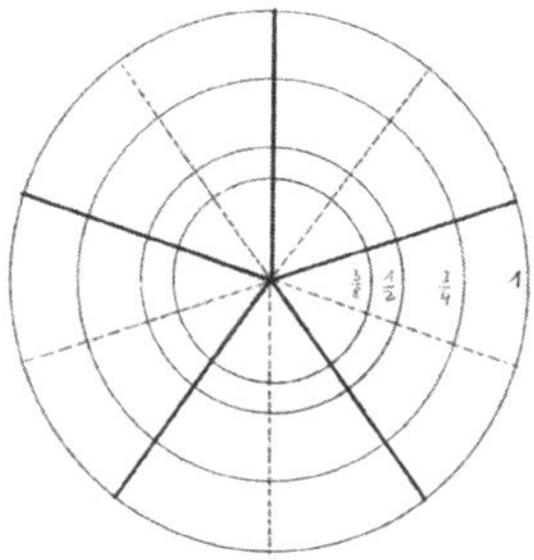

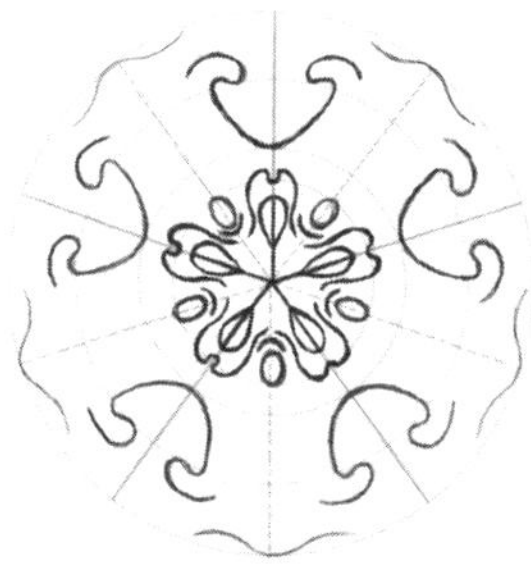

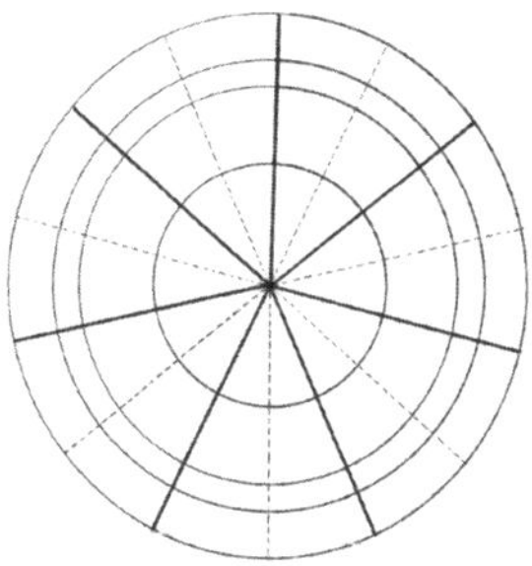

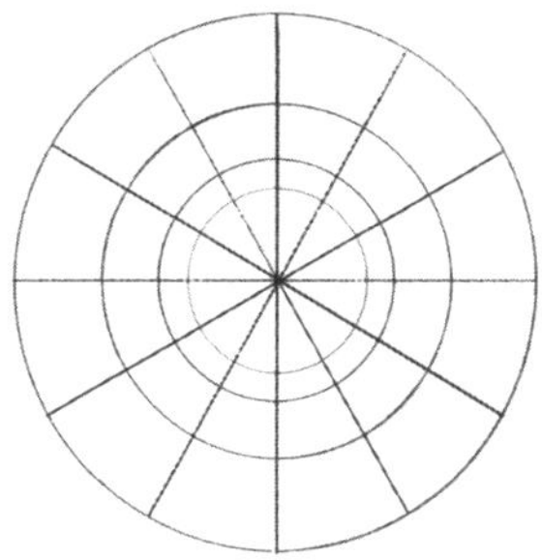

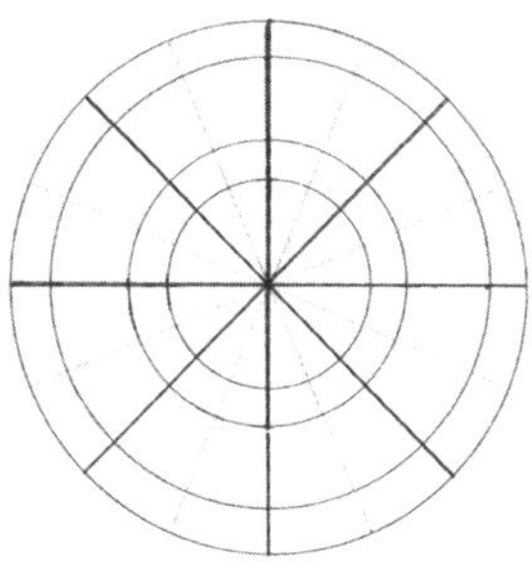

## Spiegelungen mit mehreren Achsen im Kreis

Die Achsengliederung mit mehreren ineinander liegenden Kreisen ermöglicht mit den entstehenden Kreuzungspunkten eine überschaubare Orientierung und eine klare Struktur. Innerhalb derer kann fantasievoll und individuell gezeichnet werden. Innerhalb klarer Ordnungen sind lebendige freie Strichführungen möglich und bilden das Gegengewicht zu einer äußerlich leblos wirkenden Struktur.

*Struktur und Freiheit*

Falls die Achsen- und Kreisgliederungen nicht selbst konstruiert werden können, sind die Texturen als Kopiervorlage hilfreich. Eine unterschiedliche Anzahl von Achsen gliedern die Kompositionen variationsreich.

## Positive und negative Formen, Hell-Dunkel-Spiegelungen

Eine der beiden positiven oder negativen Formen wird vorgezeichnet oder selbst entwickelt. Die Gegenform spiegeln die Zeichnenden eigenständig.

Diese beiden Formen[153] haben ein Zentrum, dass von einer Hülle umgeben ist. Sie schaffen einen sicheren Innenraum und zentrieren. Aktiv bilden die Zeichnenden eine schützende Abgrenzung. Die Exaktheit der Formen erfordert eine Verlangsamung der Bewegung. Verschiedenste Formen mit geraden und gebogenen Linien, Rundungen, Spitzen und Ecken ermöglichen eine Vielfalt der Gestaltungsmöglichkeiten. Bei Kindern ab 13 Jahren und Erwachsenen können mit Schraffuren von rechts oben nach links unten differenzierte Hell-Dunkel-Töne herausgearbeitet werden. Für Kinder ab sieben Jahren ist flächiges Ausmalen mit Wachskreiden oder Buntstiften altersgemäßer und daher besser geeignet. (siehe Kapitel »Schraffieren«). Mit den Flächenbildungen und den Hell-Dunkel-Schattierungen der jeweiligen Innen- oder Außenformen treten die Formen deutlicher hervor und werden bedeutsamer.[154] Durch die Klarheit, Ordnung und Gleichmäßigkeit ergibt sich eine harmonisch zusammenklingende Ästhetik, die eine stille Freude beim Zeichnen mit sich bringt.

*Schönheit*

Schönheit ist in der Kunsttraumapädagogik ein wichtiger Aspekt, der einen Gegenpol zu dem Erlebten bildet und heilend wirkt. Neben den hässlichen, verletzenden Erlebnissen existiert eine Schönheit in der Welt, die vielleicht kaum oder gar nicht mehr wahrgenommen werden kann. Durch das aktive Zeichnen harmonischer Formen mit ihren Gesetzmäßigkeiten wird Schönheit nicht nur wieder erlebbar, sie wird dadurch vor allem selbst neu geschaffen.

*Sympathie und Antipathie*

Positive und negative Formen zeigen zwei unterschiedliche Ausdrucks- und Erscheinungsbilder einer Form. Sie zeigen gegenpolige Aspekte und regen zum Nachdenken an. Hell und Dunkel, Sympathie und Antipathie spiegeln sich in ihnen wider.

Zur Vertiefung und Zuordnung der Formen zu den Temperamenten finden sich differenzierte Ausführungen bei Kranich/Jünnemann.[155] Die

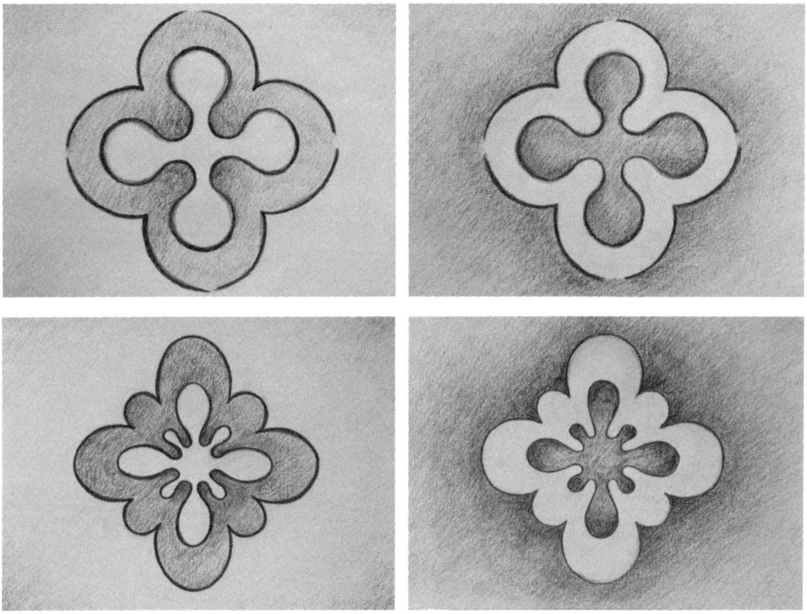

beiden linken Formen wurden von den Autoren als Beispiel für das melancholische Kind gegeben. Traumatisierte, in sich verschlossenen Menschen, die eine Niedergeschlagenheit umgibt, finden sich in diesen Formen wieder. Die beiden rechten Bilder sind differenzierter, gleichen jedoch im zentrierten, abgeschlossenen und begrenzten Charakter den linken Formen.

*melancholisches Kind*

## Ausgearbeitete Formen in der Schraffurtechnik

Die Dreidimensionalität einer Form zu erfassen, erfordert ein gutes Vorstellungsvermögen. Woher kommt das Licht? Wo bildet sich Schatten? Schwarz-Weiß Zeichnungen ermöglichen den größtmöglichen Kontrast von Licht und Dunkelheit.

*Licht und Dunkelheit*

Ist die Form mit den Außenlinien zart vorgezeichnet, beginnt die Schraffur. Diese Ausarbeitung erfordert Exaktheit und Konzentration und bringt gleichzeitig in eine rhythmische Gleichmäßigkeit und Ruhe.

Mit Bleistift wurden die Striche diagonal von links oben nach rechts unten

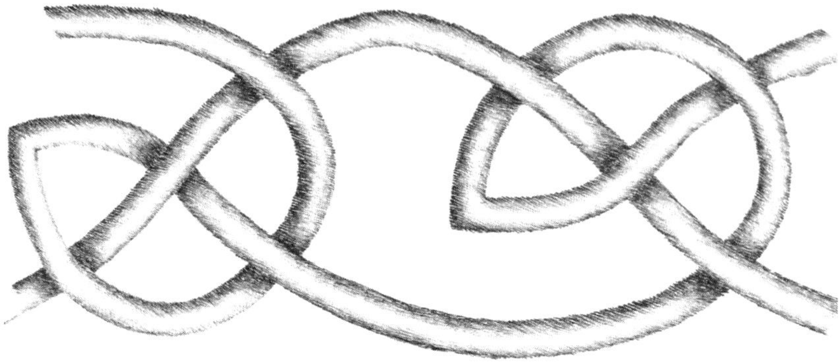

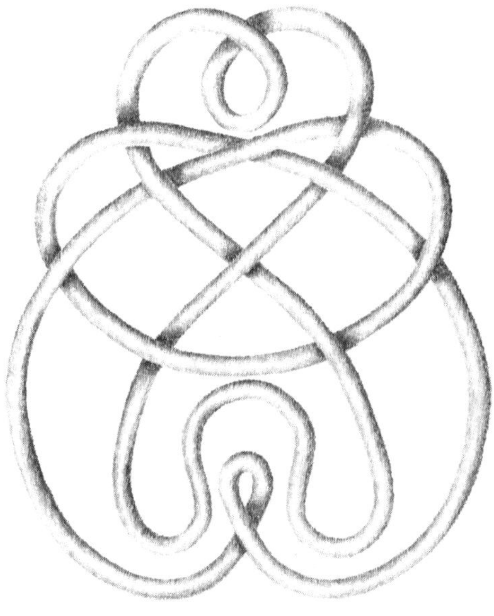

gezeichnet. Diese Richtung unterstützt die Erdung, hat inkarnierende Wirkung im Gegensatz zu einer Strichführung, die sich unzählige Male von unten nach oben bewegen würde. Sie hätte eine exkarnierende Wirkung.

*Disziplin*

Disziplin und Ich-Führung sind bei gleichbleibender Richtung der Strichführungen innerhalb der Formen gefordert. Die Zeichnenden finden mit der Zeit ihren eigenen Strich und ihren Rhythmus.

An diesen Bildern[156] wurde an mehreren Terminen gearbeitet. Die Kreativen saßen nur das erste Mal vor einem leeren weißen Blatt. Bereits Gestaltetes war beim nächsten Mal vorzufinden und ließ eine selbst geschaffene Grundlage erleben, auf der weiteres Wachstum und Aufbau möglich war.

# Formen mit schwungvoller Linienführung

## Seerosenübung

Diese Übung (siehe Abb. auf S. 204) eignet sich, um mit ihren fließenden rhythmischen Bewegungen Festigkeit und Starre rhythmisch zu verlebendigen. Wachstum wird erlebbar. Aus eigener Aktivität wird die Form der liegenden Acht der Schwere enthoben. Die sich aufrichtende Kraft wird gefördert und gefordert, um selbstständig einen schützenden Innenraum zu gestalten, der die lebendige Frucht, in Form einer Spirale, aufnehmen kann.

*rhythmische Verdichtung*

Die zarten und leichten Linienführungen ermöglichen eine tastende und allmählich sich bildende Verdichtung. In den hinterlassen sichtbaren Spuren der eigenen fließenden Bewegungen ist die strömende Lebendigkeit und der Wandel noch erlebbar.

Wie im Frühling mit der zunehmenden Wärme die Wachstumsprozesse der Pflanzen von Neuem erwachen, unterstützt die Verwendung warmer Farben das Erwärmen des Gemüts.

Mit leichten schwingenden Bewegungen finden die Zeichnenden ihren eigenen Rhythmus. Die Richtung der Linienführung kann zwischendurch bei allen Schritten geändert werden.

*Wachstum und Innenraum*

Von einem Punkt im unteren Bereich des Blattes Papier ausgehend, entwickelt sich eine kleine waagrecht liegenden Acht im 1. Schritt, die wächst und sich vom Punkt in die Peripherie weitet (2. Schritt). In der liegenden Acht sind die Kräfte der Schwere erlebbar. Im 3. Schritt wird die lemniskatenförmige Linienführung – wie in allen folgenden Bildern – rhythmisch beibehalten. Die Linien verdichten sich, der Rhythmus wird sichtbarer. Rechts und links beginnen sich die Schlaufen der Erdenschwere im 4. und 5. Schritt zu entheben. Im 6. Schritt bekommen die Schlaufen der Acht eine Einstülpung, womit ein Innenraum entsteht, der sich im 7.Schritt zu einem geschützten und geborgenen Ort gestaltet. Im 8.Schritt wird

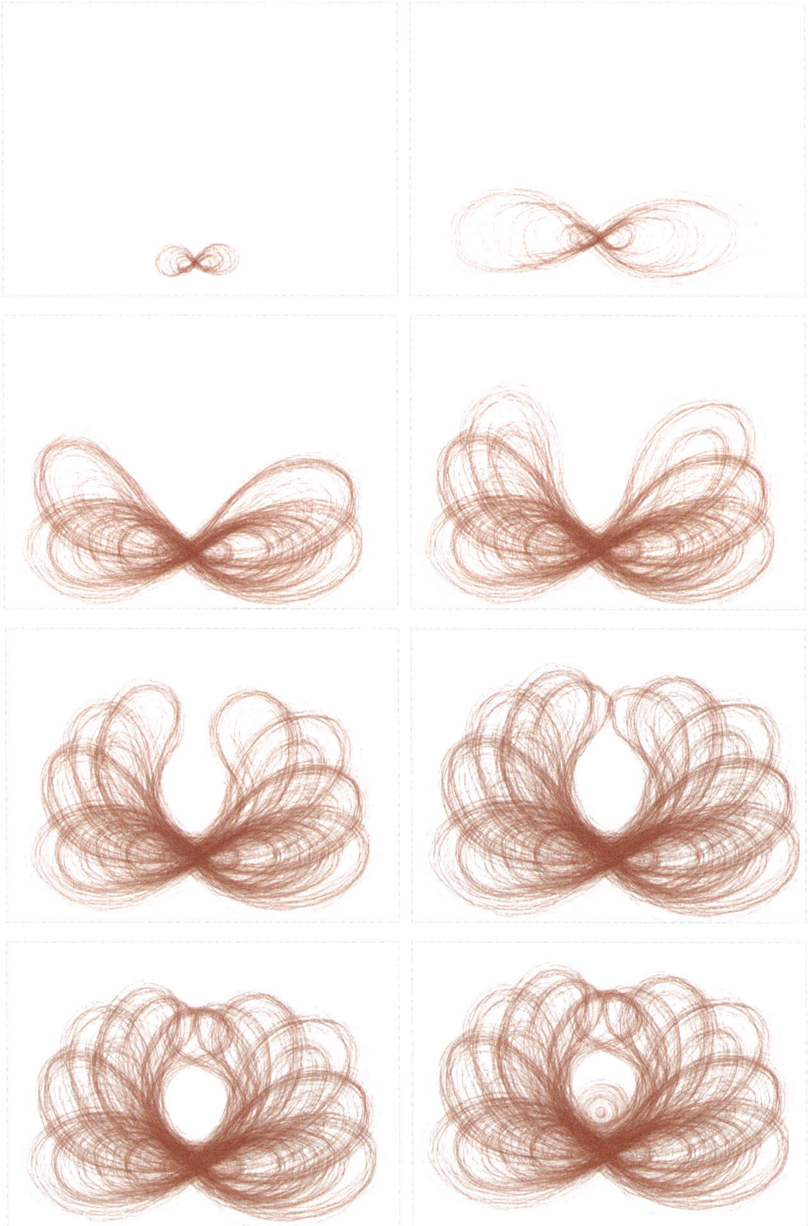

mit spiralförmiger Linienführung (von innen nach außen und von außen nach innen wechselnd) ein lebendiger »Kern« in Form einer Spirale hineingelegt.

*Farbwahl*

Bei einer starken Übererregung ist die Verwendung von bläulichen Farben zu empfehlen, die abkühlend wirken. Für diese Formen eignen sich Buntstifte, Bleistifte und Wachskreiden, um in fließende Bewegungen zu gelangen.

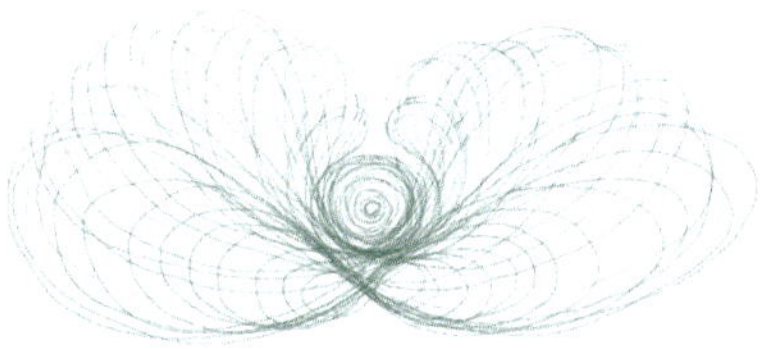

Eine sehr präzise Linienführung bei der grünen Form lässt ein grafisches Gitter mit dreidimensionalem Charakter entstehen. Die Linienspuren bleiben einzeln erkennbar. Hier lebt vordergründig Klarheit und Überblick.

Spielerisch können Wachstums- und Verwandlungsprozesse von den Teilnehmenden mit schwungvoller Linienführung entwickelt werden.

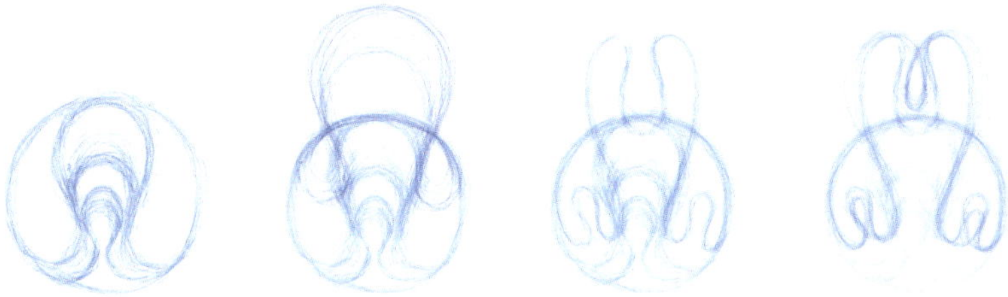

In der blauen Reihe ist spielerisch Aufstrebendes, die Grenzen Durchbrechendes zu erleben – ohne den Halt zu verlieren.

Im zweiten Bild auf S. 205 oben formt sich eine phlegmatische Schwere, die beim Zeichnen eine Erdenschwere trägt. Trotz der dynamischen fließenden Linienführung entsteht in der Seele eine Ruhe fördernde Kraft.

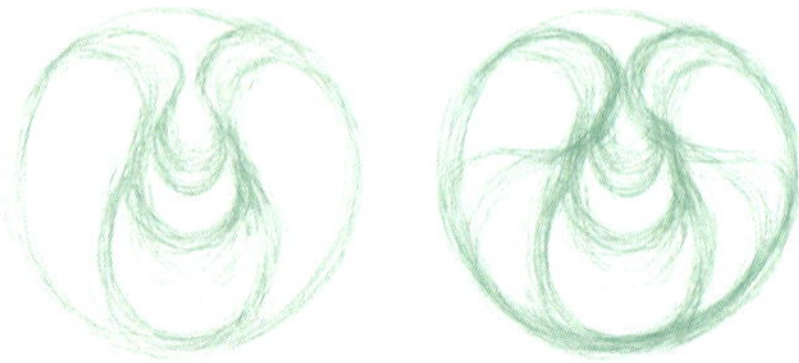

Große Papierformate oder Tapeten (an der Wand fixiert) unterstützen das Erfassen der Formen mit dem ganzen Arm. Großzügige Bewegungen wirken befreiend.

*Auf- und abwärts strebende Kräfte*

Die lebendige Entstehung eines Baumes (siehe Abb. unten) aus einem Kreis wird ebenso aus der fortlaufenden Linie gezeichnet. Die Bewegungsrichtung orientiert sich an den aufsteigenden Wachstumskräften, die entgegen der Erdenschwere strömen. Beginnend in der Wurzel und dem Stamm, steigt die Linie bis zu den Ästen (von der Erde zum Sonnenlicht) auf. Anschließend verläuft sie in einer hüllenden Gebärde entlang des Kreises nach unten, um dann wieder in der Wurzel aufzusteigen. Die Blätter bilden sich dynamisch aus den Linien der Äste. Sie werden nicht einzeln aufgesetzt. Alternativ wurden Wirbel als Urbild alles Lebendigen im letzten Bild gezeichnet.

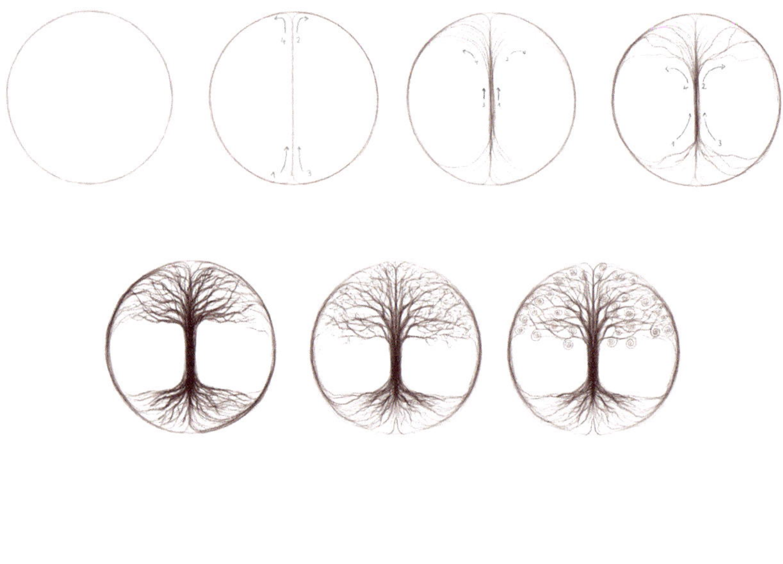

# Metamorphosenreihen

»Müsset im Naturbetrachten
Immer eins wie alles achten;
Nichts ist drinnen, nichts ist draußen:
Denn was innen, das ist außen…«
*Johann Wolfgang von Goethe, 1827*

Verwandlungsreihen fördern und fordern die Konzentrationsfähigkeit und eine Beweglichkeit im Denken. Sie schulen die Vorstellungskräfte. Die Klarheit, Ordnung und Symmetrie der Formen wirken ordnend. Gleichzeitig ist in den Reihen die Verwandlungsfähigkeit, die dem Menschen und allem Leben innewohnt, erlebbar, indem sie eigenständig im Zeichnen hervorgebracht wird. Die Ich-Kräfte werden gestärkt.

*Beweglichkeit im Denken*

In den Metamorphosenreihen (s. S. 208f.) werden verschiedene Möglichkeiten von Umstülpungen prozesshaft entwickelt und erarbeitet:

*Umstülpungen*

- 1. Reihe: »Innen« entwickelt sich zu »Außen« und umgekehrt
- 2. Reihe: »Innen« entwickelt sich zu »Außen« und umgekehrt und »Rechts« wird zu »Links« und umgekehrt
- 3. Reihe: »Innen« entwickelt sich zu »Außen«, »Oben« zu »Unten« und umgekehrt;
- 4. und 5.Reihe: Begegnung zweier gespiegelter Formen durch »Rechts-Links-Verschiebungen« (4. Reihe) und »Unten-Oben-Verschiebungen« (5. Reihe)
- 6. Reihe: Eine Einstülpung von unten und anschließendes Kräfteeinwirken von rechts und links erschaffen eine neue Form.

*1. und 2. Reihe:*[157]
Die Umstülpung eines Kreises oder Halbkreises zeigt, wie sich ein Inneres in ein Äußeres umkehren kann. Die Innenwelt wird zur Außenwelt und umgekehrt. Das lässt sich am besten mit zwei verschiedenen Stiften (der Klarheit der Form wegen von derselben Farbe) veranschaulichen. Bei dem Halbkreis entsteht zudem eine Rechts-Links-Spiegelung. In der Anleitung der Aufgaben kann die erste Form einer Reihe mit der Frage gezeichnet werden: »Was passiert mit der Form, wenn eine Kraft aus dieser Richtung auf sie einwirkt?« Ein Pfeil kann dies veranschaulichen.

Das Rätselraten beginnt. Meist entsteht eine rege, wache Aktivität im Raum.

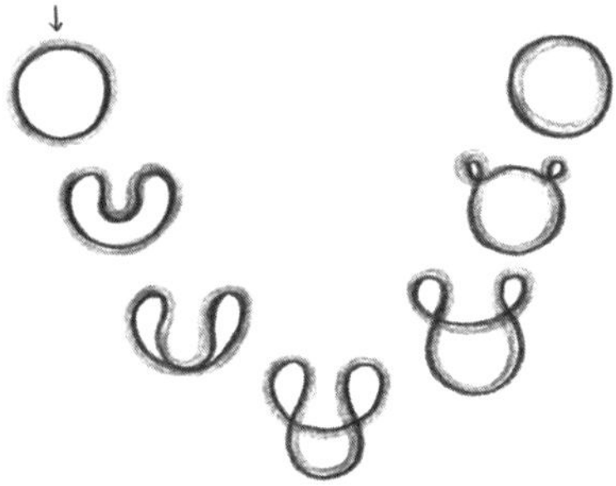

**Metamorphosenreihe 1**

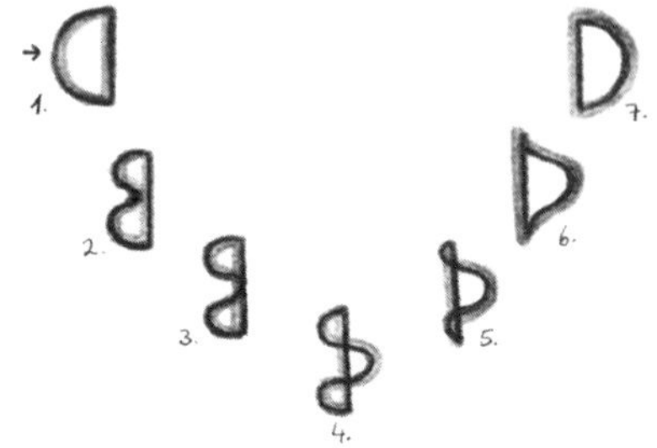

**Metamorphosenreihe 2**

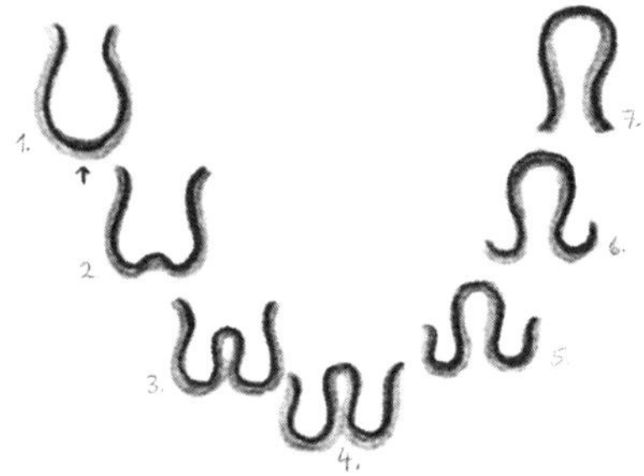

**Metamorphosenreihe 3**

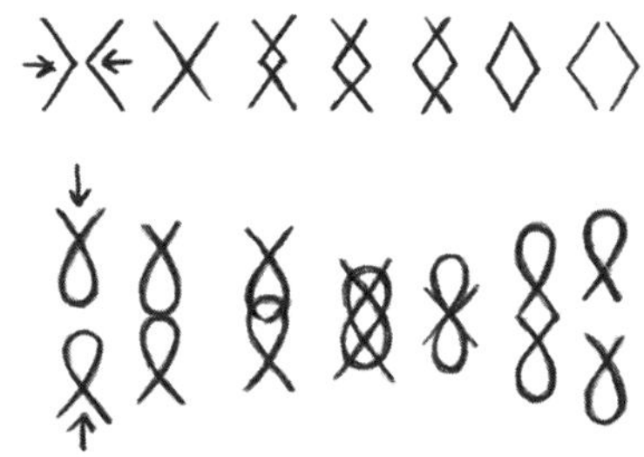

**Metamorphosenreihe 4 und 5**

Schritt für Schritt wird die Form weiterentwickelt. Die Zeichnenden erleben eine Faszination im Geschehen, dass die Umstülpung tatsächlich möglich ist, ohne den Kreis zu »zerschneiden«.

*3. Reihe:*[158]

Neben der Innen- und Außen- Umstülpung kommt es am Ende dieser Metamorphosenreihe zu einer »Oben-Unten-Spiegelung«.

*4. und 5. Reihe:*

Zwei getrennte Formen begegnen und berühren sich im zweiten Schritt. Sie tauchen ineinander ein, verbinden sich, sind jeweils im 4. Schritt in einem symmetrischen Gleichgewicht, um sich im 5. Schritt wieder voneinander zu lösen. Im 6. Schritt bildet sich erneut ein Innenraum, der sich im Lösen der beiden Formen voneinander wieder zu zwei getrennten Formen entwickelt. *Umkehrung* Die Formen sind jetzt in der Umkehrung zur 1. Form vorhanden. Etliche Schwellen mussten zwischenzeitlich überschritten werden.

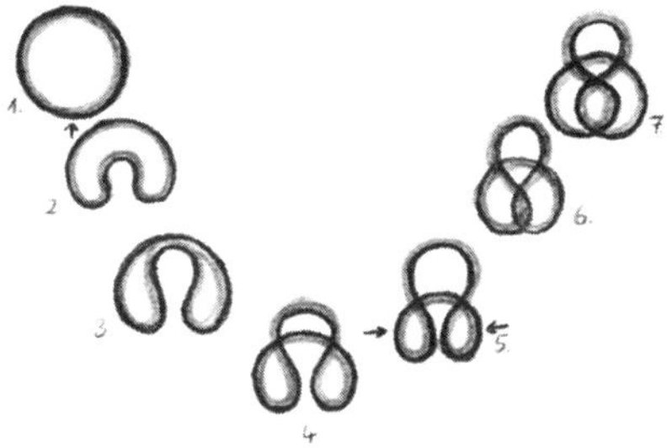


Metamorphosenreihe 6

*6. Reihe:*
Die Einstülpung von unten und die anschließenden Kräfteeinwirkungen von rechts und links erschaffen eine neue Form, die eine völlig andere Sprache als der Anfangskreis spricht. Die Überkreuzungen der Linien erfordern Wachheit. Mehrere Grenzen müssen überschritten werden.

Eigene Formveränderungen, Bewegungsimpulse, Umstülpungen und neue Formen können angeregt und spielerisch ausprobiert werden, um die individuellen Phantasie- und Gestaltungskräfte, Kreativität und Flexibilität zu fördern.

Bei Kindern, deren Vorstellungskräfte noch nicht ausreichend entwickelt sind, unterstützen bewegliche und formbare Seile oder Schnüre das Erleben von Formveränderungen. Durch die eigene Aktivität werden Metamorphosen anschaulich und begreifbar.

Das großzügige Legen der Seile auf den Boden lässt die Formen im Laufen mit dem ganzen Körper bewegen und erfassen. Spielerisch können Veränderungsmöglichkeiten einer Form im Verschieben der Seile oder Schnüre ausprobiert werden.

*Verwandlung in der Zeit*

Beim Umgang mit Metamorphosen beziehen wir immer die Zeit mit ein. Verwandlung geschieht in der Zeit. Der Zeitfaktor spielt eine wesentliche Rolle bei der Verarbeitung der traumatischen Erlebnisse. In Verwandlungsreihen wird die Veränderung in der Zeit sichtbar gemacht.

*an den »be-greifbaren« Verwandlungen erleben*

Traumatisierte Menschen entwickeln an diesen Metamorphosenreihen Wachheit, Konzentration und ein bewegliches Denken. Sie können innere Freude und Begeisterung an den Verwandlungen erleben. Schwellen müssen dabei überschritten werden. Bei den Kreuzungen entsteht Wachheit, und es findet eine berührende Begegnung mit dem eigenen Ich und mit sich selbst statt.

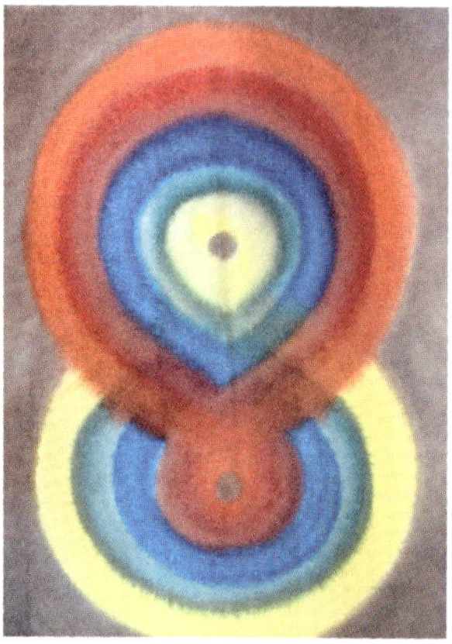

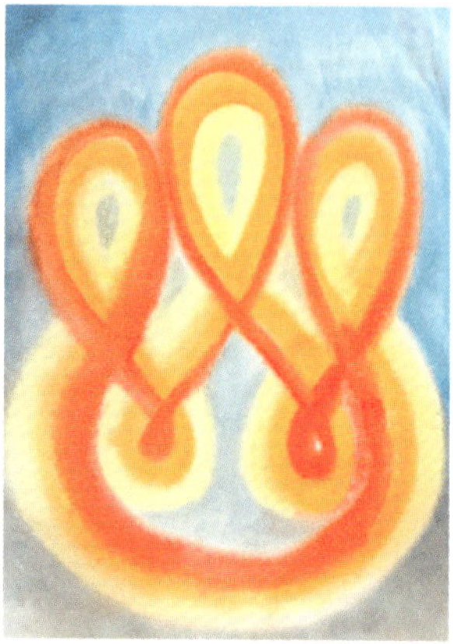

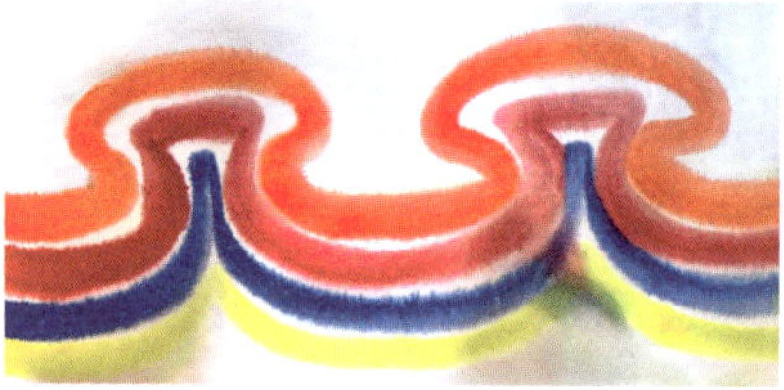

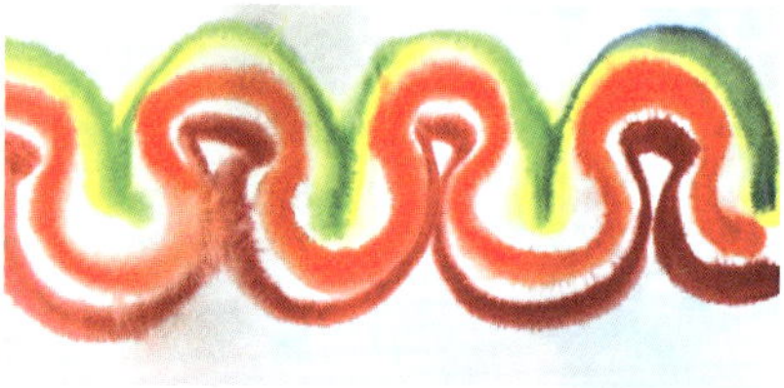

## Formenmalen

*fließender Charakter*

Formen können auch mit nasser Farbe auf nassem Papier gemalt werden, was den fließenden Charakter unterstützt. Eine größere Weichheit sowohl im Erleben selbst als auch bei den Formen entsteht. Mit einem breiten Pinsel ist weniger Exaktheit in der Linienführung möglich, was dem eigenen Perfektionsanspruch entgegenwirken und dadurch in ein entspannteres Arbeiten führen kann. Das Benutzen mehrerer Farben lenkt zwar von den eigentlichen Formgebärden ab, fördert jedoch das freudige Eintauchen in rhythmische dynamische Prozesse.

Wie bei den beiden unteren Abbildungen zu sehen ist, kann sich eine symmetrische Form (hier die orangene Linie) nach oben und unten spielerisch verändern.

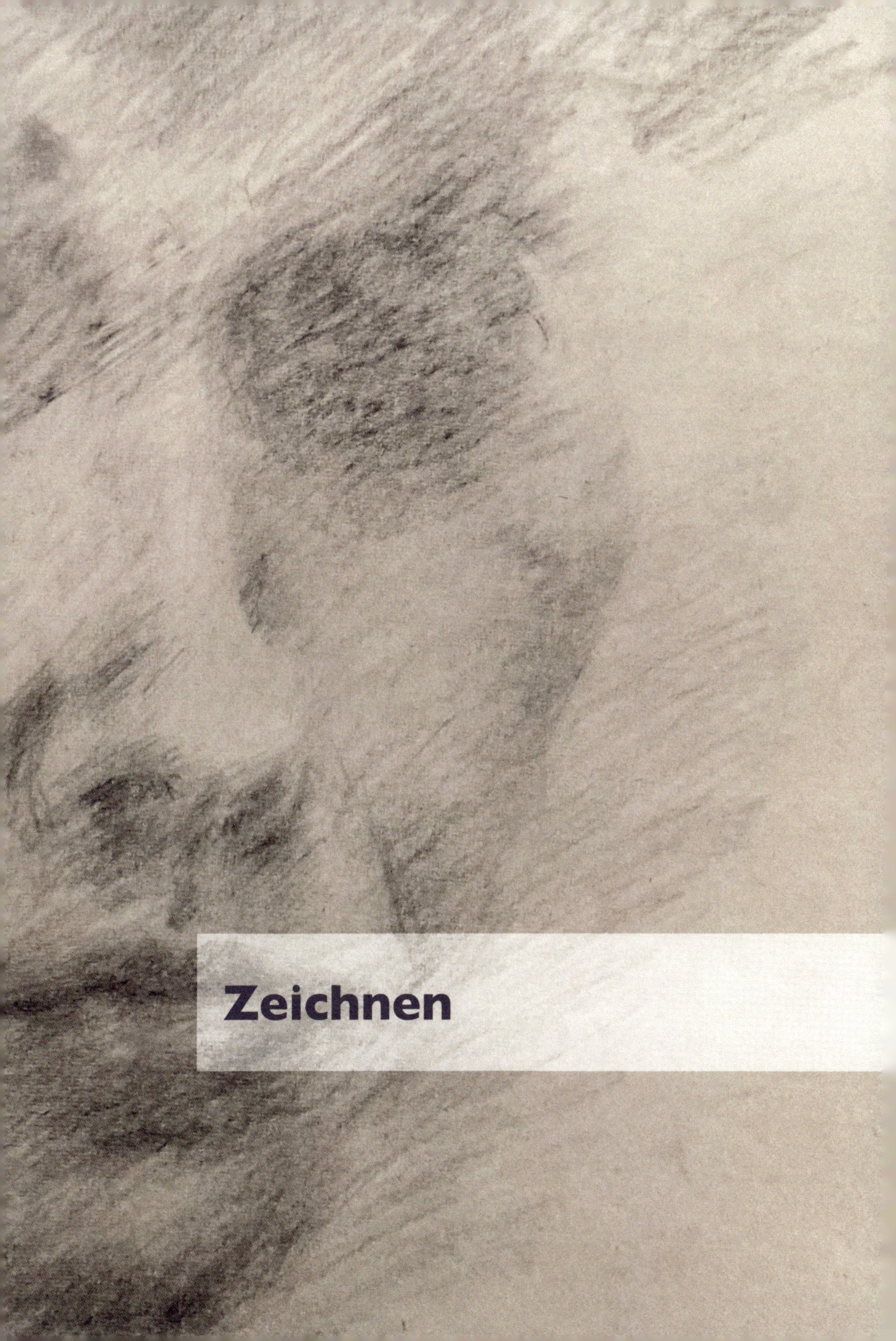

# Zeichnen

Beim Zeichnen einer Linie verfolgen die Augen die sichtbar werdende Spur einer Bewegung. Der Blick überschaut das Gewordene, nimmt das Werdende in der Gegenwart wahr und erfasst bereits, in welche Richtung im Zukünftigen die Linie verlaufen will oder soll. Dieser Prozess ist mit einer Empfindung verbunden. Ist die Linie straff und gerade, löst sie ein anderes Gefühl als ein schwungvoller gebogener Strich aus. Leichte, zarte und dünne Linien wirken anders als dichte, kräftige und dicke. Auch die unterschiedlichen Richtungen der Linienspuren beeinflussen die Stimmungen. Und der Mensch selbst ist es, der die Führung gestaltend übernimmt.

## Krickel-Krakel-Technik

*individueller Rhythmus*

Die sogenannte »Krickel-Krakel-Technik« kann mit Kohle-, Bleistiften oder Grafit ausgeführt werden. Mit lockerer Hand wird der Stift unregelmäßig hin- und hergeschwungen, wellige Linien entstehen mit einer tänzerischen Bewegung. So findet jeder Mensch seinen individuellen »Krakel«, seinen eigenen musikalischen Rhythmus und Klang.

*langsamer Entstehungsprozess*

Mit der spontanen, der eigenen Dynamik gemäßen Linienführung, entsteht ein zu Beginn chaotisch scheinendes Geflecht, das sich allmählich verdichtet und in eine Ordnung übergeht. Mit leichtem Aufdruck und zart beginnend, verdichten sich die Linien, legen sich übereinander und lassen Flächen in unterschiedlichen Hell-Dunkel-Nuancen entstehen. Eine innere Beweglichkeit entsteht, die sich bis in die Denkprozesse auswirken kann. Das Sehen verändert sich. Der allmähliche Prozess bleibt lange offen und frei in der Gestaltung und nimmt die Anstrengung, den Druck und den Anspruch, dass es sofort gelingen muss. Korrekturen sind lange möglich. Ein Knetradiergummi, der sich auch punktuell einsetzen lässt, ist gut für Kohlestifte geeignet.[159]

Da die Kreativen im eigenen »Krakel«-Tempo zeichnen, kann innere Unruhe, (Über-)Erregung, Nervosität und Anspannung durch die dynamische Strichführung abgeleitet werden und einen Ausdruck finden. Durch das Verdichten und übereinander Zeichnen der Linien besänftigt und beruhigt sich die Fläche. Dieser äußere Prozess wird innerlich miterlebt werden.

Es kann Sicherheit geben, zu Beginn den äußeren Rand zu »krakeln« und sich somit eine selbstbestimmte Grenze und einen geschützten Innenraum tastend zu erschaffen.

Während des Zeichnens und des damit verbundenen Abstands des Blickes zum Blatt lassen sich Übergänge, Verläufe, Kanten und Formbildungen nur bedingt wahrnehmen. Für das Wahrnehmen und Erkennen des Bildes ist es notwendig einige Schritte bei der Betrachtung zurückzutreten.

Der Zeichenprozess insgesamt atmet zwischen einem träumerischen, fühlenden und tastenden Zeichnen und einem wachen, klaren und erkennenden Denken beim Betrachten aus der Distanz.

## Metamorphosenreihe in vier Schritten

Die folgende Metamorphosenreihe in vier Schritten wird auf vier Blättern gezeichnet. Sie spiegelt mit den Schritten: »Licht scheint in die Dunkelheit« – »Licht rhythmisiert« – »Kampf zwischen Licht und Dunkelheit« – »friedvolle Formbildung« innere menschliche Prozess wider. Die Seele geht mit ihnen in Resonanz und bildet die Grundlage für neue Erkenntnisse.

*1. Bild: Licht scheint in Dunkelheit*

Sanft scheint das helle Licht von oben in die Finsternis. Die Dunkelheit nimmt es sanftmütig auf, lässt sich erhellen und durchlichten. Die Übergänge von Hell und Dunkel sind sanft fließend und es entstehen Nuancen von Grautönen. Es bilden sich noch keine Kanten oder Formen. Das Licht bedrängt die Dunkelheit nicht und wird nicht von ihr bedrängt. Beide gewähren dem anderen den nötigen Freiraum und beschränken sich nicht gegenseitig. Zugleich empfängt die Dunkelheit das Licht mit einer schützenden Gebärde. Licht entsteht, indem Finsternis gezeichnet wird.

Alle Zeichnenden entscheiden während des Prozesses wie viel Dunkelheit sie ertragen können. Traumatisierte Menschen können Finsternis manchmal (noch) nicht in ihre schwärzeste Intensität ertragen. Im einem helleren Graubereich können sie sich jedoch aufhalten.

*Gesetze der Natur*

Die Gesetzmäßigkeiten der Natur werden einbezogen, indem Licht, Leichte, Luftigkeit oben und Dunkelheit, Schwere und Verdichtung unten sind.

*2. Bild: Licht rhythmisiert in die Dunkelheit*

Das Licht gibt rhythmische Impulse in die Dunkelheit, die sich den eindringenden Bewegungen des Lichtes fügt, sie gelassen und in Stille hinnimmt. Das Licht bestimmt Richtung und die Intensität.

Wiederum, wie in allen Bildern der Schwarz-Weiß-Technik, wird aktiv an

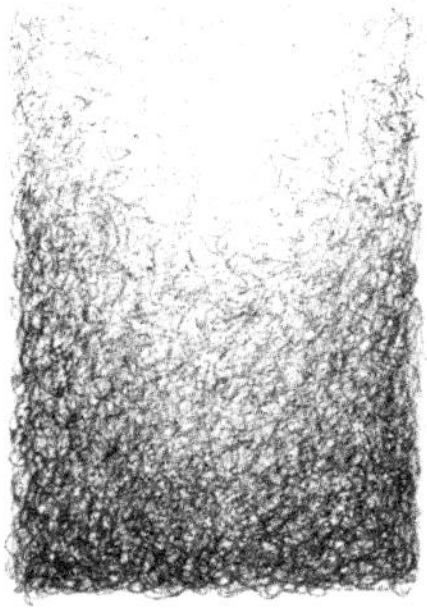

Bild 1

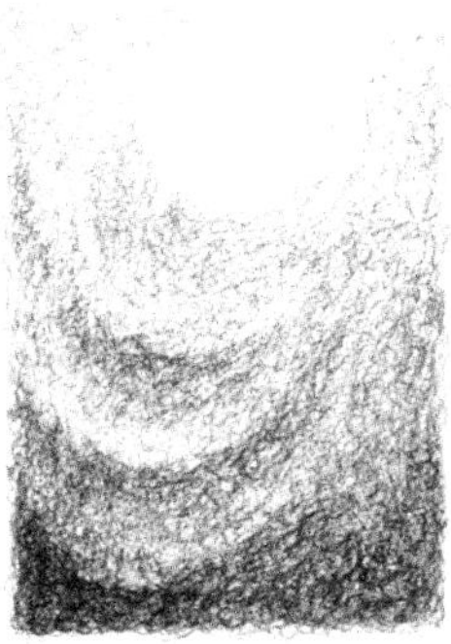

Bild 2

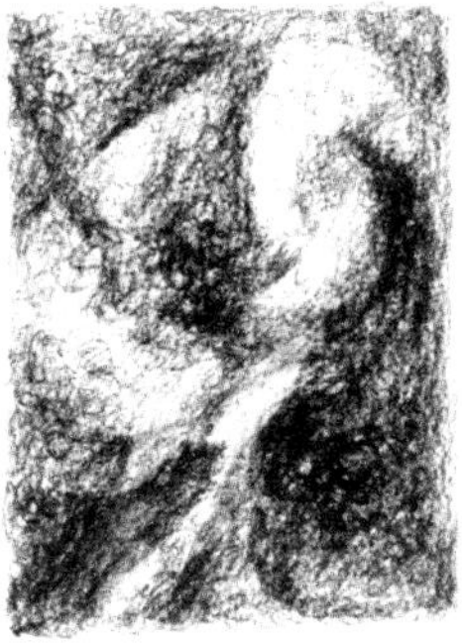

Bild 3

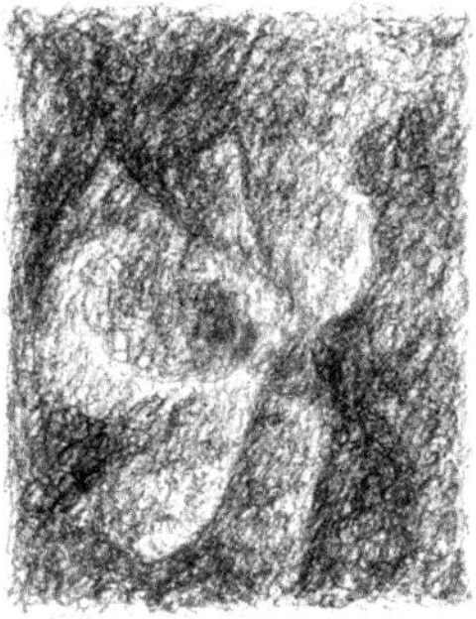

Bild 4

der Dunkelheit gezeichnet, um die rhythmischen lichten Impulse sichtbar werden zu lassen. Wiederum braucht es die Verdichtung und die Dunkelheit, um die Leichte und Strahlkraft des Lichtes wahrnehmen zu können. Kein Licht ohne Finsternis!

*kein Licht ohne Finsternis*

Weiche, runde Formen bilden sich. Noch gibt es keine Ecken und geraden Linien.

*3. Bild: Kampf zwischen Licht und Dunkelheit*

Die Dunkelheit wehrt sich gegen das eindringende Licht, sie widersetzt sich und begehrt auf. Das Licht seinerseits reagiert gegen die Kraft der Dunkelheit und ringt mit dem angreifenden Gegner. Ein bewegter Kampf zwischen Licht und Dunkelheit entsteht.

Die naturgegebene Ordnung von oben und unten gerät ins Wanken, löst sich auf. Klarheit und Übersicht weichen dem Durcheinander und Chaos: Die zarte, leise Sanftheit ist verschwunden, es ist lauter und aggressiver geworden. Kann es ein gerechter Kampf werden? Sind beide Kräfte gleichberechtigt? Wird es einen Sieger geben?

*Chaos*

Spitzen, zielstrebige Geraden und harte Kantenbildung können in fortwährender Bewegung entstehen und sich manifestieren. Die Anstrengung beim Zeichnen wird erfahrungsgemäß das Erhalten eines kämpfenden kraftvollen Lichts sein. Schnell dominiert die Finsternis.

Je nach Temperament, Lebenssituation, Befindlichkeit und Tagesverfassung wird es sehr individuell sein, wie gekämpft wird oder ob überhaupt gestritten werden kann.

*4. Bild: Formbildung*

Die Bewegung kommt zur Ruhe. Die Formen bilden sich während des Zeichenprozesses allmählich aus der Fläche und werden langsam immer sichtbarer. Nicht aus der fertig gedachten Vorstellung heraus entstehen die Formen, sondern aus der Wahrnehmung der künstlerischen, sich wandelnden Prozesse mit der Frage: Was will entstehen? Somit kann aus dem Bild etwas Neues entgegenkommen. Um Formbildungen erkennen zu können, ist es wieder hilfreich, die Zeichnung mehrmals mit Abstand zu betrachten.

*fragende Haltung*

Erfahrungsgemäß sind die Menschen erstaunt und überrascht darüber, was sie schöpferisch hervorbringen können, ohne es sich vorher auszudenken.

Das vierte Bild wirft vermutlich die meisten Fragen auf. Wie kommt ein Mensch aus dem inneren Kampf und dem Ringen wieder heraus? Wie können die sich widersprechenden Gefühle in ihm ausgehalten oder gar angenommen werden? Können die zugefügten Verletzungen heilen und die seelische Not enden? Wie kann ein Streit mit einem anderen Menschen beendet werden? Welche Schritte kann die einzelne Person dazu tun oder was braucht sie dazu? Was benötigt sie von dem anderen Menschen? Kann eine Einigung entstehen und Verzeihen stattfinden?

Neid, Hass, Habgier, Eifersucht, Schmerz und Scham füttern die dunkle Seite. Schönheit, Mitgefühl (auch mit sich selbst), Güte, Wahrhaftigkeit und Verzeihen nähren die helle und lichte Seite, wie der innerste Wunsch nach Liebe und Frieden.

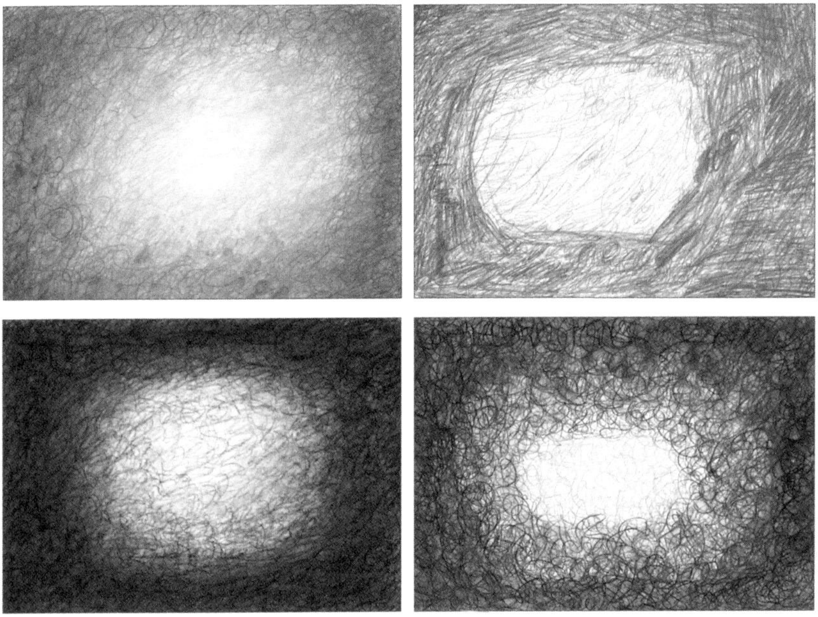

Licht in der Finsternis (Abb. entstanden 2023 in einer Gruppe mit traumatisierten Frauen)

*Heraus-forderungen*

Der innere Verwandlungsprozess ist ein individueller. Das aktive Zeichnen gibt den Einzelnen Anregungen und Herausforderungen dazu, lässt Fragen und Gedanken bilden und Ideen hervorbringen.

Das Thema innerhalb einer Gruppe mit traumatisierten Frauen war es, einen lichten Raum zu zeichnen, der sich durch das Verdunkeln der äußeren Flächen ergibt. Das Licht sollte die Möglichkeit haben, sanft ausstrahlen zu können, und die Finsternis sollte eine schützende Geborgenheit spendende Hülle um das Licht bilden.

*sanfte Übergänge*

Die Zeichnenden erschufen sich im langsamen Entstehungsprozess einen geschützten, sicheren und lichten Ort. Eine Herausforderung bestand darin, das Licht nicht einzusperren oder zu bedrängen. Um die dazu nötigen sanften Übergänge von Helligkeit und Dunkelheit wurde gerungen, wie in den Bildern zu sehen ist. In der Kunsttraumapädagogik ist diese Übung für Menschen geeignet, die bislang wenig oder keine Erfahrung im künstlerischen Zeichnen machen konnten.

Braune oder graue Pastellstifte lassen die Zeichnungen, im Gegensatz zu dem Schwarz-Weiß-Kontrast, weicher und wärmer wirken.

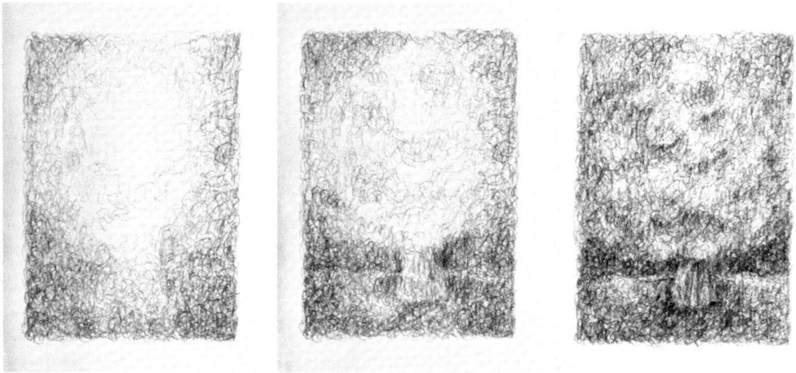

Weitere Schritte auf einem neuen Blatt Papier können die Entstehung eines Motives sein, wie eine Pflanze, eine Landschaft, ein Tier oder ein Mensch.

Auch hier bilden sich die Motive aus dem erlebten Prozess, werden langsam »erweckt« und sichtbar, wie bei dem Baummotiv. Die ersten Zeichenschritte können in einer gelassenen und entspannten Stimmung entstehen. *Gelassenheit* Noch gibt es keine Anforderungen an ein Motiv. Die Hand gleitet mit zarten, schwingenden Strichbewegungen über das Blatt. Dann zeigt sich allmählich ein Hauch und eine Ahnung von dem, was werden könnte.

Die Schattenbildung hilft im zweiten und dritten Bild, die Formen immer deutlicher zu erkennen, die herausgearbeitet werden können oder eben auch nicht. Das erfordert bewusste Entscheidungen, die es zu treffen gilt, vor allem am Ende des Prozesses im dritten Bild.

*Eindeutigkeit* Ein Dreischritt von den Bewusstseinszuständen »Schlafen-Träumen-Wachen« bei Menschen und Tieren kann in drei aufeinander folgenden Bildern aufgegriffen werden. Begonnen wird mit einem schlafenden Licht, das sanft in die Dunkelheit gehüllt wird. Im zweiten Schritt deutet sich das Motiv erst ahnend, träumend an, um dann auf dem dritten Bild »erweckt« und in seiner Eindeutigkeit mit dem Entstehen von Konturen herausgearbeitet zu werden.

Alternativ können die Schritte auch auf einem Blatt gezeichnet werden.

Traumatisierte Menschen haben oft über einen langen Zeitraum verschobene Tag- und Nachtrhythmen mit massiv verkürzten und unterbrochenen Schlafenszeiten. Anhaltende Bedrohungen, Krieg und Flucht verstärken dies und verhindern einen entspannten Zustand.

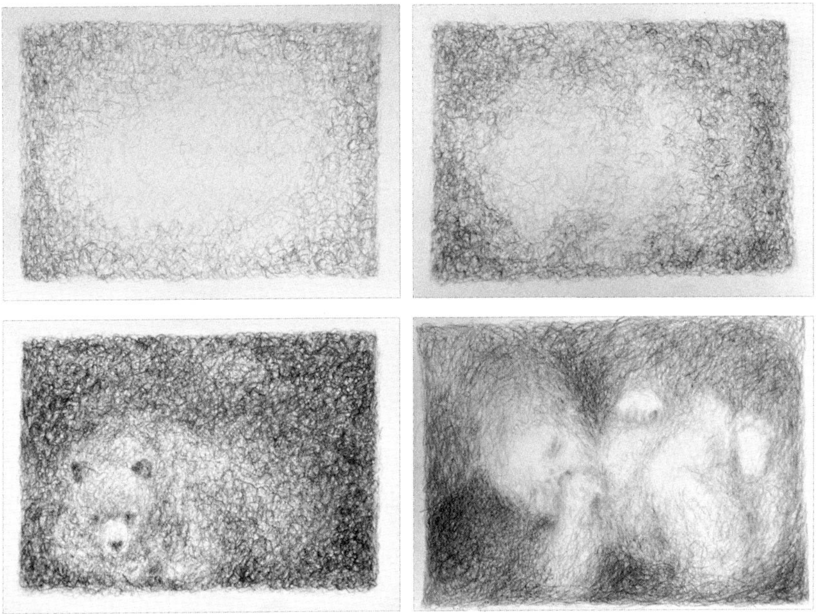

Schlafen, Träumen, Wachen. Abb. 1–3: Tier; Abb. 4: Säugling

Daher ist es sinnvoll, den Entstehungsprozess in allen drei Bildern mit dem »Schlafen« zu beginnen. Im dritten Bild wiederholen sich das »Schlafen« und das »Träumen«. Loslassen, Ausatmen und Entspannen werden gefördert. Veränderungen benötigen Wiederholungen!

*prozesshafte Formenentstehung*

Der Prozess unterstützt ein fühlendes Hineinträumen in die Entstehung. Erst im dritten Bild ist eine Wachheit in der konkreteren Ausgestaltung der Formen, Flächen und Kantenbildungen erforderlich, die sich aus den entstandenen Flächen bilden: Sie werden im Betrachten gesucht und entdeckt statt aus der Vorstellung hineingezeichnet. Deutlich ist der Unterschied erlebbar, wie Formen entstanden sind, wie echt und wie wahrhaftig sie dadurch auch wirken.

Wie bei dem Tier im dritten Bild zu sehen ist, besteht keine Notwendigkeit, die Formgebung jeder einzelnen Zehe oder jedes Oberschenkelmuskels anatomisch korrekt zu kennen. Wenige prägnante Verdichtungen der Dunkelheit, vor allem an Kopf und Rumpf, lassen bereits erkennen, dass es sich um ein Tier handelt.

Gerade akut traumatisierte Menschen empfinden eine Erleichterung, wenn die Anforderungen an sie und das Zeichnen mit einem überschaubaren Kraftaufwand verbunden sind. Überforderungen in den Aufgabenstellungen sollten möglichst vermieden werden.

Der Säugling (siehe Abb. 4 auf S. 219) wird, wie das Tier, in den drei Arbeitsschritten »*Schlafen-Träumen-Wachen*« allmählich sichtbar.

Diese Aufgabe ist für Menschen mit künstlerischen Vorkenntnissen zu empfehlen.

## Dynamisches Zeichnen mit Buntstiften

*Gestaltungskräfte empfinden*

Aus der Bewegung und der lebendigen Strichführung wird das Motiv gebildet. Viele schwungvolle farbige Linien bringen allmählich die Form hervor, die immer sichtbarer wird. Die gestaltenden Kräfte der Natur können hier nachempfunden und miterlebt werden.

> »*Im Umgang mit der dynamischen Liniensprache* verbindet man den Ausdruck der Formkräfte mit dessen In-Erscheinung-Tretendem.«[160]

Dynamisches Zeichnen fördert und fordert Leichtigkeit und Lebendigkeit in der Bewegung und Linienführung. Der Entstehungsprozess der Form ist ein schwungvoller und dennoch ein allmählicher, sich langsam bildender. Daher können sich die Zeichenenden mit den Strichen tastend der Formensprache eines Motivs annähern. Die Spuren der Bewegung bleiben wie ein lebendiges Geflecht im Umkreis der Formen bestehen.[161]

*korrigierbar*

Korrekturen sind lange möglich, was entspannen lässt und entstressend wirkt.

Die fließenden Bewegungen unterstützen traumatisierte Menschen, aus der erkalteten Starre in eine Bewegung zu kommen. Es braucht Mut, die Linien im Umkreis zu ziehen und zu vertrauen, dass die Form gelingen wird. Gerade bei Ungeübten ist eine gewisse Unsicherheit am Anfang zu beobachten, da die haltgebende Vorgehensweise, wie beim direkten Abzeichnen eines Motivs, wegfällt.

Um die eigene Bewegung und Strichführung zu finden, bietet sich ein einfaches Motiv, wie zum Beispiel ein Blatt, an. Nach einiger Zeit sind der individuelle Duktus und Rhythmus gefunden. Mit lichten, hellen und war-

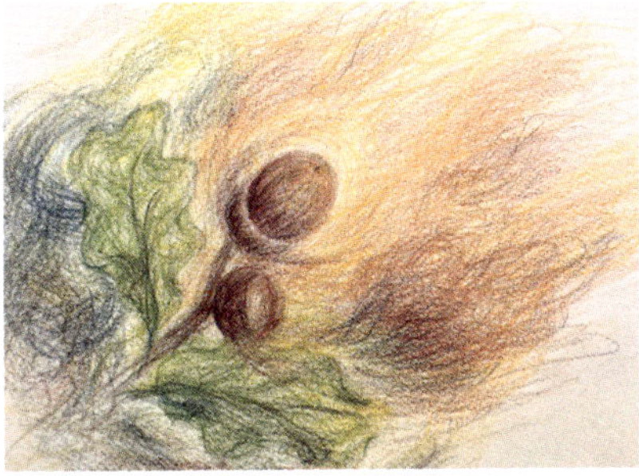

men Farben begonnen, verdichten sich die Farben im Prozess, werden stofflicher und fester. Aus den lebendigen und strömenden bildenden Kräften ist in den gewordenen Formen etwas geronnen, abgeschlossen und zur Ruhe gekommen.

*zur Ruhe kommen*

Die Zeichnenden schwingen mit diesen Entwicklungsprozessen. Sie empfinden seelisch eine bewegliche Leichte, eine Entspannung und ein Zur-Ruhe-Kommen am Ende.

In dieser Technik kommen mit der Verwendung von Buntstiften die Farben hinzu. Sie werden übereinander gezeichnet, wodurch neue Farbnuancen und Schattierungen entstehen. Ein anderer Klang geht von den farbigen Flächen aus, die den Herzbereich unmittelbar berühren. (siehe Kap. Farben)

## Geometrisches Zeichnen

Verschiedene Gliederungen eines oder mehrerer ineinandergelegter Kreise bilden einen begrenzten harmonischen Raum, der bereits einige Symmetrien, Strukturen und Rhythmen vorgibt.

*Halt und Orientierung*

Das sicherheitsvermittelnde System gibt Orientierung und Halt. Die Linien und Formen wiederholen sich in den einzelnen Teilfeldern. Struktur- und Formkräfte werden geweckt und gefördert.

Die Zeichnenden konstruieren mit Zirkel, Lineal und Bleistift die Gliederungen. (Ein Geodreieck kann ebenso hilfreich sein). Mit dem größten Kreis beginnend, ordnen sich die kleiner werdenden Kreise rhythmisch dazu. Dabei kann der goldene Schnitt zur kompositorischen Orientierung dienen. Anschließend können die Kreise in 4, 5, 6 oder 7 gleiche Teile und verdoppelt

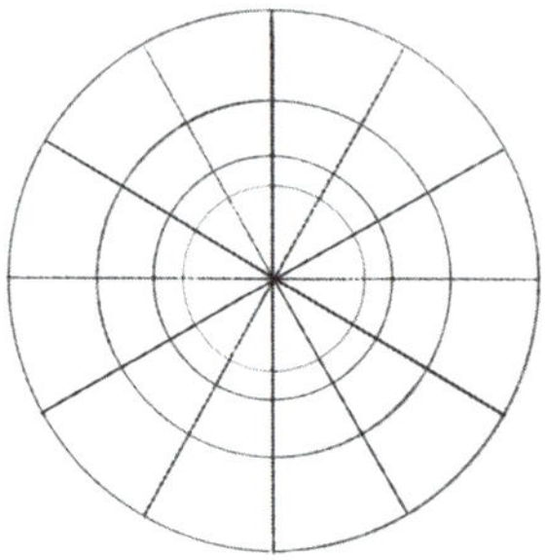

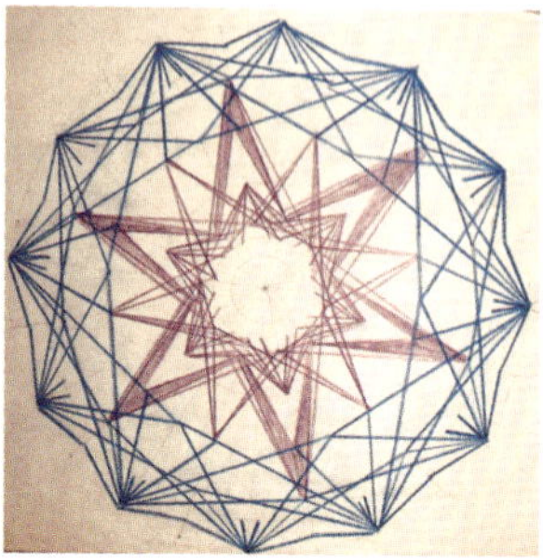

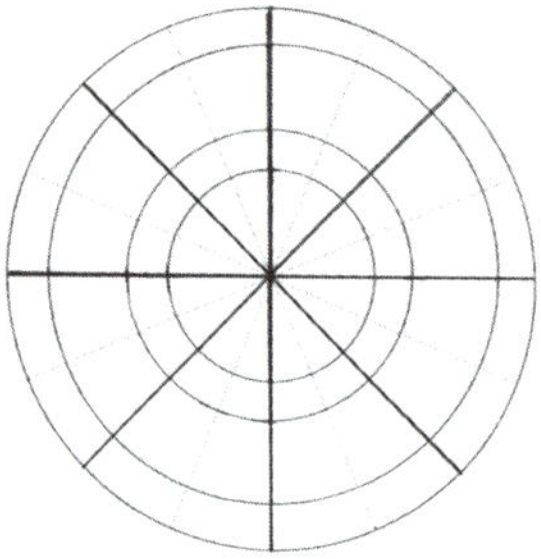

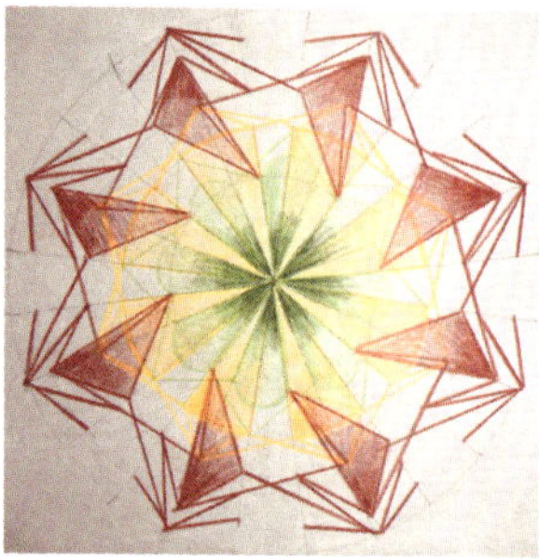

in 8, 10, 12 oder 14 gleiche Teile, die wiederum verdoppelt werden können, gegliedert werden.

*eigene Ordnung*

Die einzelnen Bereiche sind überschaubar. Abschnitt für Abschnitt tasten sich die Zeichnenden vor, geben sich ihre eigene Ordnung – die der Vollkommenheit der Form wegen – befolgt werden muss.

Konsequentes Handeln ist auch bei den Zeichnungen erforderlich, um ein Erlebnis von Ordnung, Gesetzmäßigkeit und Flächenentstehung aus geraden

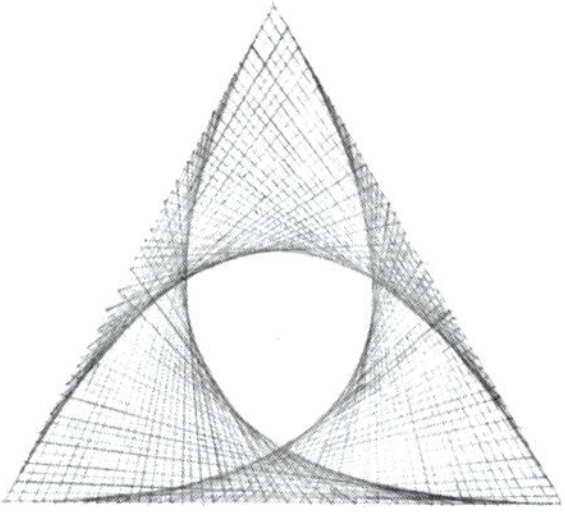

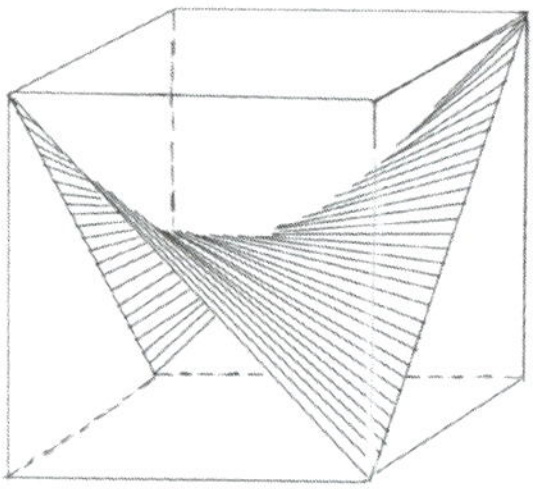

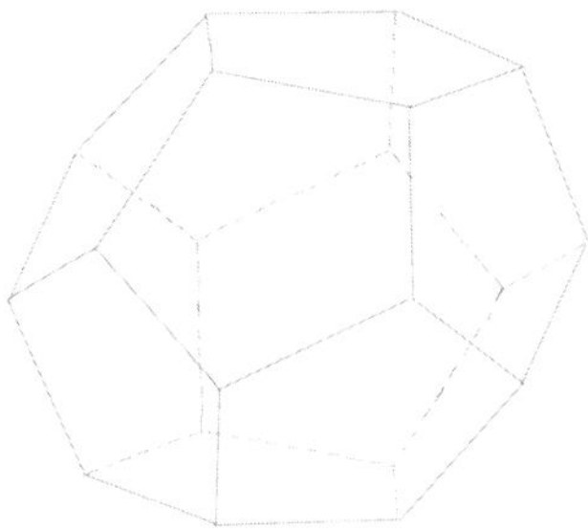

Pentagondodekaeder

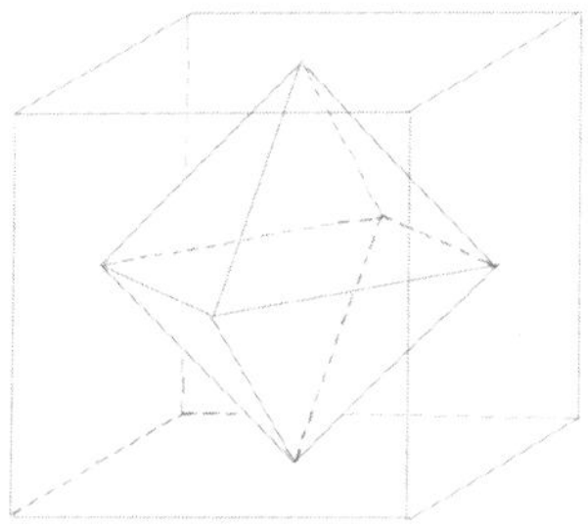

Oktaeder mit Hexameter

Linien zu bekommen. Gelingt es, den Prozess durchgehend gleichermaßen zu gestalten, überzeugt eine strukturierte Klarheit. Der Bleistift ist zudem gut kontrollierbar. Das Lineal, an dem man sich beim Zeichnen »anlehnen« kann, ist ein zuverlässiges Hilfsmittel für gerade Linien.

*kontrollierbare Technik*

Diese Methode ist für Menschen mit einem ausgeprägten Kontroll- und Sicherheitsbedürfnis als Einstieg geeignet.

Eine gesteigerte Herausforderung zur Orientierung im Raum bieten das Konstruieren und das akkurate Zeichnen platonischer und archimedischer Körper. Gerade ältere Jugendliche und Erwachsenen haben Freude an der Schönheit und Vollkommenheit dieser Körper (Abb. S. 223 oben). Die Klarheit der Linien und der Ordnungsprinzipien im Raum fördern die Orientierung, geben Halt und Struktur und fördern die eigene Stabilisierung.

## Geometrische Körper

Um Licht- und Schattenverhältnisse zu studieren, eignet sich als geometrischer Körper zu Beginn die Kugel. Im flächigen Zeichnen mit der Breitseite eines Kohlestücks werden Licht und Schatten erspürt, so dass eine plastische und räumliche Qualität entsteht. Andere geometrische Körper und Formen können folgen. Auch hier bildet sich das Licht durch die Dunkelheit, was Mut erfordert.

*Kohle*

Um mehr Sicherheit in der klaren Begrenztheit der Formen zu erfahren, können die Körper zart vorgezeichnet werden. Die Spannung zwischen Helligkeit und Dunkelheit ist an den Stellen am intensivsten, an denen ein

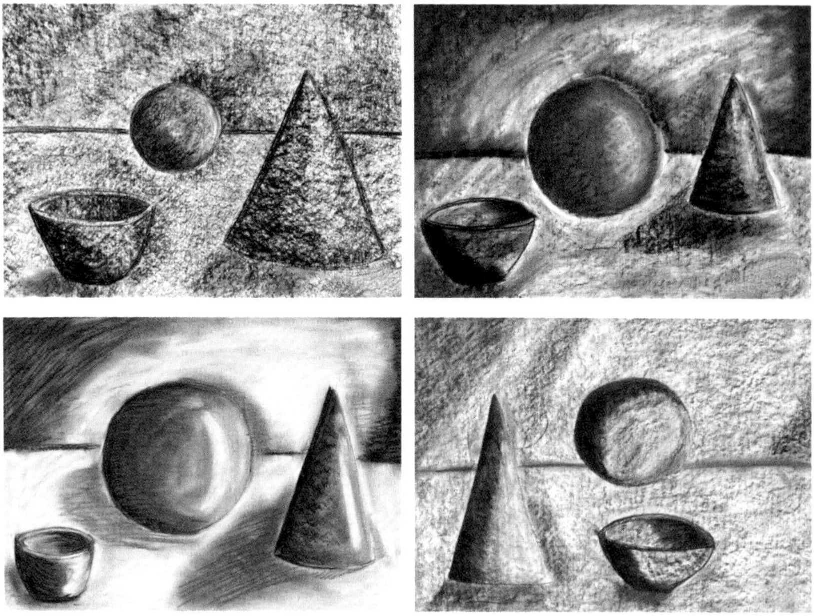

**Die Bilder gestalteten geflüchteten Frauen innerhalb einer traumapädagogischen Kunstgruppe. Verwendetes Material: Kohlestücke**

starker Kontrast zwischen Dunkelheit und Helligkeit erscheint, was an den Kantenbildungen der hier abgebildeten Körper und ihrer Umgebung gesehen werden kann. Je nachdem, welche Stelle im Bild besonders hervorgehoben werden soll, entsteht durch die Betonung von Licht und Dunkelheit ein Anziehungspunkt beim Anblick durch die Betrachtenden. Der Umgang

*Licht erhalten*

mit Licht und Dunkelheit ist hier wesentlich, wobei die Dunkelheit gezeichnet wird und das Licht bestehen bleiben muss.

Diese Übung bindet sich an Realitäten, entspricht jedoch noch nicht dem realistischen Abzeichnen von Gegenständen und der äußeren Welt. Dennoch ist die Wirklichkeit von Lichteinfall und Schattenwurf mit einzubeziehen. Die Klarheit und das Plastische-Räumliche der Zeichnungen geben Orientierung und Sicherheit.

»*Auf die richtige Weise eingesetzt,* kann Kohlezeichnen entängstigend, Seelenwärme erzeugend und tief ins moralische Leben eingreifend wirken.« Es kann jedoch dauern, bis der Mut für ein tiefes dunkles Schwarz wächst.[162]

Bei traumatisierten Menschen ist es sinnvoll, darauf zu achten, ob die Körper auf einer Fläche liegen oder ob sie schweben. Sind sie auf einem sicheren Boden oder Untergrund? Liegen sie fest und stabil auf? Haben sie Kontakt zum Boden?

*Boden*

Die Orientierung richtet sich nach den natürlichen Gesetzmäßigkeiten und Realitäten. Eine Kugel würde demnach auf dem Tisch liegen.

## Schraffur-Architektur

Mit senkrechten Linien erfolgte der Aufbau der schwebenden transparenten Stadt. In unregelmäßigen Abständen wurden von oben nach unten (vom Himmel zur Erde) und von unten nach oben (von der Erde zum Himmel) Linien mit Bleistift gezogen.

Erstere wirken inkarnierend und letztere exkarnierend. Ein Wechsel beider Richtungen wirkt harmonisierend und gleicht mögliche einseitige Tendenzen der Zeichnenden aus.

*Ich-Kräfte*

Das Zeichnen gerader Linien fordert und fördert die Ich-Kräfte, die Konzentration und die Aufrichte-Kraft im Menschen. Verstärkt wird dieser Prozess, wenn im Stehen gearbeitet werden kann. Mit beiden Füßen symmetrisch und sicher am Boden stehend und mit aufgerichtetem Körper, werden die Linien in einer Parallele zur Wirbelsäule auf dem Papier gezogen. Die Senkrechten gelingen dadurch leichter und können zudem intensiver in ihrer Geradlinigkeit und aufrichtenden Kraft erlebt werden.

Anschließend folgt das Zeichnen der Diagonalen mit einem Linienverlauf von oben nach unten. Dadurch bilden sich Felder in unterschiedlichsten Größen und Formen.

Im dritten Schritt suchen sich die Kreativen entsprechende Feldern für den Städtebau aus, die mit kleinen Strichen schraffiert werden sollen, um Häuser, Türme, Kirchen, Moscheen oder Tempel entstehen zu lassen. Alle können, ihrer Kultur gemäß, fantasievoll ihre individuellen Orte kreieren. Die exakte Perspektive und die damit verbundenen realistischen Licht- und Schattenverhältnisse sind hier zu vernachlässigen. Stattdessen erhielt die Architektur hier einen abstrakten, transparenten und schwebenden Charakter. Sie ist noch nicht auf der Erde angekommen und ist nahezu kosmisch. In der Arbeit mit traumatisierten Menschen wäre der nächste Schritt, sie zu einer Festigkeit, Dichte und Schwere im unteren Bereich des Bildes zu ermutigen, um eine Standhaftigkeit und Erdung der Gebäude zu gewährleisten und damit Stabilität.

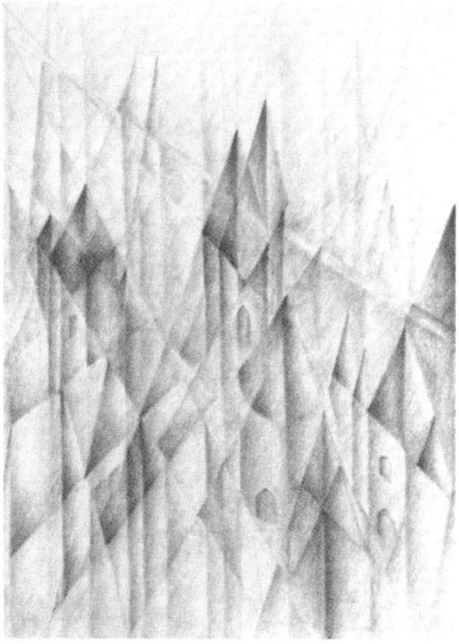

Verwendetes Material:
Bleistifte

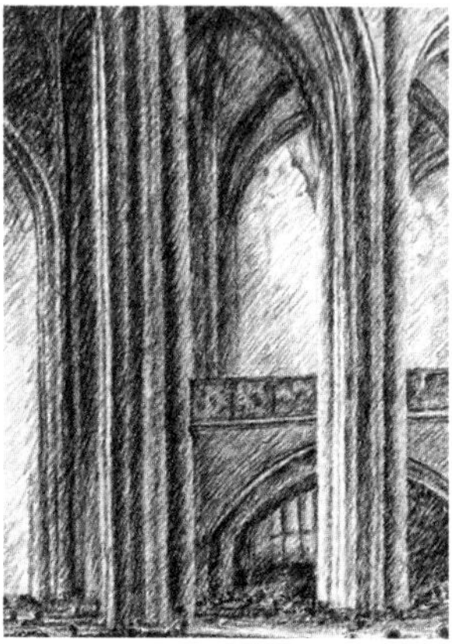

Verwendetes Material:
Kohlestifte

*tragende Säule*

Für das Zeichnen der Architektur können auch Fotos als Vorlagen dienen. Säulen stehen stabil und aufrecht. Sie können über lange Zeiträume schwere Lasten tragen. Beim Zeichnen werden diese Kräfte nachgebildet und erlebt. Durch die Schraffurtechnik kommen die Zeichnenden in einen eigenen Rhythmus. Es erfordert Disziplin, die Strichrichtung auch bei sich verändern Formen beizubehalten. Diese Technik hat einen ordnenden Charakter, der sich bis in die Lebenskräfte auswirkt. Die Flächen verdichten und verdunkeln sich allmählich, wodurch die Leuchtkraft des Lichtes intensiviert wird. Durch die Schraffur bilden sich die Kanten durchlässiger und beweglicher, was einer Starre entgegenwirkt.

## Skizzen und Studien

Zum Skizzieren ist wenig Material notwendig. Bleistifte und Papier sind ausreichend.

*Flexibilität*

Mit dieser Technik ist man sehr beweglich und unabhängig von bestimmten Örtlichkeiten oder äußerer Bedingungen.

Zum Zeichnen können alle Arten von Stiften oder Feder, Pinsel und Tusche verwendet werden. Motive zum Studieren und Skizzieren finden sich überall. Die Formen der Natur entstehen, vergehen und verändern sich im Zeitverlauf. Sie sind unerschöpflich.

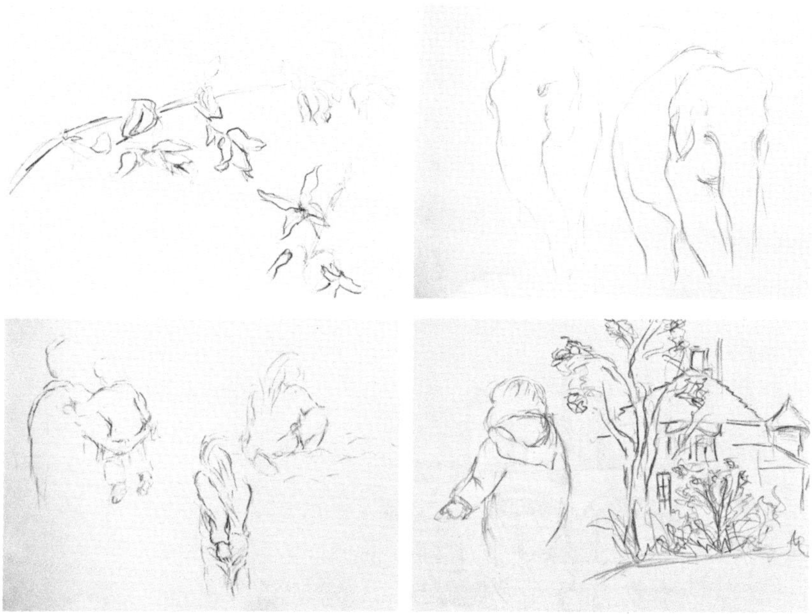

Verwendetes Material: Bleistifte

Nach dem Skizzieren des mineralischen Reichs bieten sich Pflanzen an. Sie sind an einen Ort gebunden, verändern und bewegen sich nicht wie Tiere oder Menschen.

Ein differenziertes Wahrnehmen des Motivs und seiner äußeren Gestalt ist vor dem Beginn des Zeichnens hilfreich. Was ist das Besondere an dem Motiv und seiner Formensprache? Welche Geste spricht sich in diesem Motiv aus? Was ist sein Charakter und sein Wesenhaftes?

Die Proportionen der Gestalt müssen beim Zeichnen überblickt werden, was eine wache Ich-Tätigkeit erfordert und damit auch fördert.

*Interesse für die Außenwelt*

Um dem Motiv gerecht zu werden, muss ich als Mensch ein Interesse für die Außenwelt entwickeln und meine Sinne als Tore zur Außenwelt öffnen. Bestenfalls gelingt dabei eine seelische Verbindung, vielleicht sogar eine Bewunderung für das jeweilige Motiv, was einen Wärmeprozess mit sich bringt.

Gelingt es beispielsweise die Zartheit, Lebendigkeit und den Duft einer Blüte in die Strichführung und Skizze übergehen zu lassen, wird Wesentliches sichtbar werden können.

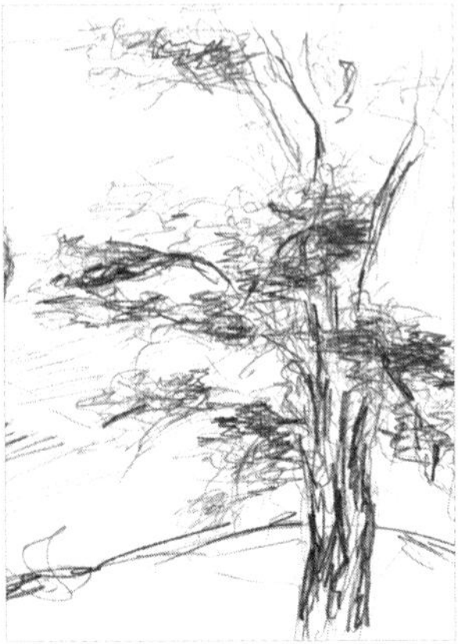

Verwendetes Material: Grafit

*Wesentliches erfassen*

Mit einer teils tastenden Suchbewegung können die wichtigen Gesten und Formen in wenigen Minuten mit dünnen, teils flüchtigen Strichen, erfasst und gezeichnet werden. Die begleitenden Pädagog:innen sollten den Zeichnenden Mut zu »falschen« Strichen und zum Ausprobieren machen.

Skizzen sind als Studien zu verstehen und müssen nicht beim ersten Mal gelingen. Sie dürfen also anschließend auch in den Müll. Ratsam ist es, kein hochwertiges Papier zu verwenden, sondern Zettel, Rückseiten von Verpackungen, Packpapier oder einfaches Zeichenpapier. Das erleichtert es, den eigenen Anspruch herunterzuschrauben. Hochwertiges Papier ruft gerne ein Zögern und eine Unsicherheit hervor.

*Skizzentagebuch*

Ab einem Alter von 10 Jahren kann ein Skizzentagebuch angeregt werden. Dort können die lebendigen Wachstumsprozesse einer Pflanze vom Samen über das Keimen zum Wurzel-, Stängel-, Blattwachstum bis zur Entfaltung einer Blüte über einen längeren Zeitraum skizziert werden. Verwandlungs- und Entwicklungsfähigkeiten eines Lebendigen werden aktiv in eine erlebte Sichtbarkeit gebracht. Auch verschiedene Ansichten und Perspektiven oder sich im Jahreslauf verwandelnde Motive, wie das eines Baumes, können ein kontinuierlicher Begleiter über einen längeren Zeitraum sein. Tiere werden von den allermeisten Kindern und Jugendlichen sehr geliebt. Eine schlafende Katze ist leichter zu zeichnen als ein Spatz, der sich jeden Moment entschließen könnte, wegzufliegen. Ein langsam und sich behäbig bewegender fressender Elefant im Zoo ist wesentlich leichter zu skizzieren als ein im Käfig auf und ab laufender Tiger.

Bei der Motivwahl am lebendigen Objekt sollte also die Bewegungsgeschwindigkeit unbedingt eine Beachtung finden, um nicht zu überfordern.

*kurze Aufmerksamkeitsspanne*

Da nur eine kurzzeitige Fokussierung nötig ist, eignen sich Studien und Skizzen auch für Menschen mit kurzer Aufmerksamkeitsspanne und geringer Konzentrationsmöglichkeit.

Die Wahrnehmung, das Zeichnen und die seelische Verbindung mit einer Pflanze hat etwas Ungefährliches. Auch das seelische Öffnen gegenüber einem Kaninchen wird vermutlich keine unangenehmen Überraschungen mit sich bringen. Das Wahrnehmen und Zeichnen von Motiven aus der Mineral-, Pflanzen und Tierwelt beinhalten die Chance, die Tore zur Außenwelt, also die Sinne und die verletzte Seele wieder zu öffnen mit der Gewissheit, dass »nichts Schlimmes« passieren wird, gerade wenn traumatisierende Erlebnisse von Menschen zugefügt wurden.

Wenn es gelingt, dass sich ein traumatisierter Mensch wieder mit seinem Tun und der Außenwelt für einen Moment seelisch verbinden kann, ist eine Tür wieder vorsichtig aufgegangen. Die Sinneswahrnehmung ist nach außen gerichtet. Deswegen ruht für diese Momente die Fokussierung auf sich selbst und die persönlichen Prozesse.

## Realistisch Zeichnen

Beim Abzeichnen und der bildlichen Darstellung von Gegenständen, Pflanzen, Tieren und Menschen mit Bleistiften, Kohlestiften oder Buntstiften ist eine detaillierte Wahrnehmung der Außenwelt gefordert. Der Mensch richtet seine Aufmerksamkeit nicht auf sich selbst, sondern auf das vor ihm Sichtbare. Für traumatisierte ältere Kinder, Jugendliche oder Erwachsene ist diese Methode geeignet, um eine Wachheit, Konzentration und Fokussierung zu fördern und um eigene Impulse, Gefühle und Gedankenschleifen zurückzuhalten oder diesen eine »Pause« zu verschaffen.

*Tore zur Welt öffnen*

Um einen Gegenstand realistisch abzeichnen zu können, muss ich meine »Tore zur Welt« öffnen, hier vor allem den Sehsinn, aber auch den Tastsinn, da die Form im sehenden Wahrnehmen abgetastet wird.

Die Verbindung mit der Außenwelt und diese in ihrer Sichtbarkeit und Erscheinung wahrzunehmen, zu beobachten und zu zeichnen, ist hier wesentlich. Das Interesse für sie wird geweckt. Mit dem Zeichnen durchdringt der Mensch das Wahrgenommene mit seinem Tun, er erschafft das Buch

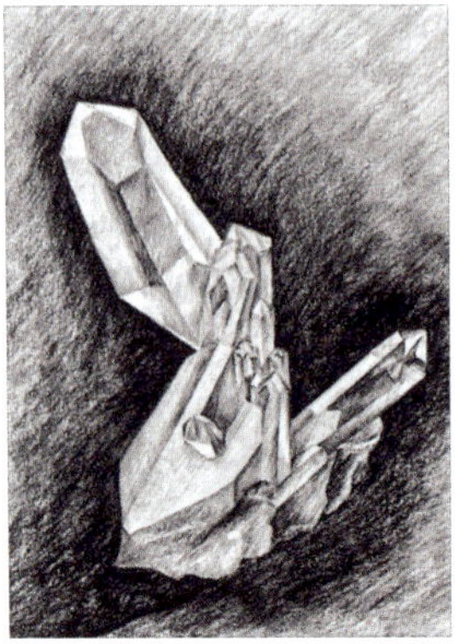

Verwendetes Material:
Kohlestift

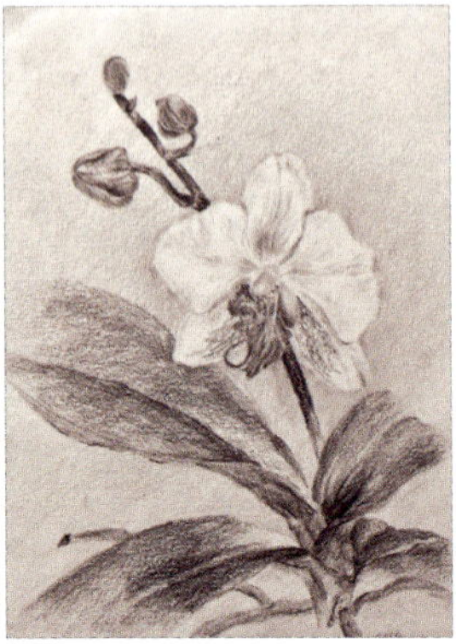

Verwendetes Material:
Buntstifte

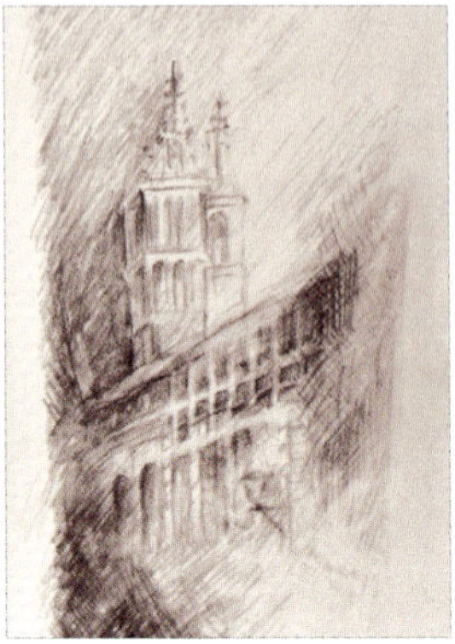

Verwendetes Material:
Bleistifte

neu, dessen Existenz, Formensprache und Realität objektiv sind und unabhängig davon, was darüber gedacht oder gefühlt wird. Die eigenen Fantasiekräfte werden zurückgehalten. Ein intensives Wahrnehmen und Zeichnen eines Gegenstandes, einer Pflanze, eines Tieres oder eines Menschen macht wach, kann zu neuen Erkenntnissen führen und fördert das Staunen und die Bewunderung.

Es ist empfehlenswert nicht mit einem Portrait zu beginnen, sondern mit der einfachen Formensprache von ruhenden Gegenständen: wie einem Krug, einer Vase, einem Gebäude, einem Buch oder dem, was unmittelbar zur Verfügung steht.

Ist dies gelungen, kann das Abzeichnen von den mit Leben durchströmten Pflanzen hinzukommen.

Bei der Anleitung des Zeichnens ist es ratsam, zwei grundlegende Aspekte zu beachten.

*nicht denken*

Nicht »Nase« oder »Blatt« denken! Es wird sonst keine Nase oder Blatt, sondern die eigene Vorstellung davon. Die detaillierte Wahrnehmung von Licht und Schatten ist hier notwendig, um die Nase während des Zeichnens allmählich herauszubilden. Es kann anfangs schwierig sein, diese Vorstellungen loszulassen, – begibt man sich doch damit in unbekannte Gefilde. Es bedarf eines Vertrauens, dass es dennoch gelingen kann. Das kann hiermit geübt werden.

*keine Linien*

Es gibt keine Linien in der Natur! Auch nicht um einen Topf oder Stein.

Umrandungen existieren nicht! Alles entsteht durch Flächen, wie auch die

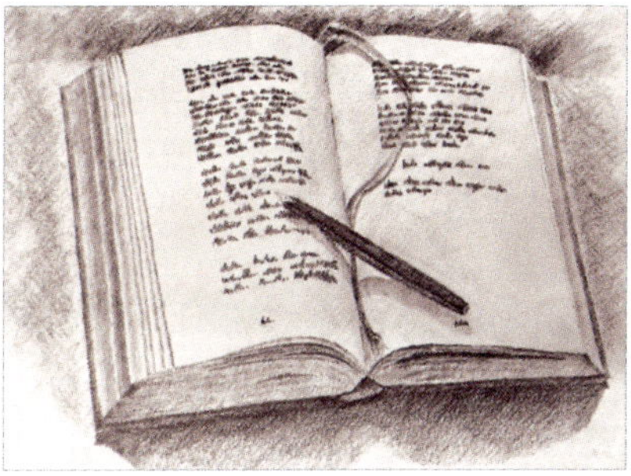

Verwendetes Material: Bleistifte

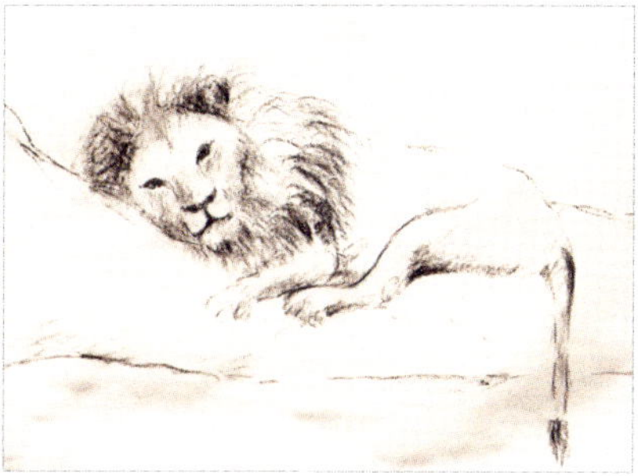

Verwendetes Material: Kohlestift

»Horizontlinie«, die aus dem Zusammentreffen von Himmel und Erde oder Wasser entsteht. Die Linie ist ein vom Menschen Gedachtes.

Der Vorgang ist ein umgekehrter, wenn sich die endgültigen Formen aus den Flächen bilden. Der Prozess geht von innen nach außen, die Formen werden allmählich ertastet und gefunden.

Wird das Objekt mit einer Linie als Umrandung aus der Vorstellung und dem Denken heraus begonnen, ist die Form festgelegt und kann kaum verändert werden.

Das Ziehen von Umrandungslinien entspringt einem Bedürfnis nach Orientierung, Halt und Sicherheit. Deswegen können zarte Konturen für traumatisierte Menschen zu Beginn eines Zeichenprozesses hilfreich sein.

*Loslassen der Vorstellungen*

Die beiden erwähnten Aspekte haben sich beim realistischen Zeichnen bewährt haben. Sie schaffen Vertrauen, dass trotz Loslassen gedanklicher Vorstellungen und Kontrolle eine »Nase« entstehen kann. Nicht selten sind die Zeichnenden über ihr eigenes Gelingen überrascht.

Um einer Überforderung beim Zeichnen von Tieren und Menschen entgegenzuwirken, ist es sinnvoll mit Teilbereichen zu beginnen – wie den Händen, den Augen oder einer Nase. Ein Erfolgserlebnis stellt sich dadurch leichter ein, da die Proportionen der einzelnen Körperteile zueinander noch nicht beachtet werden müssen.

*Selbstporträt*

Bei Jugendlichen erlebte ich verstärkt den Wunsch nach Selbstporträts. Die verständliche Frage »Wer bin ich?« mag hinter diesem Bedürfnis stehen.

Da Porträts am schwierigsten zu zeichnen sind, gelangen die Jugendlichen bei dieser Thematik häufig in eine Überforderung, die mit enger pädagogischer und künstlerischer Begleitung abgemildert werden kann. Dennoch ist

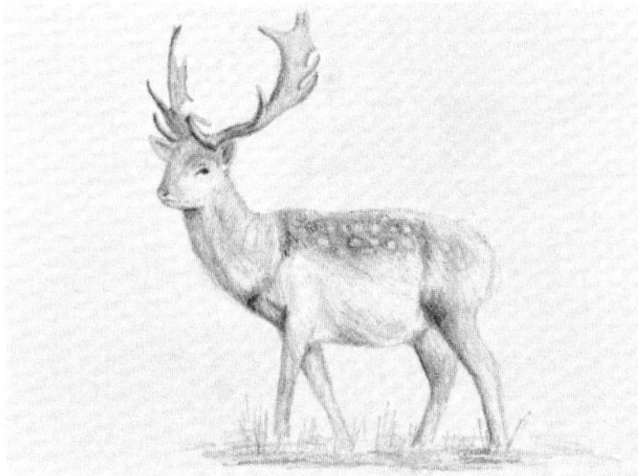

Verwendetes Material: Bleistifte

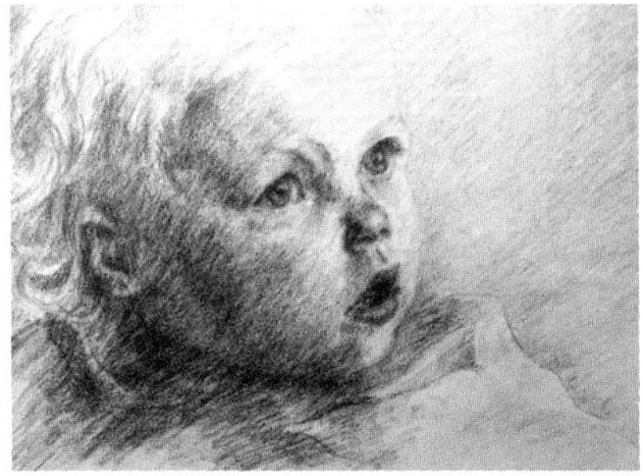

Verwendetes Material: Rötel

es ratsam, gewisse Kenntnisse im Zeichnen bereits erworben zu haben, bevor sich Menschen dem eigenen Porträt zuwenden.

*kleinschrittiger Aufbau*

Sich vor dem Spiegel zu zeichnen, ist schwieriger als von einem Schwarz-Weiß-Foto. Letzteres kann besser in kleinere Bereiche eingeteilt werden. Zu Hilfe kann ein Raster verwendet werden.

> *Die 17-jährige Valeria* lebte seit 12 Monaten in einer Flüchtlingsunterkunft und kam regelmäßig zur künstlerischen Traumapädagogik. Nach einigen Zeichenübungen an Gegenständen und ihrer Hand wünschte sie sich ein Selbstporträt zu zeichnen.
> Eine erneute und akute Traumatisierung brachte sie abrupt in einen neuen Lebensabschnitt und eine außergewöhnlich angespannte Lebenssituation. Ihr Selbstfindungsprozess und die Frage nach ihrer Identität wurden erheblich angefeuert.
> Ihre Aufmerksamkeits- und Konzentrationsspanne war aufgrund komplexer Traumata eingeschränkt. Deswegen wäre die Vorlage eines Fotos in seiner Gesamtheit eine Überforderung gewesen. Mit der Gliederung ihres Fotos in ein Raster, mit 2cm x 1cm große Kästchen, konnte sie jede Stunde eines auswählen, das sie abzeichnete. Um eine bessere Fokussierung zu ermöglichen, wurde der Rest des Fotos mit allen anderen Kästchen abgedeckt, so dass durch ein kleines Fenster ein Teilbereich ihres Fotos sichtbar war. Aufgrund dieser Methode hatte sie jedes Mal ein Erfolgserlebnis.

Erst mit der Zeit öffnete sich ihr Blick für die Gesamtkomposition mit ihren Proportionen und den Besonderheiten ihres Antlitzes.

Das Zerteilen eines Porträts in Kästchen ist von mir keine bevorzugte

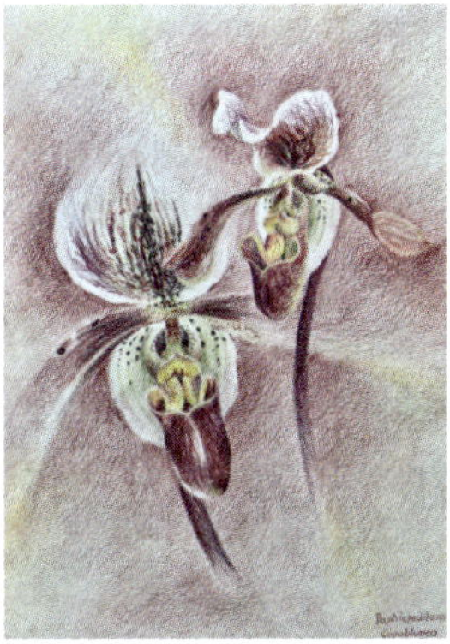

Buntstiftzeichnung nach einer lebendigen Orchidee

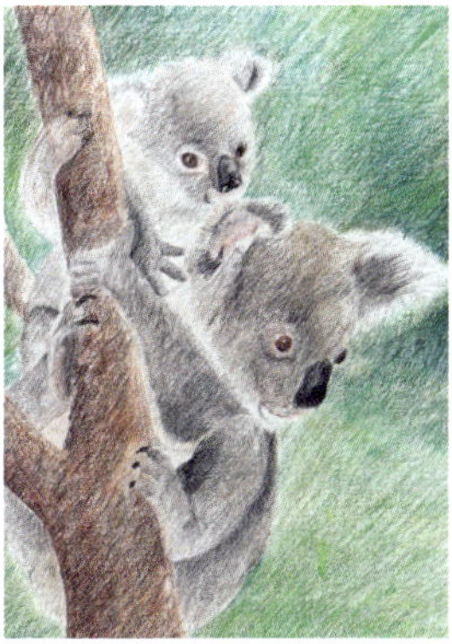

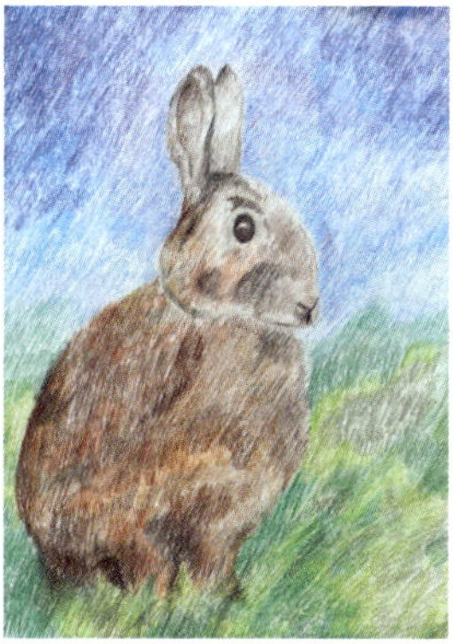

Buntstiftzeichnungen nach Tierfotografien im Einzelsetting, 12-jährige Kinder

Methode für das Porträtzeichnung, doch erfordert jeder Mensch ein Abwägen von sinnvollen und angemessenen Vorgehensweisen.

*Tusche*

Zeichnungen mit Tusche (siehe Abb. auf S. 234) ermöglichen kontrastreiche ausdrucksstarke Porträts. Der Pinsel ermöglicht ein schwungvolleres und lockeres Zeichnen. Zeichnungen mit Buntstiften klingen in der Seele anders als Schwarz-Weiß-Zeichnungen. Zu Licht und Dunkelheit kommt die Farbe. Durch die Farbe wird das Gefühl unmittelbar berührt. Schwarz-Weiß-Zeichnungen ermöglichen es, eine innere emotionale Distanz zu wahren und vermitteln eine Kontrollmöglichkeit. Aus diesem Grund greifen Menschen gerne zu Bleistiften, da sie mit ihrem Gefühl noch wie davor und mehr im Denken bleiben können. Bei traumatisierten Jugendlichen und Erwachsenen können Schwarz-Weiß-Zeichnungen ein sinnvoller Einstieg in das künstlerische Arbeiten sein, da diese Technik eine gute Kontrolle über den Prozess und die eigenen Gefühle beinhaltet. Nicht jede:r traumatisierte Mensch ist vor allem anfangs bereit, seine Gefühle wahrnehmen zu wollen.

*Emotionen vermeiden*

Zeichnungen mit Buntstiften haben durch die trockene Stiftminen auch noch eine gute Kontrollmöglichkeit. Jedoch klingt hier die Berührung mit dem Herzen an. Es ist für einen gesunden Menschen nicht möglich Farben ohne Gefühle wahrzunehmen. Ein vorsichtiges Herantasten an Emotionen kann mit Buntstiften unterstützt werden. Sie können in der Schraffurtechnik oder im flächigen Gestalten benutzt werden.

Es ist nicht unerheblich, ob direkt von der Natur abgezeichnet wird oder von einem Foto. Die Sinneswahrnehmungen bei einer lebendigen Pflanze

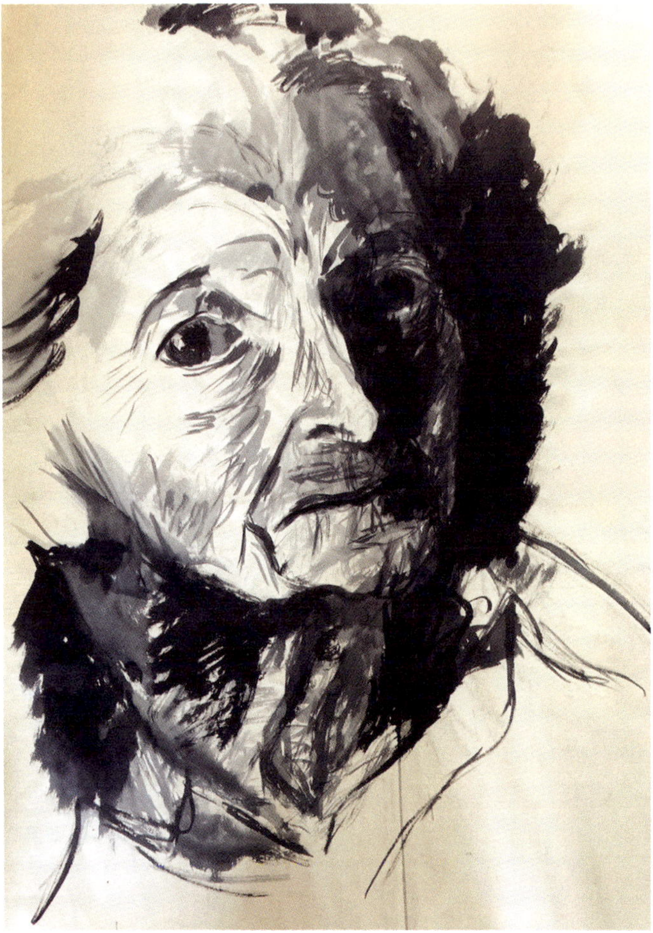

sind vielfältiger. Das Ausströmen ihres Duftes kann bei einer fotografischen Aufnahme nicht wahrgenommen werden.

Trotz seiner Unsichtbarkeit kann der Duft im künstlerischen Gestalten einen sinnlichen Ausdruck finden.

*hilfreiche Fotografien*

Realistische Tierzeichnungen sind für jüngere und im Zeichnen unerfahrene Menschen, ohne eine Abbildung oder Fotografie kaum zu leisten. Nur wenige Tiere harren stundenlang in einer Stellung aus, um sie genauer in einer Position wahrnehmen zu können.

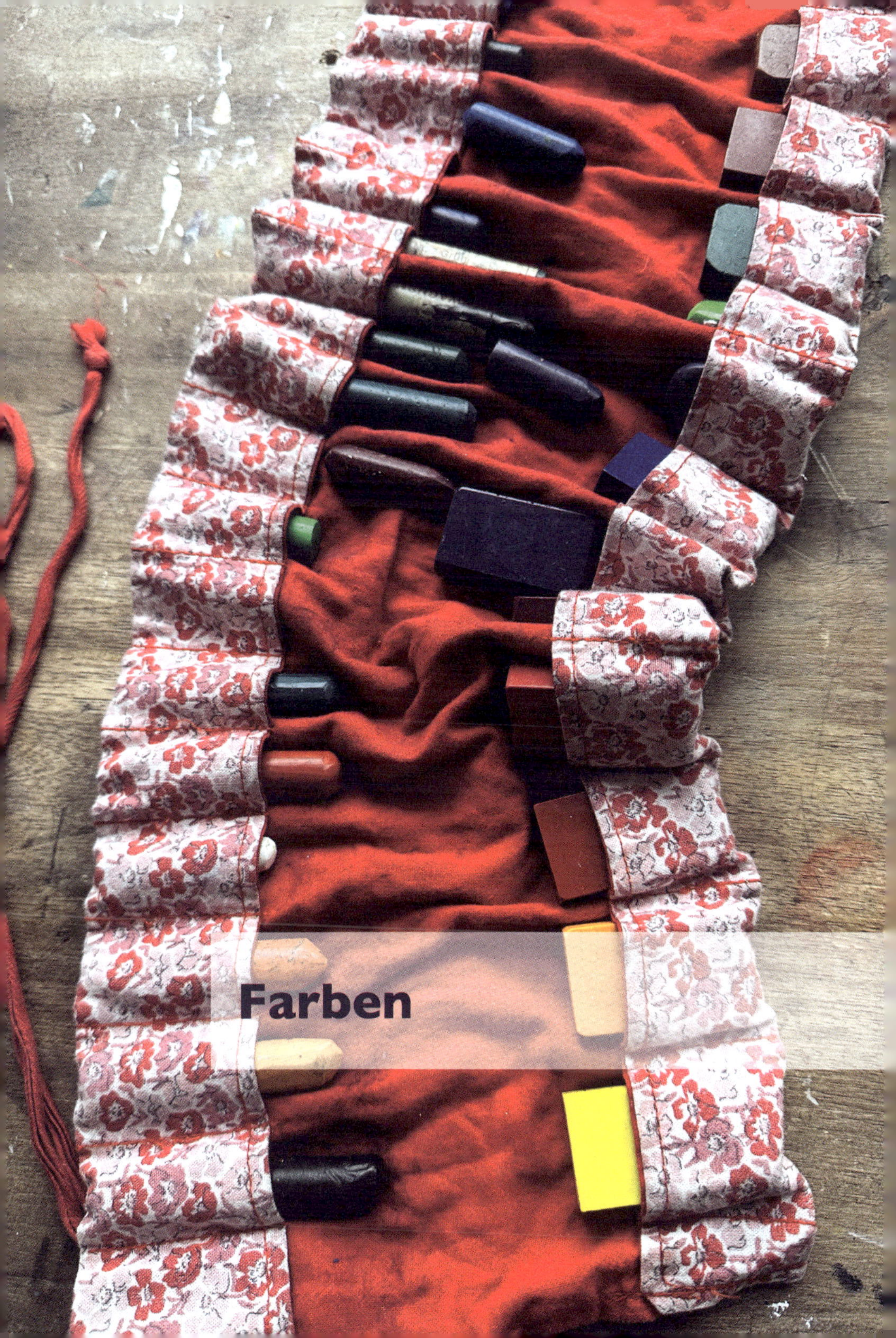

# Farben

Zwischen dem Licht und der Finsternis entstehen die Farben. Farben berühren unser wahrnehmendes Herz und unsere Gefühle. Sie gehen mit uns in Resonanz. Um Seelisches auszudrücken, können wir folglich Farben differenziert und gezielt verwenden und einsetzen, da jede Farbe ihren eigenen Charakter und ihr eigenes Wesen hat.

*Charakter und Wirkungen*

*Gelb* enthält viel Licht, erhellt, bringt Lebendiges, kann munter und frech sein. Es bewegt sich schnell, fliegt weg, ist schwerelos und luftig. Gelb findet keinen Halt, bildet von sich aus keine Grenze und strahlt von innen nach außen in die Peripherie aus. Diese Farbe trägt uns aus uns heraus. Sie lässt uns Freude und Dankbarkeit fühlend erleben. Gelb ist dem Licht als Farbe am nächsten.

*Orange* bewegt sich schnell, ist aktiv und bleibt in Bewegung ohne Grenzen. Es hat glänzende Leuchtkraft und Wärme in sich. Orange kann leicht, heiter, transparent und licht sein oder schwer und dicht. Orange hat ermutigenden und stärkenden Charakter. Es kann wie ein leuchtender Funke sein.

*Rot* hat Wärme in sich und gibt uns Beständigkeit. Es kann sowohl stark und ernst als auch zornig und wütend sein. Rot kommt uns direkt und attackierend entgegen. Es behauptet sich. Würde, Macht und Kraft liegen im Rot (siehe »roter Teppich«, Mantel der Kardinäle- und Könige). Rot ist die Signal- und Warnfarbe (Stopp-Schild, rote Ampel, Feuerwehrauto). Es regt die Blutzirkulation an. Zinnoberrot bewegt sich schnell, hat viel Wärme und eine inkarnierende Eigenschaft. Es ist substanziell und ist die schwerste aller Farben.

*Violett* hat Träumendes, Kosmisches und Unendliches. Dichtes und dunkles Violett hat eine Ernsthaftigkeit. In einem zarten Lila dagegen ist Leichtigkeit erlebbar. Blauviolett hat eine Tiefe, die uns auffordert, ihm nachzulaufen.

*Blau* ist der Dunkelheit am nächsten und trägt Kühle in sich. Es strahlt im Gegensatz zum Gelb von außen nach innen, bildet eine Hülle und einen Innenraum. Am äußeren Rand hat es die größte Sättigung und wird nach innen leichter und heller. Es bildet leicht Grenzen und Konturen. Beim Anblick des blauen Himmels werden eine ausatmende Wirkung und etwas Befreiendes erlebbar.

*Grün* hat die meisten und differenziertesten Farbnuancen auf der Erde. Es wirkt beruhigend und gibt Sicherheit im Irdischen. Grün findet sich in klaren abgegrenzten Formen in den Blättern lebendiger Pflanzen. Es ist eine dichte Farbe, die inkarnierend wirkt und zur Ruhe und Stille führt. Entstehend aus dem Gelb (Farbe am nächsten zum Licht) und dem Blau (Farbe am nächsten zur Dunkelheit/Finsternis) ist sie ausgewogen und hat etwas Friedvolles. Wie bei einem Spaziergang in der grünen Natur erlebbar, wirkt Grün wohltuend, gesundend und innerlich kräftigend.

*Farbenkreis Goethe*

Die erwähnten sechs Farben erscheinen im Farbenkreises von J.W. Goethe, der sich aus den drei Primärfarben Gelb, Rot und Blau und den drei Sekundärfarben Orange, Violett und Grün zusammensetzt. Im Farbenkreis liegen die Komplementär- oder Gegenfarben Gelb und Violett, Rot und Grün und Blau und Orange jeweils als Paare gegenüber.

Um die Komplementärfarben unmittelbar erlebbar zu machen, eignet sich folgender Versuch:

Eine rote Fläche wird auf weißes Papier gemalt. Diese wird an die Wand gehängt und einige Minuten betrachtet. Anschließend wird eine leere weiße Fläche betrachtet. Nach einiger Zeit kann erlebt werden, wie die Gegenfarbe Grün sichtbar wird und allmählich wieder verblasst. Die Gegenfarbe bildet sich umso ausgeprägter, je stärker die eigenen Lebenskräfte sind. Aufgrund schwindender Vitalkräfte ist das Bilden der Gegenfarben bei älteren oder schwerkranken Menschen stark erschwert oder gar nicht mehr möglich. Bei Kindern unter sieben Jahren dagegen sind die Lebenskräfte so ausgeprägt, dass sie beim Anschauen einer Farbe unmittelbar die Wirkung der Gegenfarbe erleben. So wirken die Farben bei ihnen umgekehrt: das Rot wirkt beruhigend und das Grün anregend.

*Wesen der Farben*

Um die Farbenlehre und vor allem das Wesen der Farben und ihre Wirkungen zu vertiefen, eigenen sich im Besonderen die differenzierten Ausführungen von Rudolf Steiner und Liane Collot d'Herbois. R. Steiner hat den Farbenkreis zu 12 Farben erweitert.[163]

> »Die Farben wirken nicht nur äußerlich,
> ebenso auch in dem Gemüte.
> Die Erfahrung lehrt uns, dass die einzelnen
> Farben besondere Gemütsstimmungen geben.«[164]
> *J.W. Goethe*

Farbkreis nach J. W. Goethe

In einem leuchtend roten Raum wird es sich schwerer denken lassen als in einem blauen, der einen »kühleren Kopf« bewahren lässt. Die Wirkung der Farben geht bis ins Körperliche hinein. Wissenschaftlichen Erkenntnissen zufolge erweitert Rotlicht die Gefäßausdehnung, was eine bessere Durchblutung zur Folge hat. Blau dagegen verengt die Gefäße. Es kommt zu Blutleere.[165] Mittlerweile werden wegen ihrer Wirkungen bestimmte Farben in Kindergärten, Schulen, Geburtsräumen oder Altenheimen, z. B. bei der Wandgestaltung, bewusst eingesetzt.

*bewusster Einsatz*

Ist ein Mensch unterkühlt, wie eingefroren oder erstarrt, »tauen« Rot und die rötlichen Farbtöne mit ihrer Wärme oder Hitze »auf« und verlebendigen. Bei hohem Fieber, Überhitzung oder seelischer Übererregung kann kühlendes Blau Erleichterung und Entspannung bringen.

Unruhige, zappelige oder schreckhafte Kinder unter sieben Jahren kommen mit rötlichen warmen Farbtönen zur Ruhe, da Grün als Gegenfarbe wirkt. Bei teilnahmslosen und regungslosen Kindern in dieser Altersgruppe empfehlen sich bläulichen und bläulich-grüne Farben. Sie werden durch die Bildung der Gegenfarben Orange und Rot-Orange bis ins Leibliche angeregt, belebt und erwärmt. Mit einem Bewusstsein über die Wirkungen der Farben können Wände oder Kleidungsstücke farblich so gestaltet oder benutzt werden, dass sie eine ausgleichende und gesundheits- und entwicklungsfördernde Wirkung haben.

## Herstellung eigener Farben

Nicht nur im Krieg oder auf der Flucht kann das Suchen und Herstellen eigener Farben ein besonderes Erlebnis sein. Eine Unabhängigkeit vom Kaufangebot wirkt sich nicht nur auf die Selbstwirksamkeit aus. Etliche Steine und verbranntes Holz eigenen sich zum Zeichnen. Mit Blüten, Früchten, Blättern und Wurzeln kann experimentiert werden. Gekocht und gefiltert (und eingetrocknet) entsteht eine Vielfalt an Farbtönen:

Beispiele:

| | |
|---|---|
| **Gelb** | **Blühender Löwenzahn, Kamillenblüten, Kurkumapulver** |
| **Rot bis Pink** | **Rote Beete** |
| **Rot/Rostrot** | **Braune trockene Zwiebelschalen** |
| **Violett** | **Klatschmohn** |
| **Violett/Dunkelblau** | **Reife Beeren wie Brombeere, Heidelbeeren, schwarze Johannis- oder Holunderbeeren, Schlehen** |
| **Violett-Blau** | **Rotkohl, Blaukraut** |
| **Grün** | **Brennnessel, Spitzwegerich, Spinat** |
| **Braun** | **Schwarzer Tee, Kaffeesatz** |

Beim Kochen der Pflanzen erleben Menschen einen Verwandlungs- und Wärmeprozess, der einer Erstarrung entgegenwirkt. Die Zutaten werden jeweils mit möglichst wenig Wasser in einem Topf etwa 5-15 Minuten gekocht, anschließend eventuell püriert. Mit Speisestärke oder Soßenbinder vermischt, wird die Farbe dickflüssiger. Wenn nichts dergleichen vorhanden ist, können sie direkt durch einen Stoff oder einen Tee- oder Kaffeefilter in ein leeres Glas geschüttet werden. Die flüssigen Farben eignen sich zum Aquarellmalen.

# »Nass-in-Nass-Malen« mit Aquarellfarben

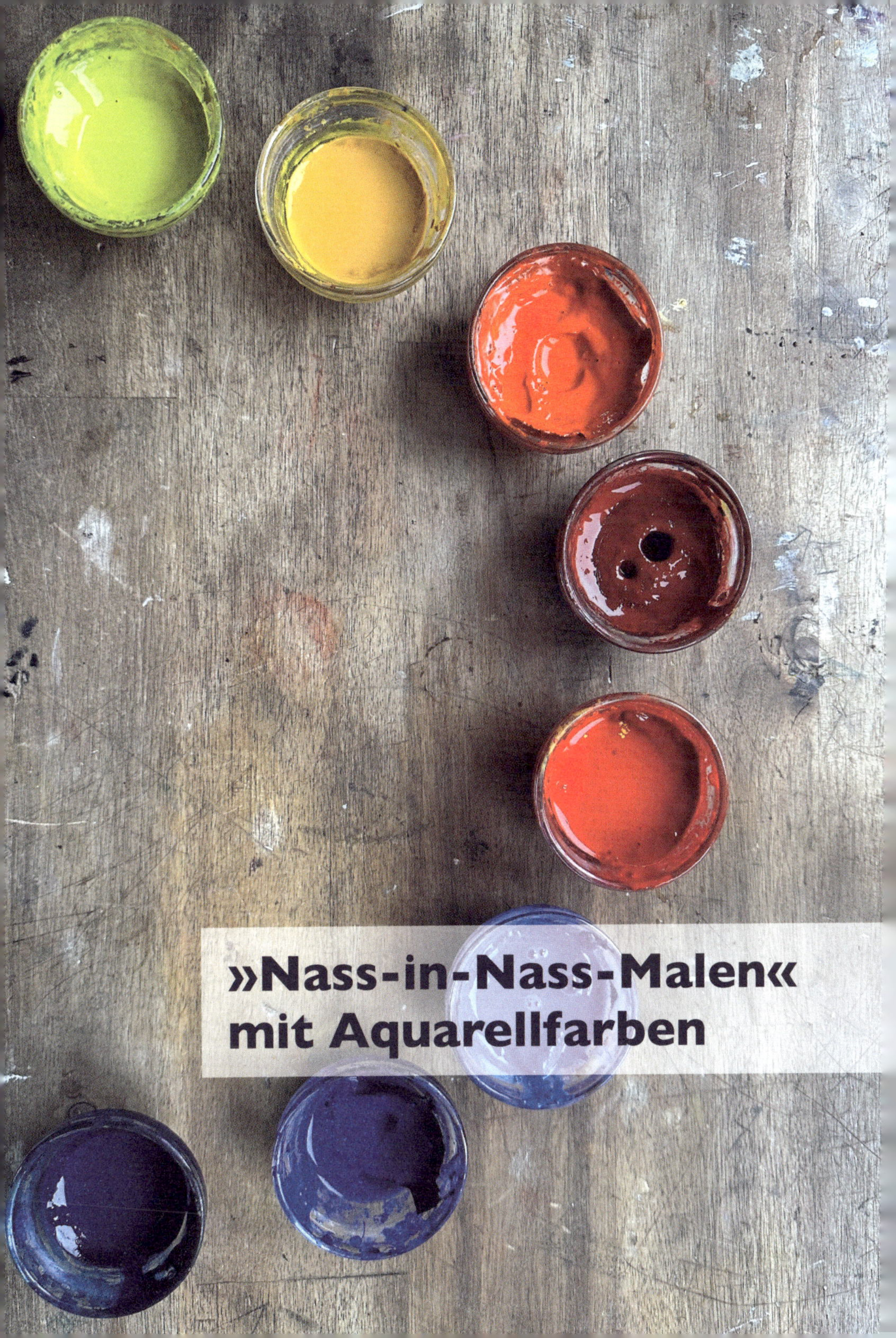

Bei dieser Technik wird mit nasser Farbe auf nassem Papier gemalt. Der fließende, strömende Charakter der Aquarellfarbe wird durch den feuchten Untergrund begünstigt und verstärkt. Da diese Technik meist nicht bekannt ist, bringt sie eine gewisse Unvoreingenommenheit mit sich.

### *Vorbereitung*

Um einen geschmeidigen, entspannten und möglichst störungsfreien Malprozess zu ermöglichen, ist folgendes nötig:

*Materialien*

- Aquarellfarben: Zitronengelb, Goldgelb, Zinnoberrot, Preußischblau, Karminrot, Ultramarinblau oder Kobaltblau
- Kleine Gläschen mit Schraubverschluss für verdünnte Farben (für Kinder bis 9/10 Jahren) oder (Marmeladen-)Schälchen, um Farben eintrocknen zu lassen
- Schwämme zum Einnässen des Papiers und zum Gestalten
- Mallappen, um überschüssige Flüssigkeit im Pinsel abzutupfen
- Breite Flachpinsel (Stärke ca. 14–18) und Rundpinsel (Stärke ca. 4–6) für Details
- Zwei Wassergläser pro Person (ein zweites Wasserglas erleichtert das Auswaschen der Pinsel. Die Farben in den Gläschen werden nicht so schnell »verschmutzt«, wenn am Ende des Malprozesses noch einmal Gelbtöne verwendet werden).
- Aquarellpapier ca. 150g/m$^2$, DIN A3
- Wasserabweisender Untergrund (Tisch, Bretter oder dicke Kunststofffolie)
- Evtl. Wanne zum Einweichen der Papiere

*nasses Papier*

Ob der Tisch mit den Materialien von einigen Personen bereits vor dem Malprozess einladend »gedeckt« wird oder die pädagogisch oder therapeutisch begleitende Person dies in einem Einzel- oder Kleingruppensetting übernimmt, ist abzuwägen. Für kraftlose, geschwächte oder kranke Menschen ist ein bereits gedeckter Tisch unterstützend und hilfreich.

Es gibt zwei Möglichkeiten das Aquarellpapier anzufeuchten. Die Blätter können entweder einige Minuten in eine mit Wasser gefüllte Wanne gelegt oder direkt auf einem nicht saugenden Untergrund mit dem nassen Schwamm gleichmäßig mit Wasser angefeuchtet werden. Das Papier beginnt sich anfangs zu wellen. Erfahrungsgemäß muss das Papier mindestens vier Mal gewendet werden, bis es sich wieder glattgezogen hat. Manchmal ist es nötig

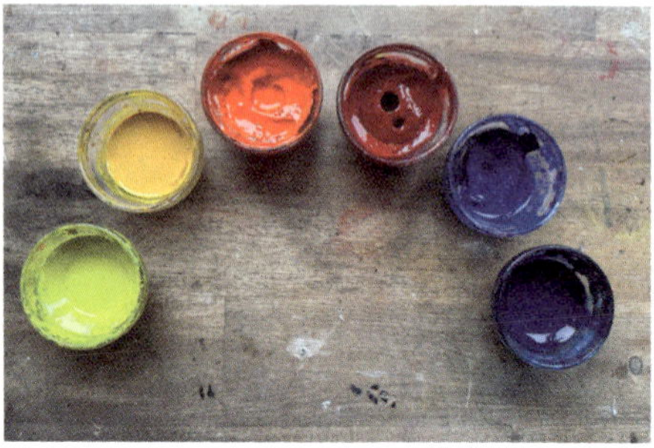

die Teilnehmenden darauf aufmerksam zu machen, das ganze Papier beim Einnässen im Blick zu behalten und sich nicht an einer Stelle zu verlieren. Am Ende wird das überflüssige Wasser mit dem Schwamm weggesaugt, so dass keine Pfützen mehr auf dem Blatt sind.

Bei der Vorbereitung beginnt bereits ein achtsamer Prozess, indem ein Gleichgewicht zwischen dem Wasser, dem saugenden Papier und dem Druck des Schwammes gefunden werden muss. Zu wenig Wasser durchnässt das Papier nicht, es bleibt wellig. Zu viel Druck mit dem Schwamm raut das Papier auf und bildet Papierkrümel. Zu viel Wasser erschwert die Bildung jeglicher Form beim anschließenden Malen. In der Regel finden alle spätestens beim zweiten oder dritten Mal ein ausgewogenes Verhältnis.

Zur »Nachbereitung« finden sich einige Hinweise im Kapitel »Rituale in der künstlerischen Notfallpädagogik und Traumapädagogik«.

### *Malprozess*

*drei Grundfarben*

Im Malen sind die künstlerisch Tätigen in einem fortwährenden Verwandlungsprozess der Farben und Formen. Es ist unbedingt empfehlenswert, anfangs nur die drei Grundfarben zu geben. Alle anderen Mischfarben entstehen durch das eigene Zutun direkt auf dem Papier, werden von den Malenden selbst erschaffen. Die Farben werden bei dieser Technik nicht geschichtet und nicht auf der Palette gemischt, was zur Folge hätte, dass beispielsweise nur ein Grünton entstehen würde. Durch die Vermischung der Farben direkt auf dem Blatt Papier bilden die Malenden vielfältige Grüntöne, wie sie bei den Pflanzen in der Natur auch zu finden sind. Eine reiche Palette der Farbnuancen schafft Lebendigkeit auf dem Blatt, die es zu erspüren und entdecken gilt. Gelb und Blau werden geopfert, damit Grün entstehen kann. Das Loslassen und Verlassen des bereits Vorhandenen lässt Neues entstehen – ist sogar Bedingung, um noch nie Dagewesenes hervorzubringen und sich neue Perspektiven zu erschließen. Sich auf Unbekanntes einzulassen, erfordert Mut, der durch das Malen gefördert und gefordert wird.

Der rhythmische Prozess von Loslassen und Gestalten (Binden) wiederholt sich während des gesamten Malprozesses bereits durch die Verwandlung der Farben, aus denen die Formen und Motive sich bilden und »herauswachsen«. Zudem kommt der Wechsel zwischen einem sich hingebenden Eintauchen in die Farben im tätigen Malen und einem erkennenden Betrachten des Bildes beim Zurücktreten. Ein- und Ausatmung wechseln ab, wobei bei dieser Technik vor allem loslassende Fähigkeiten gefördert werden.

*träumende Hingabe*

Bei der Nass-in-Nass-Technik tauchen die Malenden träumend in die schöpferischen, erwärmenden Farbenprozesse mit ihren fühlenden Herzen ein. Obwohl der Schwerpunkt im Gefühl liegt, ist dennoch der ganze Mensch im Prozess beteiligt. Ein pendelndes Hin- und Herschwingen entsteht zwischen dem tätigen Willensmäßigen im Menschen und seinem erkennenden Denken im Betrachten des Bildes. Zwischen dieser Polarität lebt das Fühlen im Herzensbereich, das verbindet und eine Mitte bildet. Somit ist im schöpferischen Malen der ganze Mensch mit seinem Denken, Fühlen und Wollen beteiligt.

*erkennendes Betrachten*

Menschen erfahren ein fließendes Strömen und eine innere Erwärmung, die mit rötlichen Farbtönen noch gesteigert werden kann. Sie erleben eine schöpferische Freude beim Entstehen der Farben und Formen und entdecken ihre lebendigen Fantasiekräfte (wieder), die im kreativen Farbenspiel angeregt werden.

Bei traumatisierten Menschen wirkt die Nass-in-Nass-Technik mit ihrer erwärmenden und lösenden Wirkung den Verfestigungen der Starre entgegen. Der Blick ist dabei auf den äußeren schöpferischen Entstehungsprozess gerichtet und mit Sympathiekräften durchdrungen. Traumatisierte Menschen gestalten hierbei aktiv und selbstgesteuert eine Gegenbewegung zu den sich abschottenden Antipathiekräften. Mit dem Malen wird das Gemüthafte im Menschen ernährt.

*belebende Erwärmung*

Das Nass-in-Nass-Malen wirkt zudem belebend. Vorher noch müde oder erschöpft, können nahezu alle Menschen eine Belebung ihrer Lebenskräfte nach dem Malprozess wahrnehmen und sie fühlen sich erfrischter. Das Malen mit den fließenden Aquarellfarben wirkt auf alle flüssigen und fließenden Prozesse im Leiblichen des Menschen.[166]

Wesentlich ist beim Malen der Prozess, also der erlebte schöpferische Weg und das dabei Erfahrene. Die Bedeutung des fertigen Ergebnisses kann zweitrangig sein. Führt jedoch die anschließende Beurteilung der Malenden zu einer großen Unzufriedenheit, kann eine begleitende Hilfestellung zur Veränderung sinnvoll sein.

Bei jüngeren Kindern ist es empfehlenswert, anfangs nur zwei Farben zur Verfügung zu stellen, ohne die dritte Farbe, die aus den beiden entstehen wird, zu benennen. Damit wird ihnen ermöglicht, aus dem lebendigen Verwandlungsprozess die neue Farbe freudig zu entdecken. Das Kind kann »zaubern«. Um in ein flächiges und sattes Farberleben zu kommen, ist es anfangs ratsam die Kinder anzuregen, das »Weiß« auf dem Blatt zu verstecken.

Bei der Gabe mehrerer, statt zwei, Farben besteht bei jungen Kindern die Wahrscheinlichkeit, dass sich die Farben alle zu einer braunen Mischung entwickeln und sie in ihrer Leuchtkraft und Klarheit nicht mehr erkennbar sind.

In notfall- und traumapädagogischen Gruppen, in denen es keine Vorerfahrungen gab und sprachliche Verständigung kaum oder nicht möglich war, hat sich das Vormalen und der Aufbau eines Bildes in kleinen Schritten bewährt.

Vor allem traumatisierte Kinder und Jugendliche erfuhren dadurch eine Orientierung und eine Struktur, innerhalb der dennoch die Freiheit zur individuellen Gestaltung möglich war. Kleinschrittiges Anleiten wirkt einer Überforderung und Stress entgegen.

## Pinselbewegungen

Um dem eigentlichen Wesen und den Gesetzmäßigkeiten eines Motivs im Erleben näher zu kommen, orientieren sich die Pinselbewegungen so weit wie möglich an den innewohnenden Lebens- und Entstehungsprozessen sowie am Charakter des Motivs. Sie greifen diese in der Pinselbewegung auf.

Die Kinder verinnerlichen die Pinselführungen durch einen sich wiederholenden Bildaufbau trotz wechselnder Motive. Die darin liegende Beständigkeit gibt ihnen eine emotionale Sicherheit.

***Beispiele für Pinselführungen:***

- *Sonne:* In einem Zentrum beginnend, wächst die Sonne mit kurzen Pinselstrichen zur »Sonnengröße«. Im Inneren der Sonne beginnend, wird jeder einzelne Sonnenstrahl bis zum Blattrand gemalt. Die Sonnenstrahlen scheinen in alle Richtungen.
- *Erde:* Mit kurzen, festen Strichen wird die Erde am unteren Blattrand begonnen. Nach oben wandernd, baut sie sich allmählich auf. Diese Strichführung lässt die Festigkeit und Tragfähigkeit der Erde erleben. Sie bildet sich nicht in der Luft, mitten im Blatt beginnend. Ist die Erde fest genug, um darauf stehen zu können?

*innewohnende Dynamik*

- *Himmel:* Mit luftigen, leichten Pinselbewegungen, die sich bogenartig aneinanderreihen, entsteht das hüllende, schützende Himmelsgewölbe.
- *Gras:* wächst aus der Erde von unten nach oben zum Licht hin. Durch die dementsprechende Pinselführung entstehen nach oben spitzer zulaufende Gräser. Grashalme wachsen nicht gerade wie Zahnstocher. Um die Lebendigkeit der Gräser zu malen, wird der Pinsel mal mehr nach rechts oder links, mal höher mal kürzer geführt.
- *Pflanzen:* wachsen für uns unsichtbar mit den Wurzeln zum Erdmittelpunkt nach unten und im Sichtbaren mit ihrer aufrichtenden Kraft von unten nach oben, von der Erde zum Licht.

  Wird eine Pflanze aus dem Samenkorn entwickelt, das anfangs in der dunklen Erde liegt, können die ersten Wurzeln und Triebe abwechselnd gemalt werden, um beide Richtungen des Wachstums erlebbar zu machen.

  Wird eine Pflanze nur in ihrer Sichtbarkeit gemalt, wird in der Erde begonnen und, entsprechend dem sichtbaren Wachstum, der Pinsel von unten nach oben geführt.
- *Häuser und Gebäude:* Stein auf Stein wird mit kurzen waagrechten Pinselstrichen von unten nach oben gebaut. Dächern können in der Formensprache des Materials mit der demensprechenden Pinselführung gemalt werden (Ziegel: kurze Striche, Stroh: dünne längere Striche).
- *Horizont:* Durch das Malen des Himmels von oben nach unten und des Malens der Erde oder eines Wassers von unten nach oben entsteht der Horizont. Die »Horizontlinie« bildet sich durch das Zusammentreffen zweier Flächen und nicht durch eine gezogene Linie.

Den Malenden soll ermöglicht werden, die Formen mit tastenden Pinselbewegungen aus der Fläche heraus entstehen zu lassen. Mit der vorgezeichneten

*Formenentstehung aus der Fläche*

Linie würde eine festgelegte, begrenzte Form aus der denkenden Vorstellung entstehen, die anschließend ausgemalt wird. Die Form wäre wie von außen gebildet und gedacht, statt von innen fühlend und tastend aus der Fläche gewachsen. Breite Flachpinsel unterstützen diesen Prozess des emotionalen, hingebungsvollen Eintauchens in die Farbflächen. Dünnere Flach- oder Rundpinsel verleiten zu linienbetontem Malen, was eine distanziertere und denkende Geste mit sich bringt. Am Ende eines Malprozesses sind jedoch dünne Rundpinsel für Details wie Augen sehr geeignet.

## Farbengespräche, Farbenklänge, Farbentänze, Farbengeschichten

Spielerische Themen mit zwei oder mehreren Farben lassen kreative Farbklänge erleben, ohne bereits ergebnisorientiert ein konkretes Motiv anzustreben. Ein Spiel oder ein Gespräch zwischen Farben kann ernsthaft, heiter, humorvoll oder traurig sein. In Farbenkämpfen finden Gefühle, wie Aggression, Ärger oder Wut ihren Platz. Farben können in verschiedenen Rhythmen miteinander tanzen, singen oder musizieren. Sind die Klänge in Dur oder Moll? Beschwingt, freudig und leicht oder von getragener Schwere? Ebenso finden Qualitäten von laut und leise, hell und dunkel, still oder bewegt, dicht oder durchlässig und schnell oder langsam ihren Ausdruck in der Welt der vielfältigen Farbenklänge. Die Beziehungen der Farben zueinander können Verbindendes oder Trennendes schaffen.

*spielerische Freude*

Alle menschlichen Gefühle können im schöpferischen Prozess einen Raum finden. Die im Malen in der Nass-in-Nass-Technik einhergehende Freude ist ein wesentliches Gefühl, das den traumatischen Folgeerscheinungen entgegenwirkt. Freude ist belebend und erwärmt innerlich. Sie wirkt der Starre und dem Eingefrorensein entgegen. Um Freude zu erleben, ist eine Verbindung und ein Hinwenden zu etwas notwendig, wodurch der Fluchtmodus verlassen werden muss.

Kinder sind kreativ, fantasievoll und wollen spielen. Mit den fließenden Farben können sie variationsreich diese Bedürfnisse ausleben. Lebendige Gespräche entstehen und manchmal können Farben zu Freund:innen werden.

Wie die Abbildungen links zeigen, ist ein begrenztes Angebot an Farben ausreichend, ja sogar notwendig für ein Hineinleben in ein spielerisches und

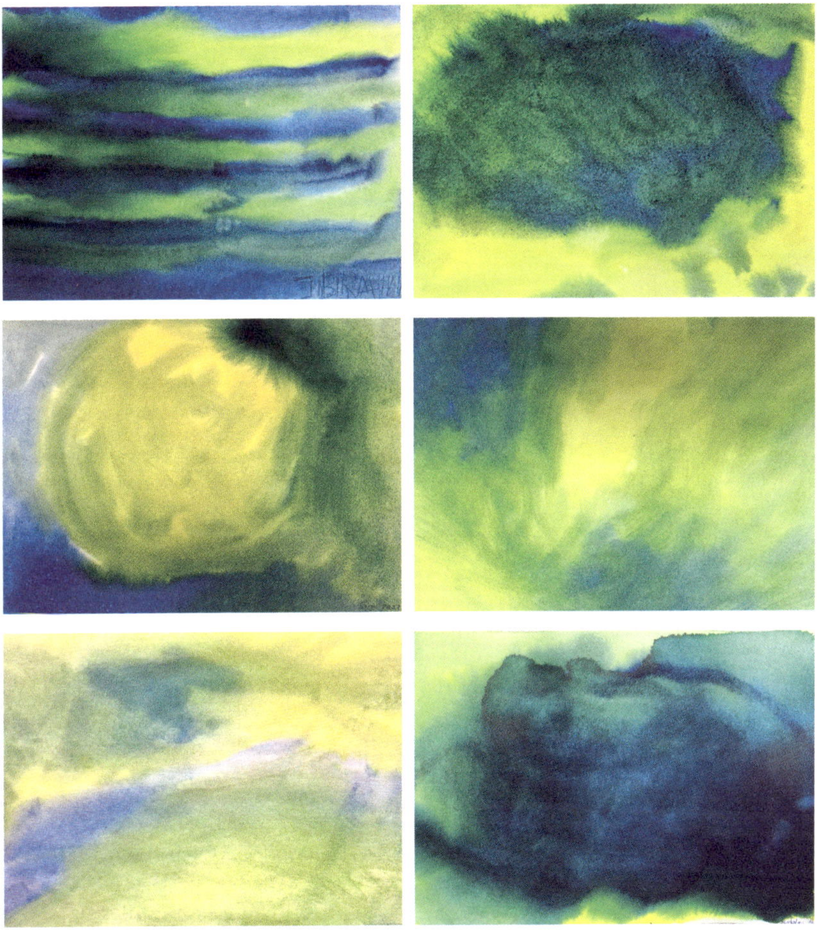

Wir zaubern Grün; Kinder zwischen 3–7 Jahren

schöpferisches Malen. Das Kind wird hier nicht mit Formvorgaben beengt oder in eine bestimmte Richtung durch Vormalen beeinflusst.

Es ist jedoch in der Stabilisierungsphase der Notfall- und Traumapädagogik darauf zu achten, dass die traumatischen Erlebnisse nicht reproduziert werden, um die Kinder nicht zu destabilisieren.

Kinder sind es teils gewohnt, eine Sonne, ein Haus oder anderes mit einer

Linie vorzuzeichnen. Anschließend malen sie die umrandeten Flächen aus oder das Haus bleibt wie ein Gerüst stehen. Beim Nass-in Nass-Malen werden die Formen aus der farbigen Fläche entwickelt. Das umrandende Zeichnen mit der Linie schafft einen Umriss und kann somit halt- und sicherheitsvermittelnd wirken. Gleichzeitig wirkt es dem fühlenden und hingebenden Erleben entgegen, da mit dem Zeichnen der Linie die Denkkräfte angesprochen werden. Bei einer Form, die von innen prozesshaft gewachsen ist, sind die

*Herzkräfte*

Herzkräfte beteiligt. Die dynamische Begegnung von flüssigen Farben auf feuchtem Papier ohne Motivziele ermöglicht den Kindern einen kreativen Ausdruck im Malen zu finden, der ihrer altersgemäßen, bildhaften Innenwelt entspricht.

*freies Malen*

> »*Frei schöpferisch soll das Kind mit den Farben arbeiten,* sich im farbigen Erleben äußern; denn sie äußern sich wirklich darin mehr, als sie es in Worten tun können. Frei und ungehemmt, ganz im ätherisch fließenden Element, lebt das Kind beim Malen durch die flüssigen Farben.«[167]

Bis zu welchem Alter das »Freie« und »Ungehemmte« in einer prägenden medienbeeinflussten Zeit heute noch möglich ist, kann nur im Einzelnen beantwortet werden. In den Kinder- und Jugendgruppen fallen vermehrt Bilder mit verzerrten und fratzenhaften Figuren auf. Menschen mit riesigen würfelförmigen, grünen Köpfen, winzigen Augen, überdimensionierten Mündern und unproportionalen Gliedmaßen zeigen eine verzerrte und der Wirklichkeit entfremdete Bilderwelt.

*wahre Bilder*

Da Kinder mit ihrer Sinnesoffenheit die Außenwelt noch ungefiltert(er) aufnehmen, muss die Frage nach echten Bildern gestellt werden. Inwiefern ist es bereits für jüngere Kinder notwendig, als Erwachsener wahre, gute und schöne Bilder zur Nachahmung vorzumalen? Statt freien Malangeboten einfache Motive aus der Natur kleinschrittig mit Kindern aufzubauen, um die kindliche Seele mit Gegenbildern, Vollkommenheit und Schönheit zu nähren? Bei Kindern im Kindergartenalter kann dies eine bewusste Entscheidung sein.

Zur Bildbetrachtung von Kinderbildern sei Folgendes zu Bedenken. Kinder wirken irritiert, wenn in ihre Bilder etwas hineininterpretiert wird, der Vater einen tollen Tiger sieht und das Kind zuvor doch etwas ganz anderes dabei erlebt hat. Gelingt es Erwachsenen, sich mit ihrer Begriffs- und Urteilsbildung zurückzuhalten und der eigenen Orientierungslosigkeit und dem »Nicht-Wissen« gegenüber Gelassenheit zu entwickeln, entsteht ein Freiraum im

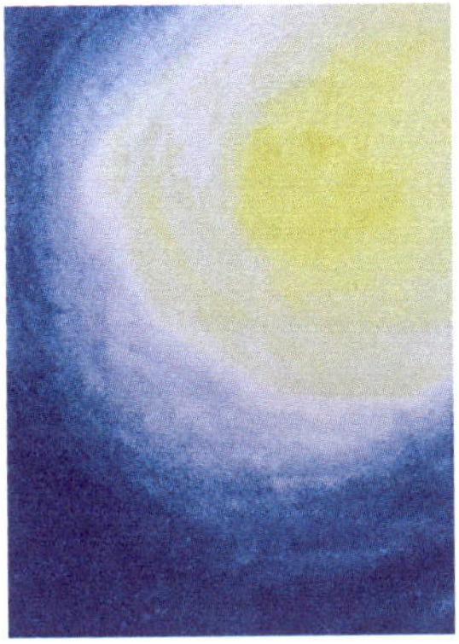

Gelb und Blau

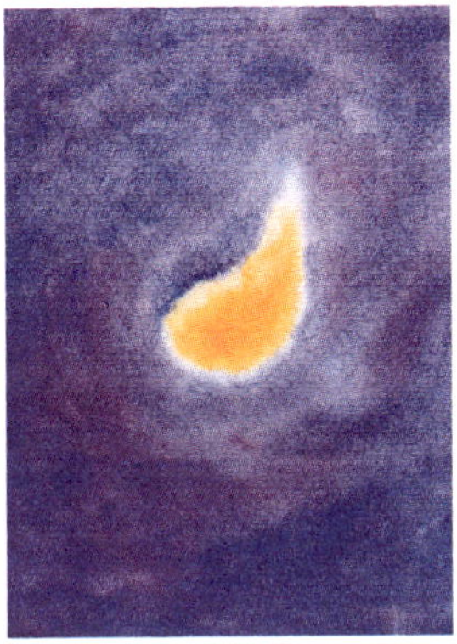

Orange im Violett

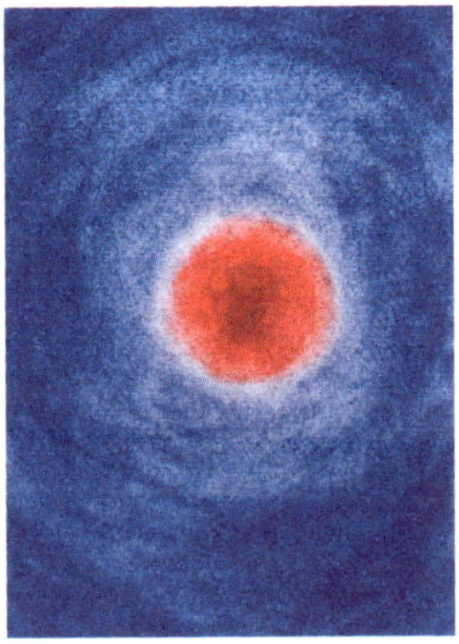

Rot im Blau

fühlenden Lauschen, was aus dem Bild entgegenkommen will. Wir Erwachsenen sind dazu angehalten, die Beurteilungskriterien von Kinderbildern zu verändern und das leistungs- und urteilsgebundene »Das ist ja ein schöner Baum, aber die Blätter sind zu groß.« zurückzuhalten.

Das freie prozesshafte Malen ohne figürliches oder konkretes Abbilden von Bekanntem kann für Menschen eine Herausforderung sein.

*Bewertungen*

Wie viele erwachsene Menschen sind der festen Überzeugung, dass sie nicht malen können! Und bislang waren im meiner 30-jährigen Tätigkeit nahezu alle überrascht, welche künstlerischen Fähigkeiten in ihnen doch verborgen liegen. Das Schulsystem mit seinen Bewertungskriterien in den künstlerischen Fächern hat hier einen enormen Schaden angerichtet. Diese Erfahrungen und Erkenntnisse zeigen die Notwendigkeit eines offenen und freilassenden Blickes bei der Betrachtung der Bilder, die Fenster der Seele sind.

*Geschichten erzählen*

Nachdem die Kinder mit einzelnen Farben ein gesättigtes Erleben hatten, können auch kleinen Geschichten das Malen einleiten.[168] Eine kleine Erzählung, z. B. von einem Rot, das Geburtstag hat und sehr aufgeregt ist, regt die Fantasie an. Zu seiner Feier möchte es seine Freundin Gelb und seinen Freund Blau einladen. Gelb macht gerne Späße und ihre Lieblingsbeschäftigung sind Ballspiele. Deswegen mag Rot das Gelb besonders gern. Gelb ist immer heiter. Mit dem Blau unterhält sich das Rot sehr gern. Alle Sorgen kann es dem Blau erzählen. Dann ist Blau ganz still und hört ihr zu.

Farbengeschichten können unterstützen, das Wesen einzelner Farben und deren Beziehung zueinander vertiefend erlebbar zu machen. Für Kinder im

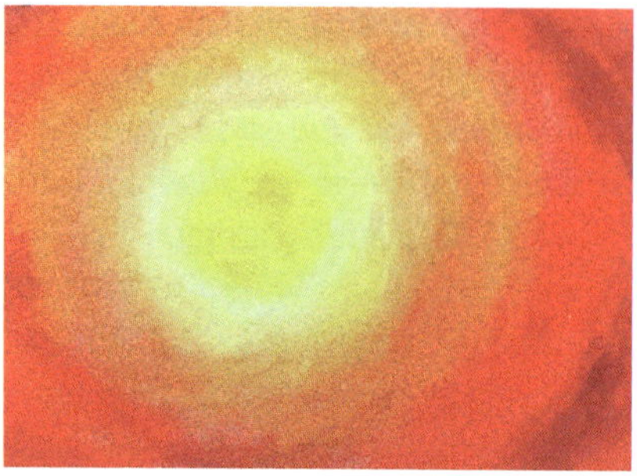

Gelb und Rot begegnen sich

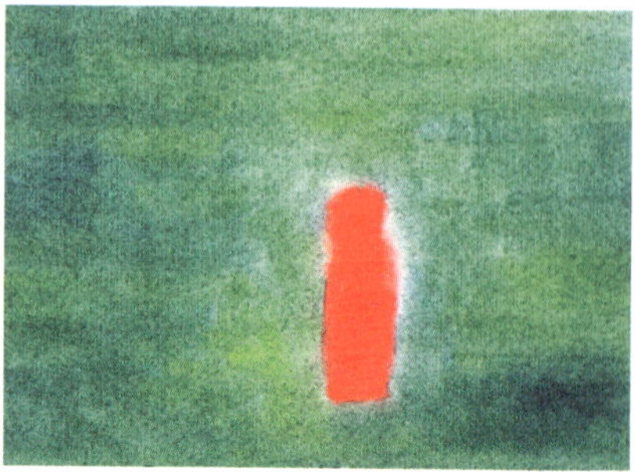

Rot geht im Grün spazieren

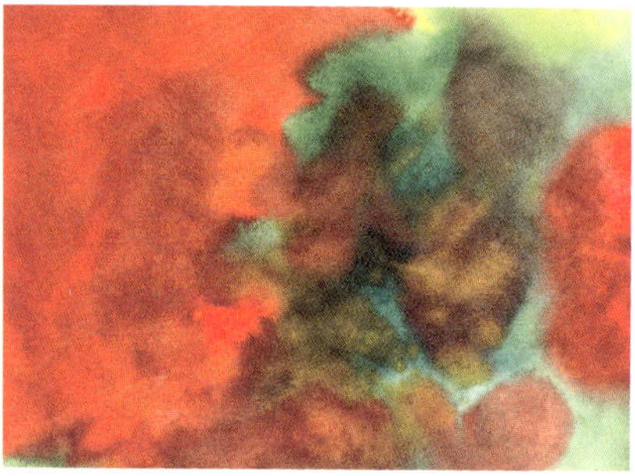

Rot hat Geburtstag, Mädchen 6 Jahre

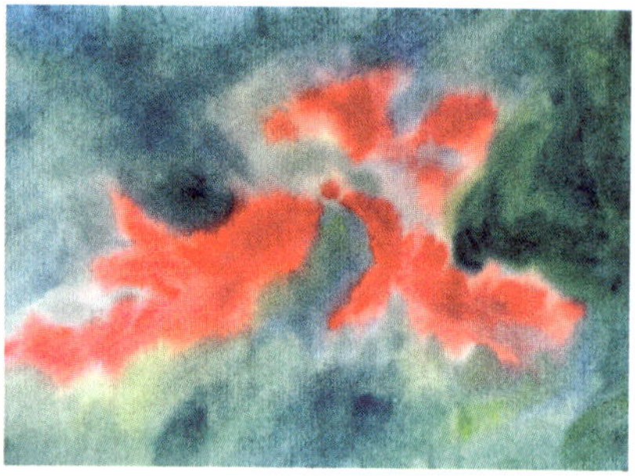

Rot kämpft

ersten Schuljahr ist hierzu das Buch »Farbengeschichten« von Anita Schröder zu empfehlen:

> »Ein gutes Grün ging einst spazieren.
> Und tat, ihr seht's, sein Gelb verlieren.
> So stand allein das liebe Blau –
> Doch um die nächste Ecke – schau!
> Da kam ein leuchtend Rot daher,
> Und unser Blau das freut sich sehr! …

*lebendige Fantasie*

Im weiteren Verlauf der Geschichte springen die Farben zusammen, verbinden sich, verwandeln sich, eine neue Farbe kommt hinzu, sie tanzen und spielen. Die Variationen und Möglichkeiten, die zwei oder mehrere Farben zusammen erleben können, sind die gleichen, die wir auch in den (zwischen-) menschlichen Erlebnissen, Gefühlen und Begegnungen haben können. Die Farben bieten einen unerschöpflichen Reichtum von Gestaltungsmöglichkeiten des »Was wir tun« und »Wie wir etwas tun« (heiter, schnell, langsam, traurig usw.) an.

Statt einer theoretischen Farbenkunde bekommen Menschen durch ein lebendiges Eintauchen in die Welt der Farben ein sattes Erfahrungswissen und einen »Geschmack« von den einzelnen Farbtönen.

*Farbtöne schmecken*

## Regenbogen und Farbkreis

Beginnt man das Wunder des Regenbogens nicht nur in seiner äußeren Gestalt und physikalischen Entstehung wahrzunehmen und zu betrachten, sondern öffnet hingebungsvoll das Herz für ihn, kann ein Augenblick des Friedens und einer sättigenden Vollkommenheit erlebt werden. Der Regenbogen lässt uns staunend zum Himmel aufblicken und eine kosmische Lebendigkeit erleben.

*sättigende Vollkommenheit*

Zwischen den aktiven, warmen Farben Gelb, Orange und Rot und den passiven, kühlen Farben Blau, Indigo und Violett bildet das Grün im Regenbogen die ausgleichende Mitte.[169] Licht und Dunkelheit begegnen sich im Grün.

Beim Malen des Farbenbogens kann mit Zitronengelb begonnen werden, das sich zum Goldgelb nach oben steigert und sich mit dem Zinnoberrot zum Orange verwandelt. Zinnoberrot und Karminrot folgen. Nach unten verbindet sich das Zitronengelb mit dem Preußischblau zum Grün. Preußischblau, Ultramarinblau und Violett folgen. Ein Ringen um die Gleichberechtigung aller Farben findet im Prozess statt, um den Regenbogen in seiner Harmonie zu gestalten.

Weitere Bilder mit unterschiedlicher Betonung einzelner Farben können folgen und spielerisch gestaltet werden.

Die Menschen erleben beim Malen des Regenbogens eine Vollkommenheit, eine Sättigung und etwas Kosmisches, das sich mit der Erde verbindet. Der Regenbogen dient als Symbol für Hoffnung, Frieden und Vielfalt. Seit Jahrtausenden ist er in der christlichen Religion das Zeichen für den Bund zwischen Gott und den Menschen.

*universelle Werte*

Der Regenbogen ist universell und Menschen verbinden hohe Werte und Ideale mit ihm. Deswegen eignet er sich für traumatisierte Menschen verschiedenster Kulturen.

Mit den Regenbogenfarben lassen sich spielerisch Motive entwickeln.

Der aus den drei Primär- und drei Sekundärfarben bestehende Farbkreis

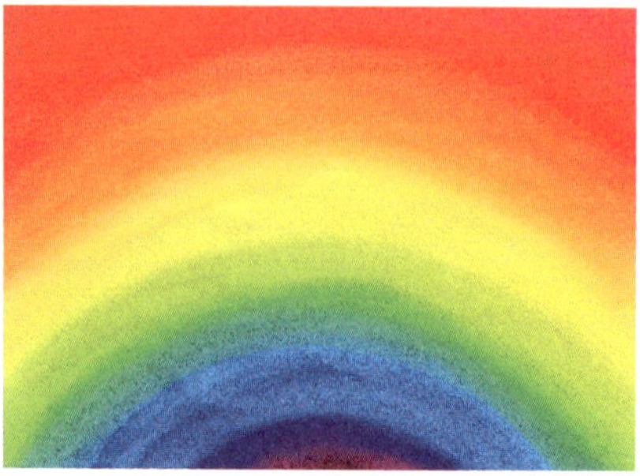

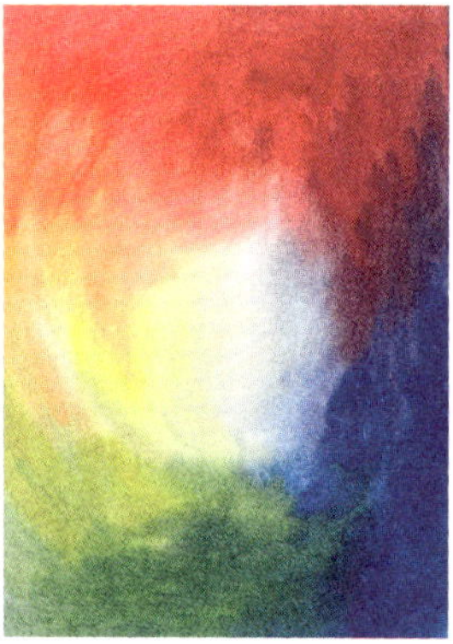

Bild 1

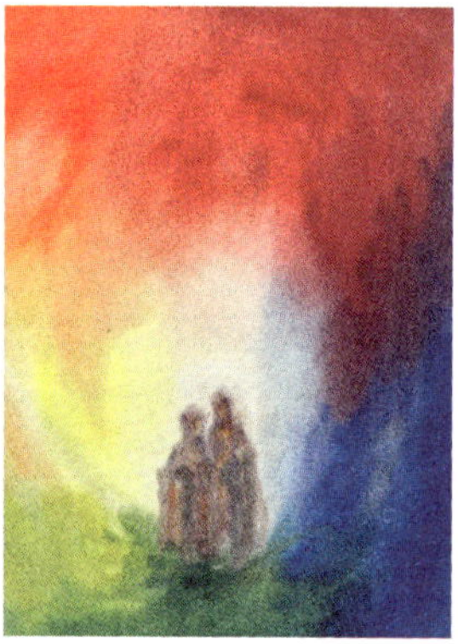

Bild 2

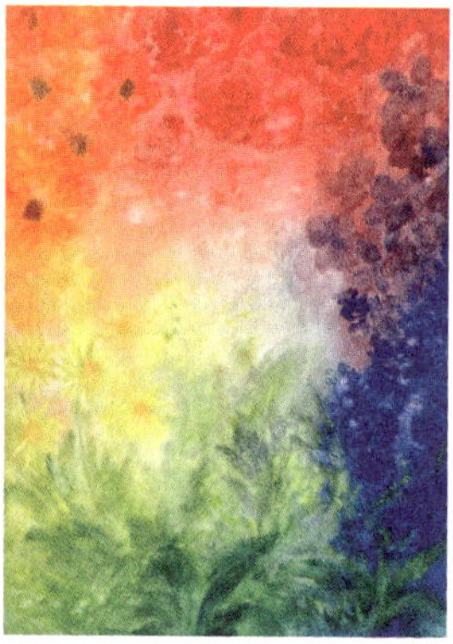

Bild 3

(Bild 1) kann in verschiedenen Variationen aufgegriffen, gestaltet und zum Erleben gebracht werden.

Mit dem anfangs angestrebten harmonischen Gleichgewicht der Farben kann in weiteren Bildern gespielt werden.

*Farbenräume*

Im zweiten Bild, »Der Mensch im Farbraum«, wird der Mensch oder die Menschengruppe im letzten Schritt hinzugefügt, wenn bereits der Umraum gestaltet wurde. (Hintergründe dazu im Kapitel »Aufbau von Motiven«). Es ist ein spannender Moment: Wo, wie groß, in welcher Farbe, in welcher Geste und in welcher Eindeutigkeit sich die Malenden im Farbenraum platzieren. Sind sie allein oder mit anderen Menschen zusammen? Welchen Charakter hat der Farbraum? Überwiegt eine Farbe? Ist er licht oder dunkel? Lässt er dem oder den Menschen genug Freiraum, sich zu entfalten, oder bedrängt er? Ist der Boden fest, um darauf stabil stehen zu können? Ist der umgebende Farbenraum schützend, haltgebend oder bedrohlich?

Vielfältigste Fragen können beim Betrachten gefunden und ins Bewusstsein gebracht werden. Die Antworten, die sich die Malenden selbst geben, können unterschiedliche Reaktionen auslösen. Manch einer wird nach dem Erkennen noch etwas im Bild verändern wollen. Dank der Beweglichkeit der Farbe ist dies beim Nass-im-Nass-Malen in einem bestimmten Zeitfenster gut möglich.

*Blumen im Farbkreis*

Bei der Gestaltung der »Blumen im Farbkreis« (Bild 3 auf Seite 254) ist darauf zu achten, dass sich die Blüten und Blätter möglichst aus den Farbbewegungen und dem Charakter und Wesen der Farben bilden.

Die Blütenbildung aus einem vom Zentrum in die Peripherie strebenden Gelb wird eine anderen sein als die aus einem hüllenden, formbildenden Blau. In der Natur können dementsprechende Beobachtungen zur Farb- und Formbildung der Blüten gemacht werden.

Weitere Anregungen finden sich in Beziehung der Farben zu den Temperamenten der Menschen. Wie wäre ein roter Mensch? Wie ein blauer Mensch? Oder: Wie wäre ich, wenn ich violett wäre? Wie wäre ich, wenn ich orange wäre?

## Der Aufbau von Motiven – der Natur entnommen

*verlässliche Orientierung*

Sich an den Gesetzmäßigkeiten der Natur zu orientieren, ist bei der Komposition von Motiven sinnvoll. Ein sich wiederholender, nachvollziehbarer Aufbau gibt traumatisierten Menschen im Malen eine verlässliche Grundlage, die Sicherheit vermittelt und die Stabilität fördert.

Im Himmel, der Erde, der Sonne und im Meer finden sich die vier Elemente Luft, Feuer, Wasser und die Erde als Grundlage aller Lebensprozesse. Tiere können erst Nahrung finden, wenn die Pflanzen bereits existieren. Der Mensch braucht das Mineral-, das Pflanzen- und das Tierreich, um überleben zu können.

1. und 2. Bild: Der blaue Himmel wurde mit Ultramariblau wie ein Gewölbe von oben nach unten gemalt. (Abbildungen ab Seite 256)

3. Bild: Mit einem leicht feuchten Schwamm wurden die weißen Wolken und der Platz für die Sonne »herausgetupft«, indem mit dem Schwamm die blaue Farbe aufgesaugt wurde.

4. Bild: Die Sonne begann im lichten Goldgelb zu leuchten und strahlte ihr wärmendes Licht zart in die Wolken hinein.

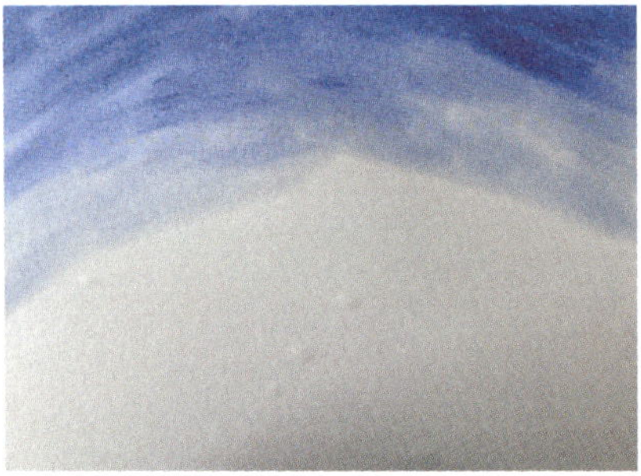

Bild 1

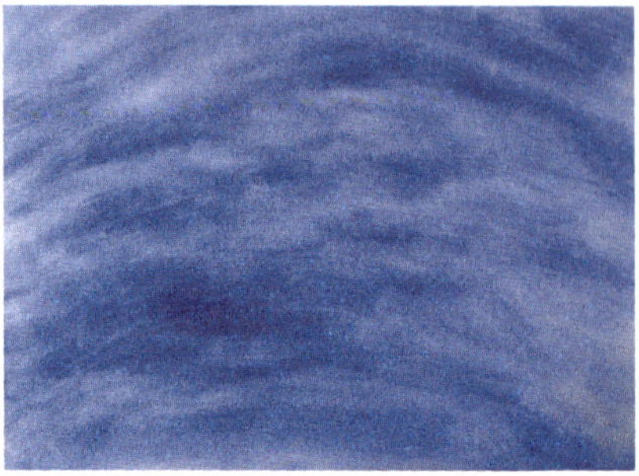

Bild 2

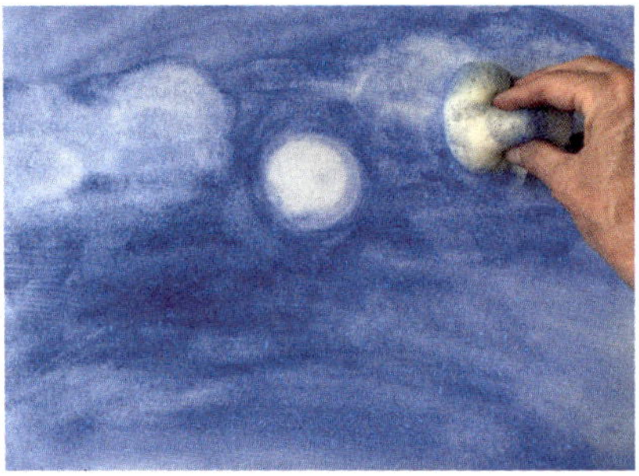

Bild 3

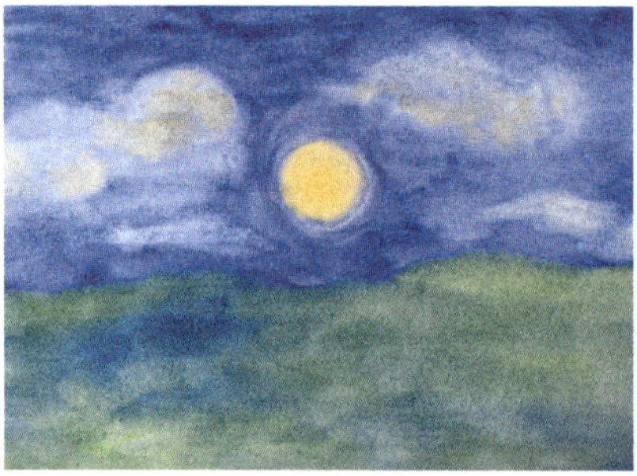

Bild 4

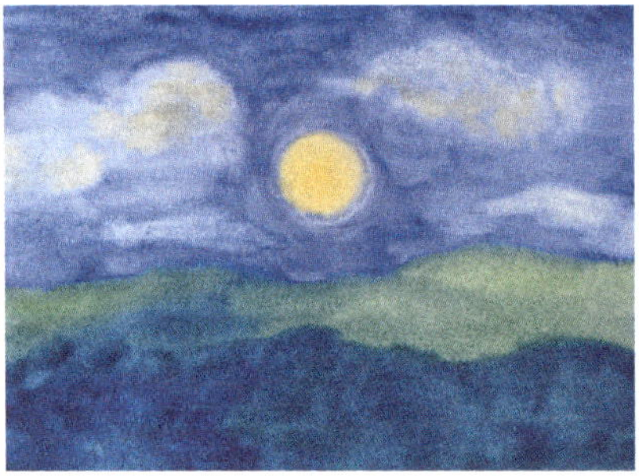

Bild 5

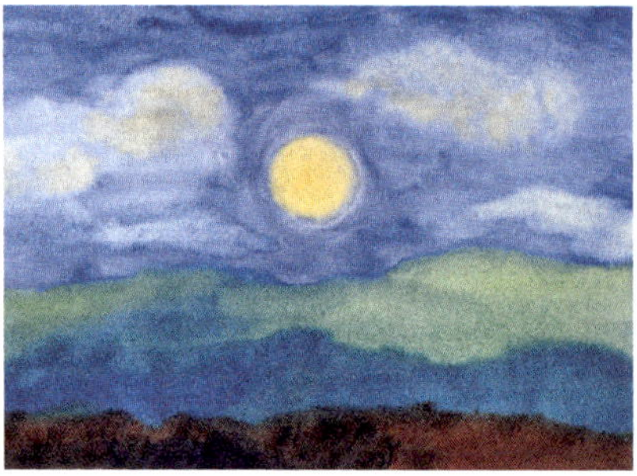

Bild 6

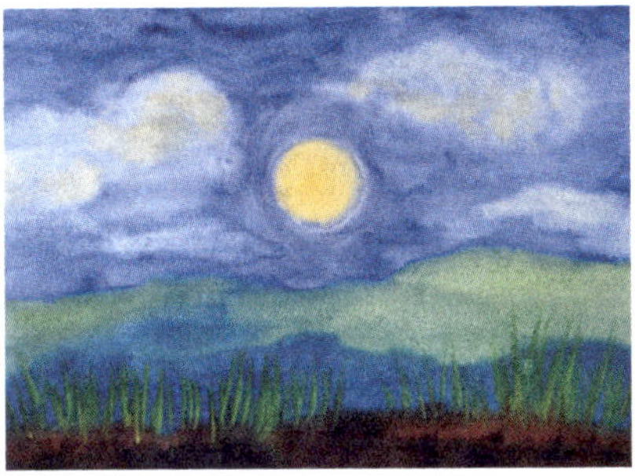

Bild 7

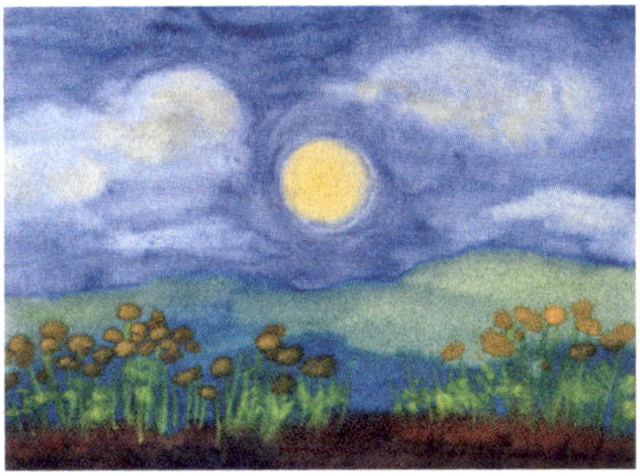

Bild 8

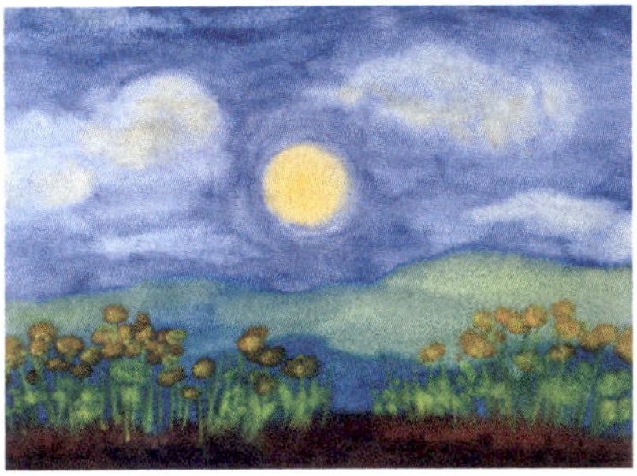

Bild 9

Mit Zitronengelb wurde eine grüne tragfähige Erde am unteren Blattrand begonnen und mit kurzen festen Strichen nach oben bis zum Horizont gemalt. Erdbrocken »fliegen« somit nicht in der Luft. Unterschiedliche Grüntöne entstanden durch die Vermischung der beiden Farben direkt auf dem Papier.

5. Bild: Die zweite Hügelreihe im Vordergrund wurde mit Preußischblau mit kurzen Strichen wieder von unten nach oben aufgebaut. Diese Pinselführung lässt leichter Ecken und Kanten, Grenzen und Festigkeit entstehen, die dem Erdelement entsprechen.

6. Bild: Mit Zinnoberrot wurde nun die Erde am unteren Blattrand erwärmt. Sie bekam nun ihren eigentlichen braunen Erdton. Durch die drei Ebenen entstand Perspektive im Bild.

7. Bild: Mit Zitronengelb wuchs das Gras von der Erde zum Licht entsprechend seiner Wachstumsrichtung. Blätter können an den Stängeln hinzukommen.

8. und 9. Bild: Die Blüten entfalteten sich zuletzt im Goldgelb. Mit Zitronengelb bekamen die Gräser ein frisches Grün und die Blüten wurden strahlender in ihrer Leuchtkraft.

Im Wesentlichen wiederholt sich dieser Aufbau auch bei wechselnden Motiven. Im Wiedererkennen und Üben dergleichen Schritte erwerben sich die Malenden neue Fähigkeiten und Fertigkeiten, die sie ihre Selbstwirksamkeit und Veränderungsmöglichkeit erfahren und erleben lassen. In den kommenden Kapiteln folgen weitere Beispiele zu Kompositionsaufbauten.

*Unschuld und Bedrohlichkeit*

Im Malen kann die Natur in ihrer Schönheit und Harmonie oder in ihrer Hässlichkeit und Disharmonie, in ihrer Güte und Wahrhaftigkeit oder ihrer Bedrohlichkeit aufgegriffen werden.

Die Unschuld, Vollkommenheit und Hingabefähigkeit einer Blume können zutiefst anrühren. Diese Art von Motiven bilden Gegensätze zu den erlebten traumatisierenden Ereignissen, lassen die Menschen etwas von einer gesunden und heilen Welt erleben.

## Bäume

Das Malen von Bäumen in ihrem Lebensraum hat eine besondere Bedeutung, da sich sowohl der Baum als auch der Mensch in einer Dreigliederung betrachten lassen und sich nahezu alle Menschen mit ihren Bäumen identifizieren.

*Verwurzeln*

Mit den Wurzeln, die sich in der Erde verzweigen, befestigt sich die Pflanze an einem bestimmten Ort und nimmt selektiv die Nahrung auf. Im Sprachgebrauch ist ein Mensch »verwurzelt«, wenn er längere Zeit an einem Ort gelebt hat. Die längste Lebenszeit unter den Pflanzen haben die Bäume. Sie überragen uns Menschen oft in ihrer Größe und Lebenszeit. Mit ihrer Beständigkeit können sie Stürme und Unwetter überstehen. Ein Baum, der über Jahre an einem Ort gewachsen ist, sich mit seinem Wurzelwerk in der Erde ausgebreitet und tief verankert hat, kann meist nicht ohne Schaden oder abzusterben verpflanzt werden.

Geflüchtete haben ihren Heimatort, an dem sie verwurzelt waren, verlassen. Am Zufluchtsort sind sie gezwungen, neue Wurzeln zu schlagen, um sich zu stabilisieren und weiterleben zu können. Die Fähigkeit der Menschen, im Gegensatz zur Pflanze, Lebensräume selbstständig wechseln zu können, ermöglicht ein neues »Wurzelwachstum«. Das künstlerische Gestalten von Bäumen unterstützt diesen Prozess.

Fragen, die während und nach dem Malen von Bäumen gestellt werden können, unterstützen die Gestaltung (über-)lebensfähiger Bäume:

Bild 1

Bild 2

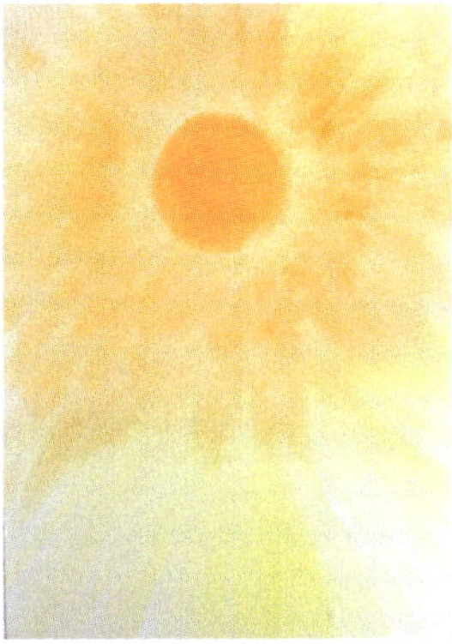
Bild 3

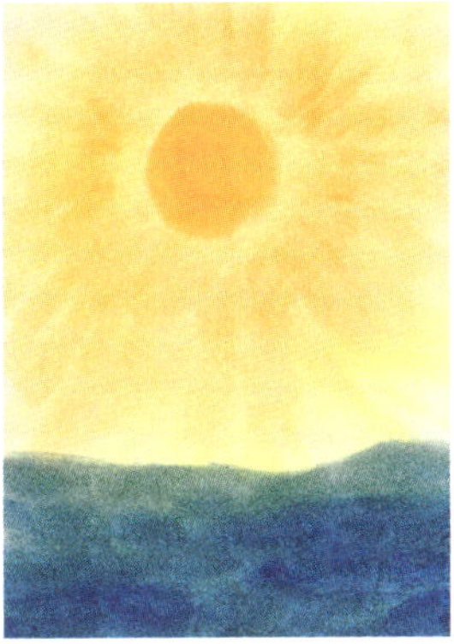
Bild 4

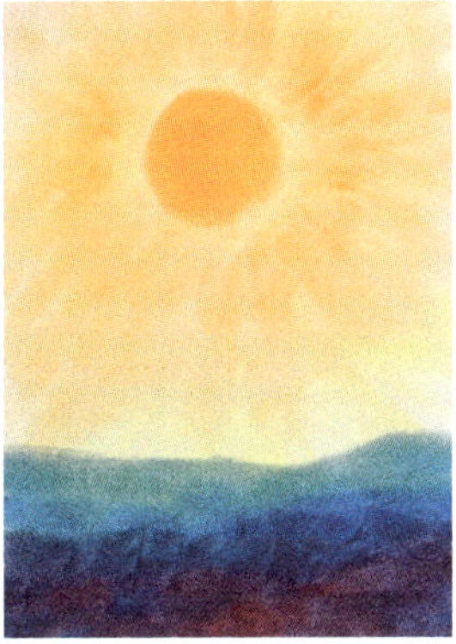
Bild 5

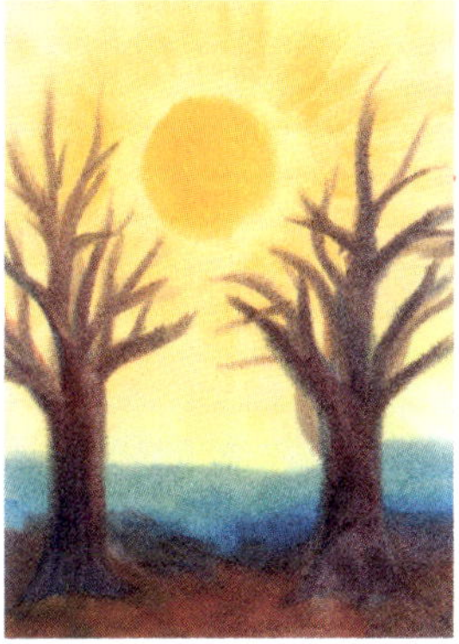
Bild 6

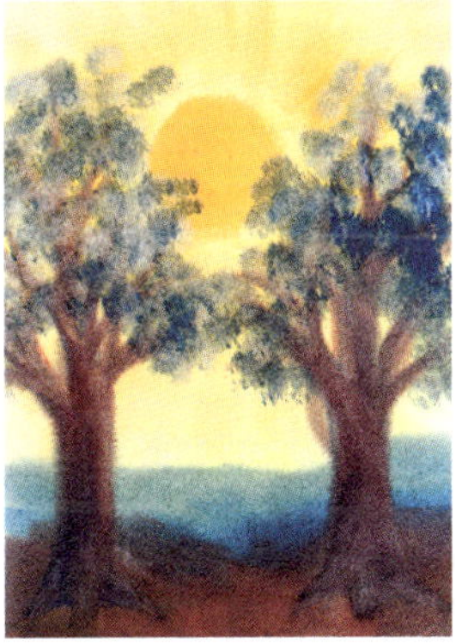
Bild 7

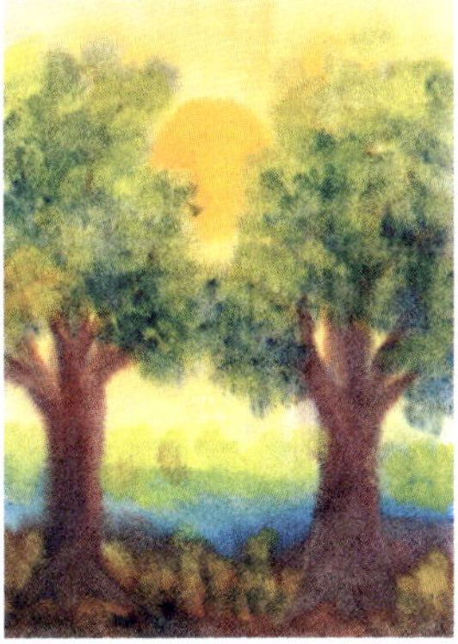
Bild 8

*mögliche Fragenstellungen*

Ist dein Baum mit seinen Wurzeln gut verankert? Ist die Erde tragfähig und fest genug für ihn? Ist dein Baum kräftig genug, um Stürme zu überstehen? Ist dein Stamm dick genug, die Äste zu tragen? Sind die Äste an den Verzweigungen stabil miteinander verbunden oder fliegen die Äste in der Luft? Sind genügend Blätter gewachsen, damit dein Baum atmen kann? Hat er Blüten oder Früchte? Sind deine Blüten und Früchte ausreichend mit den Ästen verbunden, um ernährt zu werden? Duften sie? Ist dein Baum geschützt? Steht er allein, einsam oder mit anderen Pflanzen zusammen? Wie ist seine Umgebung?

Auch ein interessanter Aspekt ist das Verhältnis des Baumes zu der Größe des Blattes Papier. Hat er ausreichend oder zu viel Platz? Ist er beengt oder kann er sich mit seiner Fülle und Kraft ausbreiten. Oder ist er im Verhältnis zu klein oder sogar verloren auf dem Papier?

In Gruppen entsteht eine Vielfalt in der individuellen Gestaltung von Bäumen. Die Unterschiede sind so verschieden, wie die Menschen, die sie gemalt haben.

*Bildaufbau Baum*

1. Bild: Mit dem lichten Zitronengelb wurde jeder Sonnenstrahl vom Zentrum aus in die Peripherie gemalt.[170] (Abbildungen auf S. 259)

2. Bild: Mit dem bereits vorhandenen Zitronengelb wurde versucht auszukommen. Das Licht strahlt nun in „jede Ecke der Welt“.

3. Bild: Goldgelb erwärmte die Sonne.

4. Bild: Die Erde bildete sich mit kurzen festen Strichen von unten nach oben mit Preußischblau.

5. Bild: Um die Erde zu erwärmen, wurde Zinnoberrot verwendet. Mit Blautönen und Zinnoberrot bekam die Erde Festigkeit und Dichte.

6. Bild: Die Bäume wuchsen von der Erde zum Licht. Die Wurzelbildungen wurden in umgekehrter Richtung zum Erdmittelpunkt hier nur angedeutet. Die einzelnen Äste wuchsen aus dem Stamm oder den bereits vorhandenen Ästen heraus. Sie breiteten sich mit ihrem Wachstum immer mehr in die Umgebung aus. Die Erde erwärmte sich weiter mit Zinnoberrot. Stämme und Äste wurden anfangs mit Zinnoberrot und anschließend mit Preußischblau gemalt, so dass Brauntöne entstanden.

7. Bild: Mit tupfenden Pinselbewegungen fingen die Blätter mit Preußischblau zu wachsen an.

8. Bild: Mit Zitronengelb wurde ein saftiges Blattgrün getupft. Goldgelb erwärmte das Bild im Blattbereich, am Horizont und im Vordergrund. Preußischblau verstärkte Letzteren punktuell.

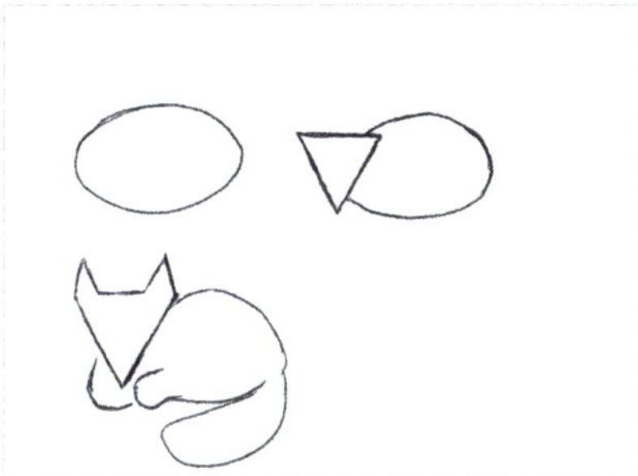

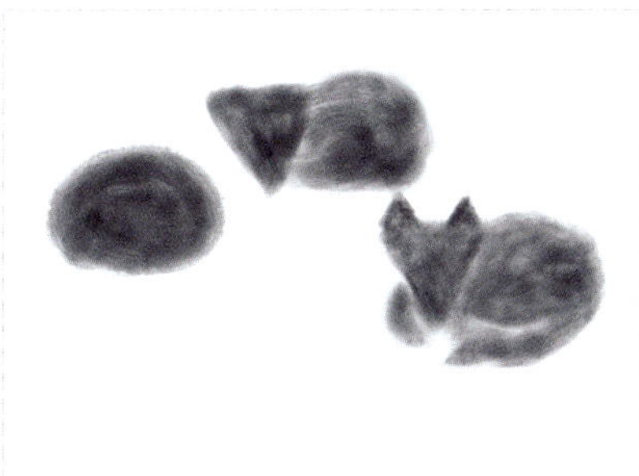

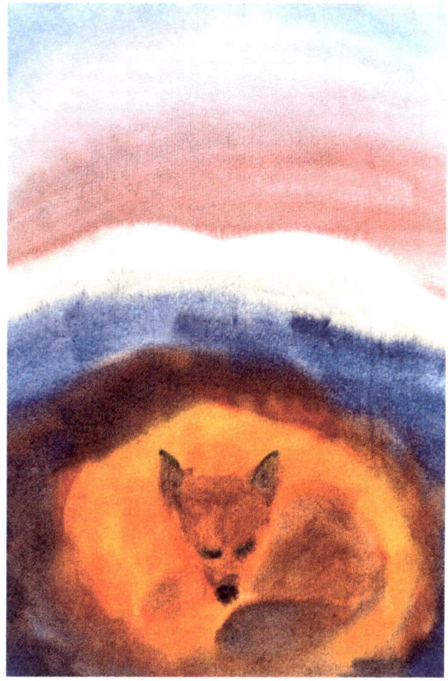

## Tiere

*Entwicklung aus dem Ei*

Vögel, Insekten, Fische und Reptilien schlüpfen auch im Malprozess gerne aus dem Ei. Zum einen folgt dies der natürlichen Entwicklung und zum anderen finden sich Tierformen dadurch leichter. Generell ist es empfehlenswert, sich die einfache Formgestaltung eines Tieres vor dem Anleiten und Malen bewusst zu machen. Ein liegender Fuchs z. B. kann mit einem ovalen Ei (Rumpf) und einem Dreieck (Kopf) begonnen werden. Ohren wachsen dann aus dem Kopf und der Schwanz und die sichtbaren Pfoten wachsen aus dem Rumpf heraus. Die natürliche Entwicklung gibt auch hier wieder die Pinselführung vor. Die Ohren werden somit nicht von außen »angeklebt«, sondern wachsen aus dem oberen Kopf heraus.

Wird auch hier wieder auf die Entwicklungsvorgänge und Gesetzmäßigkeiten in der Natur geachtet, erfahren die Malenden verlässliche Wahrheiten, die Sicherheit vermitteln.

Kinder malen gerne Tiere und haben oft eine emotionale Verbindung zu ihnen. Fabeln, mit sprechenden Tieren können das Malen einleiten.

Bild 1

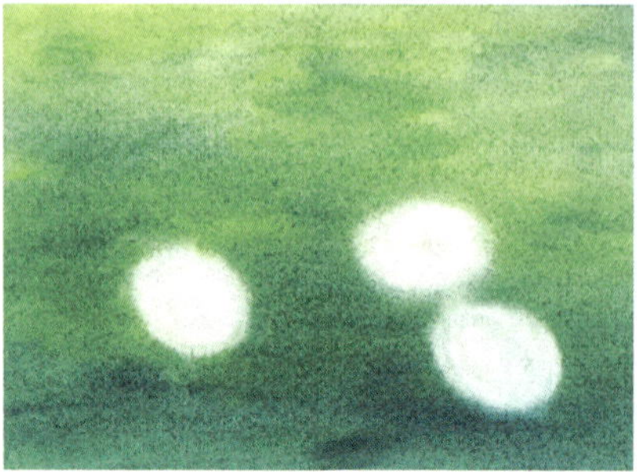

Bild 2

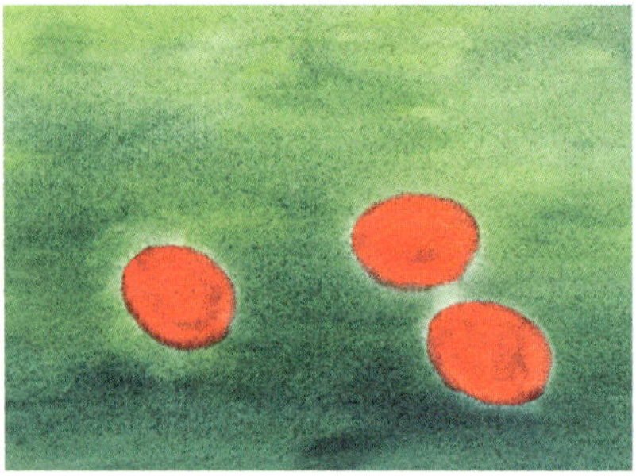

Bild 3

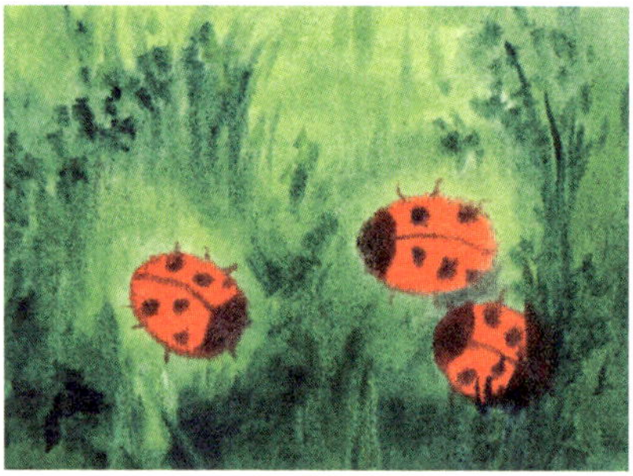

Bild 4

Tiere können beschützen, Kraft geben und helfen. Sie haben ein weiches, wärmendes Fell. Sie sind schnell, schlau und haben gute Verstecke. Sie wissen immer, wo ihr sicherer Ort ist.

Einfache Formen ermöglichen befriedigende Erfolgserlebnisse. Wenn ich einen Fuchs malen will und tatsächlich einer entsteht, ist die Freude groß. Manchmal sind Menschen auch von ihrem eigenen Gelingen überrascht. Gerade Erwachsene trauen sich oft nicht zu, etwas Bestimmtes malen zu können. Diese Technik unterstützt ein gegenteilige Erfahrung.

Nach dem Malen einer warmen, schützenden Höhle,[171] wurde das ovalförmige »Ei« hineingelegt, aus dem sich der Fuchs bildete. Marienkäfer schlüpfen, wie auch Füchse, nicht aus dem Ei. Marienkäfer entwickeln sich nach einem Larven- und Puppenstadium. Dennoch gibt das Ei die Grundform des Käfers oder des Fuchse beim Malen vor.

*Rot im Grün*

Dieses Motiv sticht aufgrund seiner Komplementärfarben – einem kraftvollen aktivem Rot in einem beruhigenden Grün – ins Auge.

1. Bild: Aus der Sonne im Zitronengelb und mit anschließenden, quer gemalten Pinselstrichen ist ein saftiges Grün entstanden. Oben heller und im unteren Blattbereich sich verdichtend, entstand ein lebendiger, grün bedeckter Boden. (Abbildungen S. 262)

*Bildaufbau Marienkäfer*

2. Bild: Mit einem Schwamm wurden die Farben vorsichtig weggenommen und weiße Eier »gelegt«.

3. Bild: Mit Kindern kann nun mit dem Stielende des Pinsels vorsichtig an den Eiern geklopft und gelauscht werden, ob ein Tier darinnen wohnt. Anschließend werden mit dem leuchtenden Zinnoberrot die Käfer sichtbar.

4. Bild: Sie bekommen ihren Kopf, ihre Fühler, Flügel, Beine und natürlich ihre charakteristischen Pünktchen mit einer vorgemischten, dunkleren Farbe. Diese sollte recht trocken mit einem dünnen Pinsel aufgetragen werden, damit die Details nicht verlaufen. Am Ende des Malprozesses bekommen die Marienkäfer noch einen Schutz mit dunkleren Gräsern und Blättern – einen sicheren Ort, um sich vor Fressfeinden verstecken zu können.

Dieses Motiv schafft immer wieder sehr viel Freude bei Kindern, aber auch bei Erwachsenen. Eine ukrainische Frau äußerte im zweiten Kriegsjahr mit Tränen in den Augen:

> »*Die Käfer erinnern* mich daran, dass es noch Schönheit in der Welt gibt.«

## Im Wechsel der Jahreszeiten

Eine sinnvolle Orientierung im Suchen der Bildmotive ist der sich wiederholende Jahreskreislauf. Die darin liegenden Rhythmen geben uns eine verlässliche Sicherheit im Leben. Der Wandel der Jahreszeiten ist ein Urbild für den Atmungsprozess, der sich ebenso in den menschlichen Rhythmen von Schlafen und Wachen wiederfindet. Ist der Rhythmus gestört, entsteht Krankheit.

*Urbild*

Im bewussten Miterleben und Malen der Natur in den Jahresrhythmen liegen Heilkräfte. Sie unterstützen traumatisierte Menschen dabei, wieder in ein Gleichgewicht zu finden. Die Natur lädt uns ein, eine Verbindung zu ihr aufzunehmen. Im künstlerischen Gestalten tauchen Menschen in die Weisheit, die Vollkommenheit und die Wahrhaftigkeit der Schöpfung ein.

Sie birgt einen unerschöpflichen Reichtum an lebendigen Motiven, Naturereignissen, Stimmungen, Verwandlungen und Wundern. Die Natur kann dramatisch, unberechenbar, beängstigend und hässlich sein. Menschen

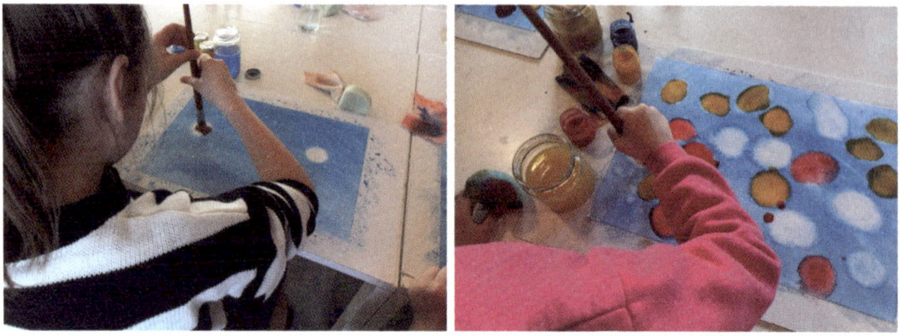

Notfallpädagogik mit ukrainischen Kindern im April 2022 in einer Notunterkunft.

finden ihre traumatischen und bedrohlichen Ereignisse in diesen Stimmungen wieder.

*Gegenbilder*

Doch es lassen sich auch unzählige Gegenbilder dazu finden: Ein blauer Himmel, der mit einer friedvollen Geste die Erde umhüllt. In ihm liegt nichts Bedrohliches. Er ist beständig da. Sehr anders können Menschen allerdings den Himmel in Kriegsgebieten erleben, da vom Himmel die Drohnen und Raketen fallen. Es erfordert einen sensiblen Umgang. Anregung kann der Wunsch nach einem friedvollen Himmel sein oder die Erinnerung an ihn. Eine Blume, die sich mit ihrer farbigen Blüte vertrauensvoll der lichten und wärmenden Sonne öffnend entgegenstreckt, eine Sonne, die täglich wieder am Horizont aufgeht, ein Laubbaum, der vertrauensvoll seine Blätter im Herbst loslässt, um sich nach dem Winter wieder ein neues Blätterkleid anzulegen – es sind Bilder, die uns einen gesunden Wandel, Zuversicht und Vertrauen schaffende Gesten und Qualitäten spiegeln.

Bilder, die aus der Natur abgelauscht und abgelesen werden, helfen traumatisierten Menschen die andere Seite des Lebens wieder neu zu entdecken und sich dafür zu öffnen. Sie nähren in schöpferischen Prozessen ihre Seele und ihren Geist mit dem Guten, Wahren, Schönen und Heilsamen.

Auf dem weißen leeren Blatt Papier ist es möglich, überall hinzureisen. Es ist ein Stück Freiheit, eine individuelle Welt zu gestalten und Perspektiven spielerisch zu wechseln.

*Wachsen und Vergehen*

Der Mensch ist in die Jahreszeiten mit den sich wiederholenden Wachstums- und Sterbeprozessen und den sich verändernden Tag- und Nachtlängen und Lichtverhältnissen eingebunden. Die Jahreszeiten bestimmen das Leben, je nachdem, wo wir uns gerade auf diesem Globus befinden. Mit ihnen ver-

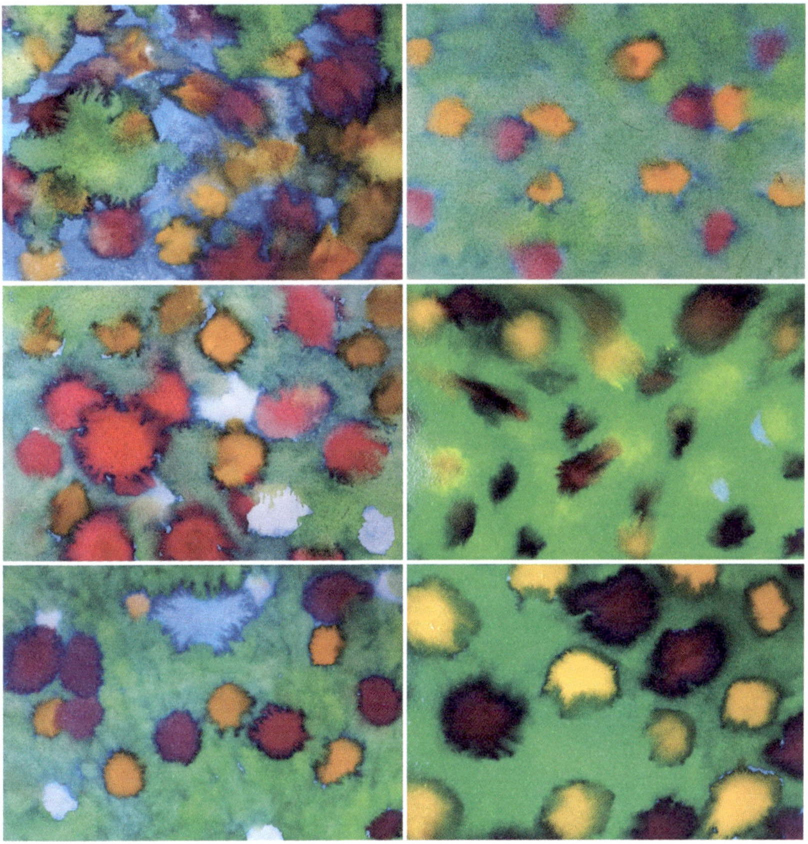

Wie ein Vogel fliege ich über eine Wiese …

ändern sich die Farben und Formen. Von den sich wandelnden Wetter-, Klima- und Lichtverhältnissen werden sie fortwährend beeinflusst. In der Wiederholung von Frühling, Sommer, Herbst und Winter und den Verwandlungen in den Naturerscheinungen erlebt der Mensch eine selbstverständliche Verlässlichkeit, die ihm Vertrauen und Sicherheit gibt.

*beständiger Wandel*

Der Mond und die Sonne sind in jedem Land dieselben, der Himmel ist überall blau, die Wolken weiß oder grau und die Blätter meist grün. Trotz dramatischer seelischer Veränderungen, Verunsicherungen und verlorener Stabilität nach dem traumatischen Ereignis gibt es Dinge, die konstant und stabil geblieben sind. Das Malen von diesen Dingen stabilisiert.

Die Natur zeigt uns die Wandlungsfähigkeiten alles Lebendigen. Das schafft Vertrauen in die eigene Verwandlungsmöglichkeiten. Nichts muss so bleiben, wie es ist.

Es ist sinnvoll, die Motive der aktuellen Jahreszeit entsprechend zu wählen, um die Einzelnen bewusst an die Gegenwart anzubinden. Die folgenden Bilder entstammen dem mitteleuropäischen Raum. Je nach Land und Kontinent werden sich andere Motive finden lassen.

Wird die Wahrnehmung vor oder während des Malprozesses auf das gegenwärtige Licht und die Farben in der Welt gelenkt, bilden traumatisierte Menschen aktiv durch ihre Sinneswahrnehmungen eine Brücke zur Außenwelt. Sie nehmen im »Hier und Jetzt« die Eindrücke einer lebendigen Natur auf. Wie bereits erwähnt, ist das Ankommen in der Gegenwart, das Da-Sein ein wesentlicher Bestandteil der Notfall- und Traumapädagogik.

***Frühling:***

Im frischen Grün der Blätter, den zarten Blüten und grünen Trieben der Bäume erlebt der Mensch im Frühling das Erwachen der Natur. Viele Tiere kommen aus ihren Winterverstecken, werden wieder sichtbar und zeugen ihre Nachkommen. Neues Leben entsteht. Hoffnung und Zuversicht spiegeln sich in der Seele. Die neu geborenen oder frisch aus dem Ei geschlüpften Tiere erwärmen sowohl Kindern als auch älteren Menschen das Herz. Kaum einer kann sich der Berührung von diesen Naturwundern entziehen.

Ein beliebtes Motiv im Frühling ist das Schlüpfen der Küken aus den Eiern.

1. Bild: Mit der Sonne, im Zitronengelb beginnend, wurde jeder Strahl des Lichtes vom kreisförmigen Zentrum nach außen strahlend gemalt.

*Bildaufbau Küken*

2. Bild: Goldgelb erwärmte den oberen Himmel. Die Erde bildete sich am unteren Blattrand mit Preußischblau. Jeder Grashalm wuchs von der Erde zum Licht.

3. Bild: Mit Zitronengelb entstand ein lebendiges saftiges Grün. Die bereits vorhandenen Grashalme wurden übermalt und weitere kamen hinzu.

4. Bild: Zinnoberrot erwärmte die Erde und verdichtete sie zu einem festen Boden.

5.Bild: Jetzt konnten die Eier ins Gras gelegt werden. Mit dem leicht feuchten Schwamm wurde dabei die Farbe vorsichtig herausgewischt. Für kleine Eier eignet sich auch ein Pinsel.

6. Bild: Die Küken stecken ihre Köpfchen aus dem Ei und schlüpfen heraus.

Bild 1

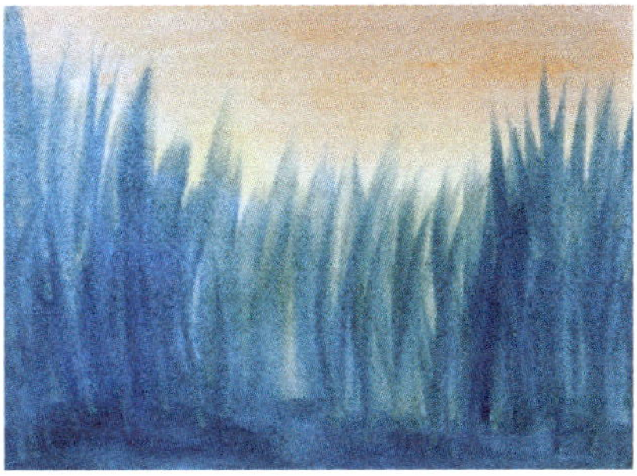

Bild 2

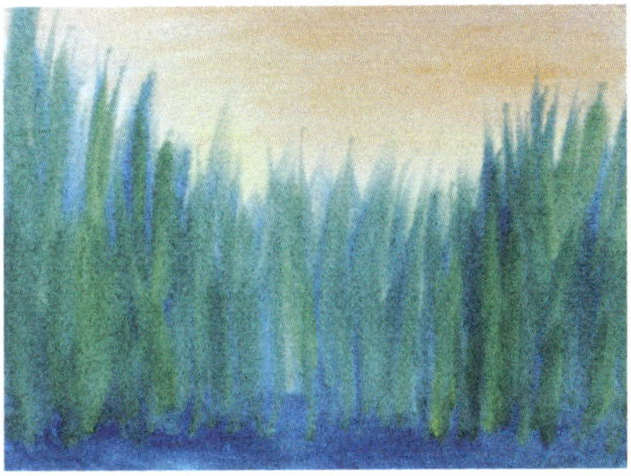

Bild 3

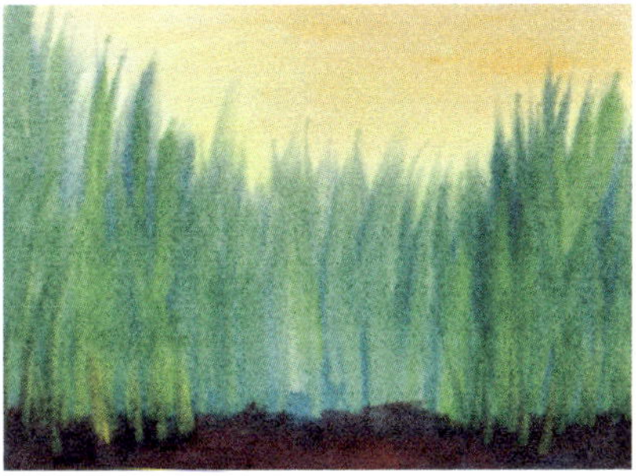

Bild 4

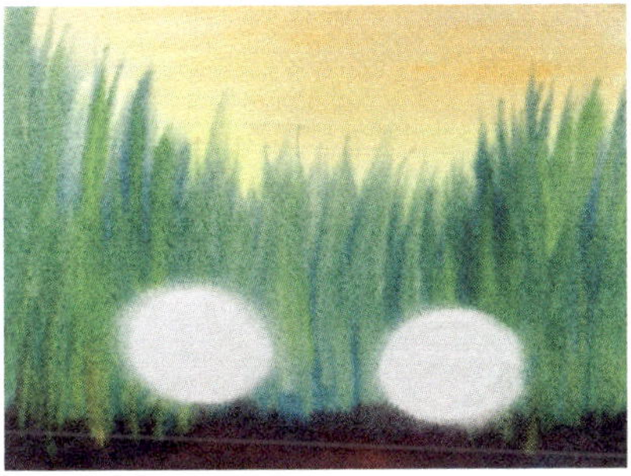

Bild 5

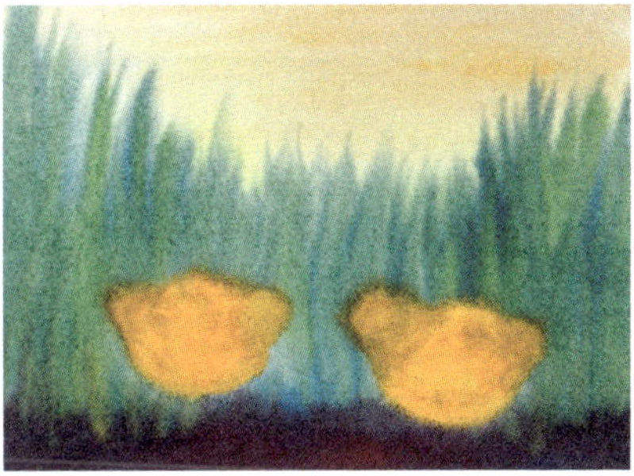

Bild 6

Der weiche Flaum der Küken entsteht durch das Fliesen der Farbe auf dem feuchten Papier.

7. Bild: Mit einem dünneren Pinsel bekamen die Küken Augen mit Preußischblau und Schnäbel, Füße und Zehen mit Zinnoberrot. Kinder legen großen Wert auf die Augen der Tiere: »Sie können sonst ja nichts sehen«.

*Schutz für Tiere*

8. Bild: Um den Küken genügend Schutz und einen »sicheren Ort« zu

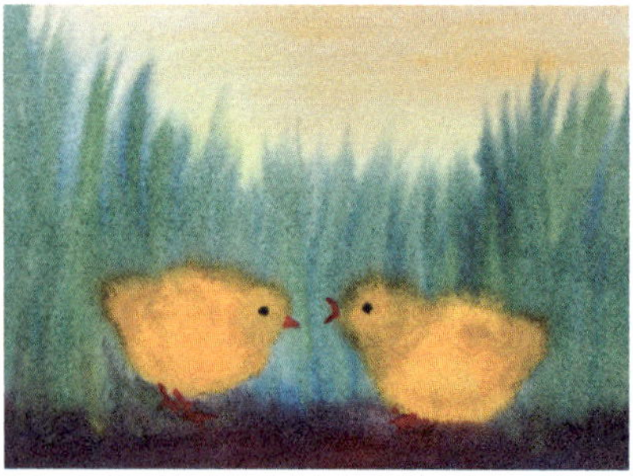

Bild 7

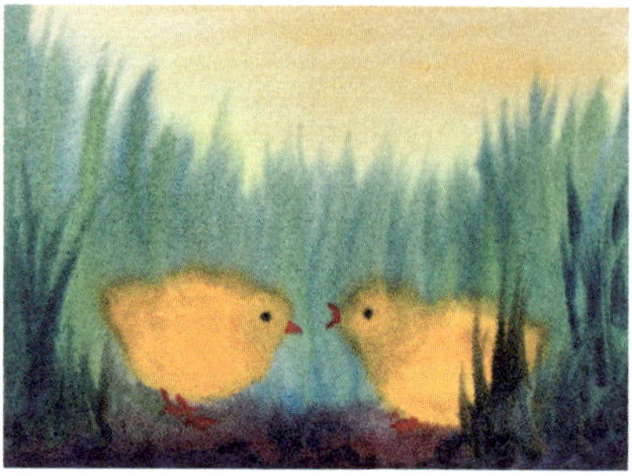

Bild 8

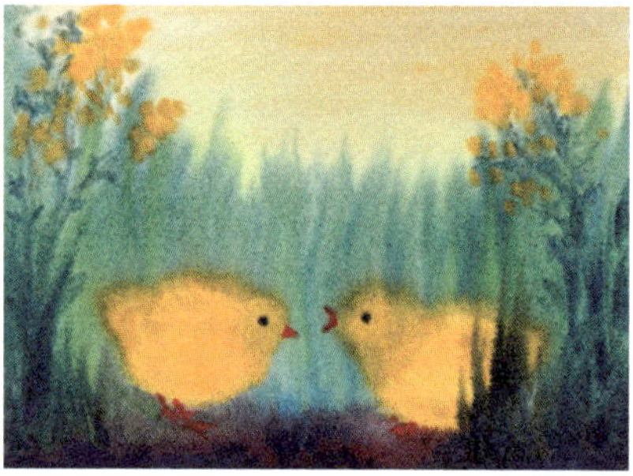

Bild 9

geben, wurden Grashalme mit Preußischblau in den Vordergrund des Bildes gemalt.

9. Bild: Die Stängel und Blätter wurden mit Preußischblau, die Blüten mit Goldgelb ergänzt.

Der Löwenzahn blüht einmal im Frühjahr und einmal im Spätsommer oder im frühen Herbst. Kinder lieben vor allem die weißen Pusteblumen.

In einer traumapädagogischen Kindergruppe malten wir ihn in zwei Ausführungen. An den Blättern des blühenden Löwenzahns können die unterschiedlichen Lebenskräfte wahrgenommen werden. Vor allem der 12-Jährige, der das vierte Bild malte, stimmte uns, nicht nur wegen seiner zierlichen, kraftlosen körperlichen Konstitution und seiner seelischen Schutzlosigkeit, immer wieder nachdenklich. Für ihn war das Nass-in-Nass-Malen nährendes und belebendes »Farben-Essen«. An diesem Tag wurde er sehr still und er konnte in ein hingebungsvolles Malen eintauchen. Diesmal war er nicht angespannt »auf der Hut« und innerlich auf Verteidigung oder Angriff vorbereitet.

*Entspannung*

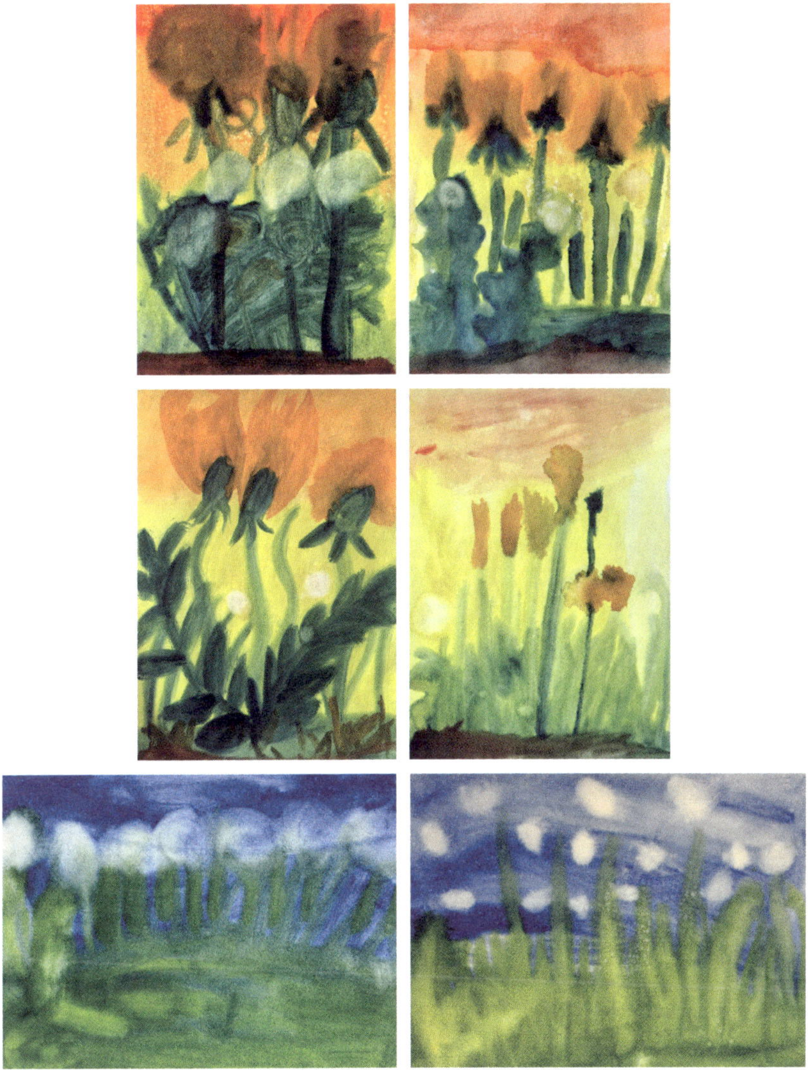

Traumapädagogik: Bilder geflüchteter Kinder zwischen 8 und 13 Jahen.

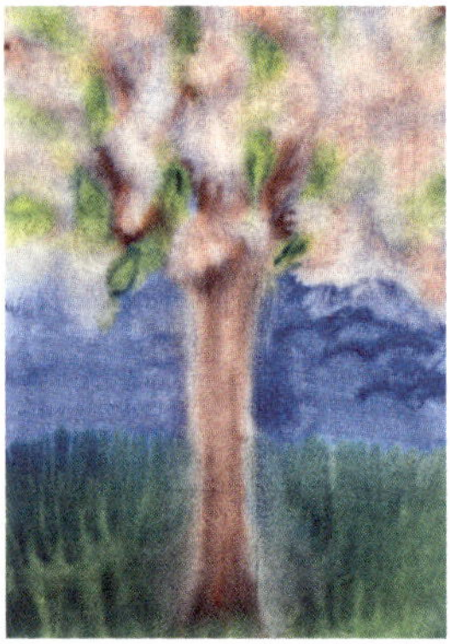
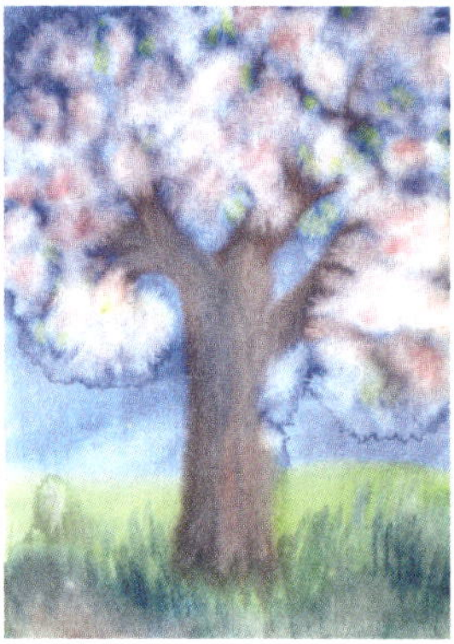
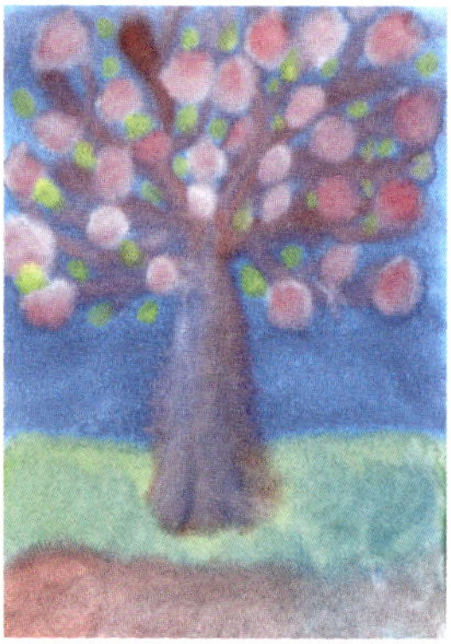

Die zarten Töne der Blüten an den Bäumen werden, wie die Eier, mit dem Herauswischen der Farben begonnen, so dass weiße Flächen entstehen. Dazu bietet sich ein Borstenpinsel oder bei kleinen Blüten ein Wattestäbchen an. Anschließend werden die Blüten mit einem zarten Rot angemalt.

*weiße Flächen*

Die weißen Stämme und Äste der Birken werden in dergleichen Vorgehensweise gestaltet. An den rosa blühenden Bäumen und den Birken werden die individuelle Ausdruckskraft und die unterschiedlichen Gestaltungsmöglichkeiten eines Motivs deutlich.

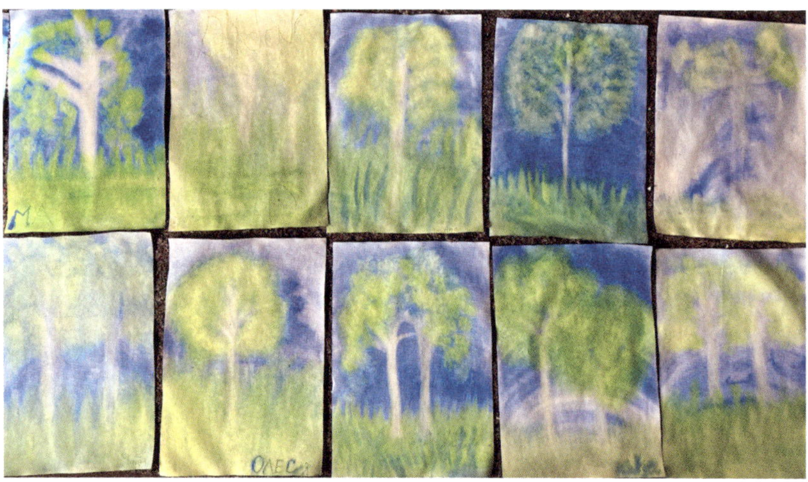

**Notfallpädagogik: Die Birken malten ukrainische geflüchtete Kinder in der Notunterkunft im Mai 2022, drei Monate nach Kriegsbeginn.**

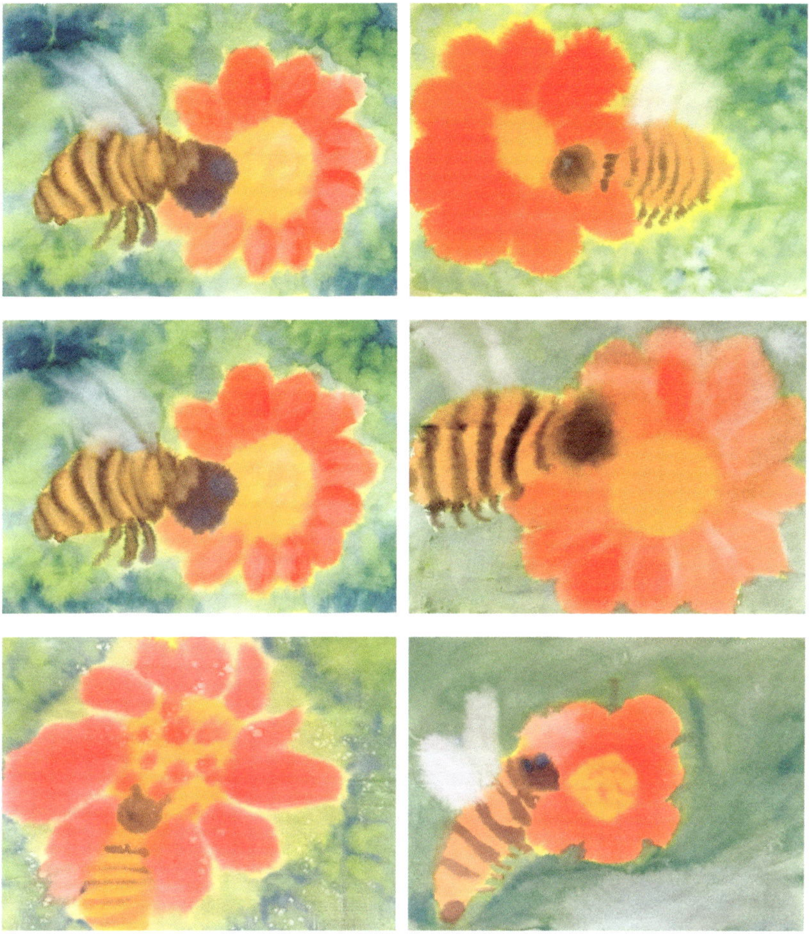

Notfallpädagogik: Die »Bienen auf der Blüte« malten ukrainische, geflüchtete Kinder in der Notunterkunft im Juni 2022, vier Monate nach Kriegsbeginn.

***Sommer:***
Im Sommer werden die Farben satter und intensiver. Die Fülle des Lebens zeigt sich nun in der Natur. Erste Frucht- und Samenbildungen werden sichtbar. Das goldene Korn leuchtet auf den Feldern. Die Wärme ist deutlich spürbar. An heißen Tagen geben Wassermotive mit Blautönen eine angenehme »Abkühlung«.

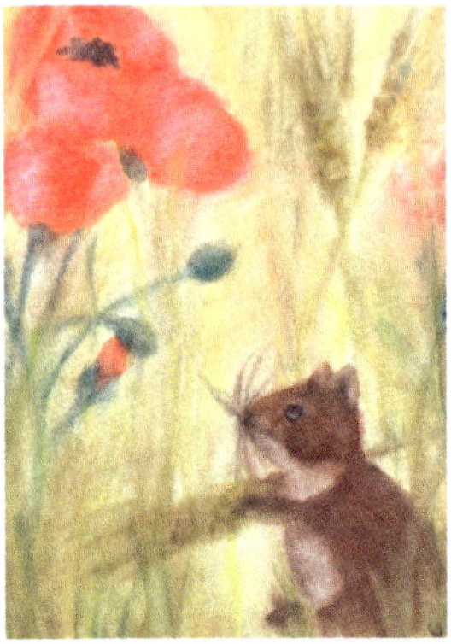
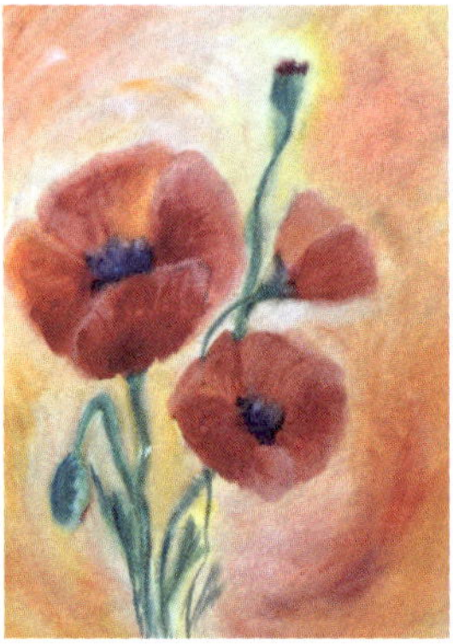
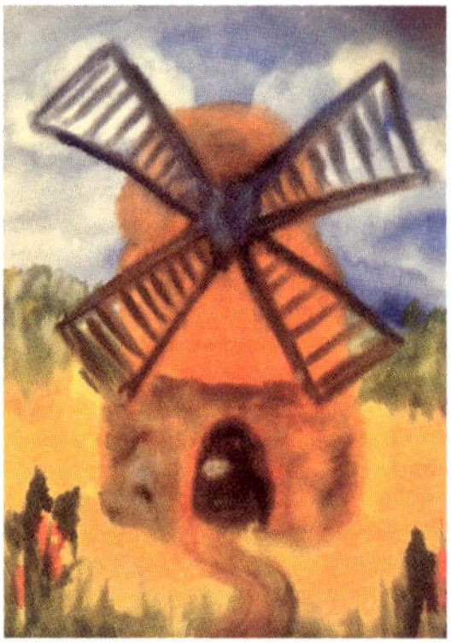
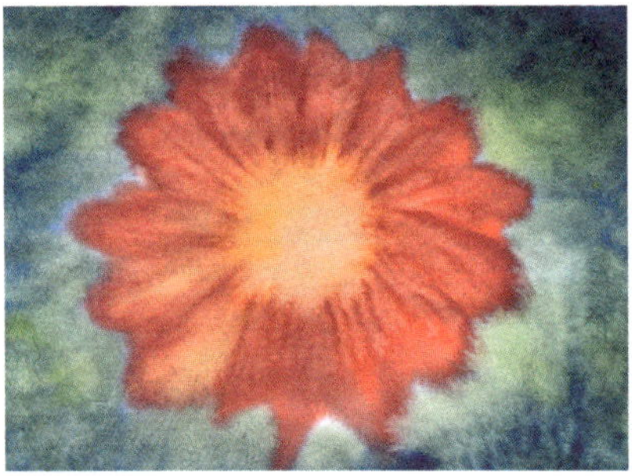
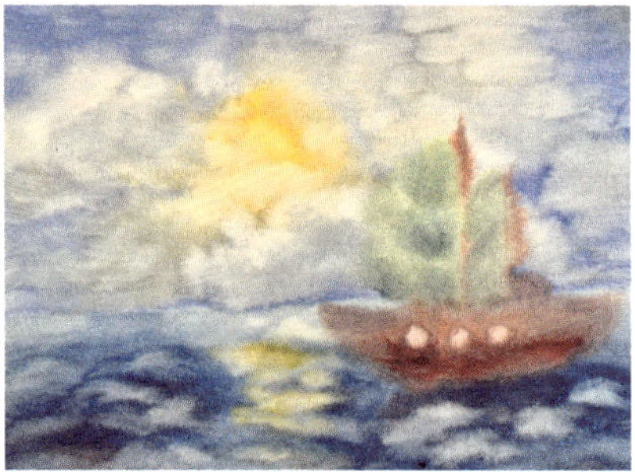
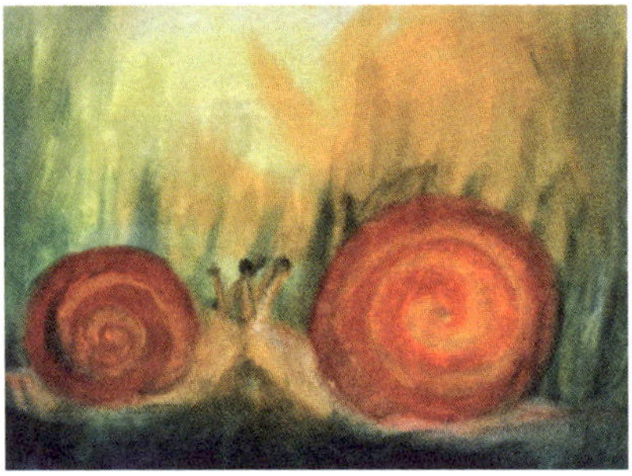
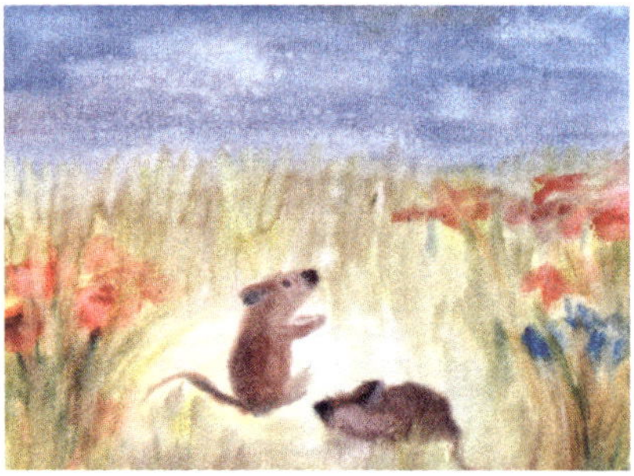

Bildentstehung: Sonnenblumenblüten (von verschiedenen Kindern)

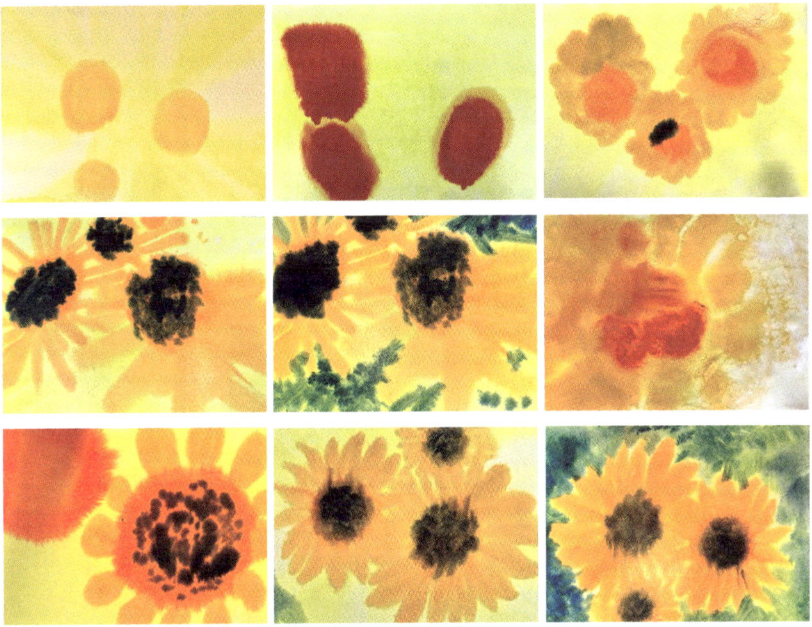

Traumapädagogik: Sonnenblumen von geflüchteten Kindern, gemalt in einer Großunerkunft 2023.

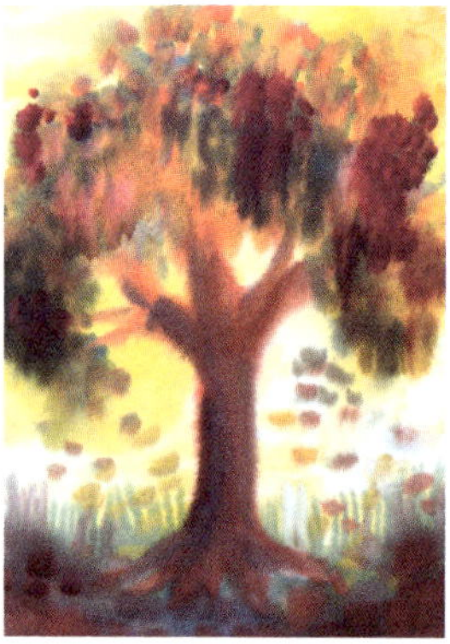
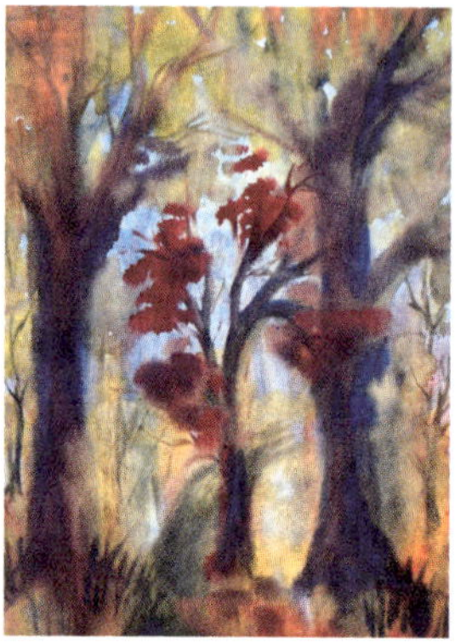
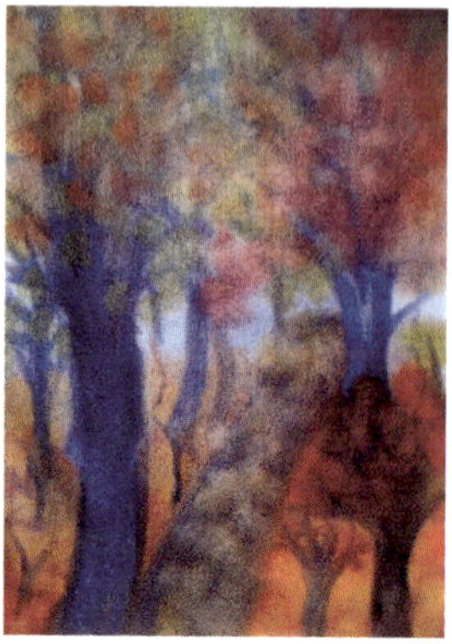
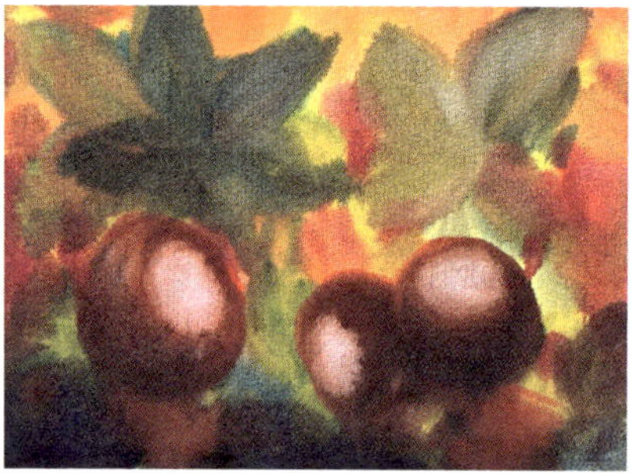
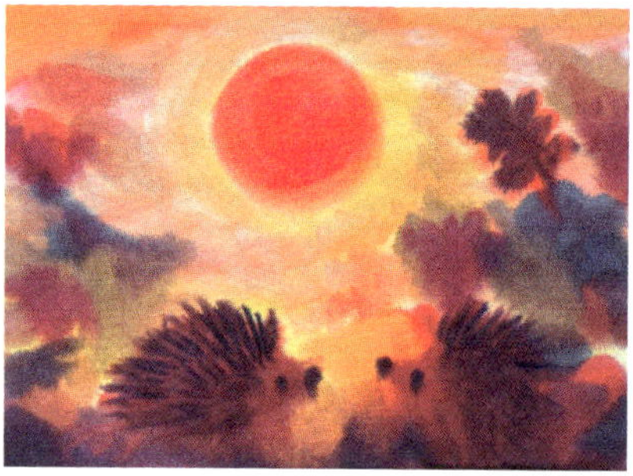

***Herbst:***

Warme Farben überwiegen im Herbst. Die Kraft der Sonne hat nachgelassen und es ist kühler geworden. Doch in den Farben der Blätter und Früchte findet sich jetzt die Wärme in den goldenen, rötlichen und bräunlichen Tönen wieder.

Mit dem Malen der Herbstfarben wird die Seele der Menschen durchwärmt.

*seelische Durchwärmung*

Wie bei den Marienkäfern ist bei Fliegenpilzen das kraftvolle Rot von einem beruhigenden Grün umgeben. Durch die Gegenfarbe Grün kann das Rot seine ganze Leuchtkraft und Präsens zeigen und entfalten. Ebenso wirkt das Grün durch die Anwesenheit des Rots intensiver. Beide Farben ermöglichen dem jeweils anderen sich in aller Deutlichkeit in ihrem Charakter zu präsentieren.

Weitere »Rot-im-Grün-Motive« wären: Rehkitz oder Fuchs im Gras, Eichhörnchen auf dem Baum zwischen grünen Blättern, rote Beeren, z. B. wie Hagebutten am Strauch.

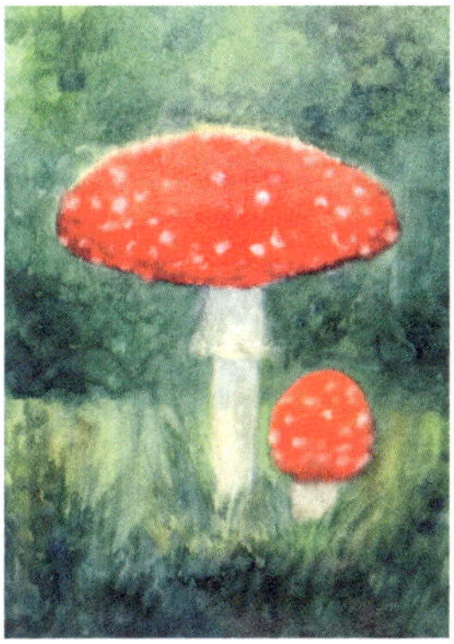 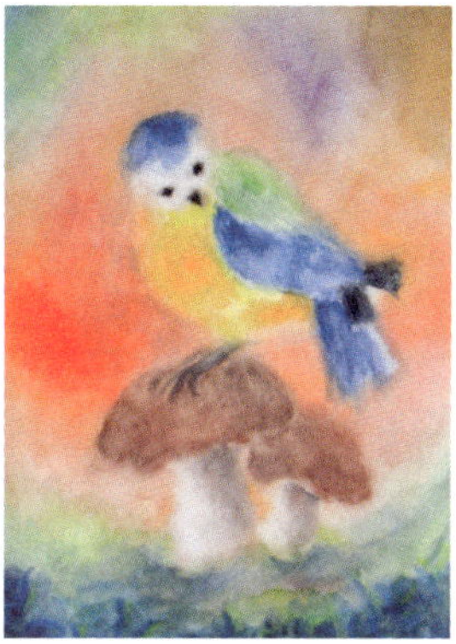

Pilze, Kastanien und Igel sind einfache und beliebte Motive, die, wie Bäume, auch ohne Vorerfahrungen gelingen können.

***Winter:***

Bevor die Erde im Winter mit weißem Schnee bedeckt ist, muss es erst einmal schneien. Kinder haben daran besondere Freude. Um Schneeflocken (siehe Abb. auf S. 275) zu tupfen, können neben einem nahezu trockenen, sauberen Pinsel auch Wattestäbchen benutzt werden. Der Pinsel sollte dazu nach jeder Schneeflocke ausgewaschen und abgetupft werden, bevor die nächste Flocke vom Himmel fliegt.

Mit einem leicht feuchten Schwamm wird anschließend der Schnee auf der Erde gestaltet, bevor die weiteren Motive gemalt werden.

Durch den blauen Himmel bleibt beim Entfernen der Farbe ein leichter Blauschleier auf der weißen Fläche. Das verleiht dem Schnee eine Lebendigkeit mit Schattierungen und zarten Nuancen.

*Schneeflocken*

Beliebte Motive im Winter sind der Schneehase und natürlich der Schneemann. Für seine Augen, den Mund und andere Details ist ein bereits gemischtes Braun oder Indigo empfehlenswert, da die Flächen zu klein sind, um die Farben auf dem Papier entstehen zu lassen.

Das abgebildete Bild der Schneefamilie wurde in einer Mischtechnik aus Wachskreiden und Aquarellfarbe gestaltet. Dabei wurden mit den Kreiden die Flocken, der Schnee, und die Familie zuerst gestaltet.

Um Winterbilder nicht zu trist werden zu lassen, können rötliche Sonnen-

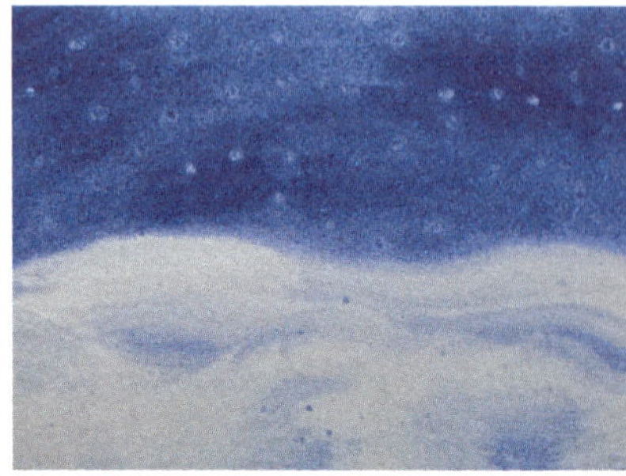
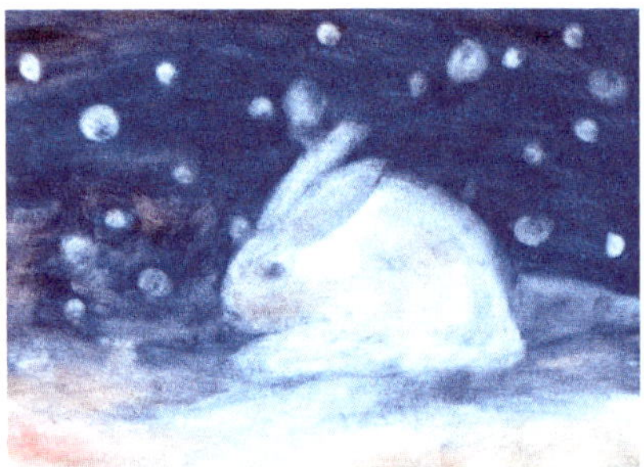
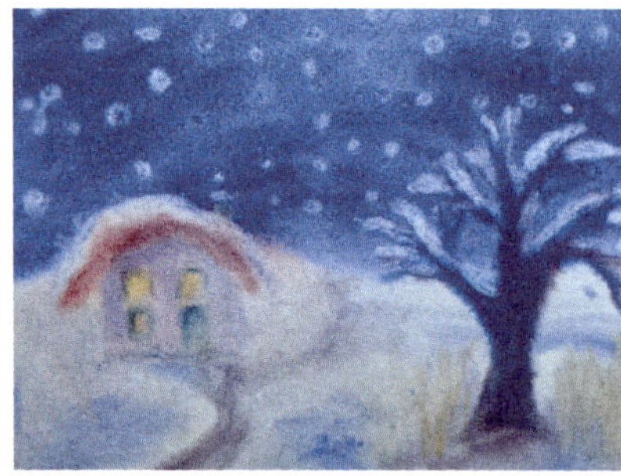
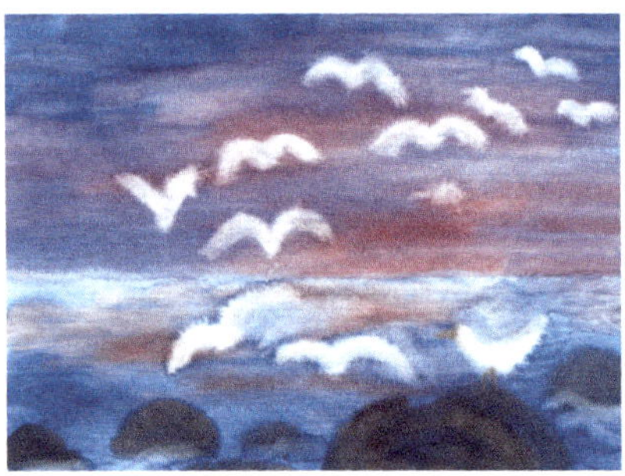
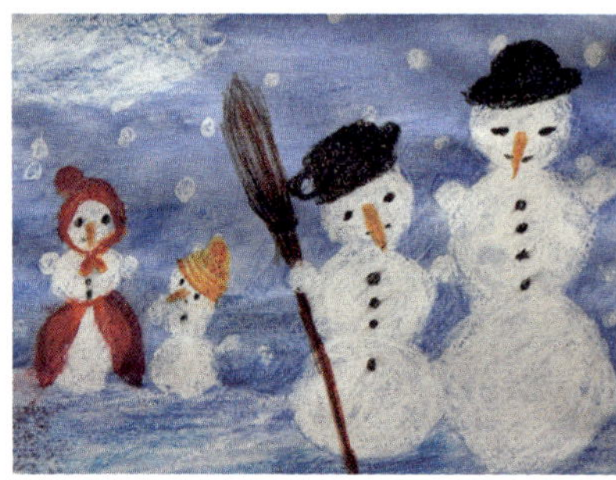
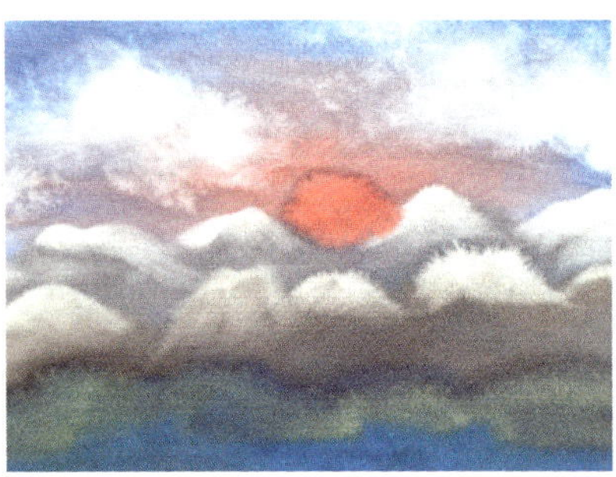
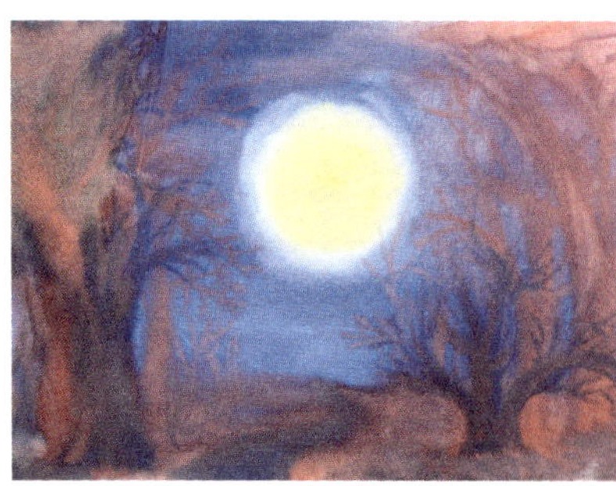

aufgänge und -untergänge oder ein gelblich scheinender Mond einen lichten Kontrast zur kühlen Kargheit bilden. Bei traumatisierten Menschen, die sich in der Stabilisierungsphase befinden, sollten lichte und wärmende Farben, die Hoffnung und Zuversicht vermitteln, auch in karge Winterbilder mit einfließen. Zur Berechtigung und Notwendigkeit grauer und trister November- und Winterstimmungen siehe Kapitel »Dramatische Themen«.

## Die vier Elemente und die Tiere

*Chakren der Elemente*

Bevor die Tiere in ihren jeweiligen Elementen gemalt werden, ist es sinnvoll, mit den Elementen als solchen zu beginnen. Mit einer lauschenden Geste können der Charakter und die Wesenseigenschaften von Wasser, Luft, Erde und Feuer als solche malerisch erspürt werden. In einem zweiten Bild können dann die Tiere hinzukommen.

Hilfreiche Anregungen sind folgende Gedanken und Fragen:

Wasser
- Aus der Bewegung der Wellen wird das wässrige Element erspürt und fühlend erlebt. Denkende, analytische Überlegungen zu Wasser sind hier kontraproduktiv.
- Wasser kann still oder spritzig mit springenden Wellen sein, Tiefe haben oder seicht sein. Es kann unruhig, tosend, glatt und still oder kalt oder warm und hell oder dunkel sein.
- Was für ein Wasser wäre ich, wenn ich Wasser wäre?
- »Ich bin Wasser.«

Luft
- Aus leichten und luftigen Bewegungen die Luft erspüren und fühlend erleben. Ich muss innerlich leichter oder fliegend werden.
- Bei der Luft wird Unsichtbares gemalt. Nur im Nebel, in den Wolken oder im Rauch werden die Luftbewegungen sichtbar. Die Flügel der Vögel lassen uns Luft erahnen.
- Was für eine Luft wäre ich, wenn ich Luft wäre?
- »Ich bin Luft.«

Erde

- Mit festen, harten und kurzen Bewegungen entsteht die Erde aus den Farben Zinnoberrot, Preußischblau und Goldgelb. Der absterbende Prozess der reinen, lebendigen Farben ist erlebbar, wenn sich diese in Brauntöne verwandeln. Um tragende Erde mit Strukturen und Kanten zu bilden, ist ein »Umgraben« der Farben nötig.
- Die Frage: »Was für eine Erde wäre ich, wenn ich Erde wäre?« kann nicht gestellt werden, da unser physischer Leib dann tot wäre.
- Aus diesem Grund fällt auch die Aussage: »Ich bin Erde.« weg. Um Erde zu malen, ist folglich eine Distanz notwendig.

Feuer

- Mit zügigen, züngelnden Pinselbewegungen nach oben und unten die Dynamik und das Wesen des Feuers erspüren und fühlend erleben. Als Grundlage und Nahrung braucht es Holz und Luft für das Feuer.
- Wie wäre ich, wenn ich Feuer wäre?
- »Ich bin Wärme/Feuer.«

*lebendige Erkenntnisse*

Aus einem gesättigten Fühlen im Malen werden die Erkenntnisse zu den Elementen vom Herzen durchdrungen und lebendig. Feste Vorstellungen von sich selbst können sich verwandeln und Neues kann während des Prozesses oder bei den anschließenden Bildbetrachtungen entdeckt werden.

Dabei können verschiedene Aspekte zu einem vertiefenden Verständnis der jeweiligen Personen führen. Am Beispiel des Elements »Wasser« wurden Fragen entwickelt, die zu dem individuellen Wahrnehmen und Erleben der eigenen Bilder gestellt werden können. Entsprechend können sie auf die Elemente Luft, Feuer und Erde übertragen oder deren Wesen gemäß entwickelt werden.

*Fragestellungen*

- Ist dein Wasser hell oder dunkel?
- Ist dein Wasser flach oder tief?
- Kann man darin den Boden berühren und stehen?
- Ist dein Wasser ein stehendes Gewässer, ein Fluss oder ein Meer?
- Ist dein Wasser still, spritzig oder bewegungslos?
- Ist dein Wasser warm oder kalt?
- Ist dein Wasser trüb oder klar, so dass man den Grund sehen kann?
- Gibt es Leben in deinem Wasser? Pflanzen? Tiere?
- Und ist das Wasser so beschaffen, dass diese überleben können?
- Wenn nicht – was brauchen die Tiere und Pflanzen, um zu überleben?

Zudem ist es als Prozessbegleiter:innen sinnvoll, die Achtsamkeit darauf zu lenken, wieviel Dunkelheit ein Mensch aushalten und ertragen kann. Ein dunkles, tiefes, unergründliches oder trübes Wasser kann Unwohlsein oder sogar Ängste hervorrufen, da darin keine Orientierung möglich ist und sich nicht offenbart, was in diesem Wasser an Unvorhersehbarem und an Gefahren verborgen liegt.

*ertragbare Dunkelheit*

Da traumatisierte Menschen keine Überraschungen mögen, sollte dieser Aspekt nicht unterschätzt werden. Wird das Wasser im Malprozess zu dunkel, löst Ängste aus, kann die Dunkelheit, mit dem Schwamm wegtupfend aufgehellt werden.

Am Ende des Malens sollte ein Wasser auf dem Bild unter traumapädagogischen Aspekten so sein, dass sich die traumatisierten Menschen wohl mit ihrem individuellen Wasser fühlen.

Nachdem die Elemente einzeln gemalt wurden, können zwei Elemente miteinander kombiniert werden, wie beispielsweise Wasser und Erde, Wasser, Erde und Luft (mit aufsteigendem Nebel).

Aus den lebendigen Elementen Feuer, Erde, Luft und Wasser können nun die Tiere entwickelt werden, die artgerecht und wesensgemäß in ihnen beheimatet sind.

Die folgenden Bilderreihen wurden jeweils auf einem Blatt und in einer Malstunde entwickelt.

### *Bildaufbau – Fische im Wasser*

Aus den rhythmischen Wellenbewegungen des Wassers, die mit breitem Pinsel im Preußischblau gemalt werden, entstehen die Fische, die zwischen den Wellenbögen (Bild 3 auf S. 280) gesucht werden. Das Entdecken der Fische macht den Kindern große Freude. Der Fisch muss nicht ins Wasser hineingedacht werden, sondern er schwimmt bereits darin und braucht nur noch gefunden zu werden. Fische sind leicht zu malen und bieten sich als Einstieg in das Thema »Tiere in ihren Elementen« an.

*Fische entdecken*

Manchem Kind wird es nicht leichtfallen in eine gegenläufige Wellenbewegung, anstelle paralleler Pinselführung, zu kommen. Begleitende rhythmische Sprüche[172] wirken hier unterstützend (Bild 1 und 2 auf Seite 280). Beim Malen der Wellen kommen die kreativ Tätigen in fließende Bewegungen, die einen träumenden Charakter haben. Sie wirken lösend und entkrampfend auf eine verhärtete Erstarrung im Seelischen, die sich bis ins Körperliche hinein

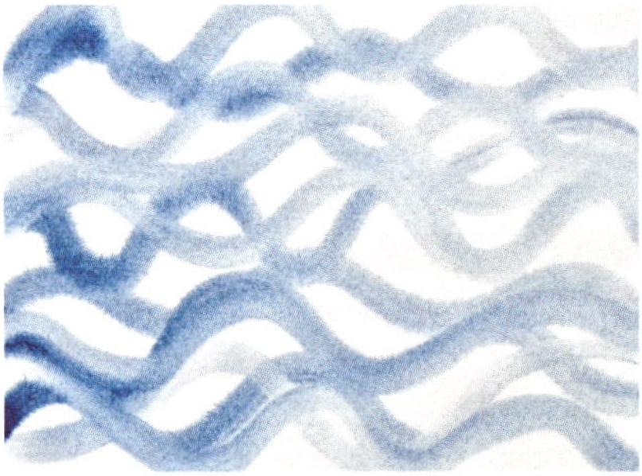

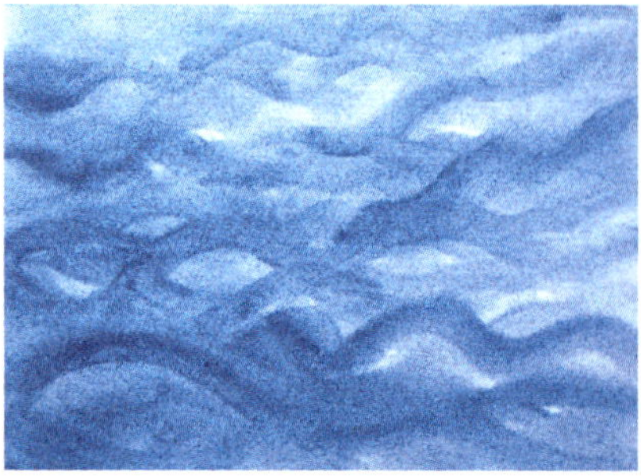

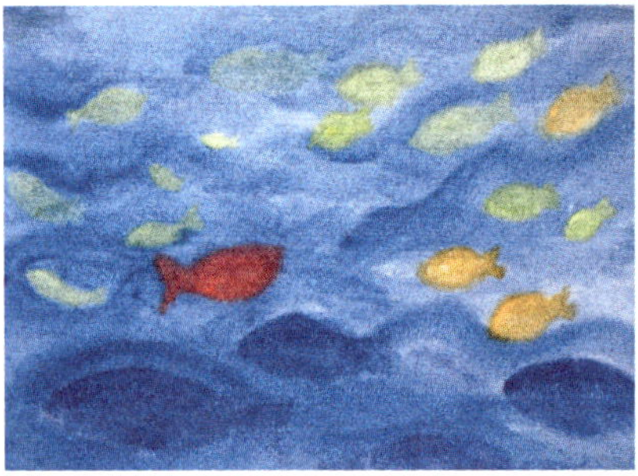

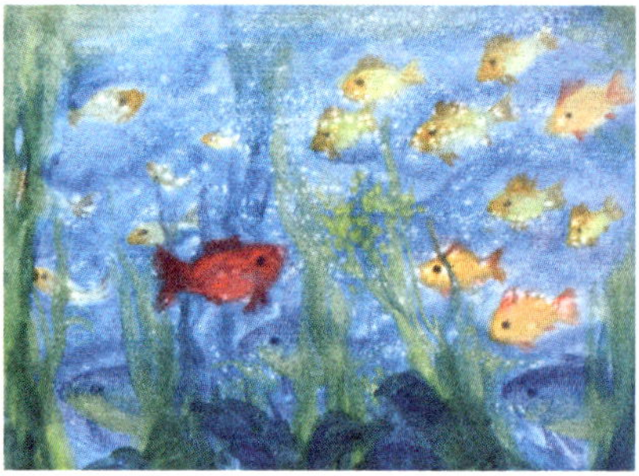

auswirken kann. Um die Kühle des blauen Wassers abzumildern, kann ein zartes Zitronengelb hinzugenommen werden. Bei den Fischen können wärmere Farben wie Goldgelb, Zinnober- und Karminrot ein Gegengewicht dazu bilden.

Je nach Alter des Kindes und Erfahrung im Malen können die Fische in ganz einfacher Formensprache oder differenziert gemalt werden.[173]

Bei traumatisierten Menschen stellt sich wieder die Frage nach dem sicheren Ort für die Fische oder für den einzelnen Fisch. Wasserpflanzen, Steine, Höhlen, Sandboden oder Korallen bieten einen Schutzraum für die Lebewesen, der Beachtung finden sollte.

Am Ende des Prozesses können folgende Fragen an die Kinder gestellt werden: »Welcher Fisch wärest du im Bild, wenn du ein Fisch wärest?«; »Welchen Fisch magst du am liebsten?«; »Hat dein Fisch genug Schutz, um sich vor Fressfeinden sicher zu fühlen?«. Die Aufmerksamkeit auf einen fehlenden sicheren Ort zu lenken ist förderlich, um den Fisch selbst beschützen zu können.

Ob ein Fisch allein oder mit anderen schwimmen will, ist bedeutsam für die Gefühle von Stabilität, Sicherheit und Geborgenheit. Bei einsamen Fischen sind Fragen nach möglichen Wegbegleiter:innen sinnvoll.

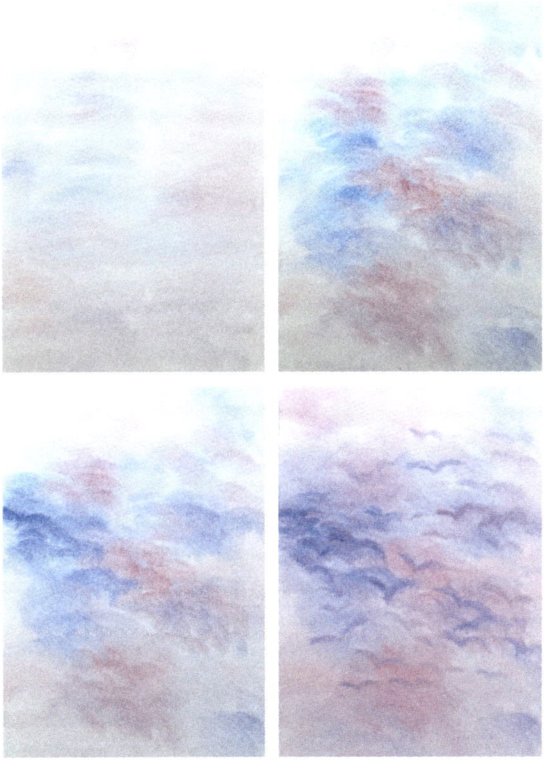

***Bildaufbau – Vögel in der Luft***

Wie erwähnt ist die Luft nur in Verbindung mit anderen Elementen zu beobachten. Wir empfinden die Luft im vorbeistreifenden Wind auf der Haut. In den gebogenen Schwingen der Vögel, die sich gleitend von der Luft tragen lassen, erahnen wir die Luftbewegungen ebenso, wie in einer wehenden Fahne und den sich verändernden Wolkenbildungen.

*Freiheit*

Beginnend mit den zarten und leisen Tönen eines Ultramarinblaus und Karminrots können aufsteigende Luftbewegungen mit gewölbten Pinselbewegungen sichtbar werden. Violetttöne entstehen. Auch hier werden die Tiere in ihrem Element gesucht und durch Farberdichtungen herausgearbeitet.

Vögel fliegen in einem luftigen unbegrenzten Raum, können sich in jede Richtung bewegen und vermitteln uns ein Bild von Freiheit. Ihr sicherer und geschützter Ort ist im Fliegen in der Luft und in Nestern oder Höhlen.

Die Vögel können sich in die Höhen der Luft schwingen, sich vom Wind geschmeidig tragen lassen oder aktiv die Richtung bestimmen. Ohne Hürden fliegen sie mit Leichtigkeit von einem Ort zum anderen. Der Fluchtweg nach oben und in die Weiten scheint unbegrenzt zu sein. Diese Aufgabe ist für Menschen geeignet, die bereits eine gewisse Stabilität oder Verwurzelung in sich tragen, damit sie nicht in ein Gefühl von Verlorenheit, Orientierungslosigkeit oder Ausgeliefertsein geraten. Sich »frei wie ein Vogel« zu fühlen, sich in alle Richtungen selbstbestimmt bewegen zu können und den Überblick zu behalten, kann dann ausgekostet werden.

*Verlorenheit*

Wie bei den Fischen im Wasser, sind auch hier die Fragen nach dem Lieblingsvogel, dem Schutz, dem sicheren Ort und den Wegbegleiter:innen förderlich. Sie geben Impulse, stärken die Handlungsfähigkeit und fördern den Mut zur Verwandlung des eigenen Bildes.

### *Bildaufbau – Kaninchen in der Erdhöhle*

Beim Mischen der unterschiedlichen Nuancen von Braun- und Erdtönen auf dem Blatt Papier verlieren Gelb, Blau und Rot ihre Klarheit und Leuchtkraft, was manchmal als schmerzlich erlebt wird. Die beschriebene Distanz zur Erde ist daher beim Malen wesentlich, um sich nicht mit absterbenden Prozessen zu identifizieren. Das Licht in der Höhle sollte erhalten und schützend umhüllt sein. Erfahrungsgemäß ist das Malen der Erde bei Kindern unproblematisch.

*Distanz zur Erde*

Um zu einer Festigkeit und Tragfähigkeit der Erde zu gelangen, muss diese in einem intensiven Verwandlungsprozess tatsächlich »beackert« werden.

Bildaufbau (Abbildungen Seite 284):

1. Bild: Mit Goldgelb wurde das wärmende Sonnenlicht von innen nach außen gemalt.

2. Bild: Von außen nach innen schützte das Preußischblau mit hüllender Gebärde. Die Höhle und der Eingang/Ausgang wurden im Goldgelb belassen. Der Weg ist der Fluchtweg zum sicheren Ort.

3. Bild: Zinnoberrot erwärmte die Höhle und das Erdreich. Verschiedene Brauntöne entstanden.

4. Bild: Moos und Gras machen den Boden der Höhle weich und gemütlich. Nun konnte ein »Ei« mit Zinnoberrot in die Höhle gelegt werden.

5. Bild: Die Kopfform eines Kaninchens und eine Pfote deuten sich an.

6. Bild: Die Ohren wuchsen aus dem Kopf.

7. Bild: Mit Preußischblau wurde das Erdreich weiter verdunkelt und mit einem dünneren Pinsel der Schwanz, die Läufe und Pfoten, die Nase und Ohren des Kaninchens herausgearbeitet. Um so lange wie möglich im flächigen Malprozess zu bleiben, ist es wichtig, dünne Pinsel erst am Ende des Malprozesses für kleinere Details zu verwenden, da ansonsten die Tendenz zum Zeichnen unterstützt würde.

8. Bild: Zuletzt wurden die Augen mit bereits angemischtem Braun oder Indigo gemalt. Die Umgebung wurde abschließend nochmal mit Zinnoberrot erwärmt.

Im letzten Bild ist sichtbar, dass sich die Farbe beim Übermalen mit Zinnoberrot teils wieder gelöst hat. Durch die fortgeschrittene Trocknung der Farben und des Papiers im Außenbereich konnten die Farben keine Mischung mehr miteinander eingehen, ohne Ränder zu bilden.

*das Ganze im Blick*

Die Nass-in-Nass-Technik fordert aus sich heraus immer das Ganze im Blick zu behalten. Verliert man sich an einer Stelle im Detail, hindert der Trocknungsprozess in den anderen Bereichen ein geschmeidiges Mischen der Farben auf dem Blatt und Flecken entstehen. Die Malenden sind angehalten, den Überblick zu behalten.

Das Kaninchen in der Höhle wurde, wie die vorherigen Beispiele, auf einem einzigen Blatt entwickelt.

Bevor Kaninchen oder andere Tiere wie Füchse, Bären und Mäuse gemalt werden, muss eine schützende Höhle gebaut werden, die ihnen einen sicheren Ort als Lebensgrundlage zur Verfügung stellt.

Die Tiere können allein, als Paar oder als Familie in der Höhle Schutz finden. Auch hier werden die Bedürfnisse der Menschen bezüglich der Anzahl der Bewohner:innen individuell sein.

Gibt es ein ausgeprägtes Fluchtbedürfnis, kann ein zweiter Weg aus der Höhle ins Freie führen. Dieser sollte bereits im 2. Bild der Reihe berücksichtigt werden.

*bildbezogene Fragen*

Zusätzliche hilfreiche Fragen bei der Bildbetrachtung lauten: Hat es das Kaninchen warm genug? Hat es sich etwas zu fressen in die Höhle mitgenommen oder einen Vorrat angelegt? Haben Eltern für das Tier gesorgt? Hat es genug Platz oder vielleicht sogar zu viel Platz? Fühlt es sich sicher? Auch hier sollten die Fragen so gestellt werden, dass sie mit dem fühlenden Herzen beantwortet werden können, statt in eine rein wissenschaftliche Diskussion zu führen.

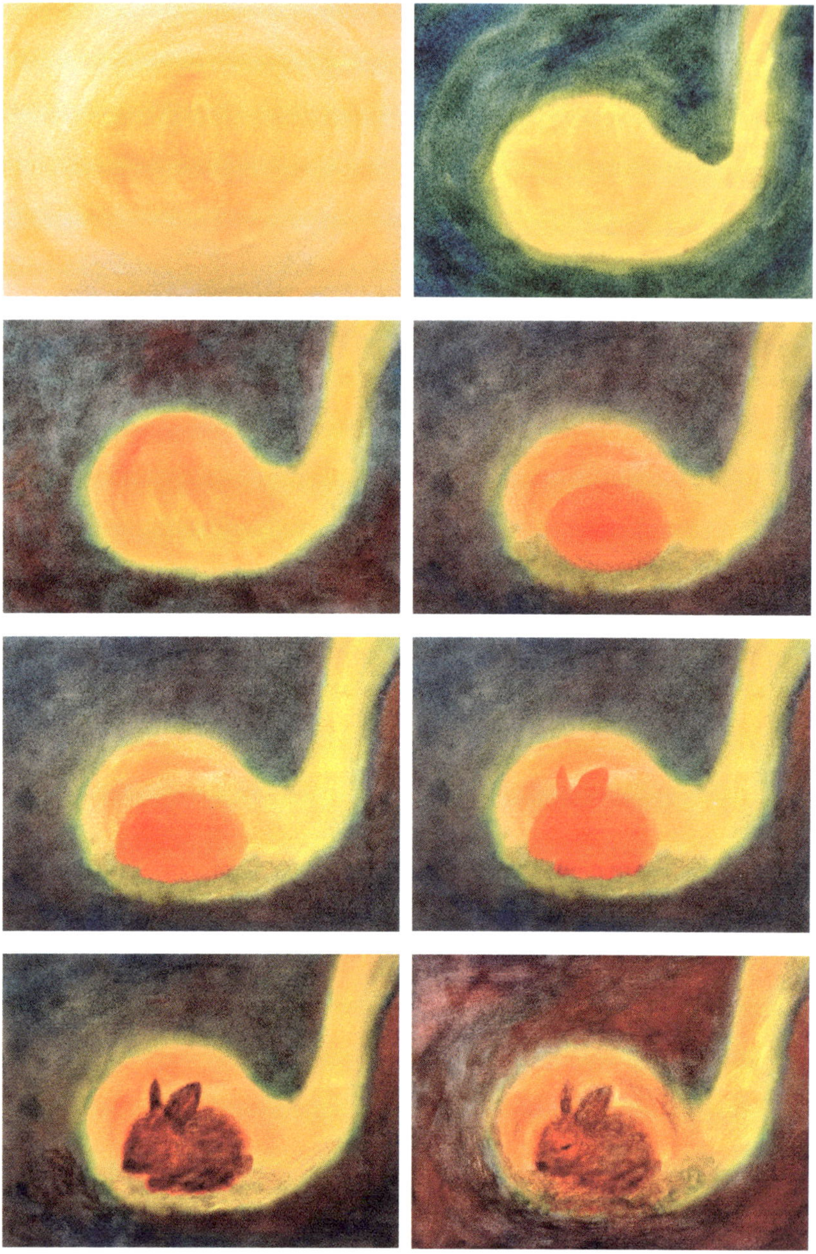

Bild 1–8

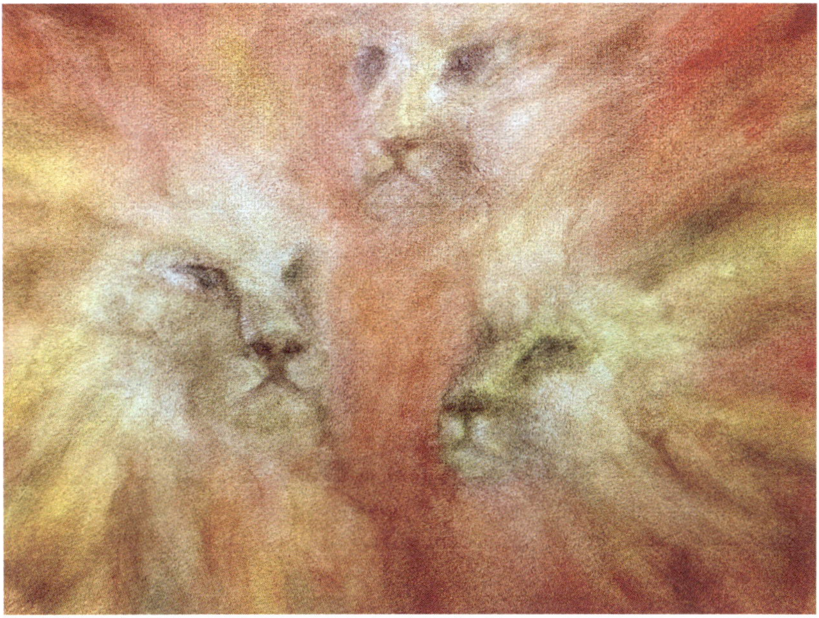

***Löwen aus dem Feurigen entwickelt***

Aus den züngelnden und schnellen Bewegungen des Feuers entsteht mit Rot- und Gelbtönen die Mähne des Löwen. Im Tierkreis ist das Sternzeichen Löwe dem Feuer zugeordnet. Mit seiner Kampfkraft und seinen Jagdbegierden kann er nach einem geduckten Heranschleichen schnell beschleunigen und angreifen. Dort ist seine feurige Kraft am eindrücklichsten erlebbar. Als größtes Landraubtier Afrikas lebt der Löwe in warmen Regionen. Er hat keine Fressfeinde. »Der König der Löwen« wird hier, wie seine königlichen Vertreter, deren Mäntel früher Rot waren, in rötlichen Farbentönen gemalt.

Dieses Motiv erfordert anatomische und künstlerische Kenntnisse und ist für Anfänger:innen nicht zu empfehlen. Statt dem Feuer kann der Blick auf die Wärme und heißen Lebensregionen gerichtet werden. Wüstentiere, wie Spring- und Rennmäuse lassen sich einfacher malen. Wüste

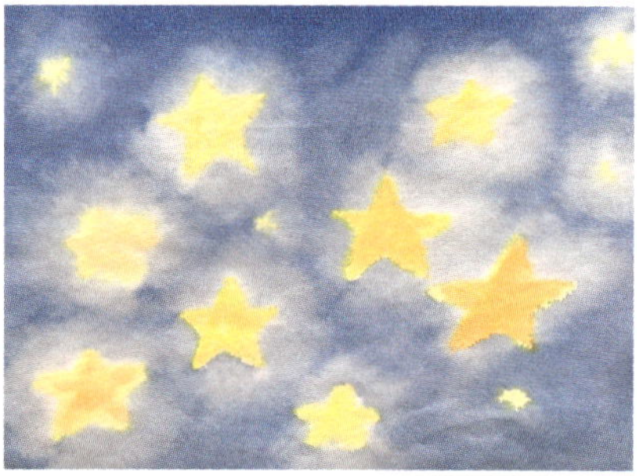

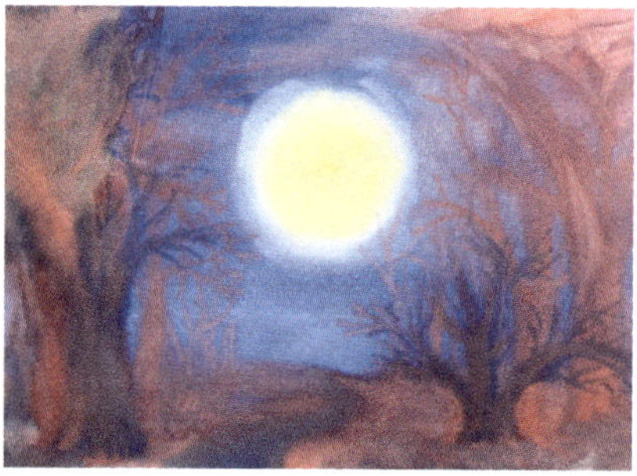

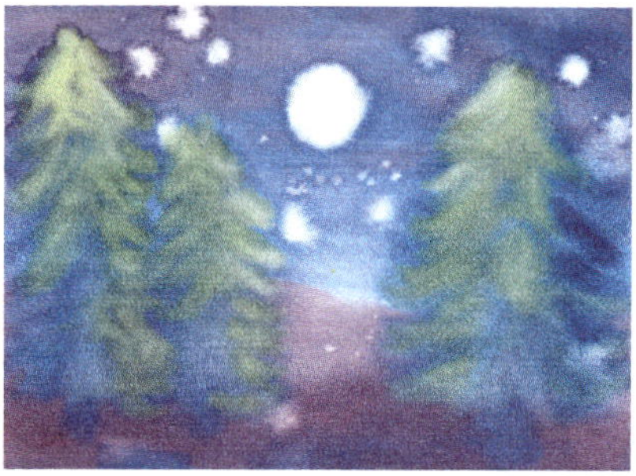

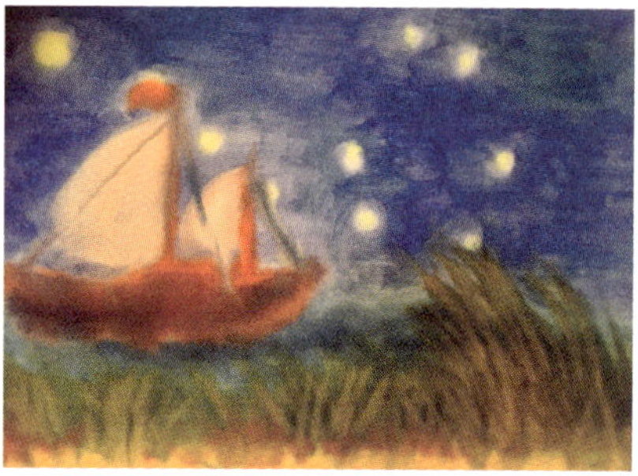

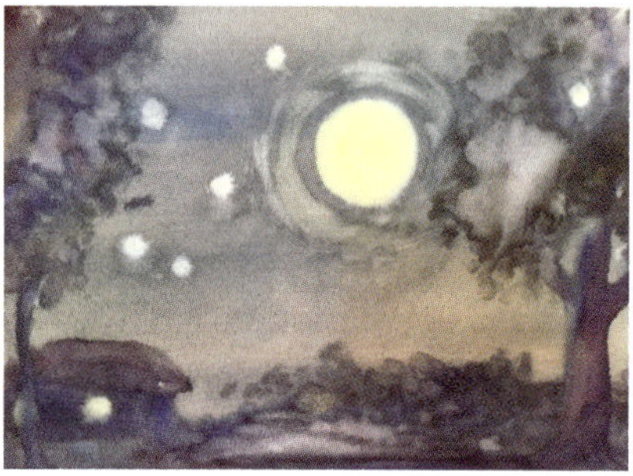

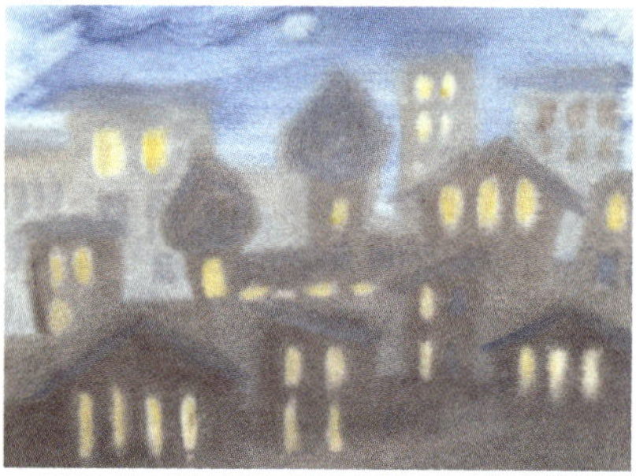

## Nachtmotive

Die Nacht, in der alles finster wird und die Sonne mit ihrem Licht im Unsichtbaren verschwunden ist, kann auf Menschen bedrohlich wirken. Das Licht der Sterne und des Mondes kann Trost spenden und für traumatisierte Menschen notwendig sein, um die Nacht aushalten zu können. Manche von ihnen verweigern aus Angst vor Krisen das Malen der Nacht.

*Krisen*

Im kunsttherapeutischen Prozess nimmt das Nachtmotiv in Metamorphosenreihen eine besondere Stellung ein. Der Mensch kann seine eigene Dunkelheit, seine Schattenseiten und bedrohliche Gefühle verstärkt erleben. Verwandlungsreihen sollten deshalb mit der aufgehenden Sonne am Morgen enden. Sie ist ein Bild für Hoffnung und Neuanfang und für die überstandene und verwandelte Finsternis in der Seele. Der Prozess durch die Dunkelheit birgt immer Verwandlungsmöglichkeiten und sollte achtsam begleitet werden.

Bei jüngeren Kindern kann die Nacht in einem dunklen Blau gemalt werden. Jugendliche mögen Indigo-Bilder, die mehr Licht und Lebendigkeit als Schwarz zeigen.

*Sterben im Indigo*

Indigo wird aus den Farben Preußischblau, Ultramarinblau, Goldgelb und Karminrot auf einer Palette gemischt. Aus den leuchtenden Grundfarben entsteht das Indigo. Dieser Mischvorgang kann wie ein Sterbeprozess erlebt werden. Auch hier ist Achtsamkeit gefragt.

## Sichere Orte

Der sichere Ort kann aus der Vergangenheit, der Gegenwart oder ein Wunschort in der Zukunft sein. Er kann der Platz unter einem Baum sein, auf einer Wiese, im Wald, in einer vertrauten Landschaft, einer geschützten Höhle oder auf einer Insel. Er kann aber auch nur aus Farben bestehen, die sich zu einem Farbenraum mit einem Innen- und einem schützenden Außenraum gestalten. Alle Arten von Behausungen können Bild für einen sicheren Ort sein.

*der Natur abgelauscht*

Der Tierwelt abgelauscht, können Motive gefunden werden, die als Bilder für den individuellen sicheren Raum bei traumatisierten Menschen stehen. Sich im Malprozess in die Bedürfnisse eines Tieres einzufühlen, wirkt sich auf das individuelle Schutz- und Sicherheitsbedürfnis aus. Eine Identifizierung mit dem jeweiligen Tier und seiner Umgebung findet meist statt.

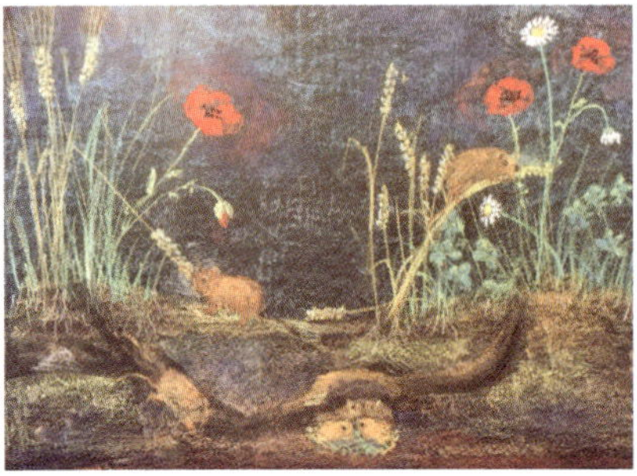

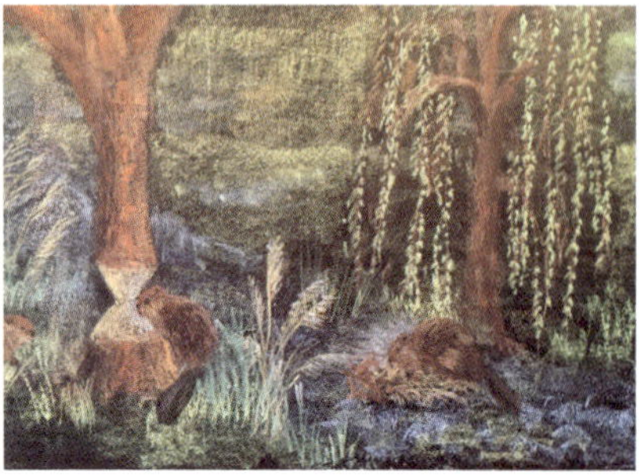

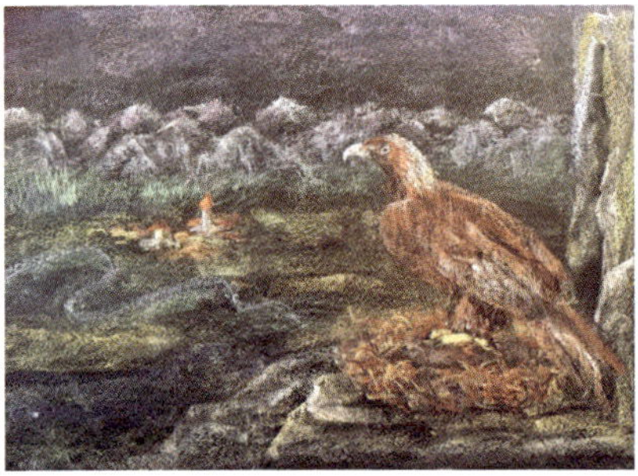

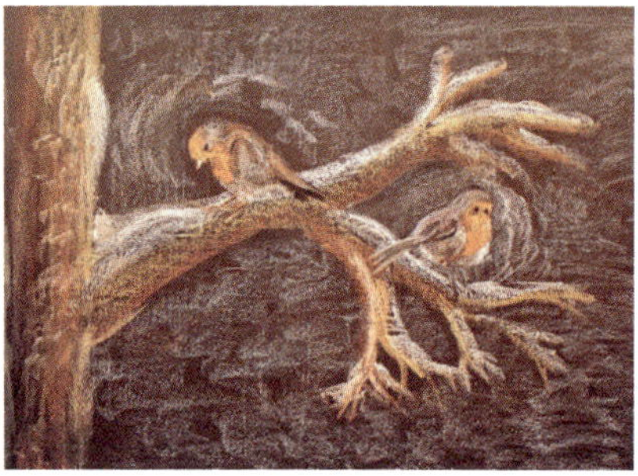

*artgerechte Schutzräume*

Hoch oben sitzt der Adler in seinem Horst und blickt mit seinen scharfen Augen in die Umgebung. Von dort hat er den Überblick über sein Revier. Das gibt ihm Sicherheit. Zur Nahrungssuche dient ihm sein bemerkenswerter Sehsinn.

Mäuse dagegen graben in der dunklen Erde Gänge und Tunnelsysteme. Sie suchen nicht wie der Adler den Überblick, um sich sicher zu fühlen, sondern finden Schutz und Nahrung im finsteren Erdboden.

Ihr ausgeprägter Geruchssinn dient ihnen zur Futter- und Partnersuche und als verlässliches Warnsystem.

Der Biber baut in Ufernähe seine Burgen und Dämme aus Gehölz. Mit dem »Biberbau«, dessen Eingang unter Wasser liegt, schützt er sich und seine Familie vor seinen Feinden dem Wolf und dem Luchs, und sorgt für ein angenehmes Klima. In seinem Revier sorgt der Biber für Fluchtbauten, in die er sich zurückziehen kann.

Rotkehlchen fühlen sich auf den Ästen der Bäume sicherer als am Boden. Sie verstecken sich gerne in dichtem Gebüsch. In Bodennähe in Baumhöhlen, Hecken oder anderen Gewächsen bauen sie ihre Nester.

Allen Tieren ist gleich, dass sie sich einen artgerechten, sicheren und geschützten Ort suchen, um ihre Eier zu legen, ihre Brut aufzuziehen, ihre Jungen zu gebären und sich und ihren Nachwuchs vor Fressfeinden, ungünstigen Natureinflüssen und dem Menschen zu schützen. Der sichere Ort ist eine Zufluchtsstätte. Tiere suchen sich einen behüteten Platz zum Schlafen. Der Schlaf ist die Zeit, in der Tiere, aber auch Menschen, am meisten schutzlos, ausgeliefert, gefährdet und wehrlos sind. Jedes Tier verhält sich nach seiner Art und seinen einseitig ausgeprägten Fähigkeiten.

*Abgrenzungen*

Manche Tiere suchen sich allein einen sicheren Ort und ein Revier, das sie verteidigen und grenzen sich somit klar ab. Andere benötigen dazu mehrere Artgenossen oder sogar ein ganzes Rudel oder einen Schwarm. Mit dem Revier sichern sie sich ihre Existenz und ihre Nahrungssuche.

### *Bildaufbau: Junge Vögel im Nest*

Um ein Nest zu bauen, ist ein sturmsicherer und vor Fressfeinden geschützter Platz notwendig, wie der auf dem Ast eines Baumes (Abb. S. 290).

1. Bild: Mit Kobaltblau (es kann stattdessen auch Ultramarinblau verwendet werden) wurde der luftige Himmel gemalt, anschließend wuchs im Zinnoberrot der Stamm von unten nach oben. Die Äste, breiten sich vom Stamm ausgehend in die Peripherie, gemäß ihren Wachstumsrichtungen, aus.

2. Bild: Goldgelb erwärmte den Stamm und die Äste.

3. Bild: Preußischblau verdichtet den Stamm zu einem satten Braun. Bei Kindern ab etwa 12 Jahren kann die Schattenbildung berücksichtigt werden, die eine Dreidimensionalität andeutet. Dazu muss vorher die Entscheidung getroffen werden, woher das Sonnenlicht kommt.

4. und 5. Bild: Tupfende Pinselbewegungen mit Zitronengelb und Preußischblau ließen die Blätter wachsen.

6. Bild: Das Nest wurde im Zinnoberrot auf den Ast gelegt.

7. Bild: Für die Eier und die anschließend daraus schlüpfenden Vogelköpfe wurde Goldgelb verwendet. Ein dünnerer Pinsel war für die weitere detaillierte Ausarbeitung der Vögel notwendig.

8. Bild: Zinnoberrot erwärmte die Vögel, mit Preußischblau wurden die Flügel sichtbar.

9. Bild: Goldgelb, Zinnoberrot und Preußischblau dienten der Ausarbeitung des farbigen Gefieders an Kopf und Rumpf. Die Augen wurden mit Preußischblau getupft.

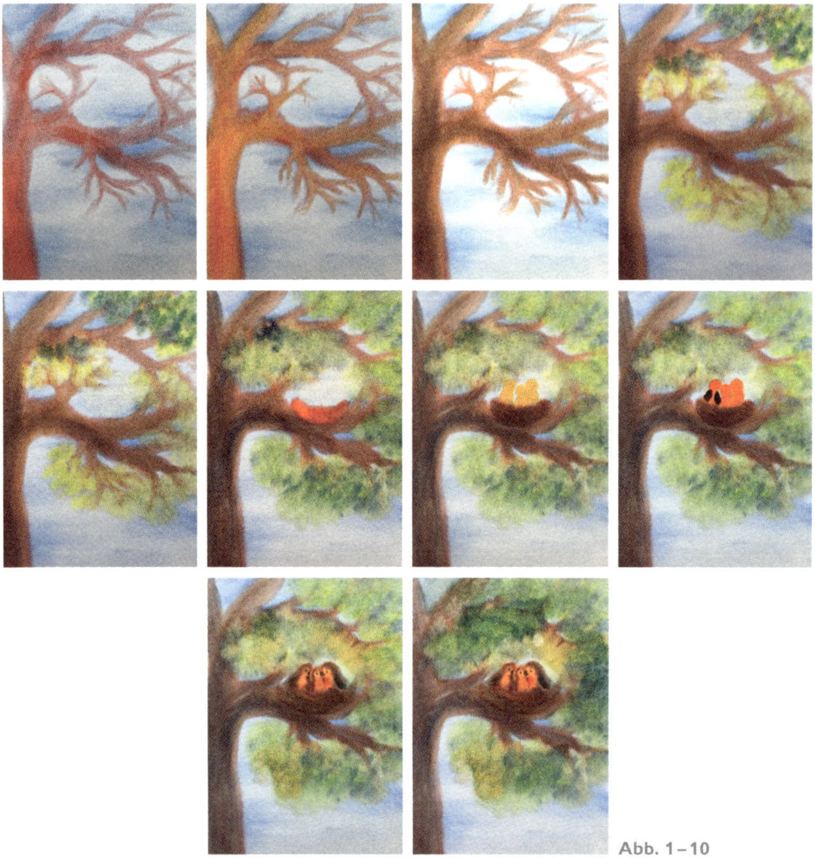

Abb. 1–10

Bei den Details ist es etwas angetrocknete Farbe hilfreich, um ungewolltes Verlaufen zu verhindern.

10. Bild: Das grüne Laub um das Nest wurde zum besseren Schutz für die Vögel mit Preußischblau noch einmal verdichtet.

*pflanzengerechter Schutzraum*

In der Pflanzenwelt ist der Same, geborgen und geschützt in der Erde liegend, ein Bild für lebendige Wachstums- und Entwicklungsmöglichkeit. Sie ist kraftvoll nur an einem den Bedürfnissen entsprechenden Ort möglich. Sicher vor Naturgewalten, wie Überschwemmung, Dürre, Stürmen, übermäßiger Hitze oder Kälte, kann aus dem Samen nach einer Ruhezeit im Winter ein

Keim wachsen. Ein wunderbares Bild des im Verborgenen ruhenden Lebens, unsichtbar für die Augen und dennoch eine zukünftige Entwicklung in sich tragend.

*Wachstum*

Erwärmt sich die Erde im Frühling, beginnt die Wurzel- und Keimbildung. Die Verankerung in der Erde und das Streben zum Sonnenlicht bilden eine polare Bewegungsrichtung, die sich gegenseitig bedingt. Traumatisierte Menschen fördern im Malen ihre Stabilisierung mit der Erd- und Wurzelbildung. Sie stärken die Kraft, sich aufzurichten, mit dem Bilden einer Senkrechten im Stängel. Im grünen Blattbereich erleben sie einen Rhythmus im Binden und Lösen, im Zusammenziehen im Stängel und Ausdehnen in der Blattbildung. Und zuletzt bildet sich die farbige Blüte, die sich mit Hingabe zum Himmel öffnet und ihren Duft selbstlos in die Umgebung verströmt.

***Bildaufbau: Vom Samen zur Blume (Bildfolge auf S. 292)***

1. Bild: Das Himmelsgewölbe in Kobaltblau (oder Ultramarinblau) überzieht das ganze Blatt.

2. Bild: Karminrot rötet den blauen Himmel.

3. Bild: Die Erde wurde mit Karminrot verdichtet, ein geschützter Raum blieb für den Samen frei.

4. Bild: Goldgelb erwärmte den Raum.

5. Bild: Das Samenkorn wurde mit Preußischblau hineingelegt.

6. Bild: Mit Zinnoberrot bekam das Samenkorn seine braune Färbung.

7. Bild: Um das Samenkorn mit seiner wärmenden Kraft (Goldgelb) wurde die Erde mit Zinnoberrot und Kobaltblau verdichtet, so dass der Samen geschützt in der Erde ruhen kann.

8. Bild: Für die beginnende Keim- und Wurzelbildung wurde die Farbe mit dem Pinsel entfernt.

9. Bild: Keimblätter bildeten sich mit Zitronengelb.

10. Bild: Stil und Blätter wurden mit Zitronengelb und Preußischblau gemalt. Eine Knospe schließt das Wachstum nach oben ab. In der Erde wächst die Wurzel weiter und das Samenkorn stirbt mehr und mehr. Es verschwindet. Dieser Schritt ist ein wesentlicher in dieser Reihe. Der Same muss sterben, damit etwas Neues entstehen kann!

11. Bild: Die Knospe hat sich geöffnet und die Blüte wurde mit beiden Rottönen gemalt.

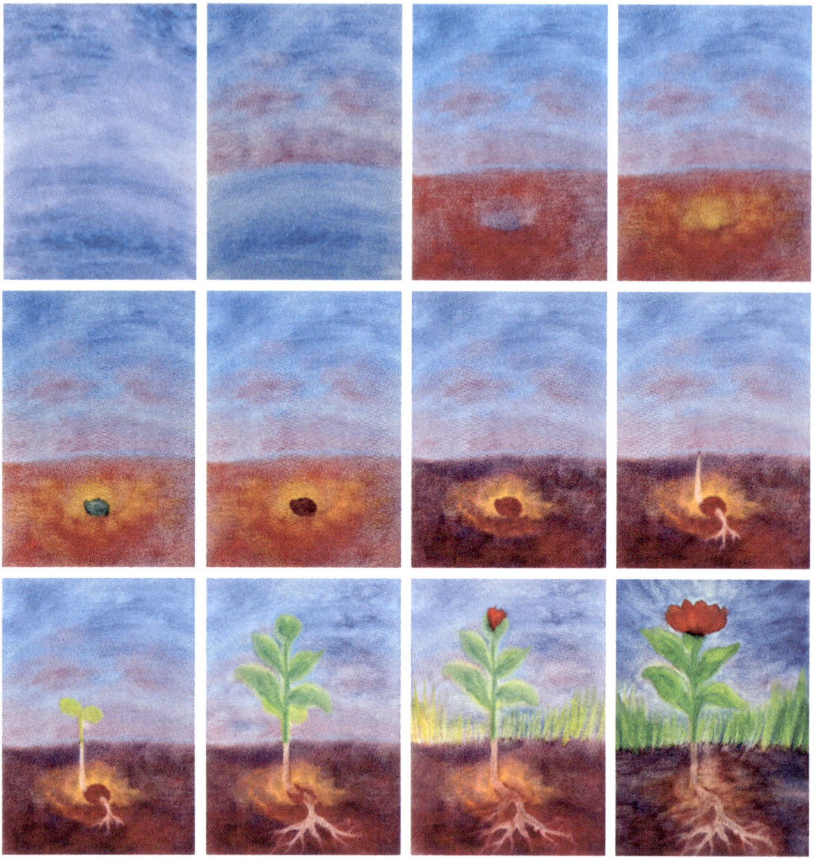

Bild 1–12

12. Bild: Im leuchtenden Rot hat sie sich vollständig geöffnet. Die Wurzeln haben sich weiter verzweigt.

*beheimatet sein*

Beim Malen eines Hauses kann der Weg zum sicheren Ort einbezogen werden. Die übliche menschliche Behausung ist ein Haus. Von Bomben zerstört oder aus Angst verlassen, existiert dieser Ort nicht mehr. Das Zuhause ist verloren und mit ihm das Gefühl, beheimatet zu sein. Der Schmerz über diesen Verlust ist nahezu bei allen, die diese Erfahrung gemacht haben, groß.

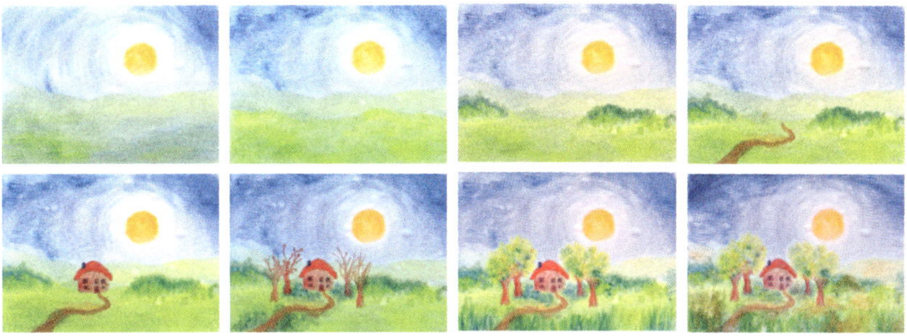

Bild 1–8

### *Bildaufbau: Landschaft mit Weg und Haus*

1. Bild: Um die Sonne im Goldgelb wurde der hüllende Himmel in Kobaltblau über das gesamte Blatt gemalt. Mit Zitronengelb baute sich die grüne Landschaft von unten nach oben auf.

2. Bild: Der Himmel wurde mit Kobaltblau im äußeren Bereich verdichtet und im Vordergrund bildete sich eine grüne Wiese mit Zitronengelb.

3. Bild: Büsche wuchsen mit Preußischblau und Zitronengelb durch tupfende Bewegungen, die Blätter erahnen ließen.

4. Bild:Der Weg wurde mit Zinnoberrot gemalt. Braun entstand.

5. Bild: Mit einem dünnen Zinnoberrot wurde das Haus von unten nach oben gebaut. Das beschützende Dach entstand mit kräftigem Zinnoberrot. Mit Preußischblau und einem dünnen Pinsel wurden Haustür, Fenster und Schornstein herausgearbeitet.

6. Bild: Die Bäume, die mit Zinnoberrot von unten nach oben gemäß der Wachstumsrichtung gemalt wurden, sollten dem Haus einen Schutz geben. Mit Preußischblau wuchsen neben dem Weg rechts und links Gebüsch und Gräser.

7. Bild: Mit Zitronengelb und Preußischblau wurden die Blätter an den Bäumen getupft und Gräser wuchsen im Vordergrund.

8. Bild: Mit Goldgelb wurde die Landschaft erwärmt.

Unter dem Papier haben sich in dieser Reihe Luftblasen gebildet. Diese entstehen, wenn das Papier vor dem Malen nicht gleichmäßig mit Wasser befeuchtet wurde.

Das Haus oder die Behausung ist für den Menschen gewöhnlich ein »sicherer Ort«, in dem gewohnt, gegessen, geschlafen und gearbeitet wird. Menschen im Krieg erleben diesen Platz oft nur bedingt oder gar nicht mehr als sicher.

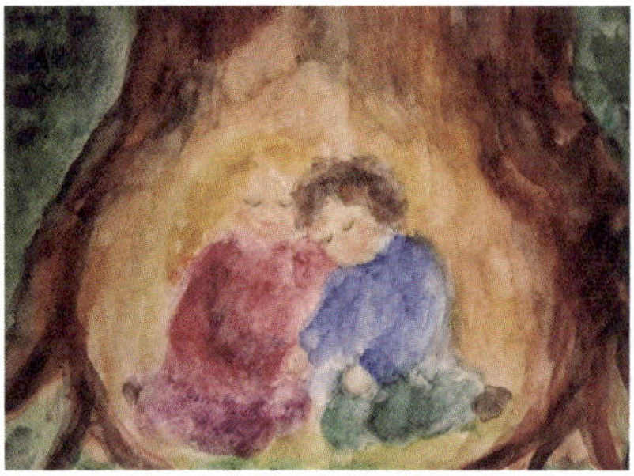

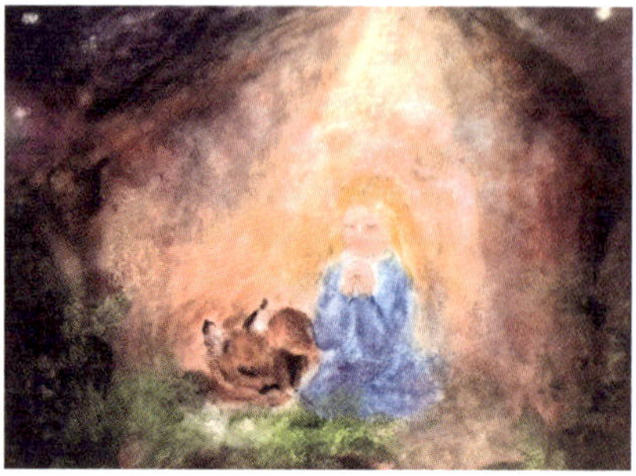

Wenn traumatisierte Menschen keinen »sicheren Ort« mehr haben und einen neuen noch nicht benennen können, sind Fragen nach Qualitäten hilfreich, um ein Bild zu entwickeln.

Ist dein »sicherer Ort« licht und hell oder dunkel? Ist er warm oder kühl? Ist der Untergrund weich oder hart? Hat der Raum eine Überdachung? Gibt es genug Luft und Raum, um sich zu bewegen? Oder ist der Raum eng und begrenzt? Bist du allein dort oder mit anderen Menschen? Gibt es dort Pflanzen oder Tiere? Fühlst du dich dort sicher, behütet und geborgen? Was fehlt, damit du dich so fühlen könntest?

*Wunschorte*

Die Fragen nach einem Wunschort, einem Ausflugs- oder Reiseziel können ebenso hilfreich sein.

In dem Märchen »Brüderchen und Schwesterchen« der Gebrüder Grimm sind beide Kinder wegen der bösen Stiefmutter, die eine Hexe war, von zu Hause weggelaufen. Müde, hungrig und voller »Jammer« fanden sie am Abend Schutz in einem hohlen Baum, mitten in einem dunklen Wald.

Als sich das Brüderchen später wegen einer verzauberten Quelle, aus der es trank, zu einem Reh verwandelt hatte, lebten die beiden in einem verlassenen Haus in der Wildnis. Dort war sich das Schwesterchen sicher, dass ihr Brüderchen, das Reh, nicht weglaufen konnte und nicht von Jägern verletzt oder gar getötet werden würde.

Zwei unterschiedliche sichere Orte fanden Brüderchen und Schwesterchen, die ihren jeweiligen Bedürfnissen entsprachen.

Der sichere Ort kann sehr individuell und ungewöhnlich sein: oben auf dem Ast eines Baums, unter Wasser, im Boot auf einem See, auf einer Insel, auf einem Berg oder im (Ur-)Wald. ist Die gegenwärtige körperlich-seelisch-geistige Verfassung beeinflusst die Vorstellung eines sicheren Orts.

*Die geflüchtete Sohaila lebt isoliert in einem Lager.* Aus Angst bestehen keine Kontakte zu anderen Frauen. Die gewaltvollen, angstauslösenden und »hässlichen« Bilder ihrer Alpträume beinhalten Variationen mehrerer Traumata der Vergangenheit. Sie fühlt sich von ihnen auch im Tageserleben völlig überwältigt. Sie schämt sich, da sie wegen ihren Traumafolgestörungen für ihre eigenen jungen Kindern nicht zuverlässig da sein kann.
Ihre Ressource ist das Malen. Im Malprozess werden bewusst wahre Gegenbilder mit sicheren Orten aufgegriffen, die der friedvollen Natur entnommen sind. Die Wahrnehmung und das Malen der Natur lassen sie in der Gegenwart ankommen. Sohaila kann zunehmend mehr entspannen und Freude in den kreativen Prozessen erleben. In einer geschützten traumapädagogischen Gruppe kann sie ihr soziales Umfeld erweitern.

*wahre Gegenbilder*

## Wege

Schritt für Schritt gehen Menschen ihre Wege. Dabei wird ein Vergangenes hinter sich gelassen. Der gegenwärtige Schritt erfolgt im »Hier und Jetzt« und zukünftige Schritte liegen noch im Unbekannten.

Wege können zu einem konkreten Ziel führen, am Horizont im Unsichtbaren verschwinden oder sie sind nur zum Teil überschaubar. Einen Weg zu gehen, ist ein langsamer Prozess, bei dem sich nach jedem Schritt die Perspektive ändert.

Wege können eng oder weit, geschmeidig oder unbequem, leicht oder anstrengend, eben oder steinig sein. Manchmal liegen sie in sichtbarer Klarheit und Deutlichkeit vor einem, ein anderes Mal sind sie ungewiss, geheimnisvoll oder unberechenbar. Eine reiche Palette an Gefühlen koppelt sich daran.

Wege können allein, zu zweit oder mit mehreren Menschen oder Tieren gegangen werden. Ein Teil des Weges ist oft überschaubar, ein anderer Teil liegt im Verborgenen.

Für einen traumatisierten Menschen kann der erste Schritt eines Weges viel Überwindung und Mut kosten. Einen unbekannten Weg zu beschreiten, ist ein großes Wagnis nach bedrohlich erlebten Lebensabschnitten.

*Mut zum ersten Schritt*

Im Malen können die Emotionen und Themen eines individuellen Weges bewusst aufgegriffen und gestaltet werden. Der Weg beginnt da, wo sich der Einzelne gegenwärtig befindet. Das Motiv bietet bei jedem neuen Schritt im nächsten Bild Verwandlungsmöglichkeiten.

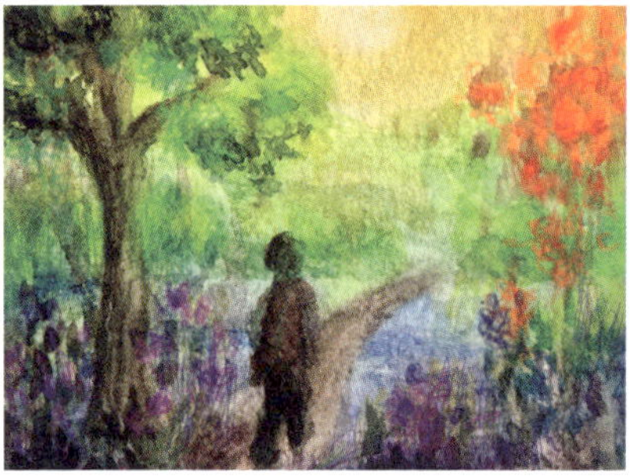
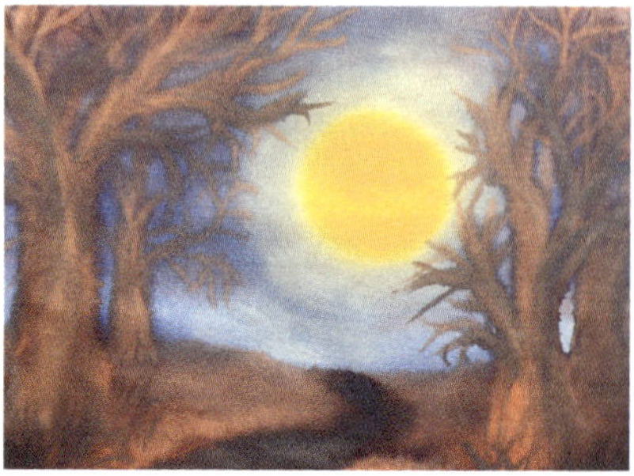
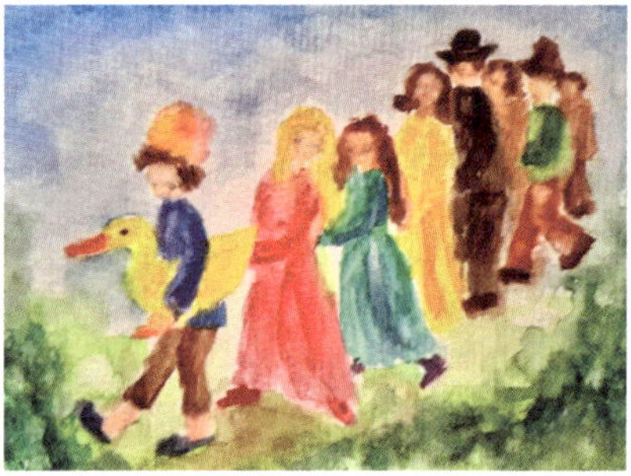
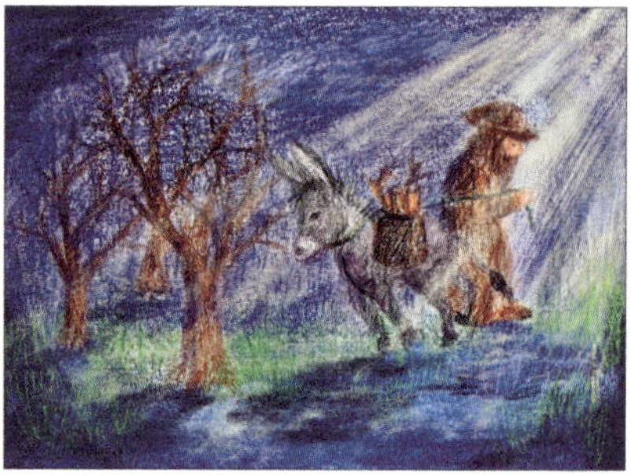
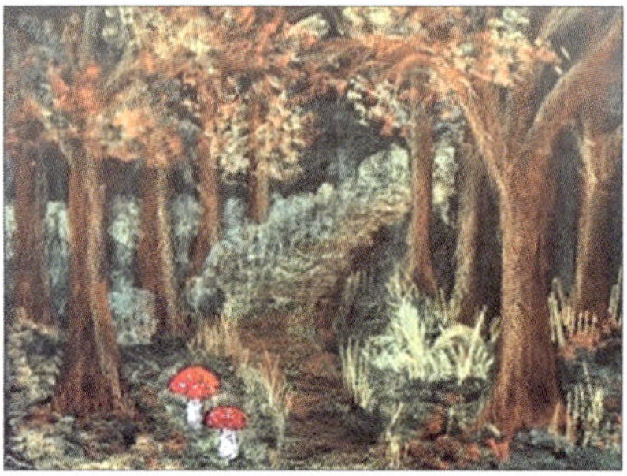
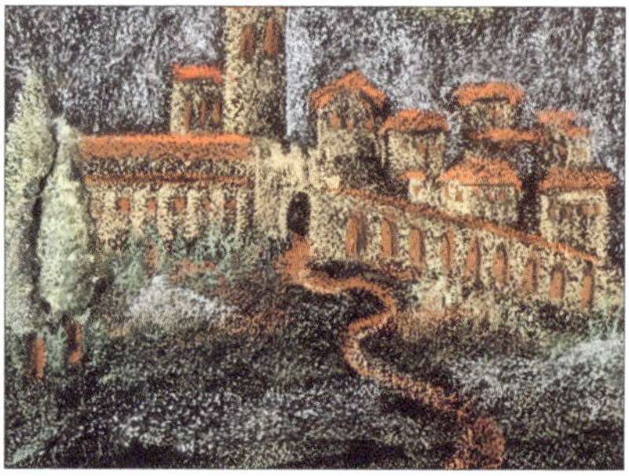

*Seelenwege*

In der Natur findet sich ein Reichtum an Bildern für Seelenwege.

Ob in einsamer Kargheit und Leere oder dunkler Kälte begonnen wird – Schritt für Schritt kann der Pfad in eine lichtere Zukunft führen, die optimistischer und zuversichtlicher stimmt. Wege können durch die Pflanzenwelt geschützt sein und Geborgenheit vermitteln. Wegbegleitende Menschen oder Bindungspersonen sind für traumatisierte Menschen sehr heilsam. Ihnen kann im Bild ein bewusster Platz gegeben werden.

Manchmal braucht es Mut, um weiterzugehen und eine lebensbejahende innere Haltung zu entwickeln. Licht und Wärme können dabei Trost geben. Sie erhellen, erleuchten und erwärmen die verletzte Seele.

## Dramatische Themen

*Aggression*

Um Gefühlen von Wut, Aggression, Bedrohung und Gefahr einen Raum zu geben, können Motive der Natur abgelauscht werden, die eine dementsprechende Dramatik enthalten (Abb. S. 298):

- ein donnerndes Gewitter mit hellen Blitzen
- rauschende Orkanböen, die über die Erde hinwegfegen und drohen, alles mit sich zu reißen
- schäumenden Kronen der Wellen eines tosenden, aufgewühlten Meeres, das alles zu verschlingen droht
- eine Vollmondnacht, in der sich die Wolken verdunkelnd über das Mondlicht schieben und die Nacht in Finsternis zu versinken droht
- ein Vulkanausbruch mit seiner hitzigen Feuerkraft, die alles im Umkreis verglühen lässt

*Aufgreifen bedrohlicher Ereignisse*

Beim Malen dramatischer Naturereignisse wird ein Raum zur Verfügung gestellt, in dem sich seelische Erlebnisse widerspiegeln und ausdrücken können. Was im außen sichtbar wird, lebt in der traumatisierten Seele, die sich in großer Not befindet und eine Bedrohung der eigenen Existenz erlebt, obwohl das lebensbedrohliche Ereignis bereits in der Vergangenheit liegt. Die Erfahrungen des »Ausgeliefertseins« und der Ohnmacht werden im Malen aufgegriffen. Die Gefühle erhalten ein reales Bild in den mächtigen Naturerscheinungen. Die Motive greifen das traumatisierende Erlebnis, ohne es zu benennen, indirekt auf, verwandeln es jedoch im nächsten Bild. Es soll im traumapädagogischen Kontext keine Traumakonfrontation, wie in der Therapie stattfinden. Wie in der Natur die meisten dramatischen Ereignisse vorübergehend und nicht bleibend sind, können die Malenden in der sich anschließenden Metamorphosenreihe die Verwandlung ihrer Gefühle erleben. Wie sich nach einem Gewitter der Himmel wieder aufklärt, kann der Mensch nach einem heftigen Streit in eine Klarheit im Denken, eine Einigung oder Versöhnung kommen. Und wie nach stürmischen Wellen wieder Meeresstille eintritt, kann sich das Gemüt nach aufwühlenden Gefühlen wieder beruhigen.

An alle Motive kann sich eine Entwicklungsreihe mit mehreren Bildern anschließen, in denen die Metamorphosen selbst gestaltet werden. Dadurch erleben traumatisierte Menschen ihre eigene seelische Wandlungsfähigkeit, ihre Selbstwirksamkeit und eine selbstbestimmte Gestaltungs- und Handlungsfähigkeit.

### *Anregungen zu Metamorphosenreihen:*

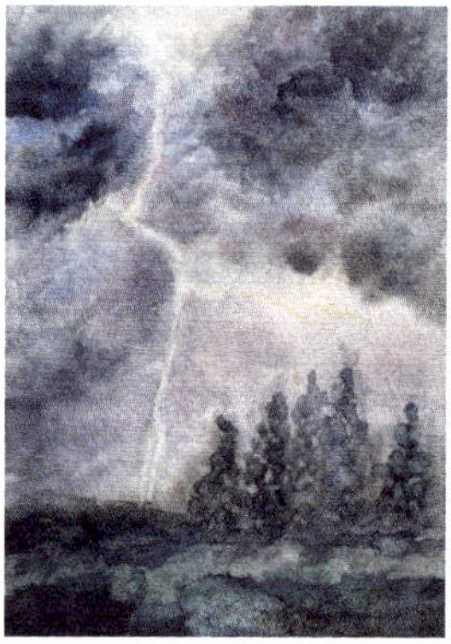

Bild: Gewitter

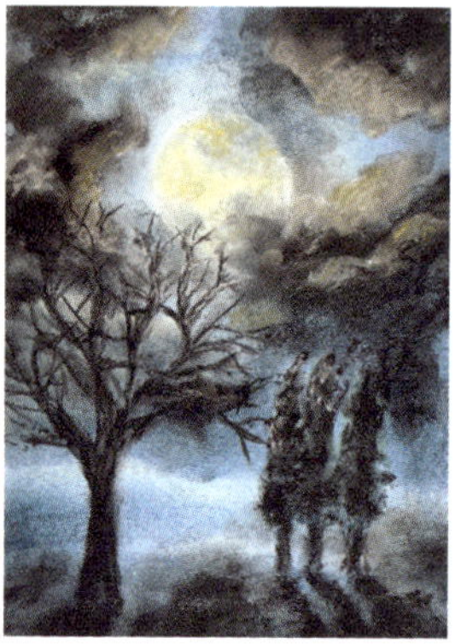

Bild: Vollmondnacht

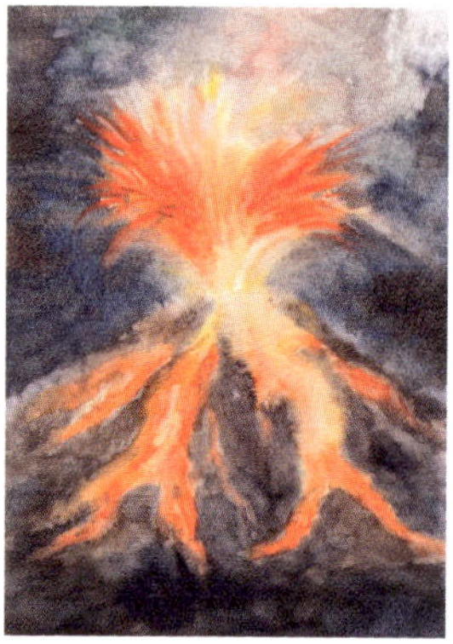

Bild: Vulkanausbruch

1. Bild: **Gewitter**
2. Bild: Die Gewitterwolken entfernen sich und es klart auf.
3. Bild: Die Sonne wird sichtbar. Sie erwärmt die Erde und spendet ihr Licht den Pflanzen.

1. Bild: **Vollmondnacht**[174]
2. Bild: Die Wolken ziehen weiter.
3. Bild: Der Vollmond wird in seiner Vollkommenheit sichtbar.

1.Bild: **Vulkanausbruch**
2. Bild: Der feuerspeiende Ausbruch beruhigt sich und der Ascheregen lässt nach. Nur noch die Lavamassen fließen ins Tal.
3. Bild: Die Lava erkaltet. Der Himmel erhellt sich.
4. Bild: Die Vulkanasche und das Vulkangestein werden Grundlage für fruchtbare Böden. Sie ermöglichen grünes und farbenprächtiges Pflanzenwachstum.

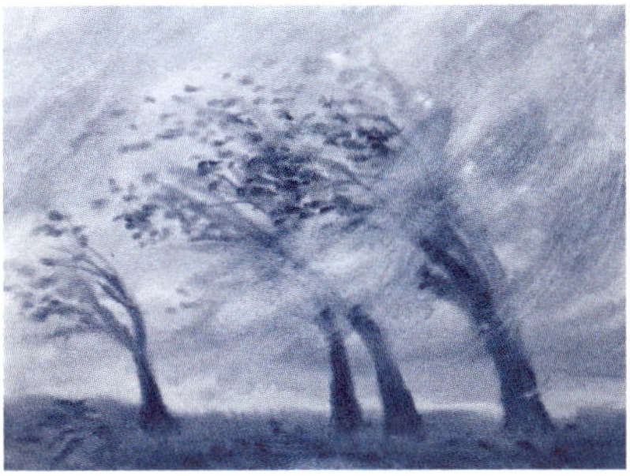
Bild: Orkan

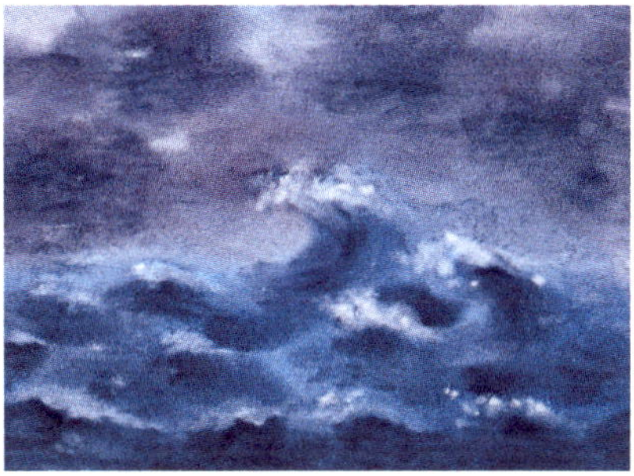
Bild: Tosendes Meer

1.Bild: **Orkan**
2. Bild: Der Sturm legt sich und die Bäume richten sich auf.
3. Bild: Die Grauheit verschwindet und Farben kommen hinzu: das Blau im Himmel und Grün- und Brauntöne in den Bäumen. Eine Klarheit entsteht.

1. Bild: **Tosendes Meer**
2. Bild: Die Wellen beruhigen sich und Farben werden insgesamt heller.
3. Bild: Die wärmende Sonne am Himmel geht auf und ihr Licht reflektiert glitzernd im stillen Wasser.
4. Bild: Das Ufer im Vordergrund bildet festen und haltgebenden Boden unter den Füßen. Der Sonnenaufgang[175] bringt Licht und Wärme.

*Willkür*

In allen Motiven werden gewaltvolle Prozesse der Natur aufgegriffen. Bedrohliche Gefühle und Gedanken kommen nicht willkürlich, unkontrolliert und zerstörerisch aus der verwundeten Seele, sondern sie spiegeln sich künstlerisch in den entsprechenden Motiven wider.

*Verwandlung des Gewaltvollen*

Sie bekommen eine Richtung. Die Malenden behalten die Führung, die Kontrolle und die eigene Handlungsfähigkeit. Sie sind nicht ausgeliefert und ohnmächtig und gewinnen durch das Malen der Motive einen Abstand zu ihrer eignen Not.

Die gewaltvollen Naturerscheinungen werden in eine beruhigende und friedvolle Geste geführt, die sich an den stetigen Verwandlungen der Natur orientiert. Sinnhaftigkeit kann erlebt werden.

Die obigen Themen können bei Kindern oder Menschen mit wenig künstlerischer Erfahrung auch im reinen Farbenspiel (s. Anm. 178) aufgegriffen werden.

## Metamorphosen

»Das einzig beständige
im Leben ist der Wandel.«
Asiatische Weisheit

Alles Lebendige kann sich verwandeln. Nichts ist statisch.

Ein wunderbares Bild dafür ist die Metamorphose vom Ei über die Raupe und dem Kokon bis zum Schmetterling. Diese Reihe von vier Bildern malen Menschen, mit einem Staunen verbunden, erfahrungsgemäß gerne. Sieht doch der Kokon von außen unbelebt aus. Die lebendige Raupe ist im Verborgenen. Und aus diesem kommt nach einer Zeit des scheinbaren Stillstands – wie ein Wunder – ein lebendiger und farbenfroher Schmetterling! Er entfaltet seine Flügel und schwingt sich mit Leichte in luftige Höhen. Flatternd fliegt er immer weiter, bis er aus dem Sichtfeld ganz verschwunden ist.

*trostspendende Bilder*

Für Menschen, die in Trauer wegen eines geliebten, verstorbenen Menschen sind, kann diese Reihe des Gestaltwandels und das Motiv des Schmetterlings, der die Kokonhülle zurücklässt und sich in froher Farbenvielfalt leicht in die Lüfte erhebt, bis er irgendwann nicht mehr zu sehen ist, eine Hilfe sein – ein trostspendendes Bild für den Tod des physischen Leibes und das Weiterleben des Seelisch-Geistigen in einer anderen Welt.[176]

*Tod und Unsterblichkeit*

Für Seele und Schmetterling gab es im Altgriechischen dasselbe Wort: »Psyche«. Der Schmetterling war schon in der Antike Sinnbild für die Unsterblichkeit und das Weiterleben nach dem physischen Tod. In der christlichen Kunst ist er ein Symbol für die Auferstehung Christi.[177]

Bei den Schamanen ist er ein Krafttier, das für Transformation steht.

Die Metamorphosenreihe vom Ei zum Schmetterling kann für alle menschlichen seelischen und geistigen Verwandlungsprozesse stehen. Eine innere Verwandlung entwickelt sich meist für andere unsichtbar im Verborgenen und wird erst zeitversetzt in den Taten von der Umwelt wahrgenommen. Mit dem Schlüpfen des Schmetterlings aus dem Kokon beginnt ein Neuanfang, der farbenfrohe Leichte und Hoffnung in sich trägt.

Metamorphosen-Reihen, die mit mehreren Bildern gemalt oder gezeichnet werden, können in ihrer ganzen Vielfalt dem Reichtum der Naturprozesse entnommen werden. Sie finden sich in allem Lebendigen, den Tages- und Jahreszeiten, im Wechsel des Wetters und in besonderen Naturereignissen.

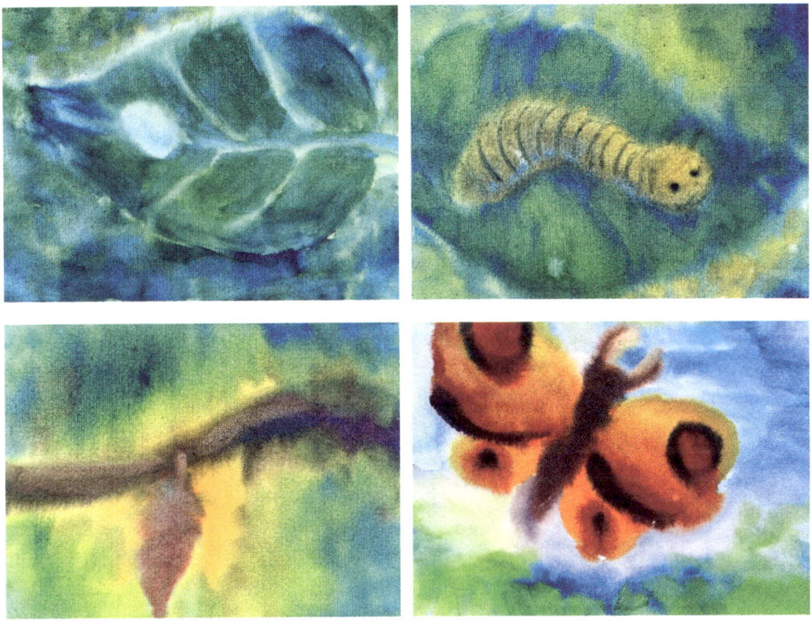

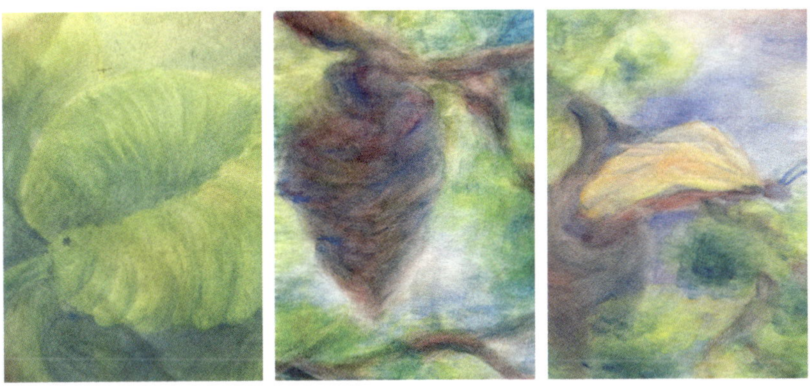

Mögliche weitere Metamorphosenreihen:

- **Sonnenuntergang – Nacht – Sonnenaufgang – Tag**
  Es ist empfehlenswert, mit der Reihe am Tag zu enden.
- **Baum oder Landschaft im Wandel der Jahreszeiten**
  Die Beständigkeit des Motivs ist hier wichtig. Es erscheint in vier Bildern in verwandelter Form im Herbst, Winter, Frühling und Sommer. *Beständigkeit*

- **Haus und Umgebung im Wandel der Jahreszeiten**
  Das vom Menschen geschaffene Haus, zu dem ein Weg führt, gibt Schutz und Geborgenheit, ist ein sicherer, beständiger Ort, unabhängig von Wetter und Jahreszeit
- **Pflanzen**
  Im Samen liegt bereits die unsichtbare Idee der Pflanze. Keim und Wurzelbildung – Stängel mit Blättern – Pflanze mit Blüte – Befruchtung, Absterben von Blüte und Blättern – Frucht-, Samenbildung – Sterben der Pflanze – bis zum neuen Samen in der Erde
- **Tiere**
  Ei – Raupe – Kokon – Schmetterling
  Eier im Nest – Schlüpfen der jungen Vögel – Verlassen des Nestes, fliegende Vögel
  Ei im Wasser – Kaulquappe – Frosch an Land oder auf einem Blatt im Teich sitzend
  Schlafen – Träumen – Wachen (siehe Kapitel: Zeichnen – Krickel-Krakel-Technik)
- **Mensch**
  Embryo: Schlafen – Träumen – Wachen (siehe Kapitel: Zeichnen – Krickel-Krakel-Technik)
- **Wege**
  Ausgangsbild: individuelle Landschaft mit einem Weg, der sich in den folgenden Bildern mit der Umgebung schrittweise verändert.
- **Dramatische Naturereignisse** verwandeln (siehe Kapitel »Dramatische Themen«)

*Werden und Vergehen*

Die folgende Metamorphosenreihe wurde mit der im Kapitel »Trocken-Schichten« beschriebenen Technik im 12-teiligen Farbenkreis[178] gemalt. Diese Motive können in einfacherer Form und mit weniger Schritten auch in der Nass-in-Nass-Technik, mit Wachs- oder Pastellkreiden entstehen.

Die Reihe beschreibt den Kreislauf vom Werden und Vergehen einer Blume, beginnend und endend mit dem verborgenen Samen in der winterlichen kalten Erde. Im ruhenden, für das menschliche Auge unsichtbaren Samen ist das neue Leben mit allen Anlagen und Lebenskräften zur neuen Pflanzenbildung bereits vorhanden. Bei einem Kind schlummern ebenso noch im Unsichtbaren viele Gaben und Fähigkeiten, doch sind die Anlagen zur Entwicklung bereits alle vorhanden. Die Potentiale traumatisierter Menschen sind oft ver-

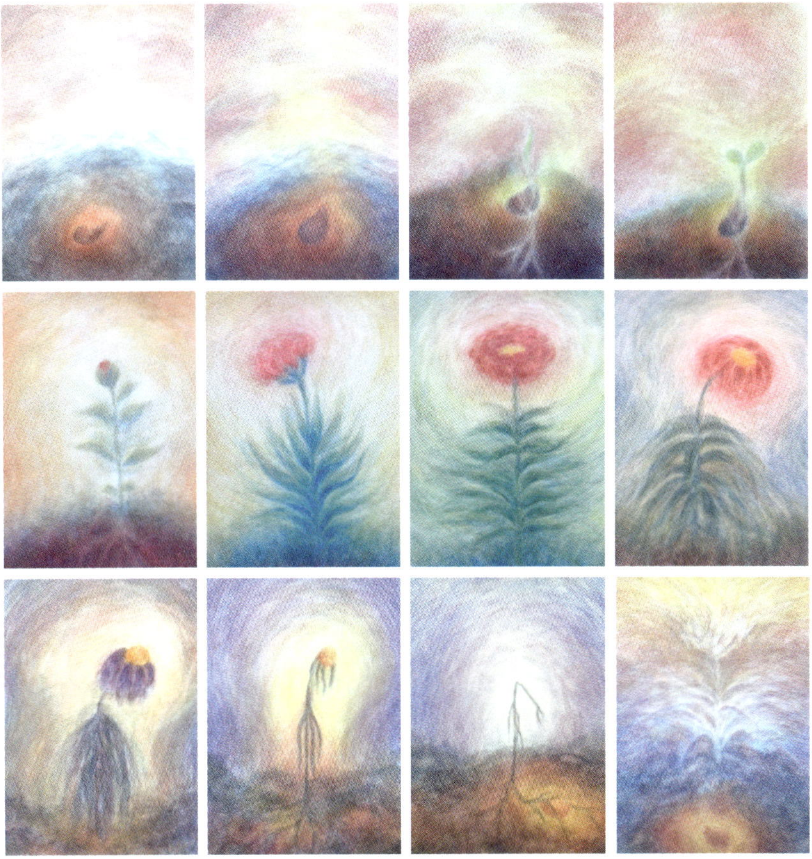

gleichbar im Unsichtbaren verschwunden und für die Menschen selbst nicht mehr erkennbar.

*unsichtbare Potentiale*

Die im Winter wie tot erscheinende Pflanzenwelt hat sich zurückgezogen. Die grüne Decke der Erde ist kaum noch sichtbar und dennoch ist das Leben nicht erloschen. Mit den Sinnen nicht mehr wahrzunehmen, lebt es im Winter im Verborgenen mit Milliarden von Samen im dunklen Erdreich weiter.

Damit sich ein Same im Frühling weiterentwickeln kann, benötigt er im Winter einen fruchtbaren Mutterboden, der ihn umhüllt, schützt und ihm die notwendige Ruhe ermöglicht. Die Elemente schaffen die Voraussetzungen zur Wurzelbildung und einer sicheren Verankerung.

Ein lebendiges Grün entsteht, nachdem der Keimling das Erdreich durchbrochen hat. In einem rhythmischen Wechsel zwischen einem Zusammenziehen im Stängel und einem Ausbreiten der Blätter in die Peripherie entfaltet sich die Pflanze bis zur Blüten- und Fruchtbildung.

Eingebunden in die Kräfte der Umgebung und ihrer Verhältnisse von Regen und Trockenheit, Licht und Dunkelheit, steht die Pflanze mit ihrem Wachstum in Abhängigkeit von ihnen und passt ihr Wachstum an diese an.

Entwicklung ist nicht nur ein immer weiter Aufsteigendes, das sich vorwärtsentwickelt, sondern dem Aufsteigen folgt ein Abwärtsprozess. Evolution und Devolution bedingen sich gegenseitig, sind wie Ein- und Ausatmen.

*Evolution und Devolution*

> »*Das gehört zu den verfänglichsten Täuschungen* der neueren Menschheit, dass dieser neueren Menschheit abhandengekommen ist der Zusammenhang zwischen Evolution und Devolution, Entwickelung und wiederum rückläufigem Werden. Denn wo aufsteigende Entwicklung ist, da muss sich die Anlage zur rückläufigen Entwicklung ergeben.«[179]

Ein »größer, höher, weiter« wird demzufolge nicht dauerhaft funktionieren können.

Die Illusion einer stetigen Aufwärtsentwicklung ist traumatisierten Menschen in Kriegsgebieten und Geflüchteten genommen worden. Sie haben den »Abstieg«, den Verlust und das Vergehen unmittelbar erlebt.

Menschen im materiellen Wohlstand und äußerlich sicheren Lebensverhältnissen geben sich gerne nur der Vorwärtsentwicklung, dem Fortschritt und der Anreicherung von größerem Wohlstand hin. Das Vergehen hat wenig Raum in westlichen Kulturen, verwelkende Blüten werden zügig entsorgt oder braune Blätter weggekehrt. Alte und kranke Menschen leben in speziellen Einrichtungen, der Tod ist kaum sichtbar, macht eher Angst und die eigene Vergänglichkeit, die sich im körperlichen Alterungsprozess zeigt, wird oft verdrängt oder als hässlich bewertet. Eventuell wird sie chirurgisch korrigiert, beseitigt oder medikamentös behandelt. Eine ganze Industrie ist damit beschäftigt, den Schein aufrechtzuerhalten und die Abwärtsentwicklung aufhalten zu wollen.

Wieviel Vergänglichkeit halten wir aus? Ab wann erleben wir eine welkende Blüte, die ihre Farben und Formen verändert, als hässlich? Ist sie hässlich?

Manche traumatisierte Menschen wollen oder können sich nicht auf Prozesse, in denen die Vergänglichkeit eingegliedert ist, im künstlerischen

Gestalten einlassen. Die Angst vor seelische Reaktionen, unkontrollierbaren Gefühlen oder Symptome hindert. Dadurch mögliche Konfrontation mit dem »Hässlichen« oder Ereignissen, wie Verlust und Tod, werden vermieden. Da die Kunsttraumapädagogik keine bewusste Traumakonfrontation anstrebt, wird nichts forciert.

*Trauma-konfrontation*

Andere erleben beim Malen des rhythmischen Wandels von Vergehen und Werden und erneutem Vergehen usw. die Wahrhaftig- und Sinnhaftigkeit der Prozesse in der eigenen Seele. Metamorphosenreihen können Trost und Hilfe sein, die persönlichen Erlebnisse und die damit verbundenen Gefühle in einen größeren Kontext eingebettet zu wissen, wie den der ewigen Wandlung. Wenn wir in Resonanz mit unserer Umgebung sind oder die Umgebung eine Resonanz auf uns zeigt, erleben wir uns wahrgenommen und bestenfalls verstanden oder sogar als Menschen erkannt.

*größere Zusammenhänge*

Sehr anschaulich wird im Malen der Pflanzenmetamorphose, dass nach dem Vergehen und dem Sterbeprozess nicht NICHTS ist, sondern der Same mit der Idee einer neuen Pflanze wieder in der Erde liegt. Metamorphosenreihen können ein tief empfundenes Verständnis für die Notwendigkeit des Vergehens hinterlassen, das die Voraussetzung für den nächsten Entwicklungsschritt ist. Auch ein Same muss wieder sterben, damit der Keim und die Pflanze wachsen können.

Der Reichtum der Motive zum Thema Metamorphosen ist unerschöpflich.

Als Ausgangsmotiv können neben eigenen Bildern auch Postkarten mit Motiven bekannter Künstler:innen für eine Bilderreihe gewählt werden.

Jedes frei gestaltete Bild traumatisierter Menschen kann das erste Bild einer Reihe werden. Dazu bedarf es einer genauen Bildbetrachtung[180] und einer urteilsfreien, beschreibenden Wahrnehmung der Farben und Formen, von Licht und Schatten, der Komposition usw. Werden nach der gemeinsamen Bildbetrachtung sinnvolle Fragen und Erkenntnisse zu dem nächsten Schritt gefunden, der Heilsames in sich trägt?

Verwandlungsreihen von der Kälte in die Wärme, von der Enge in die Weite, von der Zartheit in die Verdichtung, von der Schwere in die Leichte, von der Festigkeit in die Auflösung, von der Starre in die Bewegung etc. können auch jeweils umgekehrt gemalt werden. Letztlich ist auch das Mischen einer Farbe aus zwei oder mehreren Farben schon eine Metamorphose.

Kunsttraumapädagog:innen haben das Hintergrundwissen und die Ideen zum nächsten Schritt, der heilend sein kann.

Im Folgenden werden drei Reihen abgebildet und beschrieben, bei denen *individulle Ausgangsbilder*

jeweils das erste Bild ein individuell gemaltes Motiv war. Es diente als Ausgangbild, von dem das jeweils 2. Bild entwickelt wurde. Dies schuf wiederum die Grundlage zur Verwandlung im 3. Bild. Dadurch war nicht vorhersehbar, wohin sich der Prozess insgesamt entwickeln würde.

### *Von der Starre in die Lebendigkeit (Abb. S. 307)*

Im 1. Bild dominieren klare Formen, gerade Linien und eine geometrische Anordnung. Eine Starre im Bild ist erlebbar. Die Farben Blau und Rot stehen klar nebeneinander, ohne sich zu vermischen.

*Bewegung*

Im 2. und 3. Bild kam Bewegung in die Farben und Formen. Die harten Kantenbildungen wichen zugunsten einer weicheren Formensprache. Das rote Halbrund wurde lebendiger. Beseeltes, Tierähnliches deutet sich an.

Im 4. Bild wurde als neue Farbe ein frisches Zitronengelb hinzugenommen. Grün entstand und mit ihm deutete sich lebendiges Pflanzenwachstum an, das in den folgenden Bildern mehr Raum einnahm. Das kühlere Rot wurde mit dem Gelb durchwärmt. Pflanzen und Tier wurden eindeutiger sichtbar.

Im 5. Bild wurden Details herausgearbeitet, das Grün wurde saftiger und in den Nuancen differenzierter, wodurch mehr Lebendigkeit entstand. Eine tupfende Pinselführung ließ Blätter sichtbar werden. Ein Eichhörnchen auf einem Ast wird erkennbar.

*Erwärmen*

Mit Goldgelb und Zinnoberrot erwärmte sich die Umgebung im 6. Bild. Die mechanische Starre und die Kälte des ersten Bildes haben sich nun vollständig in eine lebendige und beseelte Natur verwandelt, die von der Sonne wärme- und lichtdurchdrungen ist.

Was will werden? Was will entstehen? Diese Fragen stellten sich bei der Betrachtung nach jedem gemalten Bild neu. Da das genaue Endergebnis nicht festgelegt war, bedurfte es einer Offenheit für den Prozess, einer Frage demgegenüber, was entstehen und werden will. Oft waren Entdeckungen im Bild mit Staunen und Freude verbunden.

Ein traumatisierter Mensch, der festen Formen, aneinandergereihte Streifen und starre Gebilde malt, schafft sich damit Klarheit, Ordnung und Sicherheit. Die Bilder geben ihm einen überschaubaren Überblick und Stabilität.

In dem Moment, in dem andere Farben angeboten werden, Mischtöne entstehen und Bewegung ins Bild kommt, wird den Prozessbegleiter:innen ein feines Gespür abverlangt.

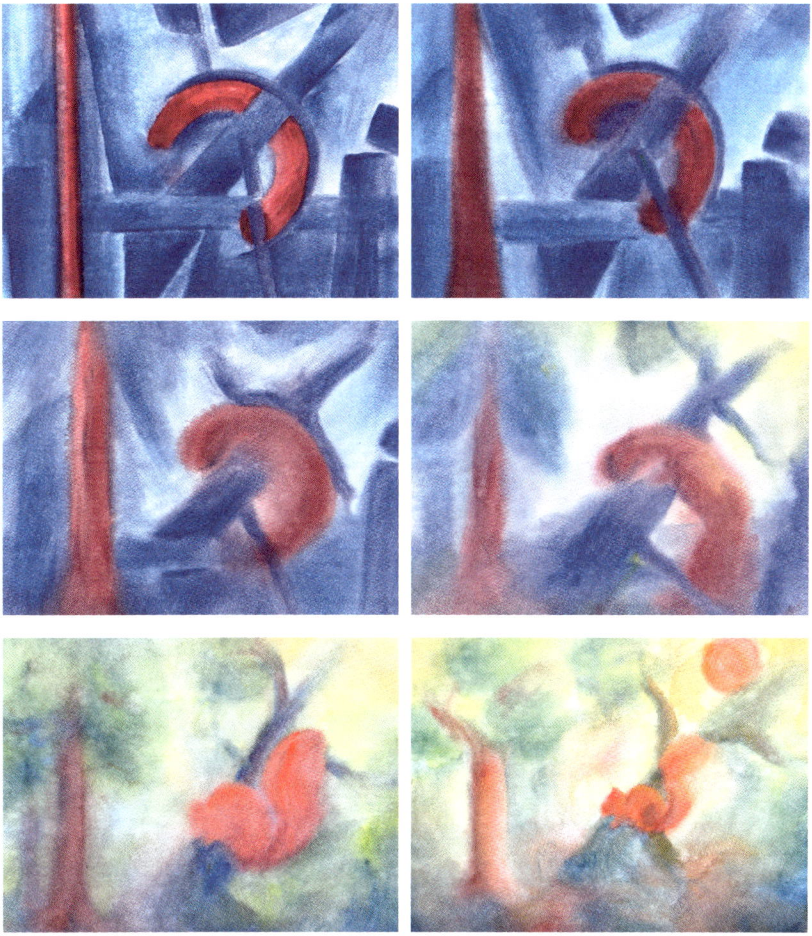

Wieviel Festigkeit kann im nächsten Schritt in Bewegung gebracht werden, um nicht zu destabilisieren?

*Loslassen von Sicherheit*

Da das Loslassen bekannter sicherheitsgebender Strukturen Mut erfordert, stellen die Begleiter:innen ihr Vertrauen zur Verfügung, dass der Prozess gelingen wird. Kleine selbstbestimmte Schritte fördern die Vertrauensbildung in die eigenen Verwandlungsmöglichkeiten der Kreativen.

***Von der Abkapselung in die Lebendigkeit (Abb. S. 309)***

In der zweiten abgebildeten Reihe dominieren im Ausgangsbild ebenso die Farben Blau und Rot.

Die rote Fläche liegt im 1. Bild abgegrenzt in einem hüllenden kühlen Blau. Das Rot, das von sich aus beweglich in seiner Wärme ist, verharrt im Stillstand. Es existiert kein oben und unten, kein rechts oder links. Orientierung ist kaum möglich. Der Zustand der roten dichten eingeschlossenen kapselähnlichen Fläche ist schwebend und bildet ein Zentrum.

*Orientierung*

Mit dem Hinzukommen des Zitronengelbs von oben im 2. Bild bildete sich eine Horizontlinie, Orientierung wird dadurch möglich. Die Leichte des lichten Gelbs ist den Naturgesetzen gemäß oben, das dichte und schwerere Blau unten, gewinnt Erdcharakter. Die rote Fläche bekam einen aufstrebenden Richtungsimpuls nach oben und wird nach unten schwerer. Sie gleicht nun einem Samenkorn.

*sinnvoller Formatwechsel*

An dieser Reihe wird sichtbar, dass die Drehung vom Quer- ins Hochformat mit dem Streben zur Aufrichte im 3. Bild sinnvoll erfolgte. Mit der Entstehung des lebendigen Grüns durch das Mischen des lichten Gelbs mit dem kühlen Blau deutete sich die grüne Pflanzendecke der Erde an. Die harten aneinanderstoßenden Kanten haben sich im Grün aufgelöst, Lebendigkeit entstand. Das Samenkorn zeigt die Wachstumsrichtung bereits von unten nach oben an.

Das in die Senkrechte sich ausbreitende Rot lässt im 4. Bild den Stamm eines Baumes erahnen. Das Rot drängt kraftvoll von unten nach oben. Blau, Grün und Gelb ordnen sich in diese Dynamik ein. Im unteren Rot entstand erste Wurzelbildung.

Im 5. Bild wurde der Baum ausgearbeitet. Die Wurzeln verzweigten und verbreiteten sich im Erdreich, was die Verankerung und Ernährung des Baumes gewährleistete. In entgegengesetzte Richtung wuchs der Stamm weiter zum Licht und verzweigte sich in vertrauensvoller Geste in die luftige Umgebung hinein. Ein Teil des Blaus verwandelte sich mit dem Zitronengelb zu einem saftigen lebendigen Grün in den Blättern der Krone. Die Leichte im Luftigen und die Schwere im Irdischen haben eine klare Trennung. Mit Goldgelb und etwas Zinnoberrot wurde der Baum wärmend umhüllt.

Die anfängliche Starre, Dichte, Festigkeit im ersten Bild bekamen ihren Platz in der tragenden Erde, in der Stabilität und Aufrichtekraft des Baumstammes. Im Gegensatz zum Ausgangsbild findet sich im letzten Bild Lebendigkeit (in den Blättern), Leichte (im Luftigen) und Bewegung (in der Wärme und dem lebendigen Grün).

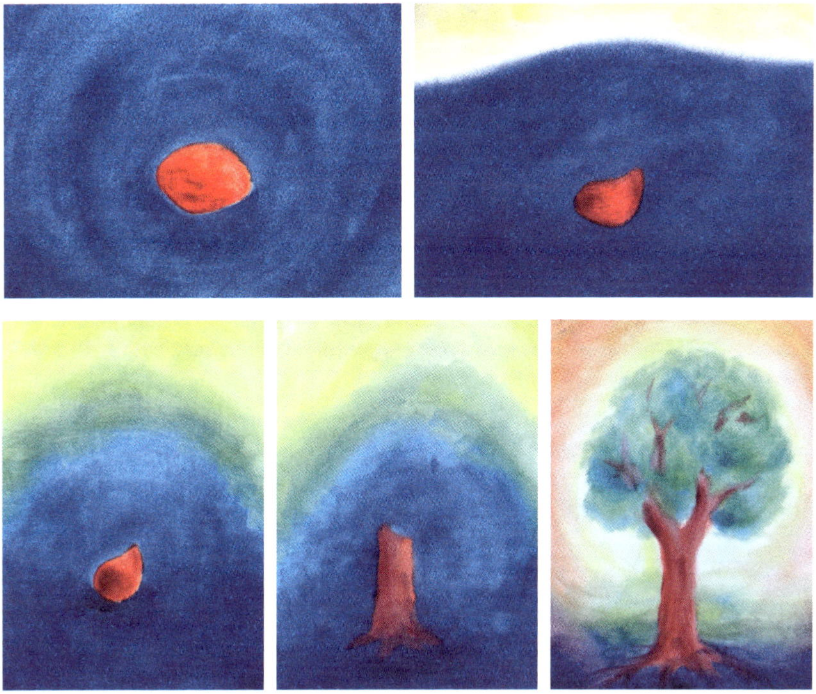

***Von der Starre in die Bewegung (Abb. S. 310)***

Sehnsucht nach Heimat

Die ukrainischen Kinder und Jugendlichen malten gerade im ersten Jahr nach der Flucht gerne und immer wieder als Wunsch angemeldet die ukrainische Flagge.

1. Bild. Sowohl in den notfallpädagogischen Gruppen der ersten sechs Monate als auch in den sich anschließenden traumapädagogischen Gruppen fand sich das Motiv häufig im freien Gestalten.

Die Fahne mit ihren klaren Farben und einer eindeutigen und übersichtlichen Komposition gab Struktur und Sicherheit. Sie war nicht nur einfach zu malen, sondern sie versinnbildlichte auch das verlassene Heimatland, das vertraute Zuhause und den gesamten Heimatkontext. Sie ermöglichte eine Identifizierung, vermittelte Beständigkeit und Zugehörigkeit in einer ungewissen Lebenssituation in der Fremde.

Sie drückte die Sehnsucht aus und zeigte im Entstehen mehrerer Ukraineflaggen in den Malgruppen die Zugehörigkeit der Kinder zueinander. Es hat

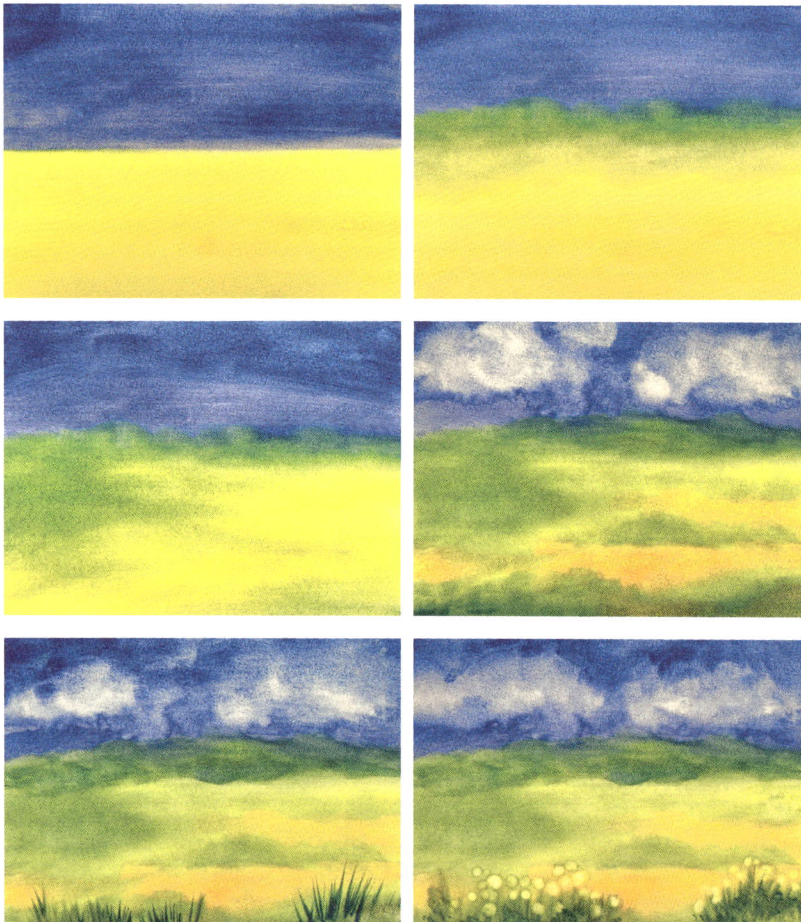

nie nur ein Kind die Flagge gemalt. Eines fing an und die andern stimmten unisono in den Flaggen-Chor ein.

Opfer

Die beiden Farben Gelb und Blau (Licht und Dunkelheit) sind besonders geeignet, um sich in einen Verwandlungsprozess zu begeben. Nicht mit den Farben und Kompositionen jeder Nationalflagge wird ein Metamorphosenweg so leicht wie mit der ukrainischen Flagge gelingen. Mit der Frage nach den Zaubermöglichkeiten der Kinder lässt sich gut erspüren, ob die Flagge zugunsten einer neuen Welt geopfert werden kann.

Das lebendige Grün, das im 2.Bild noch zaghaft durch das Berühren und Vermischen der Farben Blau und Gelb am Horizont entstand und sich im 3. Bild weiter in Landschaftliches ausbreitete, ist bildhaft für das Leben und das Wachstum. Im 4. Bild wurde das Goldgelb hinzugenommen, das die Erde erwärmte. Wolken zogen am Himmel auf. Gras und Blumen im 5. und 6. Bild bilden einen Vordergrund, geben Halt und schaffen einen deutlichen Standpunkt für den Betrachter. Der weite Blick in die Landschaft bildet eine Perspektive.

*friedvolles Wachstum*

So entstand aus der ukrainischen Flagge eine im Wachstum begriffene, friedliche Welt, die immer wieder neues Leben hervorbringt und Zuversicht ermöglicht.

Die Farben der ukrainischen Flagge sind erhalten geblieben, was für die Stabilität der Kinder wichtig war. Gelb und Blau haben sich von einer kühlen Starre innerhalb einer Malstunde in eine lebendige Welt verwandelt.

### *Von der (Über-)Erregung in die Ruhe (Abb. S. 312)*

Mit kurzen schnellen Pinselstrichen wurden die warmen Töne Goldgelb, Zinnober- und Karminrot aufgetragen. Die Unruhe äußerte sich im 1. Bild in willkürlichen Richtungswechseln, Orientierungs- und Haltlosigkeit und in einem dynamischen feurig-luftigen Charakter.

Im 2. Bild beruhigten sich die Flächen. Eine verbindende Strichführung ließ ein Zentrum und damit eine anfängliche Gliederung und Orientierung erahnen.

*verbindende Strichführung*

Im 3. Bild kamen am unteren Blattrand kühlende Blautöne hinzu, die mit ihrer Formkraft einen irdischen Gegenpol zu dem noch dominierenden luftigen und warmen Bereich bildeten. Eine Horizontlinie deutet sich an. Oben und unten sind klar erkennbar. Orientierung wird möglich.

Die feurige, dynamische Kraft ist im 4.Bild in der runden Sonne gehalten und beruhigt. Sie bildete nun ein Zentrum und einen haltgebenden Fixpunkt.

*Zentrierung*

Im 5. Bild verdunkelte Ultramarinblau abkühlend den Himmelsbereich und schaffte klare Konturen um die Sonne und am Horizont.

Die Gräser mit ihrer Aufrichtekraft und grünen Farbe bildeten im 6. Bild einen Gegenpol zu der waagrecht dominierenden rötlichen Komposition.

Die Pflanzen sind Bild für die zum Licht strebenden Wachstums- und Lebenskräfte. Sie ließen mit ihren Senkrechten Überkreuzungen entstehen.

Am Ende des Malprozesses haben traumatisierte Menschen erlebt, dass sie

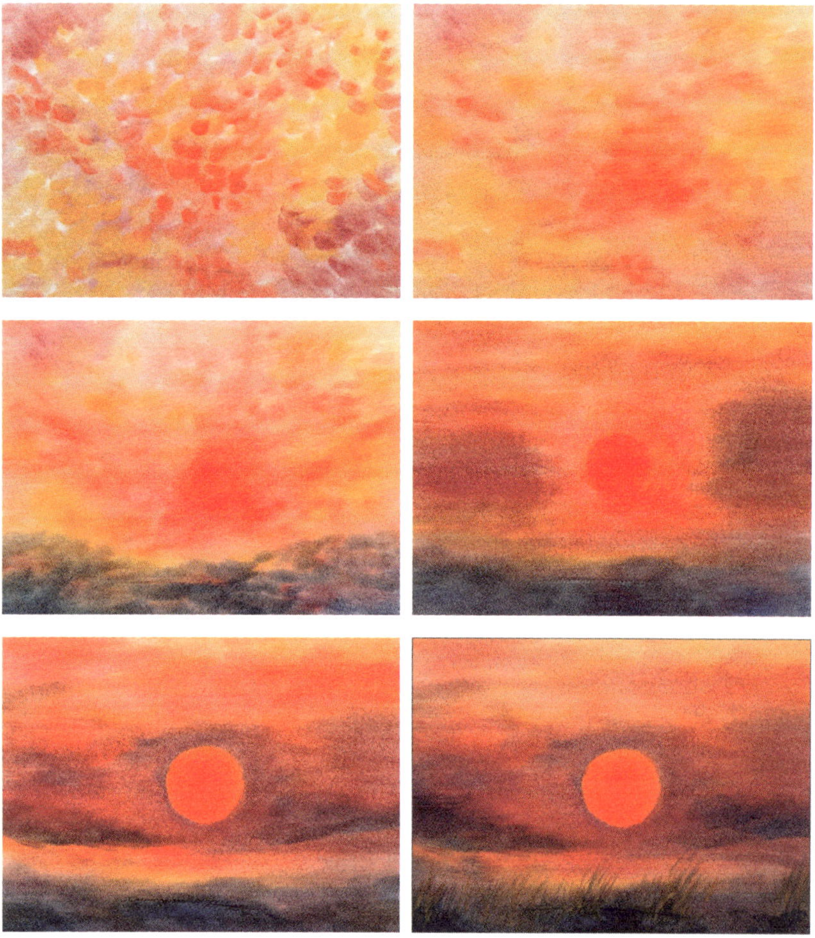

*Selbstwirksamkeit erleben*

eigenständig, schrittweise immer mehr Ruhe in ihrem Bild gestalten konnten und dadurch selbst innerlich entspannter wurden.

Bis in eine veränderte Atmung und Muskulatur können diese Malprozesse, gerade in der Nass-in-Nass-Technik, die verstärkt in eine Ausatmung führt, erlebt werden.

Die im Querformat liegende Weite unterstützt das Finden der Ruhe und Entspannung.

***Von der Unsichtbarkeit in die Sichtbarkeit (Abb. S. 314)***

Das 1.Bild der folgenden Verwandlungsreihe könnte ein traumatisierter Mensch gemalt haben, der sich im Fluchtmodus befand, sich innerlich zurückgezogen oder resigniert hat. Menschen im Fluchtmodus sind still, kaum sichtbar und fallen meist nicht auf.

*Fluchtmodus*

In diesem Bild fällt auch nichts auf, es ist neblig und still. Formlose kontrastarme Grautöne dominieren und lassen weder Konturen noch eine Orientierung erahnen. Es gibt kein Zentrum, kein oben, kein unten, sondern nahezu ein Nichts.

Schritt für Schritt wurden in den obigen acht Bildern durch Verdichten der Farbe eine Sichtbarkeit erreicht und ein Motiv entwickelt. Die Gestaltung der Waagrechten ließ eine Horizontlinie erahnen, wodurch eine Orientierung möglich wurde. Weitere Verdichtung ließ Formen, Konturen und Kontraste entstehen. Eine Landschaft bildete sich aus der lebendigen Farbe heraus. Bewusst wurde mit der Sonne eine Lichtquelle herausgearbeitet und mit Gelb- und Rottönen die Landschaft lebendiger und wärmer gemalt. Nicht alles wurde deutlich erkennbar. Im mittleren Bereich zwischen Wasser und Landschaft blieb der Nebel und verbarg noch ein Geheimnis.

*Verdichten*

Ist es für einen traumatisierten Menschen sinnvoll, sich vorerst im Nebulösen aufzuhalten, um die innere Sicherheit des Rückzuges zu bewahren, kann ein kühles Blau (Abb. S. 315) hinzukommen, das den Nebel in Wolken verwandelt. Mit dem Blau und der Wolkenbildung gewinnt das Bild an Klarheit und Bewegung und bleibt dennoch in einer Offenheit und Weite. Das Hinzukommen der Farbe bedeutet gleichermaßen ein emotionales Berührtwerden(-Können). Das Blau intensivierte sich in der dritten Abbildung, wodurch die unendliche Weite und Tiefe des Himmels erahnbar werden.

Manchmal ist es sinnvoll, eine Zeit in dem heilen Raum des Himmels und der Wolken zu verweilen bevor auf der Erde wieder Schritte gemacht werden können.

Der Schnee bedeckte in der vierten Abbildung mit weicher Formsprache die Landschaft und verzauberte sie in eine unschuldige Reinheit. Alle harten und eckigen Konturen werden durch Schnee abgerundet oder verdeckt. Geräusche und Lärm werden verschluckt. Es wird leiser. Was vorher noch sichtbar war, verschwindet und wird zum unsichtbaren Geheimnis. Ein Himmlisch-Kosmisches ist in weißer Reinheit auf die Erde gefallen.

*unsichtbares Geheimnis*

Dadurch entstand eine Horizontlinie zwischen dem Himmel und der Erde, die eine Orientierung ermöglicht.

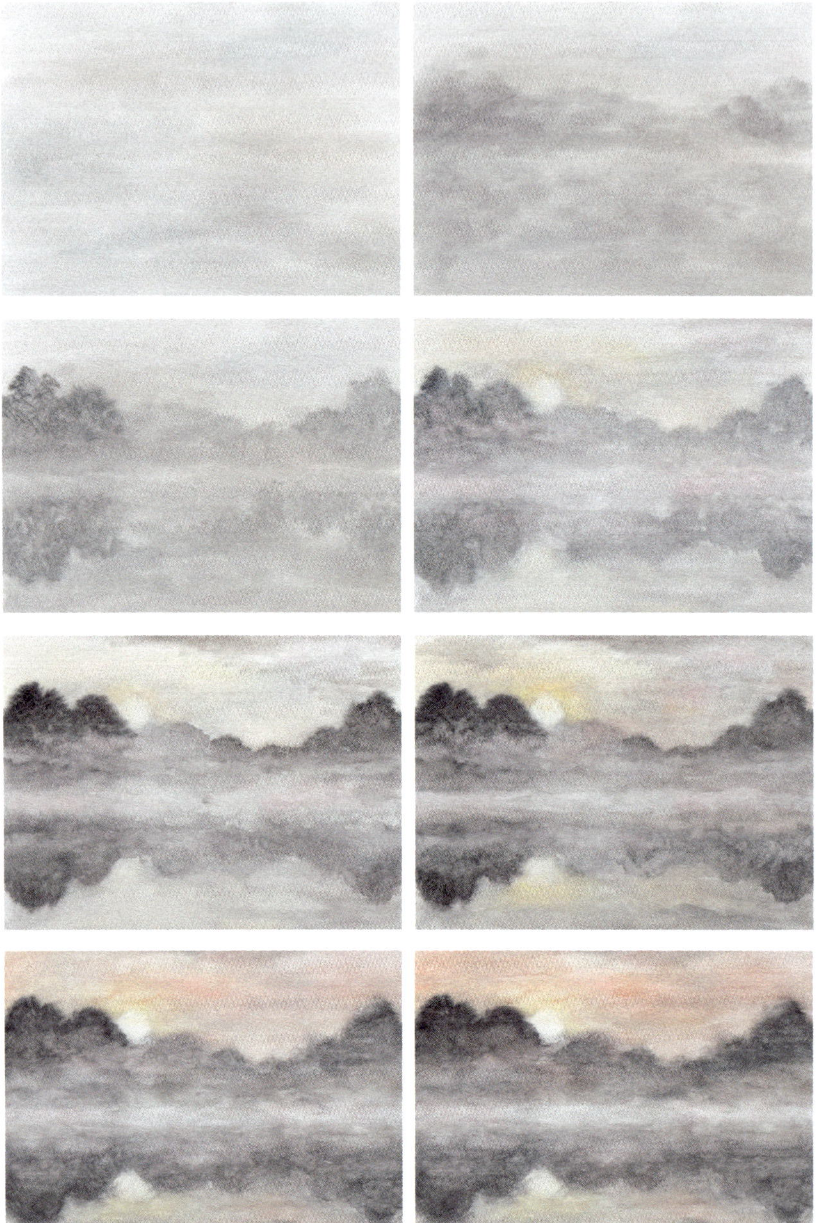

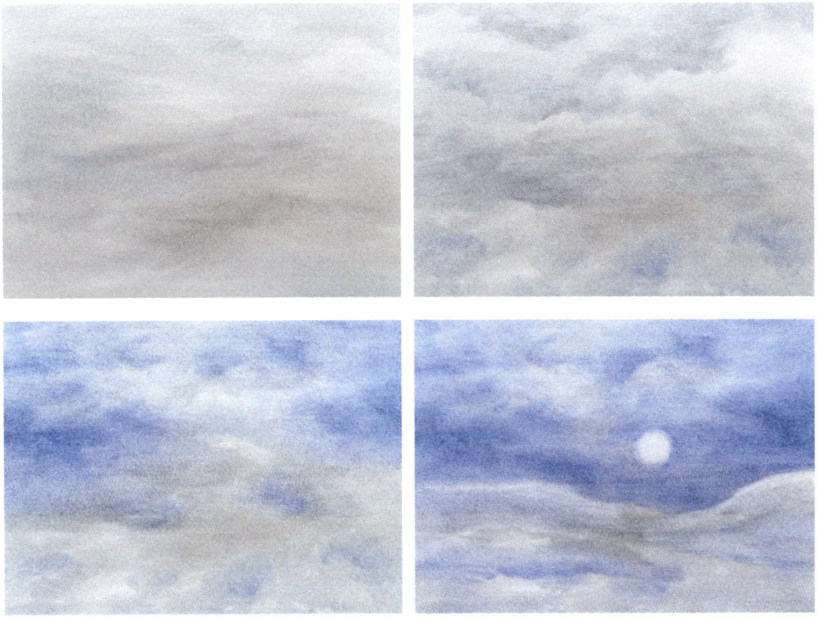

In der letzten Abbildung bekam das Bild ein Zentrum mit einem hellen Kreis als Lichtquelle. Wie sich die Reihe weiterentwickelt, bleibt offen. Kommen weitere Farben dazu?

*offene Möglichkeiten*

Noch wirkt die Welt unbelebt. Kein Wachstum ist sichtbar. Aber alles ist noch möglich.

***Vom Kampf in die Einigung (Abb. S. 316)***

*Kampfmodus*

Menschen im Kampfmodus sind meist sichtbarer und auffälliger. In verbalen oder körperlichen Aggressionen oder in einem Dominanz- oder Machtverhalten gehen sie in einen Kampf mit einem Gegenüber.

Doch ein Kampf kann auch, von der Welt gänzlich unbemerkt, im Inneren toben. Es gibt verschiedene Anteile, die sich gegenseitig bekriegen oder sich in inneren Streitgesprächen besiegen wollen. In diesen Prozessen ist anfänglich kein Bewusstsein.

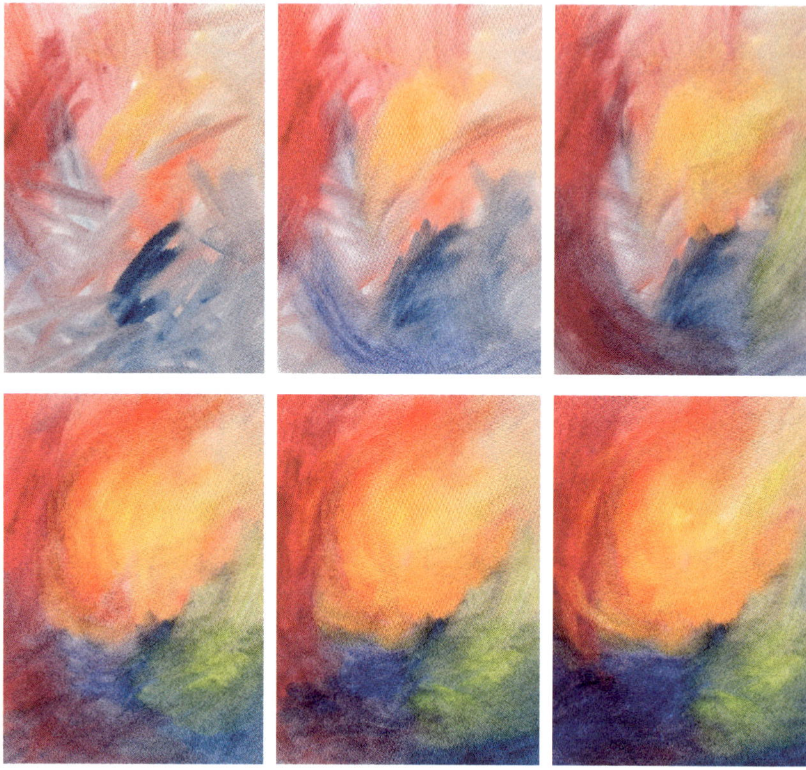

*innere und äußere Kämpfe*

Im Malen werden, wie im 1. Bild, sowohl äußere als auch innere Kämpfe sichtbar. Im künstlerischen Handeln können sie bewusst ergriffen und in mehreren Schritten in eine Einigung oder eine friedvolle Stimmung gebracht werden.

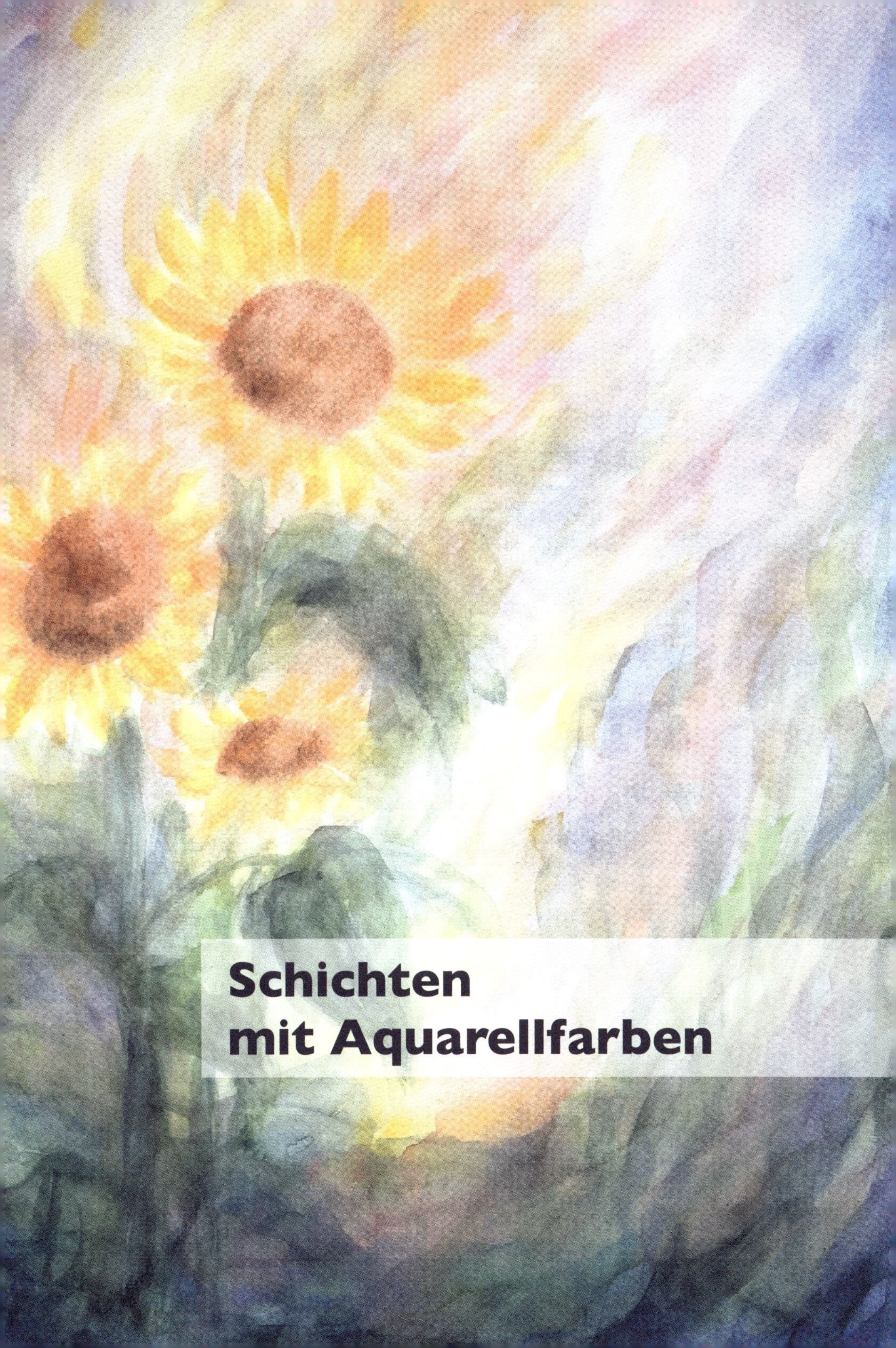

# Schichten mit Aquarellfarben

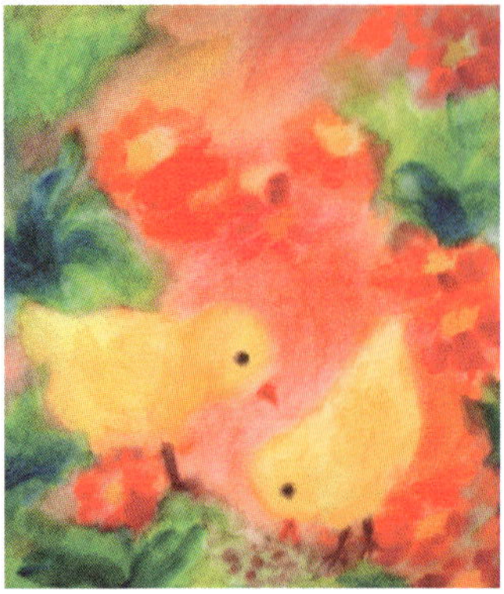
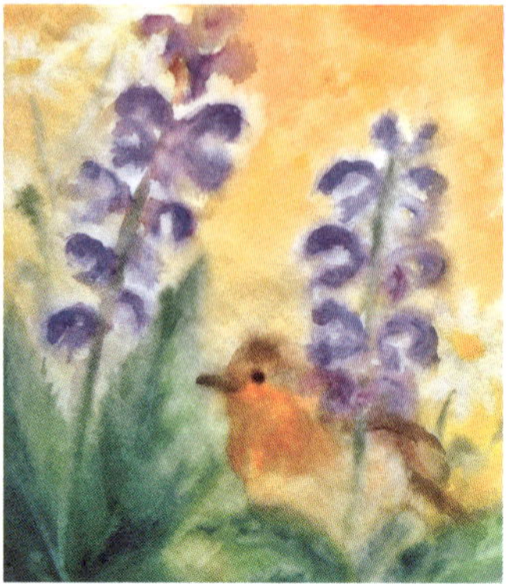
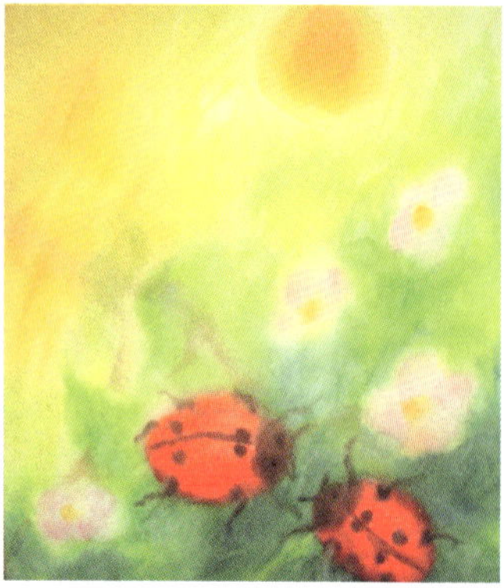
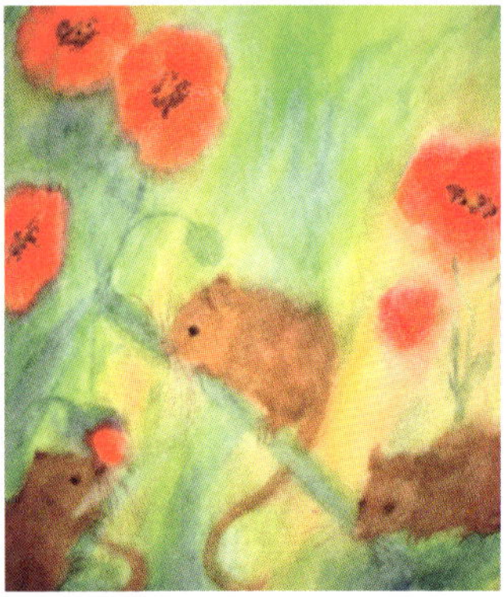
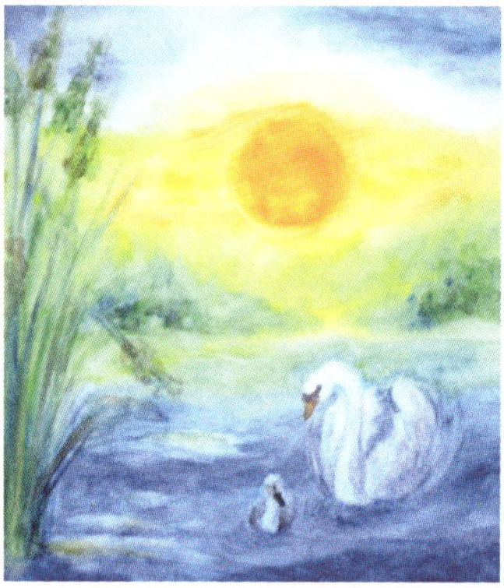
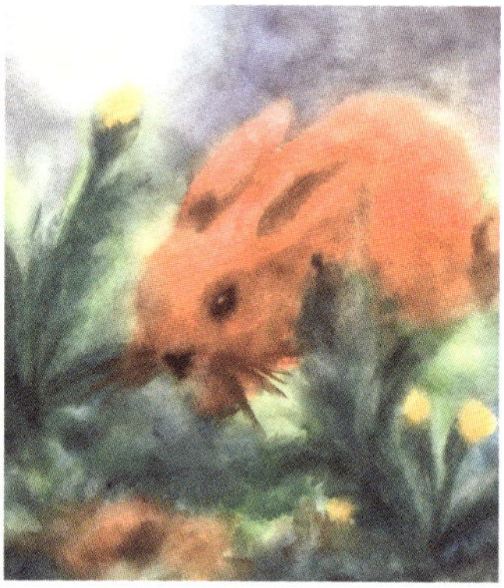
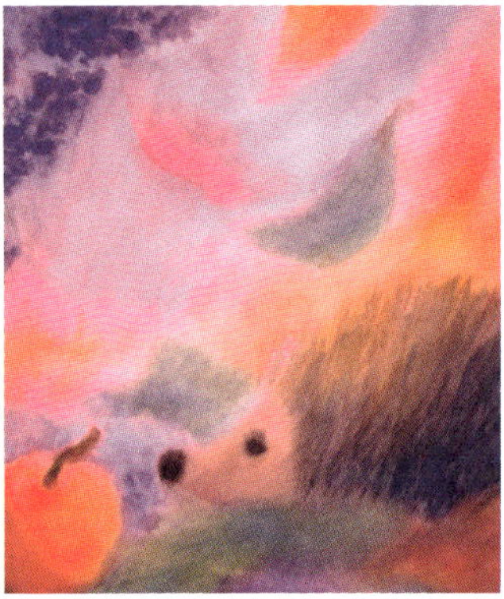
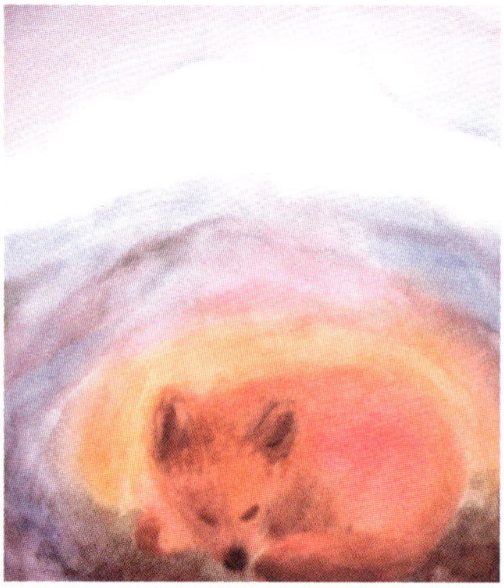
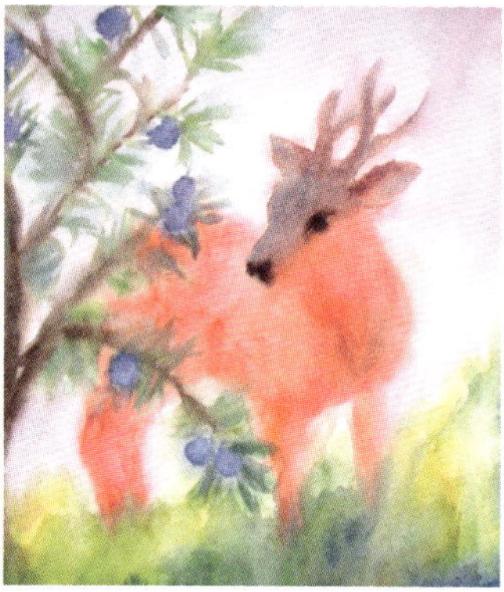
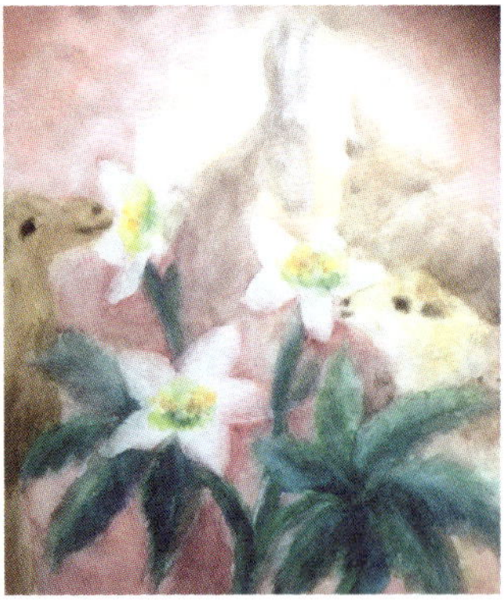
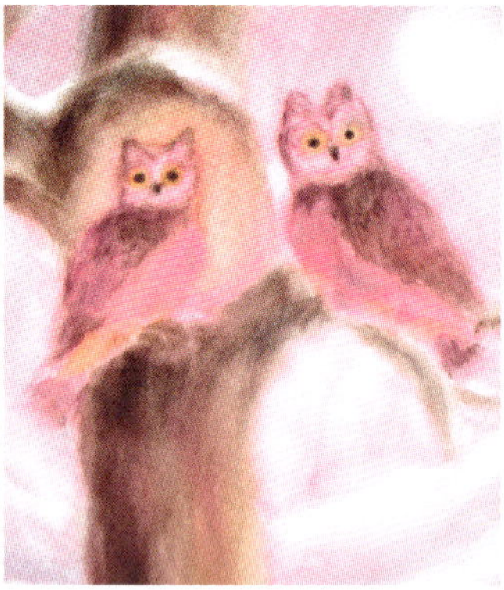
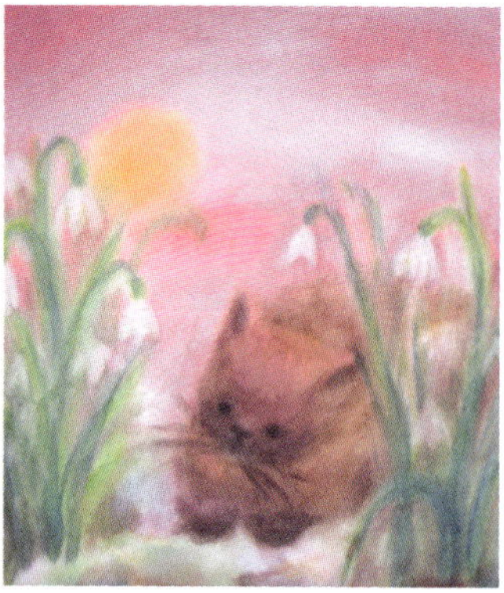

## Nass-Schichten

In der Nass-in-Nass-Technik dauert der Malprozess maximal 40–50 Minuten. Dann erfordert diese Technik ein Beenden des Bildes, da sich durch den Trocknungsvorgang die Farben nicht mehr geschmeidig miteinander verbinden lassen.

Um das Bild dennoch weiter bearbeiten zu können, wird es nach dem vollständigen Trocknen wieder zwei bis drei Minuten in einem Wasserbad eingeweicht. Anschließend wird die überflüssige Nässe behutsam mit einem Schwamm, einem Papier- oder feinem Stofftuch aufgesaugt. Es löst sich dabei kaum Farbe vom Blatt ab.

Jetzt kann das Bild mit weiteren Farben verändert und verwandelt werden – eine neue Gestaltungsmöglichkeit auf dem bereits Erarbeiteten.

Nicht das leere weiße Blatt mit dem Neubeginn ist der Ausgangspunkt, sondern die selbst geschaffene farbige Grundlage, auf die aufgebaut werden kann. Das fördert die Sicherheit und Stabilität beim Ankommen in der Malstunde durch das bereits Geschaffene. Mit dem mehrmaligen Arbeiten an einem Bild verändert sich auch die Beziehung zu ihm, wird inniger, tiefer und verbundener.

*innere Verbundenheit*

Immer detaillierter kann nach jedem Einweichen an einem Motiv gearbeitet werden. Das Verfeinern und Herausarbeiten einzelner Elemente werden möglich. Die Farbflächen werden lebendiger. »Fehler« können verwandelt und in das Motiv mit einbezogen werden.

Der anschließende Trocknungsprozess und das Einweichen des Blattes können mehrmals wiederholt werden.

Die Tiermotive (S. 318) im 12-teiligen Farbenkreis wurden in dieser Technik gemalt. Die Intensität und Leuchtkraft der Farben sind deutlich erlebbar. Farbnuancen werden durch das mehrmalige Arbeiten vielfältiger. Das Bild wird satter.

## Lasur-Schichten auf trockenem Untergrund

### *Entstehungsprozess beim Schichten von Motiven*

*Voraussetzungen*

Für die Lasurtechnik wird stärkeres Aquarellpapier (hier 250 g/m2) als bei der Nass-in-Nass-Technik verwendet. Mit einem Nassklebeband wird es auf einem saugfähigen Holzbrett »aufgezogen«. Anschließend kann das gesamte Papier mit Wasser angefeuchtet werden. Die dabei entstehenden Wölbungen glätten sich während des anschließenden Trocknens des Papiers wieder. Gemalt wird

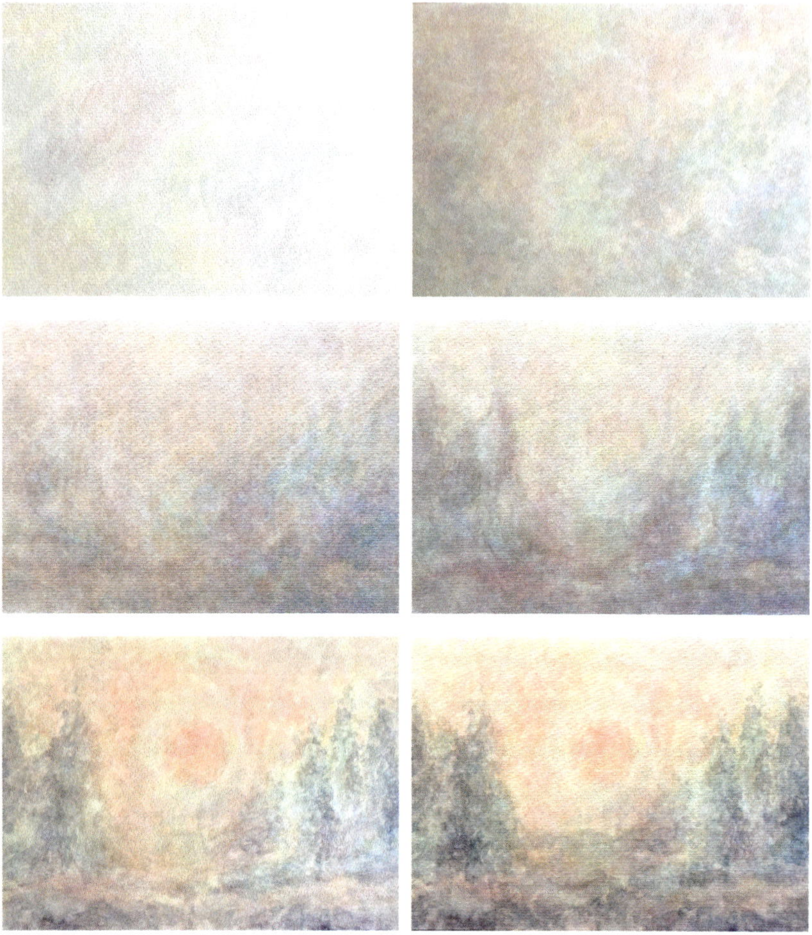

Reihe 1

auf trockenem Untergrund. Die Aquarellfarben werden vor dem Malen in Gläschen mit Wasser verdünnt angemischt, so dass eine zarte Lasur möglich ist.

Während des gesamten Malprozesses benötigen die Farbschichten Trocknungszeiten, bevor sich die nächste Lage zart darüberlegen kann. Die alten Farbschichten schimmern unter der neuen transparent hindurch, wodurch eine lebendige Vielfalt an Farbnuancen entsteht. Wird zu früh auf die noch feuchte Farbe gemalt, lösen sich die darunterliegenden Farbschichten ab.

Reihe 2

*langer offener Gestaltungsprozess*

Durch das Schichten zarter Lasuren ist das Bild über Wochen und Monate vielseitig und flexibel veränderbar. Der Gestaltungsprozess bleibt lange offen, wodurch die Malenden Zeit haben, ein Motiv zu finden.

Während des langsamen Aufbaus ist eine stetige Veränderung der Farbtöne und ein stoffliches Verdichten zu erleben. Anfangs wirken die Farben luftig und zart auf der weißen Fläche, bis sie sich allmählich zu definierten, satten Flächen formen. Sie werden greifbarer und irdischer. Dieser Verdichtungsprozess, das »Stofflicher und Irdischerwerden« hat inkarnierenden Charakter. Aus dem zu Erahnenden wird Eindeutigkeit. Wieviel Dichte und damit verbundene Dunkelheit der Farben ein Mensch für sich als stimmig erlebt, braucht oder aushalten kann, wird auch hier individuell sein.

Bewährt haben sich bei den ersten Schichten die drei Grundfarben Gelb, Rot und Blau. Jede kann in ihrer Klarheit und ihrem Charakter anfangs für sich stehen, bevor sie bei den weiteren Schichten übereinander lasiert werden, um eine reiche Farbenvielfalt entstehen zu lassen.

Das Lasur-Schichten ist ein rhythmisches Schwingen zwischen einem Eintauchen in die Farben im hingebenden Malen und einem Zurücktreten im Betrachten des Entstandenen. Die Malenden befinden sich in einem lebendigen Atemprozess zwischen träumendem Fühlen im tätigen Lasieren und einem wahrnehmenden und wachen Erkennen. Hin und her schwingt die Seele währenddessen.

*Vertrauensbildung*

Die Motive entwickeln sich bei dieser Technik allmählich aus den Farbflächen. Entweder wird kein Thema vorgegeben und das Motiv zeigt sich von selbst auf dem Bild oder eine Idee zur Gestaltung wird bestimmt, was die Farbstimmung von Beginn an beeinflusst, wie bei den Herbstblättern (s. S. 321). Doch auch hier wurden die Blätter »gefunden«. Sie wurden nicht aus der Vorstellung in das Bild hineingezeichnet oder hineingemalt, sondern entstanden aus den Farbflächen. Wesentlich ist bei allen offenen Malprozessen, dass die Anleitenden das Vertrauen haben, dass sich das Motiv zeigen wird. Bis das geschieht, werden immerzu weitere Farbschichten aufgetragen. Bei einem Blättermotiv macht es Sinn die Flächen fleckenartig zu lasieren, um den »Findungsprozess« zu erleichtern. Der Charakter oder das Wesen eines Motivs beeinflussen somit von Anfang an die Pinselführung und die Farb- und Flächengestaltung.

Es ist sinnvoll das Bild auch vor und nach jeder Maleinheit zu betrachten, um den nächsten notwendigen Schritt zu erkennen.

*aus dem Bild entgegenkommend*

Wird das Motiv während eines kreativen Prozesses erst gesucht und dann festgelegt, sind die Kreativen dazu aufgefordert, sich selbst zurückzunehmen und stattdessen zu schauen, was entstehen und aus dem Bild entgegenkommt will. Die eigenen Impulse werden eine Zeitlang zurückgehalten. Es erfordert Vertrauen und Geduld, dass sich im Bild etwas aussprechen will und »etwas kommen wird« (s. Abb. Reihe 1 und 2).

Die Entscheidung zu einem konkreten Motiv ist eine Ich-Tat, erfordert Entschlusskraft und Mut. Die träumende Farbstimmung wird zugunsten einer haltgebenden Klarheit geopfert.

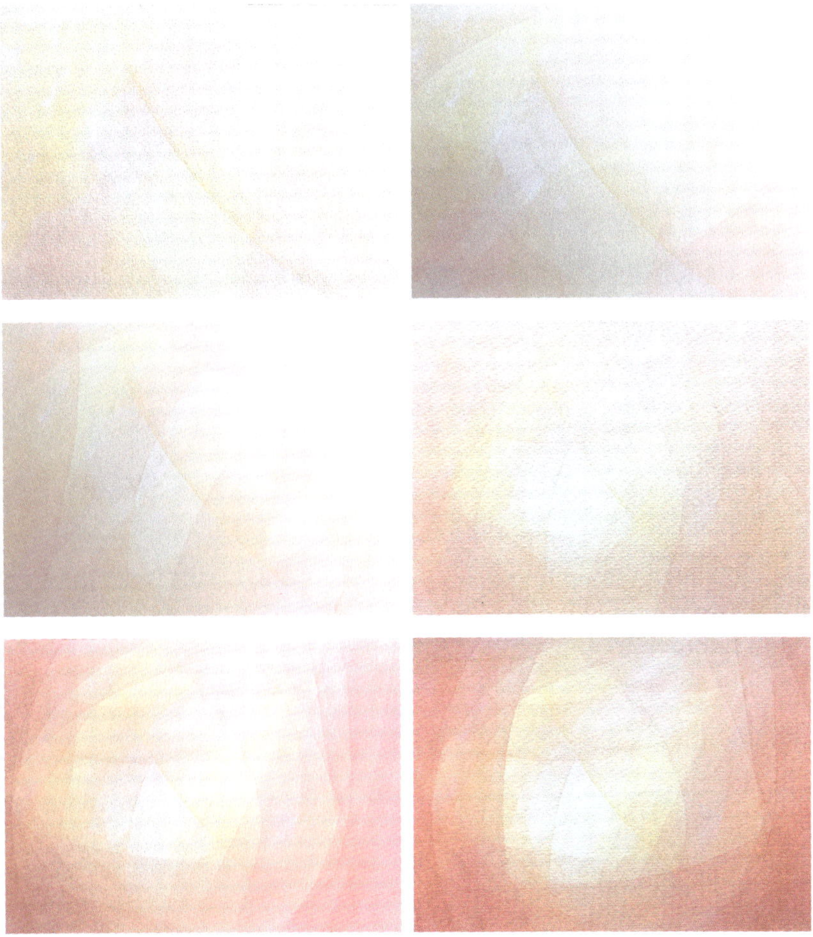

Reihe 3

### *Entstehungsprozess beim Schichten von Flächen (Abb. Reihe 3 u. 4)*

*geschützter Innenraum*

Nachdem das weiße Blatt mit farbigen Flächen lasiert wurde, werden in den nächsten Schritten die Farben immer von außen nach innen lasiert. Dadurch bildet sich ein geschützter Innenraum von innen nach außen, indem die Tätigkeit eine umgekehrte – von außen nach innen – ist. Bei jeder Schicht verdichtet sich der äußere Bereich mehr und mehr.

Die Malenden schaffen eine zarte Hülle, die, nach anfänglicher lichter

Reihe 4

Durchlässigkeit, in den Farbnuancen immer differenziertere Flächen erscheinen lässt. Das Licht im Innenraum sollte einerseits beschützt sein und dennoch frei strahlen und leuchten können und nicht eingesperrt sein.

Wie dicht und dunkel die äußeren Schichten gemalt werden, hängt von dem individuellen Sicherheits- und Schutzbedürfnis ab. Wieviel hüllende Dunkelheit ein Mensch gegenwärtig braucht oder ertragen kann, wieviel Kontrast zwischen Licht und Finsternis ihm ein Wohlgefühl bereitet, ist individuell.

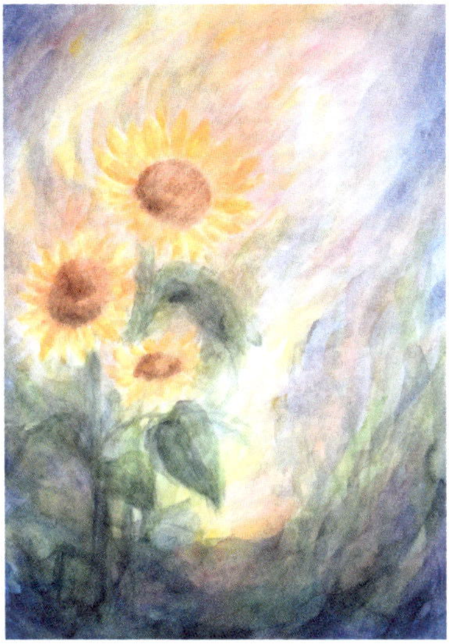

### *Pflanzen*

Im Malen ist es möglich, lebendige Strömungen wie Licht- und Wachstumskräfte oder den Duft der Blüten im Umkreis der Pflanzen erahnend und spielerisch sichtbar werden zu lassen. Das Trocken-Schichten mit Aquarellfarbe eignet sich besonders dazu, das Unsichtbare in die Sichtbarkeit zu bringen und zu »entzaubern«, wie am Beispiel der Sonnenblumen erkennbar ist.

Sonnenblumen, die in der Ukraine auch für Erneuerung, Hoffnung und Widerstandskraft stehen, wurden aber nicht nur von ukrainischen Geflüchteten gerne aufgegriffen.

Kinder malten dieses Motiv allerdings in der Nass-in-Nass-Technik oder auf kleine Karten mit Wachskreiden. Anschließend schmückten die Sonnenblumen mit vielen anderen Motiven und Farbenklängen die weißen »Wände« in der Notunterkunft. Die entstandenen Bilder der Kinder und Eltern schenkten nicht nur der trostlosen Notunterkunft eine farbenfrohe Lebendigkeit. Sie gaben den Kindern vor allem eine Orientierung in den weißen, gleich aussehenden Fluren zwischen den einzelnen Zellen. Lebendige, lichte Farben und die Schönheit von Bildern berühren und erwärmen unsere Herzen und geben uns auch im Betrachten Hoffnung und Zuversicht.

Weitere Beispiele zu dieser Technik finden sich in der Verwandlungsreihe einer Blume in 12 Schritten in Kapitel »Metamorphosen«.

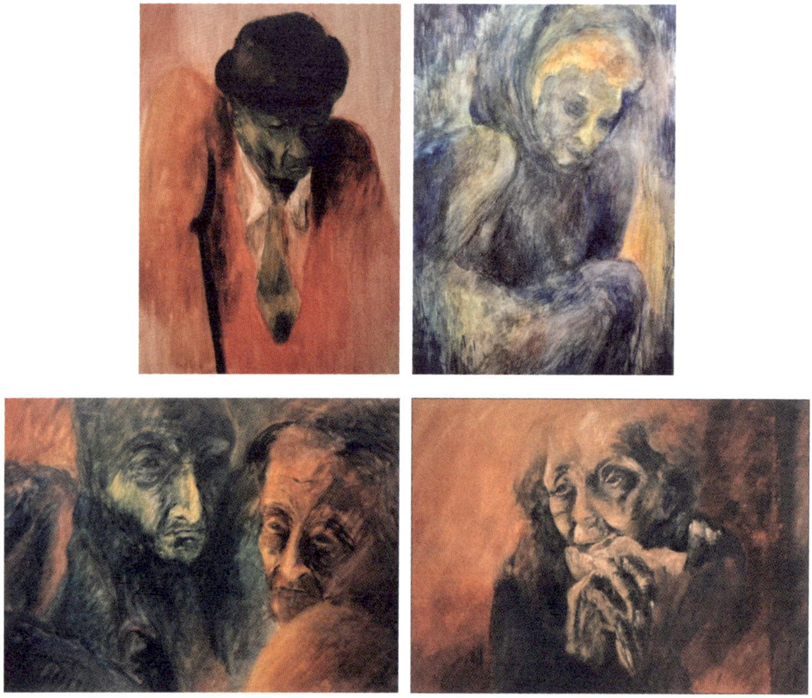

»Alte Menschen«: Aquarell und Acryl auf Papier und Pappe

### *Menschen*

Im menschlichen Antlitz ist die Individualität deutlich in der Mimik und Formengestaltung des Gesichtes zu erkennen. Im Alter findet diese mit ihren prägnanten Faltenbildungen und Ausgestaltungen ihren individuellsten Ausdruck.

*fragende Haltung*

Wurde mit dem Zeichnen von Porträts die Wahrnehmung von Licht, Schatten und Formen gefördert und geübt, werden mit dem Lasur-Schichten die Formen aus den Farbflächen gebildet. Der über einen langen Zeitraum offene Gestaltungsprozess ermöglicht ein hingebungsvolles, tastendes Hinspüren und Fragen, »wer da kommen will«.

Der Prozess erfordert Geduld. Fratzen oder komikartige Gesichter können sich zeigen, unsympathische oder sympathische Menschen auf den Bildern erscheinen. Die künstlerisch tätige Person entschiedet, wen sie begrüßen und wen sie wieder verabschieden möchte. Das Drehen des Bildes hilft beim Suchen des Antlitzes, wirkt einem zu schnellen Festlegen entgegen und erleichtert das Loslassen nicht erwünschter Gestalten.

Auch hier wird mit zarten Farbflächen, die mit jeder Schicht verdichtet werden, begonnen.

Hingebungsvolles Eintauchen in den Malprozess und Distanz im Zurücktreten und erkennenden Betrachten des Bildes wechseln sich wie Ein- und Ausatmen ab. Je weiter der Malprozess fortgeschritten ist und an dem festgelegten Motiv gemalt wurde, desto mehr verkürzt sich der Rhythmus von Eintauchen in den Malprozess und distanzierterem Erkennen. Das Herausbilden einzelner Gesichtsteile erfordert im fortgeschrittenen Bild Wachheit und Konzentration und eine präzise Wahrnehmung von Licht, Schatten und Formbildung.

*Atmungsprozess*

Der Schichtprozess beginnt also mit einem hineinträumenden, fühlenden Farbenerleben und erfordert im fortgeschrittenen Verlauf das Einbinden der Erkenntniskräfte im Denken.

Auch mit Acryl- oder Ölfarben kann schichtend und lasierend gearbeitet werden. Die Porträts alter Menschen erfordern fortgeschrittene Kenntnisse. Die vom Leben gezeichneten Gesichter berühren. Den eigenen erfahrenen Schmerz und das Leid im Mitgefühl zu anderen Menschen malerisch ausdrücken zu können, lässt die eigenen Potentiale erkennen und kann zum posttraumatischen Wachstum gezählt werden.

*Postraumatisches Wachstum*

### Architektur

Das Zeichnen oder Malen von Architektonischen hat eine ordnende und strukturierende Kraft. Hauptsächlich wird mit richtungswechselnden geraden Linien gearbeitet. Grundlage für die unteren Bilder war die im Kapitel »Zeichnen Schraffur« geschilderte Vorgehensweise im Aufbau. Mit zarten Strichen kann auch hier das Gerüst mit Senkrechten und Diagonalen vorgezeichnet werden.

In diesen beiden farbenfrohen »Traumstädten« lebt etwas Leichtes und Schwebendes. Sie scheinen die nicht ganz von dieser Welt zu sein. Die Gebäude stehen noch nicht fest auf der Erde. Ein Traum von einer heilen Welt?

Durch Verdichten der Farben im unteren Bildbereich bekämen die Häuser einen Boden, auf dem sie sicher stehen könnten. Eine wichtige Frage zur Stabilität, die sich beim Thema »Trauma« immer wieder von Neuem stellt.

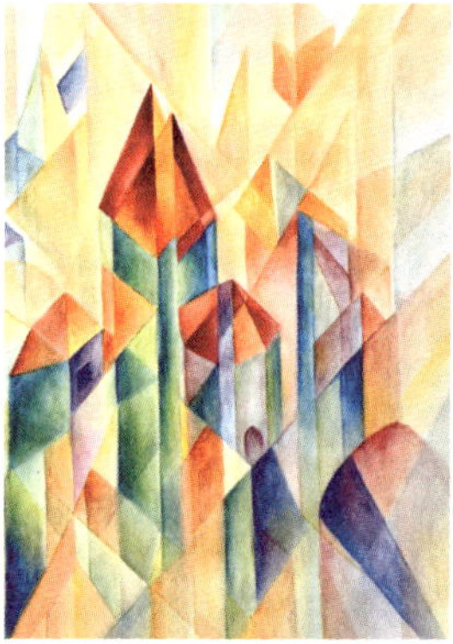

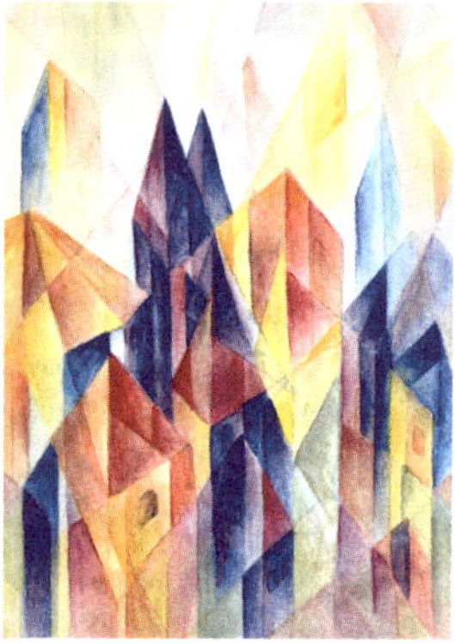

Es gibt etliche Gründe, sich für die Lasurtechnik bei einer Traumatisierung zu entscheiden.

*erlebter Aufbau*

Nach der ersten Maleinheit ist immer bereits Farbe auf dem Bild. Nicht jedes Mal sitzen die Malenden wieder vor einem leeren weißen Blatt mit dem Gefühl, wieder von Neuem beginnen zu müssen: Beständigkeit und Verlässlichkeit statt Neuanfang. Gerade für Geflüchtete und im Krieg lebende Menschen hat Beständigkeit einen bedeutsamen Wert. Aufbau wird erlebt.

Die zarten klaren Farben der ersten Schichten berühren sanft die Seele. Durch den langsamen Aufbau wird der Vermeidung, mit den eigenen Emotionen in Kontakt zu gehen, sachte entgegengewirkt. Die Verwandlungsprozesse werden selbst erschaffen. Die eigene Fähigkeit zur schöpferischen Wandlung dringt bis in tieferen Erlebnisschichten.

*Vermeidungen entgegenwirken*

Offene Prozesse wirken entstressend, nehmen den Leistungsdruck, dass etwas sofort gelingen oder »richtig« sein muss. »Fehler« lassen sich gut verwandeln und integrieren. Dadurch entsteht mit der Zeit eine innere Gelassenheit. Die Förderung der Ausatmung und der Entspannung lässt die Malenden im langsamen Entstehen eines Motives entschleunigen und zur Ruhe kommen. Das Schichten führt aus der Kontraktion in die Entspannung. Im Entstehungsprozess wird das Vertrauen gefördert, dass aus dem Bild (und dem Leben) etwas Gutes entgegenkommen kann und ich als Mensch nicht alles selbst regeln und gestalten muss.

Bei Festlegung auf ein Motiv sollte bei der Suche nach ihm auf Gegenbilder zu den traumatischen Erlebnissen geachtet und nicht förderliche innere Bilder

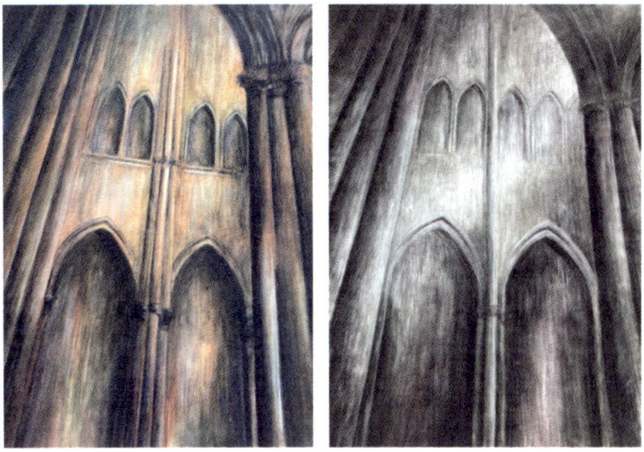

Acryl-Lasur auf Pappe

vermieden werden. Es braucht Mut und Entschlusskraft, sich auf ein Motiv festzulegen. Ab diesem Zeitpunkt erfordert der Malprozess mehr Wachheit in der Ausarbeitung des Konkreten und möglicher Details.

*Entschlusskraft*

Die Technik kann im Stehen (an der Staffelei) und im Sitzen umgesetzt werden. Hingebungsvolles Eintauchen und distanzierte Betrachtung im Zurücktreten wechseln sich rhythmisch ein- und ausatmend ab.

Nach dem Aufziehen der Blätter und dem Mischen der Farben am Anfang, ist für die Anleitenden kaum Vorbereitungszeit einzuplanen. Mit dem Malen kann jedes Mal direkt begonnen werden.

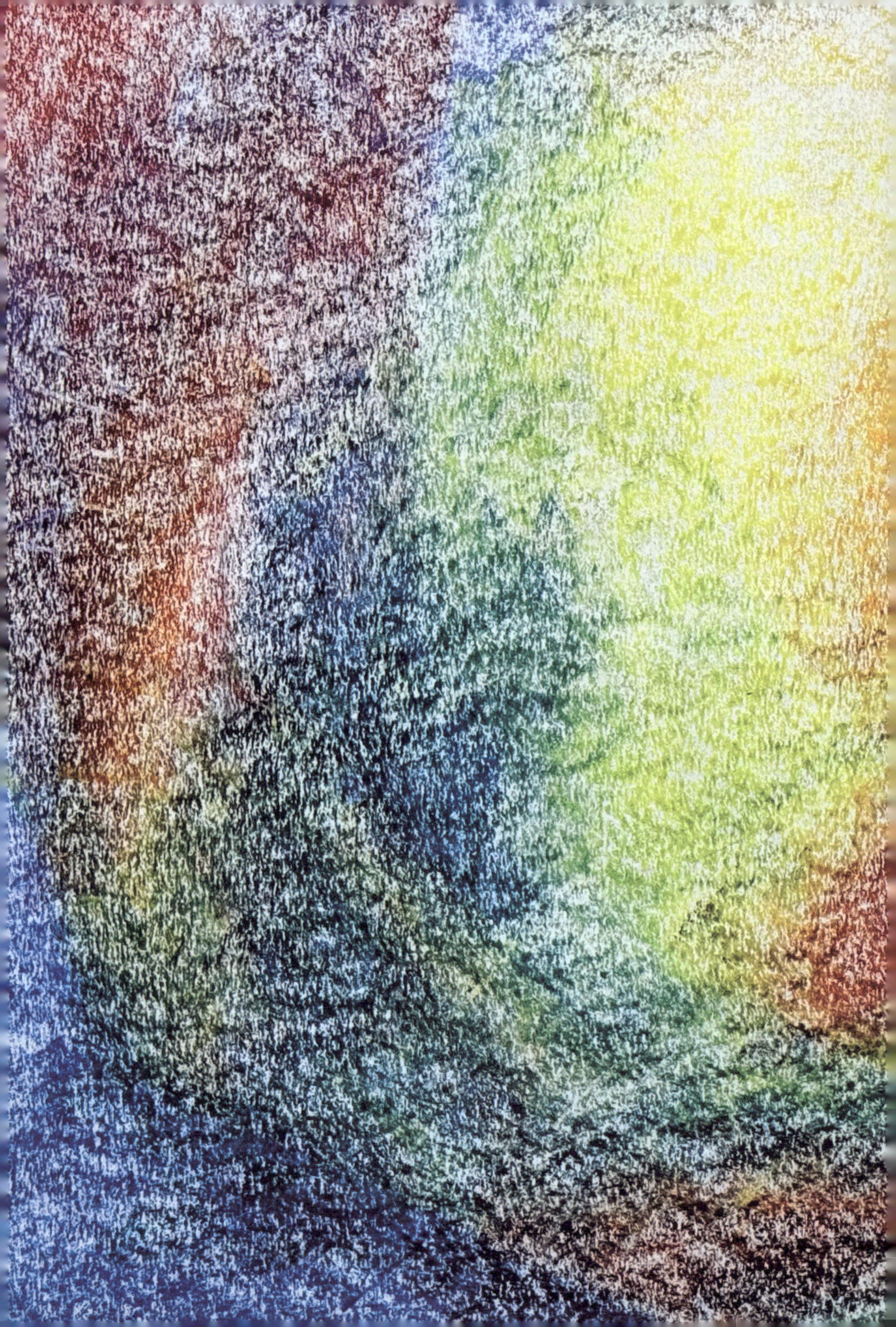

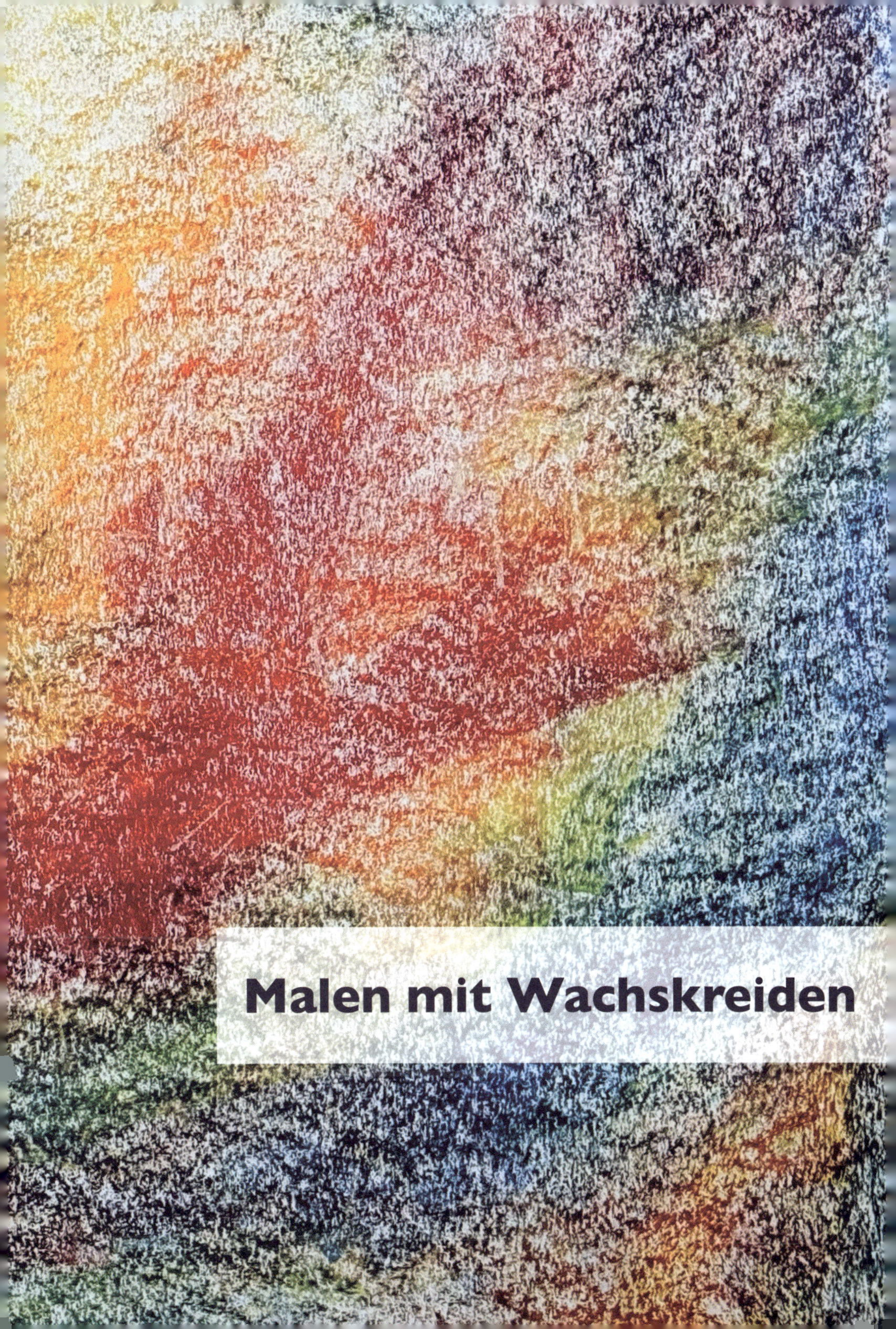
Malen mit Wachskreiden

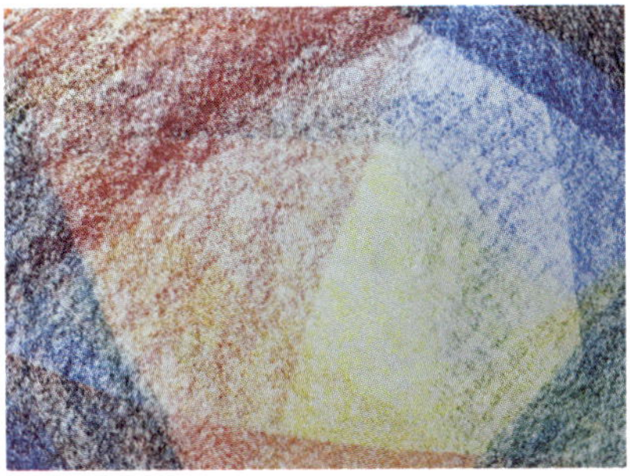
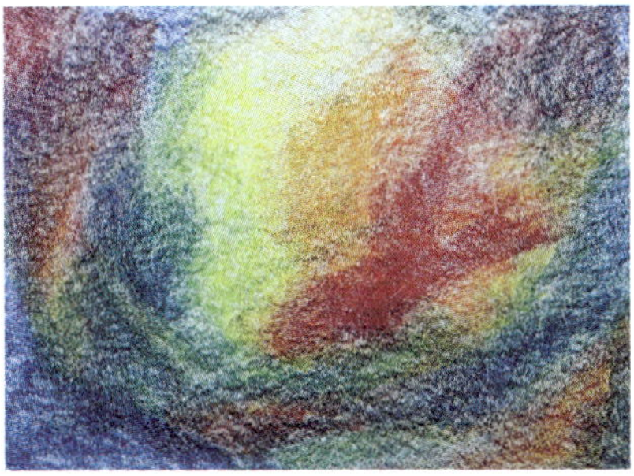
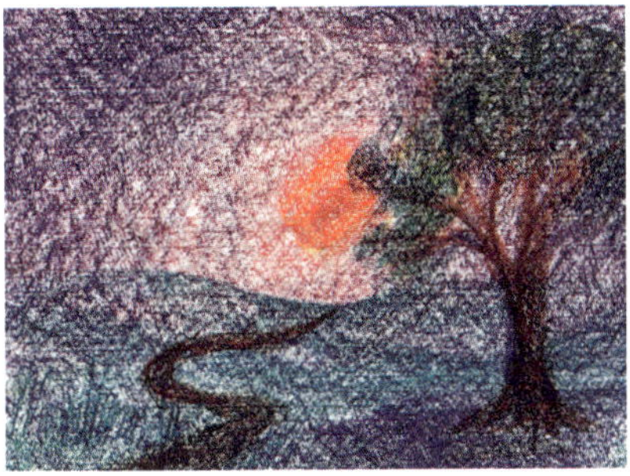
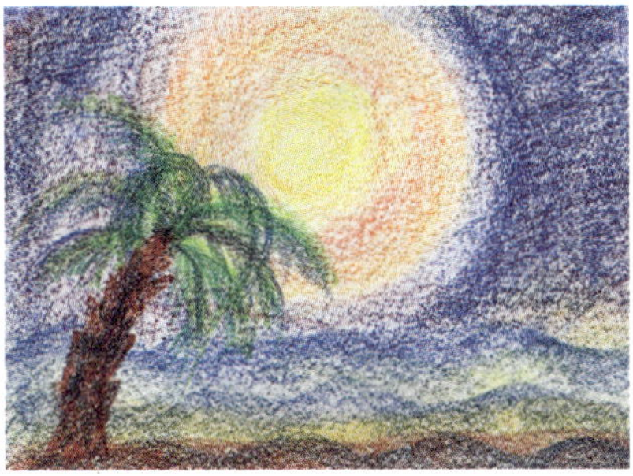

*transparente Farbschichten*

Wachskreiden und -blöcke[181] eignen sich sowohl zum Zeichnen mit der Linie als auch zum flächigen Malen. Auch sie lassen sich transparent in mehreren Schichten übereinander lasieren. Mit der Leuchtkraft ihrer Farben lässt sich eine lebendige Vielfalt an Farbklängen und unterschiedlichen Hell-Dunkel-Nuancierungen gestalten.

*selbst erschaffene Mischfarben*

Werden zu Beginn, wie bei der Nass-in-Nass-Technik, nur die drei Grundfarben Gelb, Rot und Blau zur Verfügung gestellt, »zaubern« die Malenden selbst einen Farbenreichtum an Mischtönen auf dem Papier. Um die Sekundärfarben Orange, Violett und Grün entstehen zu lassen, eignen sich Zitronengelb, Goldgelb, Zinnoberrot, Karminrot, Ultramarinblau und Preußischblau. Ebenso können verschiedenste Tertiärfarben mit diesen sechs Farben gebildet werden.

Ein Kind, das einmal staunend erlebt hat, dass es selbst ein Grün zaubern kann, wird diese eindrückliche Erfahrung der Farbentstehung vermutlich nicht wieder vergessen. Würde das Grün als fertige Farbe gegeben, gäbe es ein einziges Grün auf dem Blatt. So aber wird sich das Grün vielfältig mal mehr ins Gelbliche, mal mehr ins Bläuliche, Rötliche oder Bräunliche verwandeln.

Das Papier sollte bei dieser Technik eine gewisse Festigkeit haben, um einen starken Aufdruck mit den Blöckchen und Kreiden zu ermöglichen. Wenn die Technik noch gänzlich unbekannt oder eine sprachliche Verständigung unmöglich ist, wie es bei den geflüchteten Kindern anfangs der Fall war, hat es sich auch hier bewährt, dass die Notfall- und Traumapädagoginnen ebenso malen. Die Vielfalt der Möglichkeiten im Auftragen der Farben konnte von den Kindern miterlebt werden. Sie bekamen eine Orientierung und Gestaltungsanregungen.

Wenn Kinder und Jugendliche die Pädagog:innen hingebungsvoll malen sehen, fällt es gerade unruhigen und übererregten Kindern leichter, sich zu fokussieren und in den künstlerischen Prozess einzutauchen. Die Erwachsenen werden zum nachgeahmten Vorbild.

*kraftvoller Ausdruck*

Diese Technik ermöglicht sowohl einen zarten als auch einen satten Farbauftrag. Überschießende Kräfte, die von den künstlerisch Tätigen ausgelebt werden wollen, finden hier einen kraftvollen Ausdruck, der körperliche Anstrengung erfordert und dennoch auf einem begrenzten Blatt Papier gehalten ist.

Ein praktischer Vorteil dieser Technik ist eine geringe Vor- und Nachbereitungszeit. Sie ist an vielen Orten und in Situationen, in denen kein Wasser zugänglich ist, möglich.

Jüngere Kinder malen meist ohne Scheu aus einer Schaffens- und Erlebnisfreude heraus. Sie haben keinen Anspruch auf Gelingen und wollen den konkreten Motivvorstellungen anderer noch nicht entsprechen. Sie haben Freude am farbigen Sichtbarwerden ihrer Bewegungen und den hinterlassenen Spuren auf dem Blatt. Ab etwa vier Jahren beginnen sie von sich aus bestimmte Motive aufzugreifen. Kinderbilder sprechen eine eigene Sprache, in der sich die kindliche Leibesentwicklung ausdrückt. Forschungsergebnisse, denen eine Fülle von Kinderbildern als Grundlage dienten, können bei Michaela Strauss nachgelesen werden.[182] Die Themen- und Motivwahl kann sich an den folgenden Maltechniken orientieren.

*Kontrollmöglichkeit*

Das Malen mit festen Wachskreiden und -blöcken bietet im Vergleich zur flüssigen Farbe eine sichere Kontrollmöglichkeit der Farben und der Gestaltung. Manche traumatisierte Menschen fühlen sich damit sicherer. Das Vertrauen wird gestärkt, dass nichts Unvorhersehbares passieren wird.

Reisen werden auch auf dem Papier gerne unternommen. Sie beflügeln unsere Fantasie, lassen unsere Wunschorte im Inneren entstehen. Wir erschaffen uns eine Welt nach unseren gegenwärtigen Bedürfnissen. Die Orte

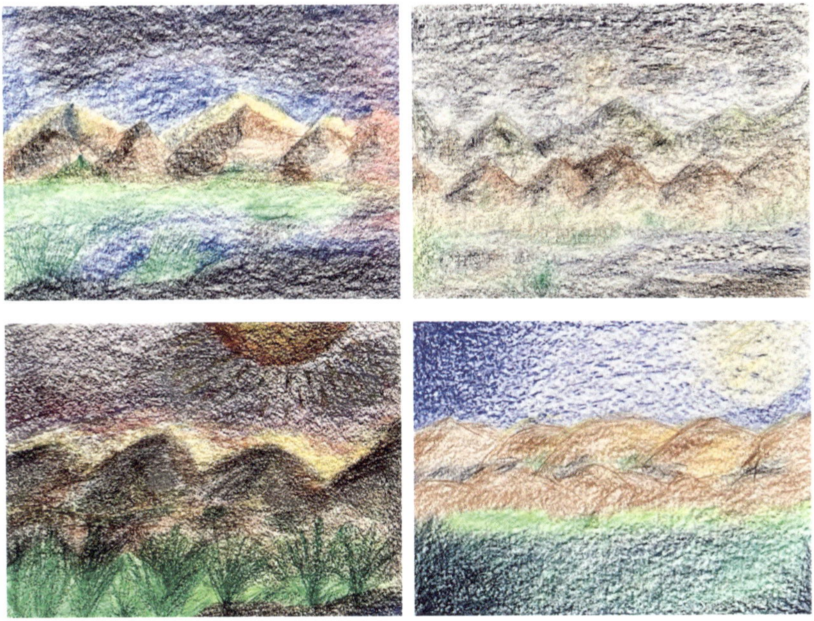

Reise in die Berge. Entstanden in einer Gruppe geflüchteter Frauen

spenden uns Trost, nähren die Hoffnung auf eine gesündere und heile Welt. Die Sorgen, Ängste, Schmerzen, Trauer, Schuld und Scham können wir bei den Bilderreisen für Momente hinter uns lassen, wodurch freie Räume zum Aufatmen entstehen.

*Reisen*

Etliche Frauen im Exil wünschten sich innerhalb der Notfallpädagogik in eine heile Welt reisen zu können. So entstanden Variationen und unterschiedliche Stimmungen von Gebirgslandschaften.

Mit differenziertem Druck beim Auftragen konnten die Sättigung und die Leuchtkraft der Farben verändert werden. Mehrere Schichten wurden übereinander gelagert.

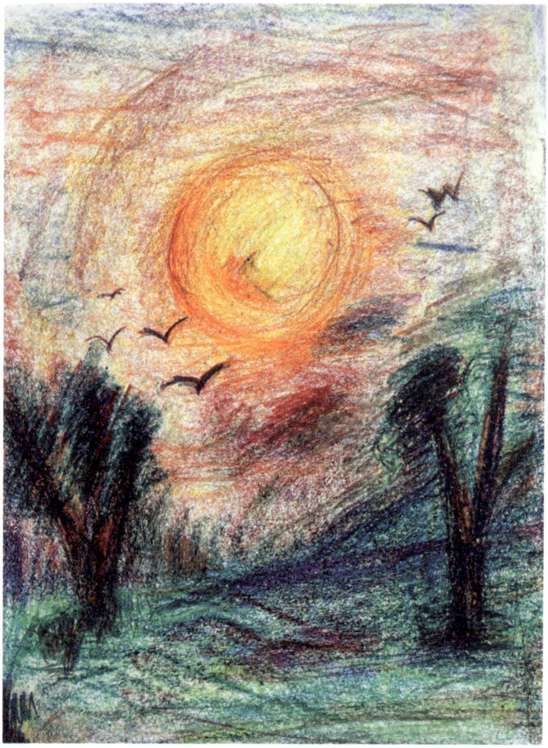

*beschnittenes Wachstum*

***Das 14-jährige ukrainische Mädchen*** wirkte verschlossen und in sich gekehrt. Mit der Mutter und ihren Geschwistern schlief sie in einer Turnhalle hinter Bauzäunen, die mit Plane bezogen und quadratisch zu Zellen zusammengestellt waren. Sie ermöglichten einen Sichtschutz, doch war nahezu jedes Geräusch hörbar.

Ein einziges Mal malte sie innerhalb der Notfallpädagigk mit uns. Ansonsten befand sie sich im ukrainischen Online-Unterricht. Etliche andere Kinder handhabten dies genauso. Sie kamen zu uns, wenn ihre Klassen in der Heimat wegen Bombenalarm in den Keller gingen. Dann hatten sie Zeit und verpassten nichts.

Das Bild des Mädchens verblüffte mich damals wegen der kräftigen Sonne und der Lebendigkeit im Bild einerseits und der wie abgesägten Ästen der Bäume, deren Wachstum beschnitten und gehaltvoll unterbrochen schien.

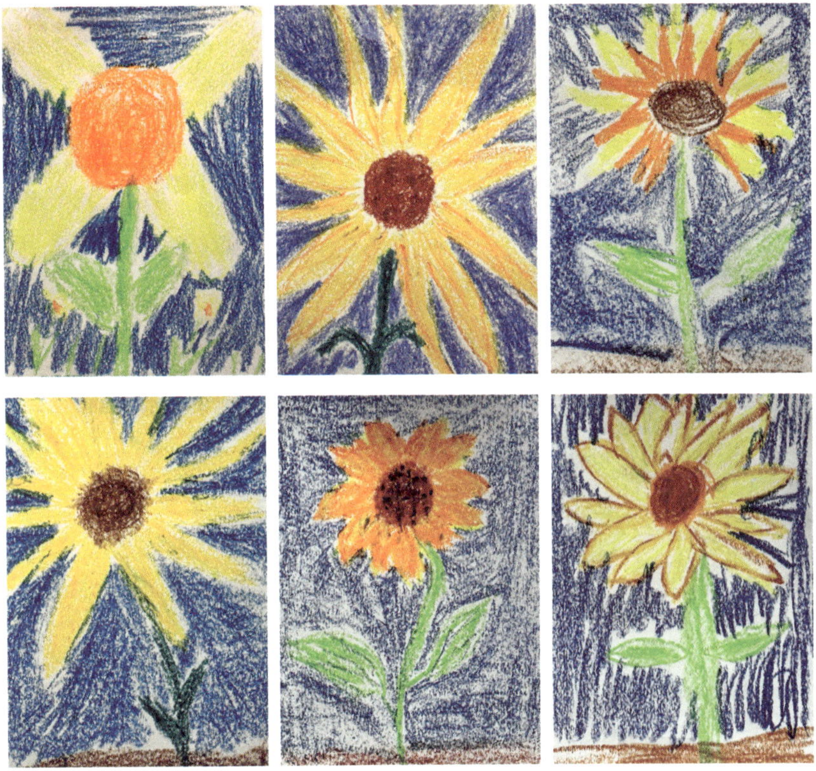

Sonnenblumen wurden von den ukrainischen Geflüchteten besonders gerne gemalt. Die Farben der Nationalflagge zeigen sich in Blüte und Himmel, und die Sonnenblume ist ein altes, vielschichtiges Symbol des Landes. Seit dem Krieg wurde sie zum Bild für den Widerstand.

*kleine Formate*

Die hier Abgebildeten wurden innerhalb der Notfallpädagogik in einer Gruppe mit Müttern und Kindern auf dem Postkartenformat Din A6 gemalt.

Das Malen mit Wachskreiden auf kleinen Formaten lässt sich als kurze Zeiteinheit einschieben, zügig abgeschlossene und farbintensive Ergebnisse entstehen. Auch bei ungeduldigen Menschen sind kleine Formate hilfreich.

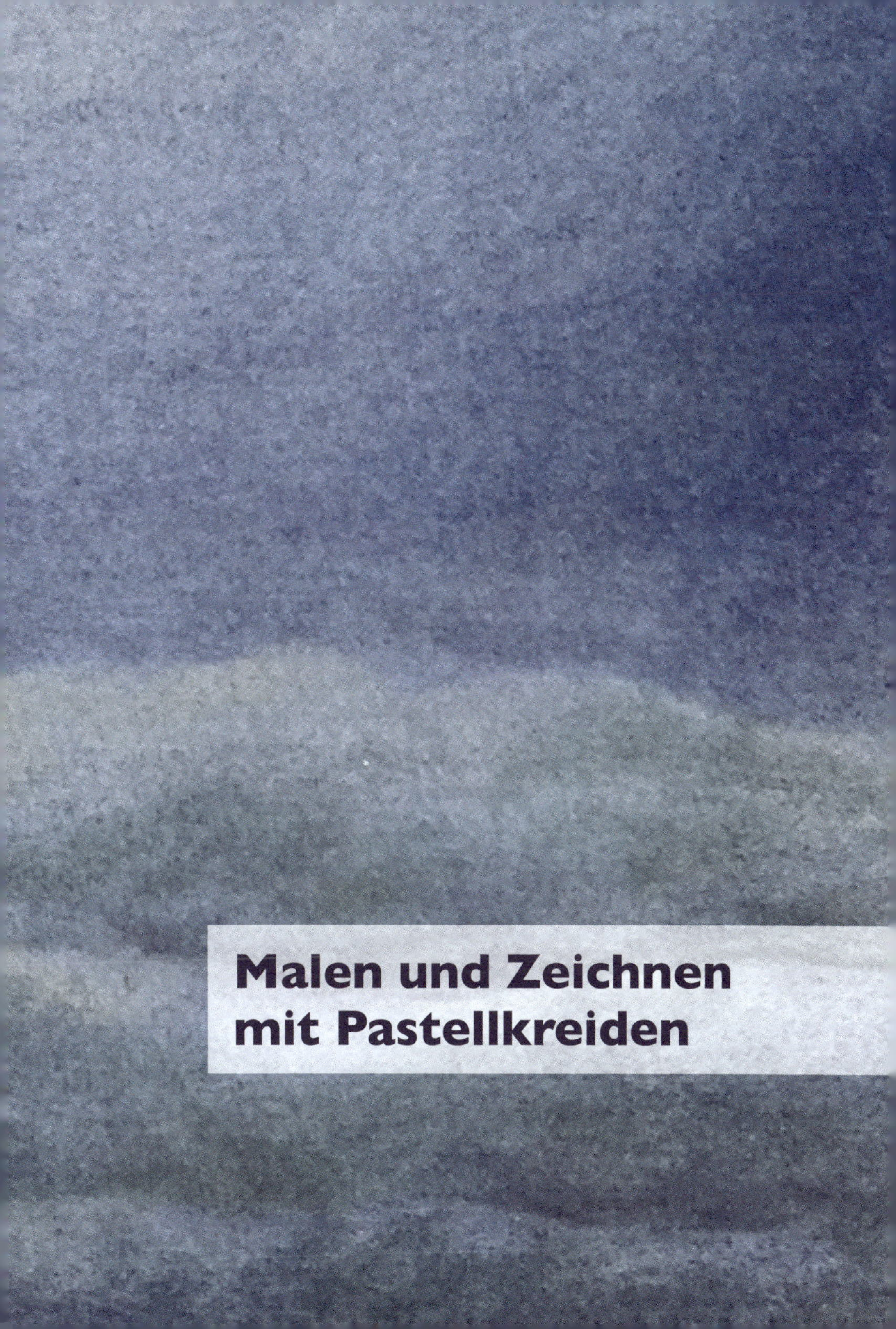

# Malen und Zeichnen mit Pastellkreiden

Pastellkreiden bieten ein breites Spektrum des Farbauftrags im Flächigen und der Linie. Fein zerrieben ermöglichen sie Farbstimmungen mit einem samtigen, verträumten Auftrag. Als Kreidestück können sie zu klarer Linien- und Kantenbildung und detaillierte Formen verwendet werden. Aufgrund der hochwertigen Pigmente wirken Pastellkreiden intensiv und lebendig, was sich mit dem Auftragen mehrere Schichten verstärkt.

Zur Vorbereitung werden die Kreiden mit Messer oder Ähnlichem wieder zu losen Farbpigmenten zerrieben. Sie können mit dem Finger, der Handfläche, Wattepads oder auch Pinseln aufgetragen werden. Watte und Pastellpinsel ermöglichen eine gleichmäßige zarte Flächengestaltung und weiche Übergänge. Nicht jeder Mensch kann diese staubige Konsistenz ertragen. Für Asthmatiker:innen würde ich diese Technik nicht empfehlen. Durch das Einreiben und Auftragen der Farbpigmente mit den Fingern entsteht eine unmittelbare taktile Wahrnehmung. Die Fingerspitzen erwärmen sich durch die (rhythmischen) Bewegungen.

Der leichte Pastellstaub erfordert behutsame Achtsamkeit. Schon ein unvorsichtiges Niesen lässt den zerriebenen Staub in alle Richtungen fliegen. Das fertige Bild sollte wegen des leichten Abriebs auch mit einem speziellen Spray für Pastellkreide oder Haarspray fixiert werden.

Über einen längeren Zeitraum kann an einem Bild gearbeitet werden. Eine Beständigkeit durch das bereits selbst Gestaltete, das beim nächsten Mal noch vorhanden ist, gibt Sicherheit und fördert die Stabilität. Der Aufbau ist jedes Mal von neuem erlebbar. Die weichen und zarten Farbtöne verdichten sich langsam und steigern ihre Farbintensität.

*erwärmende Pastellmaterie*

Mit den trockenen Pastellkreiden haben die Malenden mehr Kontrolle beim Gestalten als bei der Nass-in-Nass-Technik. Die Pastellmalerei berührt das Gefühl im Menschen und erwärmt[183] ihn, was der kalten Erstarrung und dem Eingefrorensein entgegenwirkt. Mit der entstehenden Weichheit und Zartheit gelangen die Malenden in einen träumenden und halbbewussten Zustand, der sie in eine Beruhigung und Entspannung gleiten lässt.

Das Motiv des hellen Vollmonds in der dunklen Nacht unterstützt den träumenden, atmosphärischen Charakter der Pastellkreiden. Um das Bild nicht zu finster und die Dunkelheit nicht zu tot werden zu lassen, empfehle ich nicht mit der Farbe Schwarz zu beginnen. Bei traumatisierten Menschen halte ich zudem einen achtsamen Umgang mit Schwarz für erforderlich. Bei jüngeren Kindern vermeide ich Schwarz nahezu vollständig.

Der Mond im 1. Bild (Abb. S. 342) entstand mit einem weiß-gelblichen Ton.

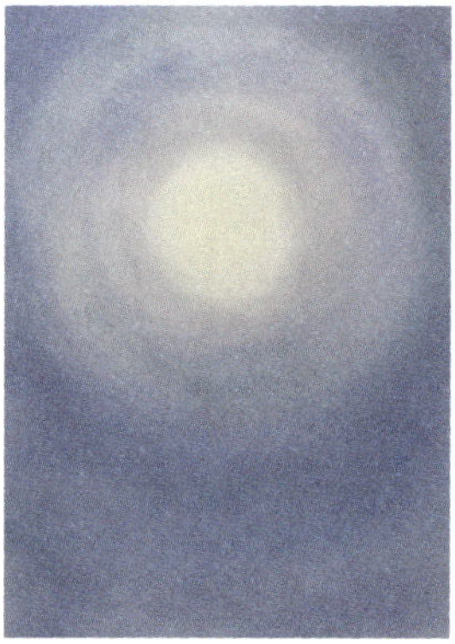
Bild 1

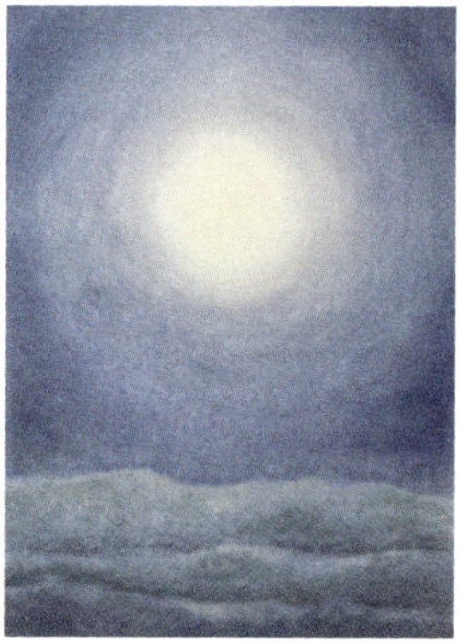
Bild 2

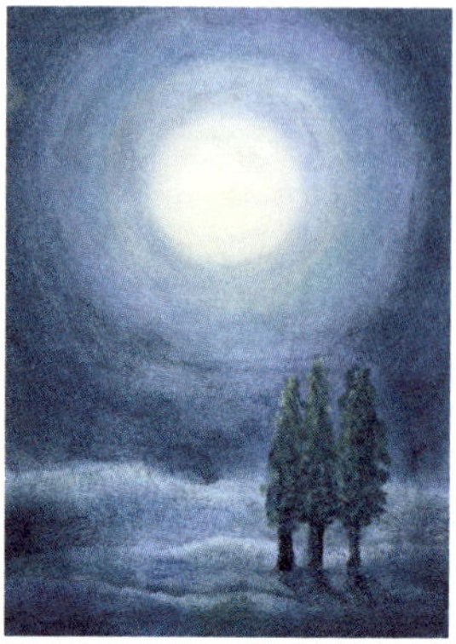
Bild 3

Anschließend umhüllten ihn zart Blautöne, die sich von außen nach innen seinem Licht näherten, ohne es einzuengen. Für den hellen Hof, die Korona, kann zusätzlich für eine lebendige Stimmung ein sehr zartes Magenta oder ein kühles Rot verwendet werden.

Die Erde im 2. Bild entstand mit dunklem Grün, Indigo- und Blautöne. Der Himmel wurde vor allem im äußeren Umkreis weiter verdichtet.

Indigotöne verdunkelten im 3. Bild den Erdbereich und den Himmel, was den Kontrast von dem erhellenden Mondlicht und der Finsternis intensivierte. Im Umkreis des Mondes kam ein kühles Türkis dazu. Die Bäume in Umbra, dunklen Grüntönen und Indigo kreuzten mit ihrer aufrechten Gestalt die Horizontlinie. Schatten bildeten sich. Mit zartem Schwarz konnten am Ende des Prozesses Details betont werden.

*Kosmos und Erde*

Abwechselnd wurde im Kosmischen und Irdischen während des gesamten Prozesses gemalt, was einer Vereinseitigung entgegenwirkt. Wieviel Dunkelheit und damit verbundene Dramatik und Tiefe ein Mensch in seinem Bild aushält, ist individuell verschiedenen.

In der Nacht ist die größte Finsternis in der Außenwelt erlebbar. Wenn alles zur Ruhe kommt, der Alltag keine Anforderungen mehr stellt, erleben traumatisierte Menschen oft verstärkt ihre belastenden Gefühle und Gedanken, was sie am Ein- und Durchschlafen hindert. Sorgenvollen Gedanken, Unruhe und die kalte Angst kriechen hervor. Die Finsternis der Nacht streckt ihre bedrohlichen Krallen aus. Dies kann sich bis zu einer Angst vor der Nacht und dem Schlaf entwickeln. Es bedarf der Fähigkeit des Loslassens, um in den Schlaf hinüberzugleiten.

*unterstützt Loslassen*

Pastellmalen unterstützt das träumende Loslassen im Menschen, das klare Denken kann pausieren. Es ist hilfreich, das Loslassen auch während des Tages zu fördern.

*Zuversicht gebender Mond*

Der helle Mond im Bild ist bedeutungsvoll. Er erleichtert es, die Finsternis zu ertragen. Das Mondlicht vermittelt Zuversicht und Hoffnung. Es schafft ein Zentrum und bildet eine haltgebende Orientierung im Bild. Zentrierung und als Gegenpol die Weite im kosmischen Himmel, im rhythmischen Wechsel gemalt, fördern ein bewegliches Binden und Lösen.

Zur Leichte im Kosmischen kommt die schwere Erde als Gegengewicht, die nötige Festigkeit und Beständigkeit im Irdischen vermittelt. Die Erde trägt uns jeden Tag – wir haben den »Boden unter unseren Füßen«. Im Gestalten der Erde mit ihren klaren Kanten und Grenzen bildet ein traumatisierter Mensch sich seinen eigenen tragfähigen Boden unter seinen Füßen wieder neu, den er verloren hat.

*Senkrechte kreuzt Horizont*

Mit dem Baum kommt zur Horizontalen der Landschaft die Senkrechte und somit die Aufrichtekraft im Bild hinzu. Ein Kreuz entsteht. Bäume stehen aufrecht. Sie vermitteln uns Beständigkeit. Beharrlich und dennoch beweglich überleben sie die Stürme und passen sich den Umständen an. Die Aufrichte gibt uns Menschen die Möglichkeit, mit den freien Armen und Händen auf der Erde zu handeln und zu gestalten. Das Kreuz kann ein Bild für einen frei handelnden Menschen sein.

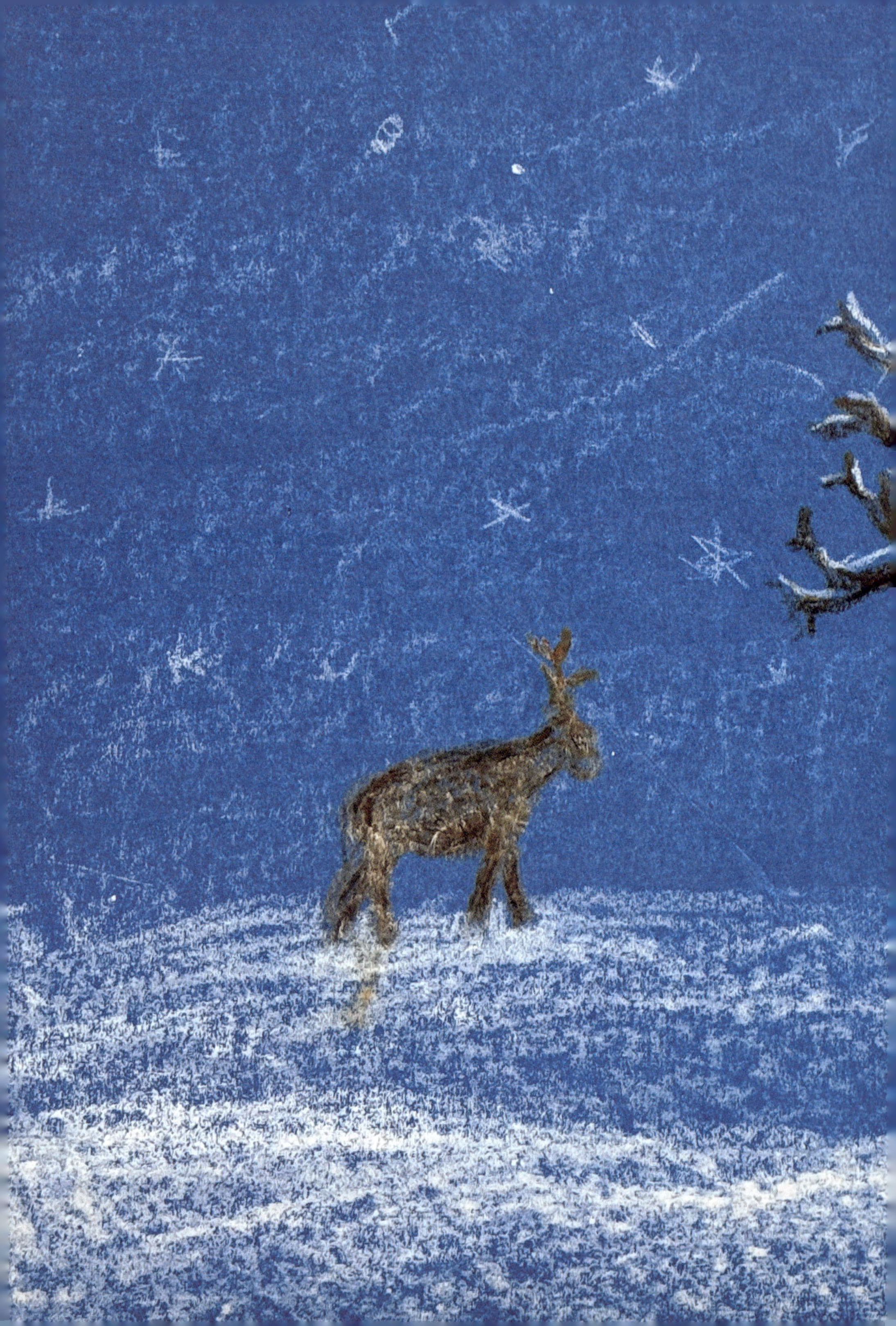

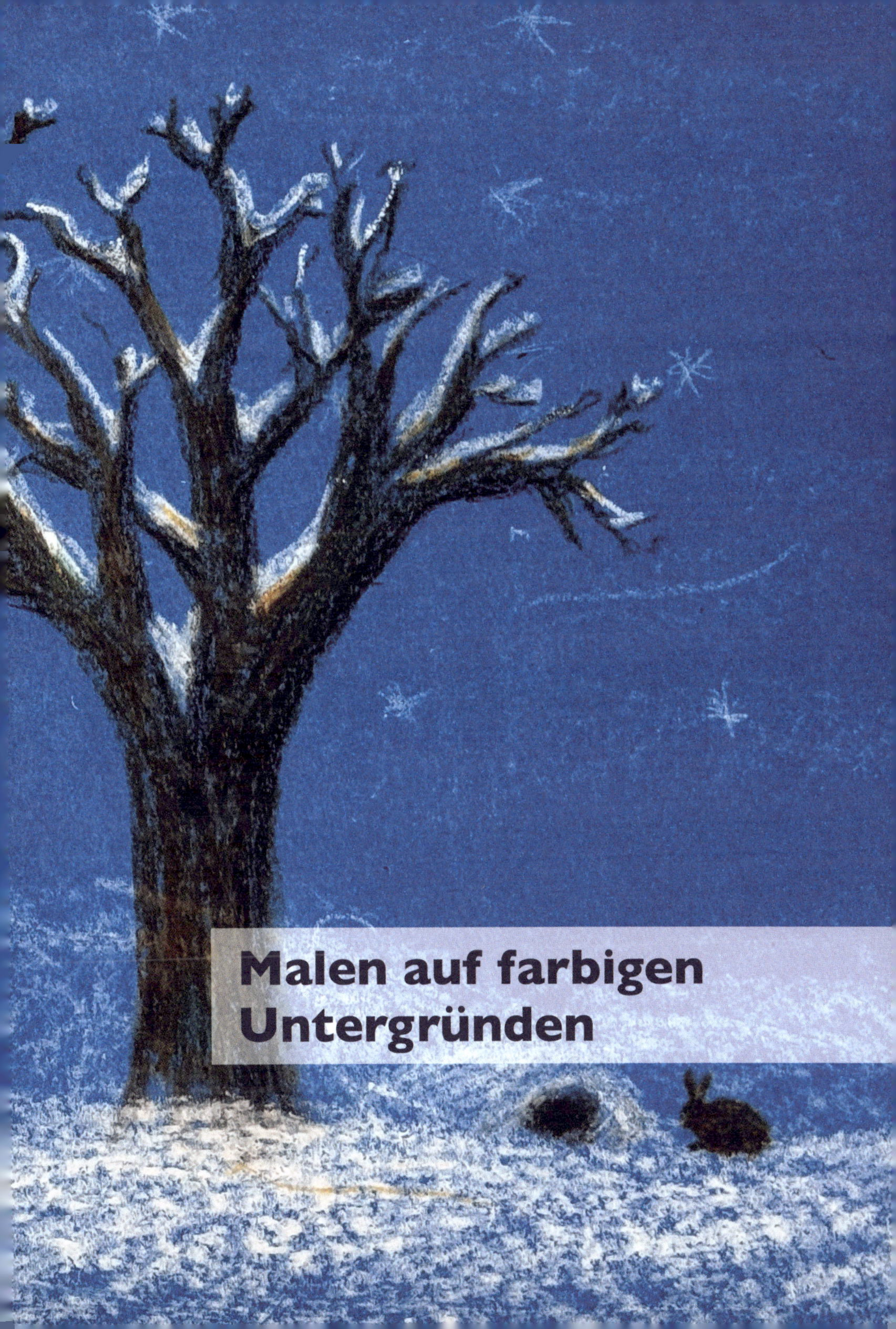

# Malen auf farbigen Untergründen

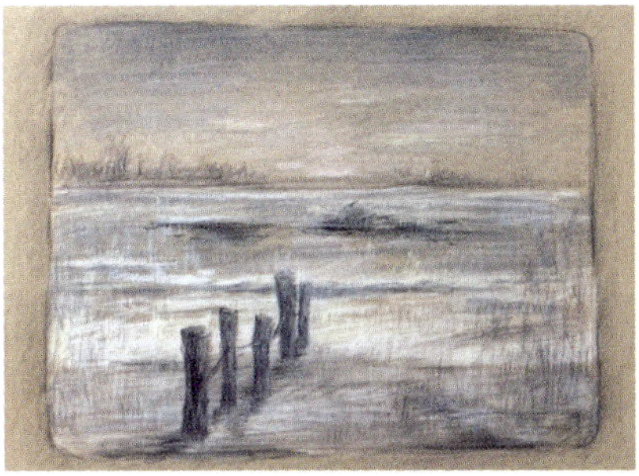

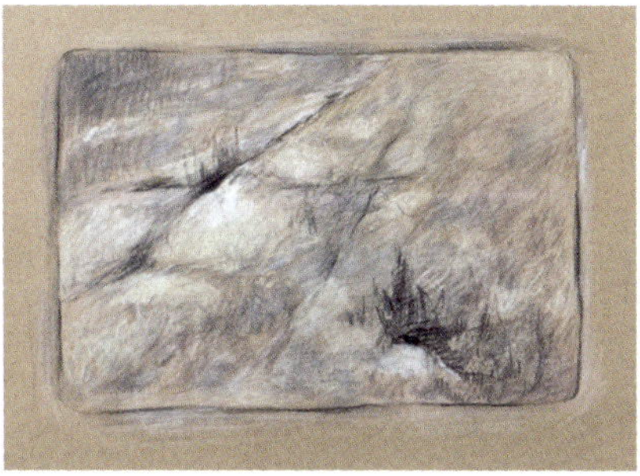

Technik: Buntstifte auf Packpaier

Auf Untergründen wie Packpapier, Backpapier, Papiertüten, Innenseite von Verpackungen oder auseinandergefalteten zugeschnittenen Kartons können verschiedener Farbklänge erlebbar werden. Manchmal ist gerade geringwertiges Papier eine Chance, die Scheu zu überwinden kreativ und experimentell zu werden und sich auszuprobieren. Der Respekt vor einem teuren hochwertigen Papier kann die spontane und lebendige Kreativität blockieren und die Angst, einen Fehler zu machen, fördern. Menschen erlauben sich erfahrungsgemäß eher, etwas »falsch« zu machen, wenn das Papier günstig oder vielleicht sogar ein Abfallprodukt war.

*Dunkelheit durchlichten*

Eine besondere Faszination hat das Malen auf farbigen und dunklen Untergründen. Mit Tafel-, Pastell- oder Ölkreiden auf schwarzem Untergrund zu malen, bedeutet die Dunkelheit zu erhellen und zu durchlichten.

Während beim Malen mit Farbe auf weißem Papier die Helligkeit – das Weiß – verdunkelt wird, leuchten die Farben auf dem schwarzen Untergrund wie aus der Dunkelheit heraus.

*mit Experimentieren Interesse wecken*

Als Untergrund kann Tonpapier in den verschiedensten Farben verwendet werden oder schwarze Tafeln. Sie haben den Vorteil, dass sie durch ihre Abwischbarkeit eine lockere und spontanere Strichführung fördern. Das Experimentieren mit unterschiedlichen, farbigen Untergründen fördert ein spielerisches Entdecken verschiedenster Farbkompositionen. Ein Blau wirkt zum Beispiel auf einem grauen Untergrund anders als auf einem gelben Untergrund. Beim Experimentieren wird ein Interesse für die äußere Welt geweckt. Neues wird durch das eigene Komponieren und Handeln hervorgebracht, erlebt, verwandelt und formt sich zu vorher manchmal nicht vorstellbaren Farbklängen. Das spielerische Experimentieren und Entdecken und das Erleben der indi-

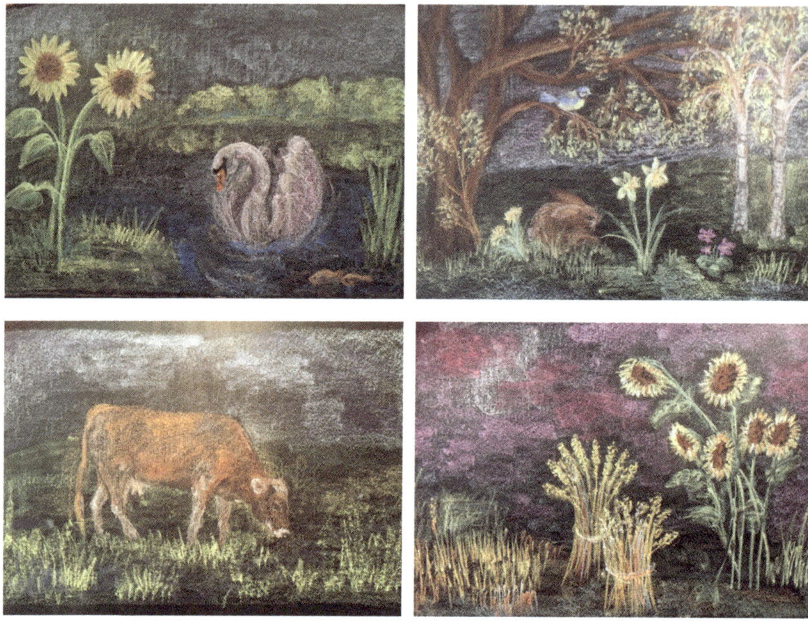

Technik: Kreide auf schwarzer Tafel

*Räume für Freude*

viduellen Fantasiekräfte wecken die Freude.[184] Diese gilt es bei künstlerisch-traumapädagogischen Angeboten als tiefgreifend wirkende, gesundende Kraft im Bewusstsein zu tragen; entsprechend sind Räume zu schaffen, in denen Freude zum Leben erweckt werden kann.

Thematisch können neben den Farbklängen auch Themen der Jahreszeiten Märchen, Legenden, Geschichten und Erzählungen Anregungen zu fantasievollen Bildern geben.[185]

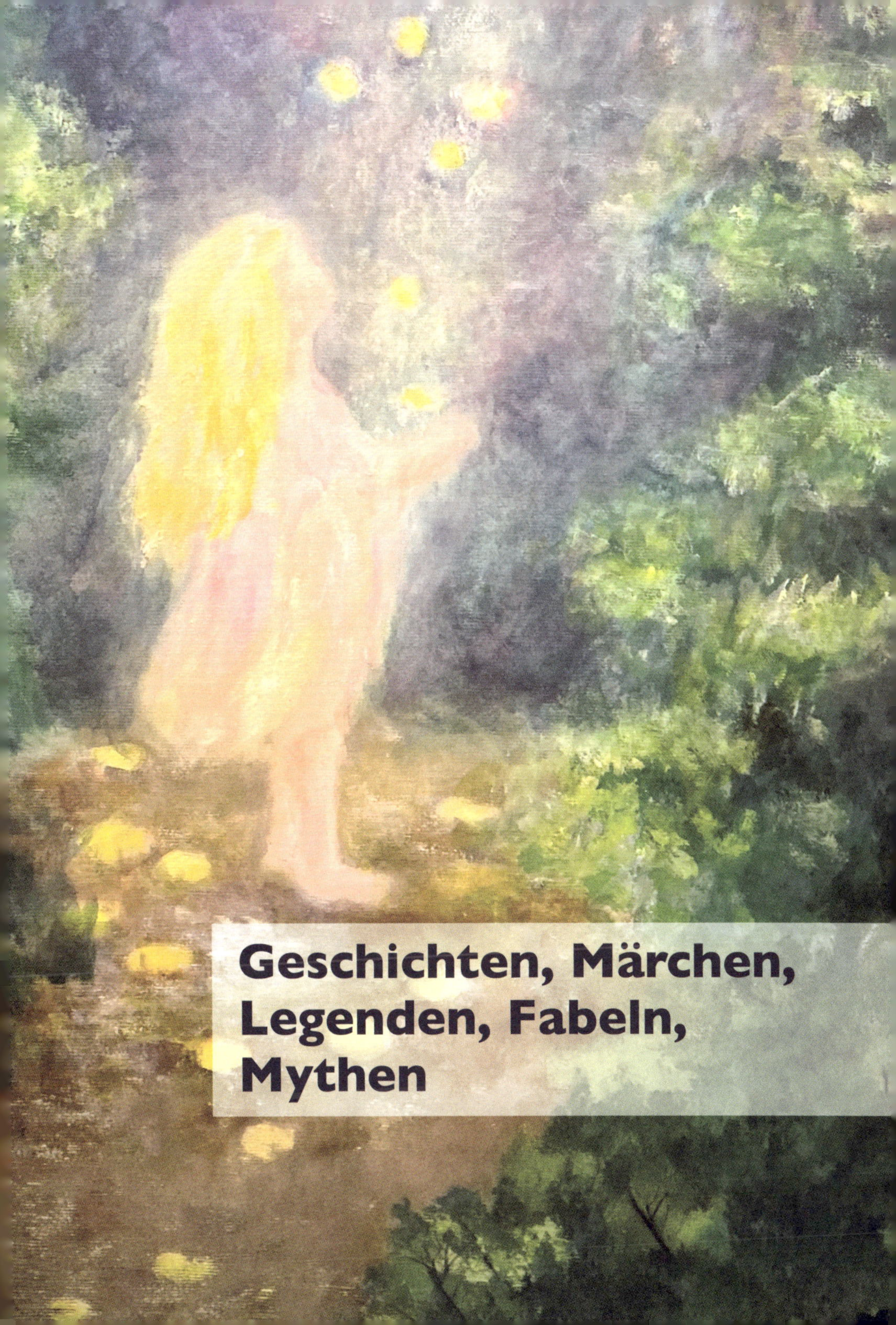
Geschichten, Märchen,
Legenden, Fabeln,
Mythen

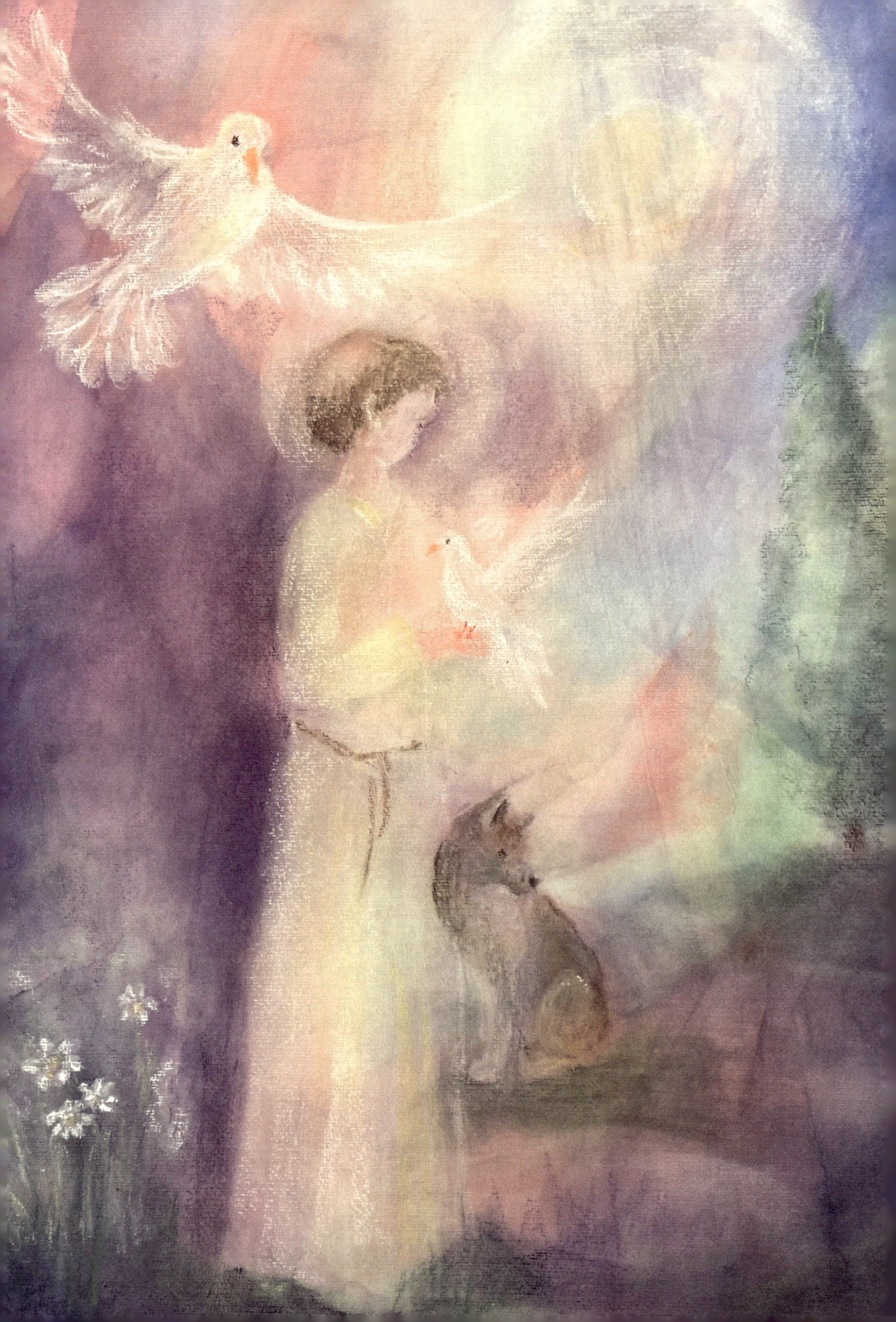

In allen Kulturen, Weltanschauungen und Religionen gibt es Geschichten,[186] die teils über hunderte oder sogar tausende von Jahren erzählt und an die nächsten Generationen weitergegeben wurden. Märchen, Legenden, Fabeln, Sagen und Mythen sind Geschichten, die Zeitloses und Sinnhaftes in sich tragen. Hohe Ideale und Ziele von Menschen werden in der Seele als tiefe Wahrheiten erlebt und reifen im Inneren zu anstrebenswerten, ethischen und moralischen Vorbildern.

Geschichten können im Miteinander verbinden, können Frieden stiften und den Mut zum nächsten Schritt aufzeigen. In ihnen finden sich Themen, wie Leid, Verletzung, Kampf, Angst und Flucht, aber auch hohe menschliche Werte und Tugenden, wie (Nächsten-)Liebe, Demut, Gnade, Heilung, Mut, Barmherzigkeit oder eine Leichtigkeit im Humor und Freude.

*Verwandlung zur Liebe*

Verwandlungsprozesse werden aufgezeigt, die zu Lösungen, zu Liebe und Freundschaft und zu Heilung und Frieden führen, nachdem das »Böse« und das Leid überwunden wurde. Eine heilende und transformierende Kraft des Leidens ermöglicht die Verwandlung zum Guten und seelisch-geistige Reifung.

*Überwinden des Bösen und des Leidens*

Die Geschichten geben Mut, spenden Hoffnung und Zuversicht, dass das Meistern schwieriger Situationen oder Prüfungen gelingen wird. Der Entwicklungsgedanke, der in jeder guten Geschichte liegt, zeigt den Lauschenden, dass sich Menschen und Lebenssituationen ändern und verwandeln können. Nichts bleibt statisch und starr, sondern Bewegung und Wandel durchziehen alles Lebendige. Und manchmal gibt es sogar Wunder!

Ein klar komponierter Aufbau der Geschichten mit einem Anfang, einem Entwicklungsweg und einem Ende geben Struktur. Eine Ordnung und eine Entwicklung zum »Guten« sind erlebbar, Schwierigkeiten und Schicksalsschläge werden überwunden. Ein »roter Faden« zieht sich orientierungsgebend hindurch. Menschen, Tiere, Pflanzen, Naturgeister und Götter stehen in Beziehung zueinander, sind im gegenseitigen Kontakt, in Resonanz und in Begegnung. Sie sind in ein großes Ganzes und einen Zusammenklang von Irdischem und Kosmischem eingebunden. Hauptfiguren und Held:innen sind spätestens am Ende der Geschichten nicht mehr isoliert oder einsam.

*roter Faden*

Die Erinnerungen traumatisierter Menschen sind oft bruchstück- und lückenhaft. Fragmente und Erinnerungsfetzen stehen isoliert und sind nicht mehr in einen kontinuierlichen Zeitverlauf eingebettet. Es gibt eine Zeit vor den traumatischen Ereignissen und eine Zeit danach. Der »rote Faden« ist für traumatisierte Menschen oft nicht mehr erkennbar.

< Franziskus von Assisi; Mischtechnik Aquarell und Pastellkreiden

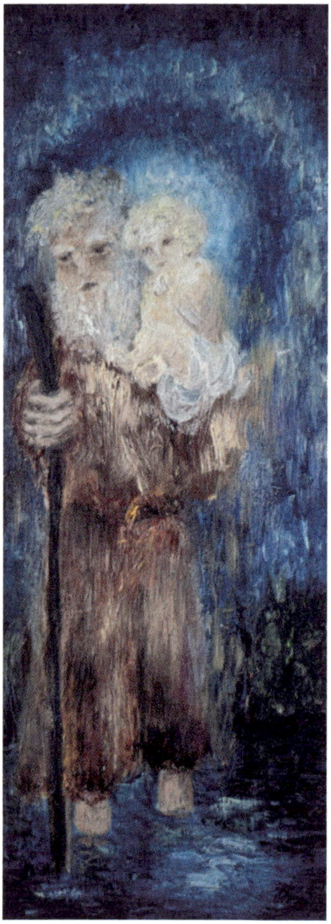

Die vor dem Ereignis bestehende Ordnung ist auseinandergebrochen, zerbrochen. Traumata isolieren. Die vorher bestehende seelische Verbindung zur Außenwelt, zu den Mitmenschen und der göttlichen Welt kann im Erleben abgerissen sein. Einsamkeitsgefühle sind die Folge.

*Parallelen zum Persönlichen*

Beim Lauschen von Geschichten finden Zuhörer:innen Parallelen zu ihrem persönlich Erlebten. Sie identifizieren sich erfahrungsgemäß mit den Held:innen oder deren tugendhaftem Streben. Held:innen handeln mutig und sind stark. Sie überwinden Hindernisse und kämpfen tapfer gegen das Böse.

Sie sind barmherzig, zeigen Mitgefühl, sind gerecht und wahrheitsliebend. Von ihnen kann ein leuchtender Glanz und ein strahlendes Licht ausgehen, das auf die Zuhörer:innen hoffnungsvoll und wegweisend wirkt. Held:innen haben Vertrauen in sich selbst, in ihre Werte und Fähigkeiten. Sie suchen aktiv nach Lösungen und bekommen dabei oft Hilfe von Tieren, Menschen, Naturwesen, Engeln und Göttern.

*Guts siegt über Böses*

In guten Geschichten und Erzählungen gibt es Situationen, in denen gekämpft wird und Mut erforderlich ist, sich der Dunkelheit und dem Bedrohlichem zu stellen, die Finsternis anschließend überwinden zu können. Diese Thematik im Malen aufzugreifen ist im Hinblick auf den Sieg des Guten über das Böse sinnvoll. Die Begleiter:innen des traumapädagogischen Prozesses sollten wachsam die einzelnen Schritte begleiten. Obwohl die Schönheit und das Gute eine große Bedeutung in der Traumapädagogik haben, ist es unerlässlich den Gegenkräften, die traumatisierte Menschen erlebt haben und erleben, Raum und Ausdrucksmöglichkeiten zu geben. Es ist ein Balanceakt, dabei nicht in Traumakonfrontationen zu gelangen, die eine Retraumatisierung zur Folge haben können.

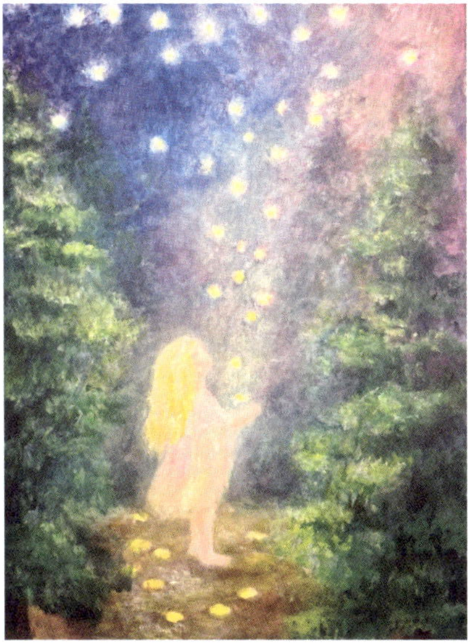

Im Miterleben sinnvoller Geschichten erschaffen sich Kinder, Jugendliche und auch Erwachsene ihre individuellen und fantasievollen inneren Bilder der Held:innen und Gestalten.[187] Im anschließenden Malen können die Geschichten sowohl im Figürlichen als auch in reinen Farbstimmungen einen Ausdruck und Sichtbarkeit bekommen.

Das aktive Hervorbringen lässt die eigene Gestaltungsmöglichkeit erfahren und hinterlässt im erschaffenen, fantasievollen Bild eine Wirklichkeit und einen eindrücklichen Nachklang in der Seele. Verwandlungsmöglichkeiten innerhalb eines Lebens und der dazu notwendige Reichtum an Potentialen usw., um das »Böse« überwinden zu können, prägen sich im Malen bildhaft und mit dem fühlenden Herzen durchdrungen in die Erinnerung ein. Sie hinterlassen einen Abdruck in der Seele, auf den die Menschen später zurückgreifen können.

Wenn Geschichten mit Hingabe von einem Menschen frei erzählt werden, entsteht ein hin- und herschwingender Dialog zwischen dem Erzählenden und den Zuhörenden. Auf emotionale und situative Besonderheiten traumatisierter Menschen kann eingegangen werden.

Das Buch »Im Auge des Sturms«[188] enthält eine Sammlung von »Schlüsselgeschichten« aus verschiedenen Ländern u. a. zu den Themen Krieg, Flucht, Migration, Gastfreundschaft, Begegnung und Resonanz, Vertrauen und Mitgefühl und neue Perspektiven.

*bildhafte Stimmung*

Geschichten schaffen vor dem Malen einen Ruhepol und bringen Kinder, Jugendliche und auch Erwachsene in eine bildhafte Stimmung, die einen gefühlvollen Einstieg ins Künstlerische vorbereitet.

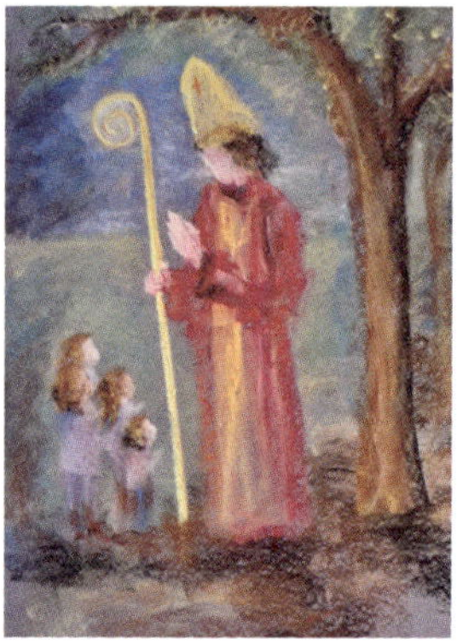

Sankt Nikolaus

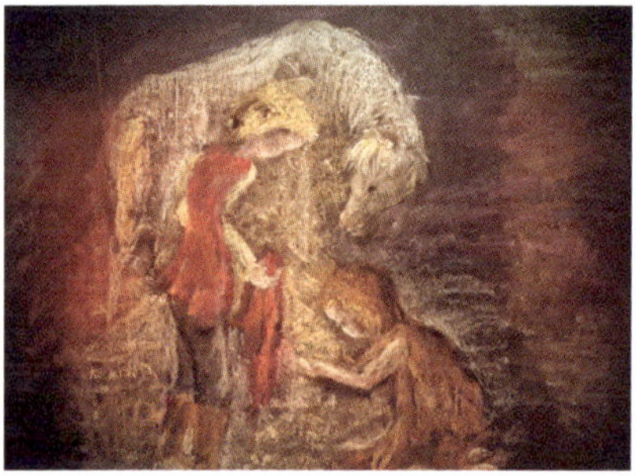

Sankt Martin

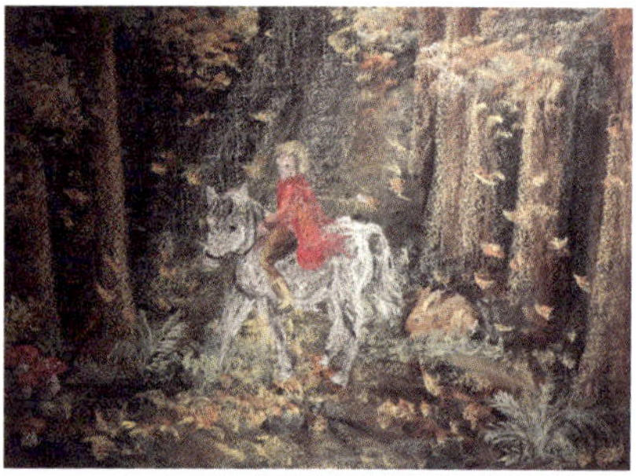

Der heilige Georg

## *Legenden (im christlichen Kontext)*

Legenden handeln von den Lebenswegen besonderer Menschen, die bereits verstorben sind. Durch ihr außergewöhnliches Sein und Wirken leben sie als Vorbilder in den Geschichten über die Jahrhunderte weiter. Sie überwanden egoistische Bedürfnisse, dienten einem Göttlichen und erreichten hohe menschliche Werte und Ziele. Etliche von ihnen werden heute noch als Heilige verehrt.

*weisheitsvolle Vorbilder*

In allen Kulturen, Weltanschauungen und Religionen werden von Generation zu Generation Erzählungen von »heiligen« Menschen weitergegeben, die weit über sich hinausgewachsen sind. In den Herzen der Menschen leben sie als weisheitsvolle Vorbilder weiter und geben den nachfolgenden Generationen moralische Orientierung.

Oft staunend und mit nahezu stiller Ehrfurcht lauschen Kindern den Legenden.[189] Ein *Franz von Assisi* [190] (Abb. S. 350) verzichtete selbst auf Reichtum und Ruhm und entschied sich, vom Vater verstoßen, ein Leben in Armut zu führen. Er lebte in Bescheidenheit und Demut. Franz von Assisi widmete sein Leben den Armen, Benachteiligten und Ausgegrenzten. Er war bekannt für seine Liebe zu allen Lebewesen. Gott lebte für ihn in der gesamten Schöpfung und er sprach oft mit Tieren, was ihm den Titel »Heiliger der Tiere« einbrachte.

*Sankt Martin* (S. 354), teilte, als er noch ein Soldat war, aus Barmherzigkeit und Nächstenliebe mit dem armen frierenden Bettler seinen Mantel, bevor er Mönch wurde.

*Der heilige Georg,*[191] ein christlicher Ritter, besiegte mit Mut und Tapferkeit einen äußerst gefährlichen Drachen und befreite ein Volk sowie die Königstochter von der gierigen Bestie. Die Legende zeigt den Sieg des Guten über das Böse.

*Sankt Nikolaus* (S. 354) schaffte aus Mitgefühl und Nächstenliebe der Armut und der Not dreier Schwestern mit ihrem Vater Abhilfe, indem er nachts heimlich Säckchen voller Goldmünzen in deren Haus brachte. Er teilte seinen Reichtum großzügig, bevor er Bischof wurde, und lebt als Botschafter der Liebe bis heute weiter.

Legenden erzählen von hohen menschlichen Werten wie Nächstenliebe und Mitgefühl, ohne mahnend mit dem Finger zu zeigen. Sie lehren uns die Tatsache, dass die Fähigkeit, der Mut und die Entschlusskraft zur Veränderung unserer Lebenswege und Lebenswerte in uns liegt.

Sie zeigen Wendepunkte einzelner Schicksale und Menschen, die sich den Widrigkeiten des Lebens mit Tapferkeit entgegenstellen.

Mit dem Erzählen von Legenden bewahren wir nicht nur ein kulturelles Erbe, sondern inspirieren (junge) traumatisierte Menschen, eigene Fähigkeiten zur Veränderung und Transformation zu entwickeln und zu entfalten. Legenden geben Mut und Hoffnung, individuelle Lebenswege zu suchen, die auch den Wandel des Schicksals einer Gemeinschaft und deren Werte gesundend beeinflussen können.

*Inspiration zur Transformation*

Eine Legende kann an mehreren Tagen wiederholt erzählt werden und anschließend einzelne Motive gemalt werden.

### *Mythen und Sagen*

Die Mythologie kann eine kraftvolle Quelle für traumatisierte Menschen sein. Mythen erzählen Geschichten über Göttinen und Götter, Halbgöttinen und Halbgötter und geistige Wesen und deren Taten. Sie sind tief mit den religiösen Grundlagen und Vorstellungen einer Gesellschaft verwurzelt und helfen die

*kraftvolle Quelle*

*universlle Themen*

Welt zu verstehen. Sie schildern die Ursprünge und die Erschaffung der Welt, des Kosmos und der Erde. Die Entstehung der Menschen und der Naturphänomene sind ebenso Themen, wie die das damalige Weltbild und die Weltenordnung. Mythen handeln von Kämpfen und Transformationen, von Zerstörung und Neugestaltung. Mythen behandeln universelle Themen wie Schöpfung, Tod, Verlust, Liebe, Krieg und das Streben nach Entwicklung, was sie für Menschen aus verschiedenen Kulturen nachvollziehbar macht. Durch ihre übergeordneten Themen sind sie auch heute bereichernd. Mythen bieten Raum für Identifikation, Hoffnung und Zuversicht und unterstützen somit den eigenen Heilungsprozess. Die grundlegenden Fragen zum Leben, zu Transformation und der menschlichen Existenz können traumatisierten Menschen Anregungen geben, sich (wieder) in einen größeren Lebenszusammenhang einzubinden und sich einem kosmischen Ganzen zugehörig zu fühlen und zu erleben.

Um alters- und entwicklungsgerechte mythologische Erzählungen zu finden, ist der Lehrplan der Waldorfschulen eine empfehlenswerte Grundlage.

Eine Auswahl von Mythen aus dem alten Indien, Persien, Babylon, Ägypten findet sich in dem Buch »Alte Mythen«.[192]

Ebenso hat die nordische, griechische und römischen Mythologie Reichtum an Bildmotiven (Abb. S. 357).

*Erzengel Michael*

Der Erzengel Michael hat heute eine Bedeutung in verschiedenen Religionen, so auch im Christentum, Judentum und im Islam. Im Christentum wird er oft als Engel des Kampfes gegen das Böse und als Führer der himmlischen Heerscharen dargestellt. Im Islam ist Mikail einer der wichtigsten Engel.

Ob man Erzengel Michael[193] als «Mythos» betrachtet, hängt von der Perspektive ab. Im religiösen Kontext ist er eine reale, spirituelle Entität, die in den heiligen Schriften und Traditionen verehrt wird. In einem eher mythologischen oder literarschen Sinne könnte man seine Geschichten und Darstellungen als Teil einer Mythologie betrachten, die symbolische Wahrheiten und moralische Lehren vermittelt.

Das Bild des Erzengel Michaels, der den Drachen bezwingt, ist bei Kindern und Jugendlichen ein beliebtes und auch einprägsames Bild des Sieges des Guten über das Böse.

Sagen sind lokal und kulturell verankert und handeln von historischen Ereignissen und Persönlichkeiten mit ihren außergewöhnlichen heldenhaften Biografien, aber auch ihrem Zusammenwirken mit Naturgeistern wie Elfen, Zwerge oder Riesen und geistigen Wesenheiten. Der Begriff Göttersagen wird auch synonym mit dem Begriff »Mythen« benutzt.

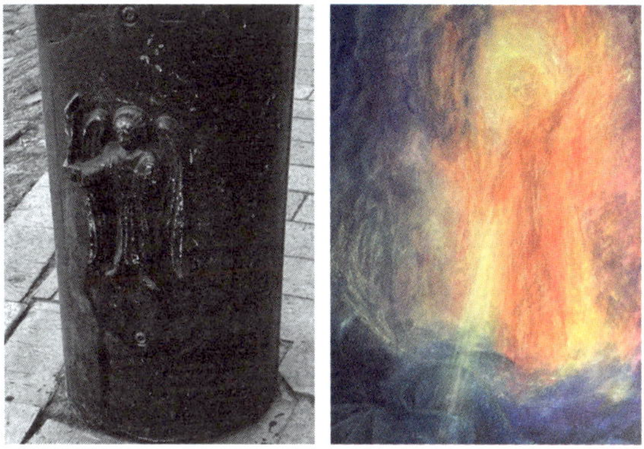

Erzengel Michael links: Guss Laternenpfosten am Straßenrand in Kyjiw, Ukraine

Auch Sagen können inhaltlich das Malen und Zeichnen vorbereiten und inspirieren. Etliche empfehlenswerte Bücher zu nordischen, griechischen und römischen Sagen bieten Kindern und Jugendlichen einen Zugang zu dieser Welt in altersgemäßer Sprache. Sagen ermöglichen den jungen traumatisierten Menschen eine Identifikation mit Held:innen, die trotz aller Widrigkeiten im Leben nie aufgeben, mit Mut und Tapferkeit nach Lösungen suchen, das Böse bekämpfen und an sich selbst glauben. Hilfe bekommen sie auch von Göttinen, Göttern oder anderen übersinnlichen Wesen.

## Geschichten zu einzelnen Motiven

*Wirkung auf übererregte Kinder*

Kleine Geschichten über die Natur und ihre Lebewesen, die Jahreszeiten und Jahresfeste, vor dem Malen bildhaft erzählt, bereiten eine wärmende, lebendige Stimmung für das künstlerische Gestalten vor. Auch bei übererregten und unruhigen Kindern und Jugendlichen konnte ich beobachten, dass sie den erzählten Geschichten still und hingebungsvoll lauschen konnten und in eine nahezu andächtige Stimmung kamen.

Ratsam ist es, alles Material so vorzubereiten, dass unmittelbar nach dem Ende der Geschichte mit dem Malen oder Zeichnen begonnen werden kann. Die Kinder und Jugendlichen können somit ohne Unterbrechung in der Stimmung und ihren entstandenen inneren Bildern kreativ tätig werden. Einige bewährte Beispiele sind:

Literatur zu den Motiven

- *Kleine Biene Sonnenstrahl,*[194] *Das Bienenbuch,*[195] *Die schönsten Tiergeschichten aus aller Welt,*[196] *Die Sonnenmuhme*[197] (Das Buch beinhaltet Geschichten und Legenden der vier Jahreszeiten. Motive sind: eine Biene, ein Hase, ein Kuckuck, das Johanniskraut, ein Roggenkorn, ein Schmetterling, der Erzengel Michael, Georg und der Drache, ein Pilz, ein Drachen, Blätter, Wolkenschäfchen, Schneeflocken, ein Christrosenwunder und die heiligen drei Könige)
- *Der Drache mit den sieben Köpfen*[198] (In diesem Buch befinden sich Geschichten zu Michaeli, Sankt Martin und Nikolaus)
- *Vom Osten strahlt ein Stern herein*[199] (Das Buch beinhaltet Geschichten zu Advent, Weihnachten und Dreikönig)
- *Du bist willkommen, sagte die Ameise*[200] (Eine Geschichte zur Gastfreundschaft)
- *Der Büffel, der nur ein Horn hatte*[201] (Ein Märchen der Uiguren ab Schulalter. Es ist besonders für verwaiste und traumatisierte Kinder geeignet, handelt von Selbstwirksamkeitserfahrung und zeigt, dass ein Gestalten und Veränderung des eigenen Lebens möglich sind. Entgegen der Ohnmacht und dem Ausgeliefertsein kann der Mensch wieder handlungsfähig werden).

Feiern von Festen

Alle Festeszeiten im Jahr können durch das Erzählen von Geschichten und Legenden bereichert werden, die dann in einem künstlerischen Prozess aufgegriffen werden. Durch diese Verbindung entsteht eine seelische Anbindung an einen größeren Zeiten- und Ereignislauf und an höhere Werte. Jahresfeste existieren unabhängig von jedem Einzelschicksal und werden über die Jahrhunderte in den Generationen weitergegeben und gefeiert. Allein die innere Anbindung an ein größeres Weltgeschehen und rhythmische Weltenprozesse wirken gesundend.

Das Feiern von Festeszeiten wirkt sich positiv auf traumatisierte Menschen aus, da Feste in den Kulturen tief verwurzelt sind, kulturelle Identität und Traditionen bewahren. Sie bieten eine zuverlässige Struktur, markieren den Jahreszyklus mit gewohnten Ritualen, die Sicherheit vermitteln und Vorfreude erleben lassen. Feiern kann Stress abbauen, Freude und Glück fördern. Die festliche Atmosphäre und das Zusammensein mit anderen tragen zu einem positiven emotionalen Zustand im Idealfall bei. Sie fördern das Gemeinschafts- und Zugehörigkeitsgefühl, stärken Bindungen, wirken Rückzug und Isolation entgegen.

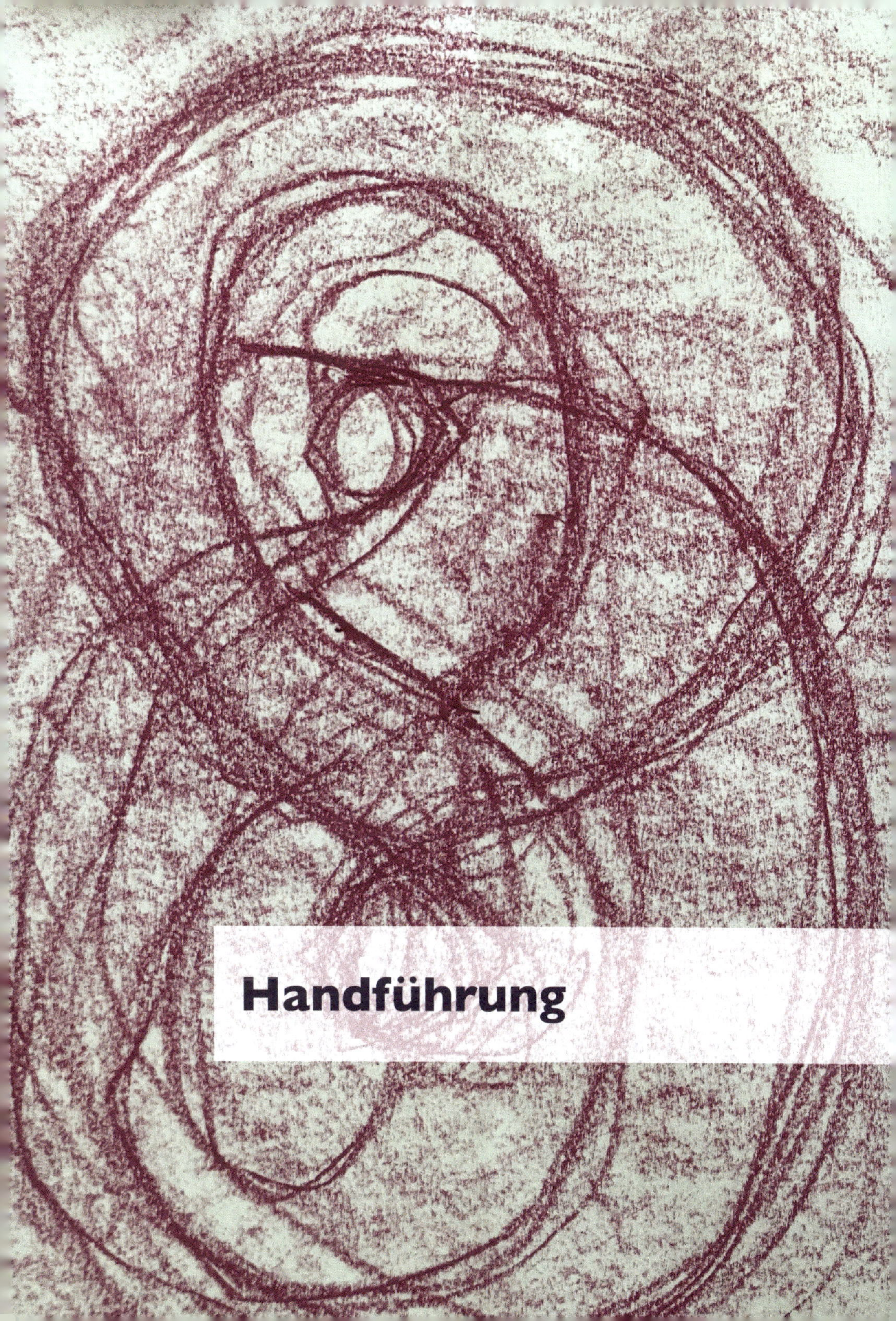

# Handführung

Eine Handführung gibt unsicheren und ängstlichen Menschen Halt und ist daher gerade bei Kindern teilweise sinnvoll. Die Berührung der Hand unterstützt die Pinselführung und lässt Freiheit zu eigenen Bewegungsimpulsen.

Dabei berührt die Hand der Begleiter:innen mit dem Mittelfinger von unten den Mittelpunkt der Handfläche des Kindes und »trägt« diese. Meist kann schon nach einigen Pinselstrichen erlebt werden, wie sich das Kind mehr und mehr in die Führung hineinbegibt, bis es mutig genug wird, die Bewegungen selbst zu ergreifen. Begleitende Sätze, rhythmisiert und wiederholend gesprochen, helfen dem Kind im Finden der eigenen Bewegungen.

Auch wenn nach einiger Zeit die Führung nicht mehr notwendig ist, geben allein die Berührung und das Begleiten der Bewegungsimpulse zeitweise noch eine unterstützende Sicherheit. Mit vorheriger Ankündigung können sich die Begleiter:innen in einem förderlichen Moment dann zurückziehen. Traumatisierte Menschen mögen keine Überraschungen.

Ein 8-Jähriger, der sich nichts zutraute und häufig vieles verweigerte, verschlossene Schränke aufbrach, Spielzeug stahl und zerstörte, andere Kinder massiv beleidigte und Regeln missachtete, forderte mich aktiv auf, ihm seine Hand beim Malen zu führen. Berührung gab ihm Halt und Sicherheit und ließ ihn allmählich in einen eigenen Bewegungsrhythmus finden. Nach einigen Minuten traute er sich den Pinsel allein zu führen. Die Handführung gab ihm Mut und bildete für ihn eine Brücke zum selbstständigen Malen.

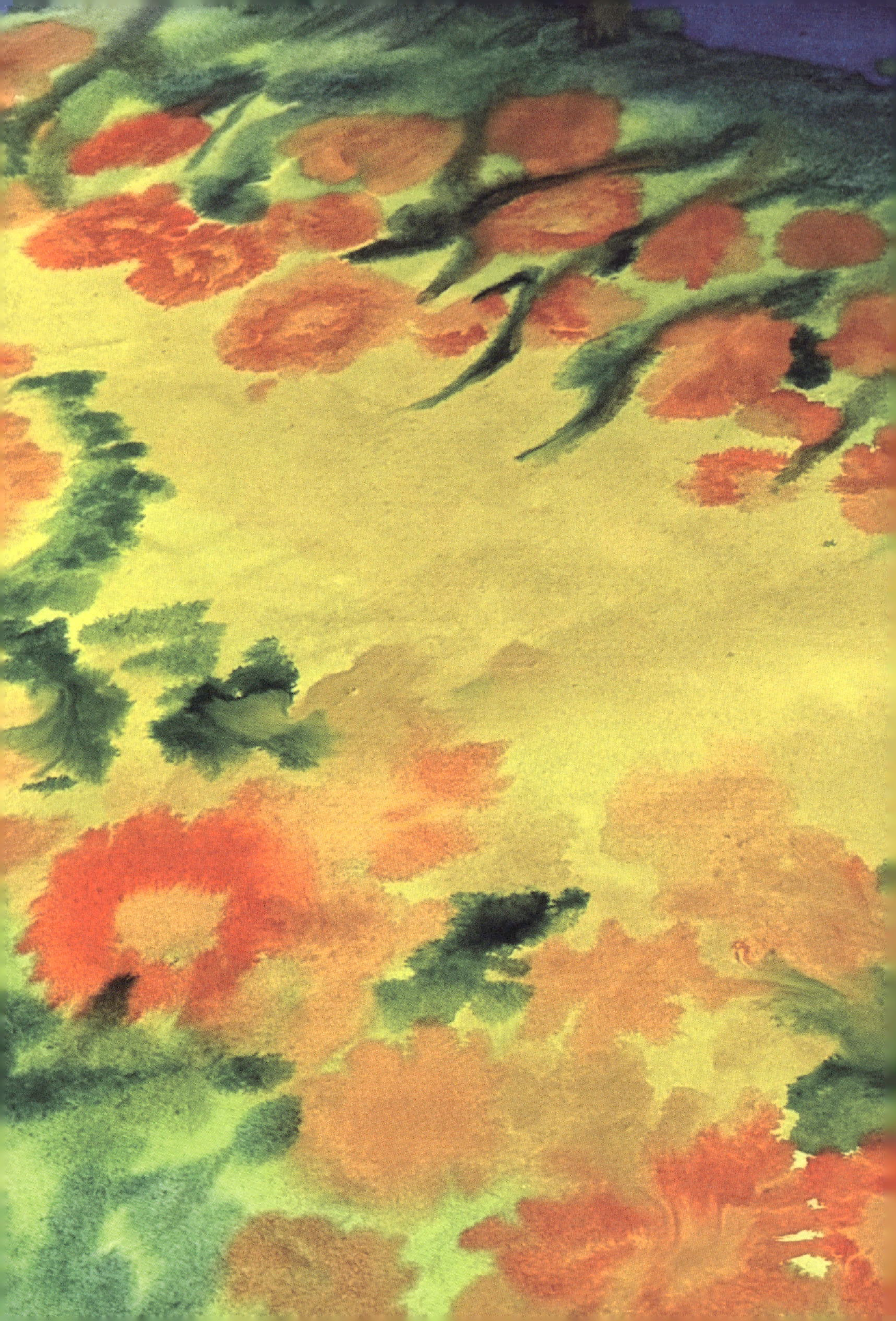

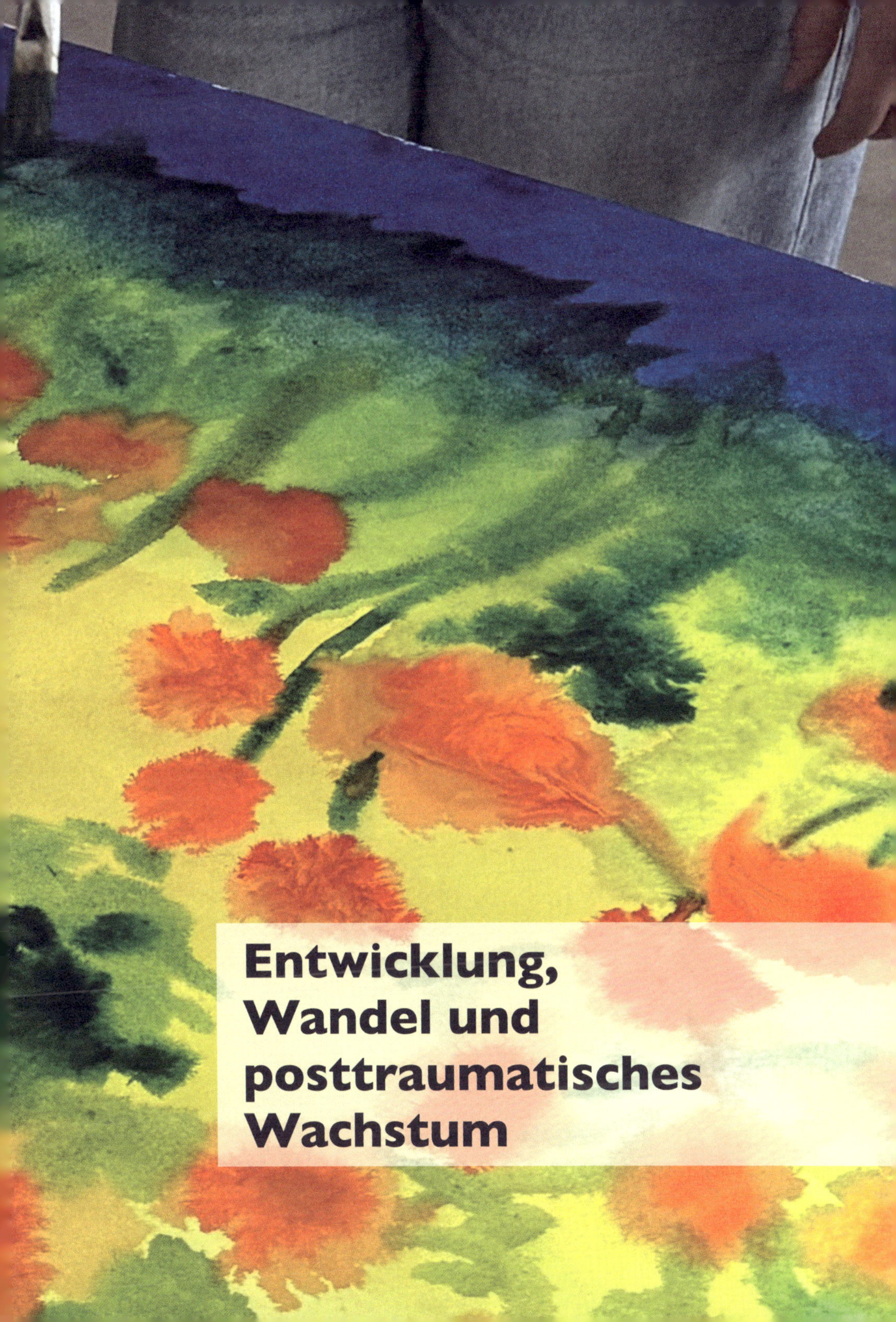

# Entwicklung, Wandel und posttraumatisches Wachstum

Ein Trauma ist ein schwerwiegendes einschneidendes Erlebnis und eine existenzielle Grenzerfahrung mit gravierender Ohnmachtserfahrung und Bedrohung. Die Verarbeitung ist mit Leid auf verschiedenen Ebenen verbunden. Sie ist geprägt von Einschränkungen und Enge im Denken, Fühlen und Handeln. Die Wiederholungen von Gedankenschleifen und negative Gefühlen von Ohnmacht, Schmerz, Trauer, Scham, Schuld und Verzweiflung gehören zum Verarbeitungsprozess.

Lange Zeit wurde sich in der Forschung und Literatur hauptsächlich mit den bedrohlichen und leidvollen Erfahrungen und ihren negativen Folgen, die es zu überwinden und aufzulösen gilt, befasst. In der jüngeren Traumaforschung wird hinzugefügt, »*dass potenziell traumatische Ereignisse auch Katalysatoren für psychische Reifung und persönliches Wachstum sein können.*«[202] Durch eine veränderte Perspektive auf die Ereignisse können neue Weichen gestellt und als Wegbereiter für eine erfülltere Zukunft verstanden werden. Der eigene Lebensentwurf und die individuellen Werte können sich verändern. Das Interesse der Traumaforschung an positiven Traumafolgen nahm mit etlichen Studien zu verschiedensten Ursachen und Folgeerscheinungen von traumatisierten Menschen zu. »*Die Erforschung explizierter Behandlungskonzepte zur Förderung posttraumatischen Wachstums steht noch aus.*«[203]

*Veränderung der Perspektive*

Längsschnittliche Studien[204] fanden heraus, dass die meisten Proband:innen ungefähr 1,5 Jahre nach der traumatischen Erschütterung einen höheren Selbstwert und tiefere Beziehungen besaßen. Sie verfügten über eine bessere Alltagsbewältigung als vor dem traumatischen Ereignis. Sie erlebten qualitative Veränderungen und Vertiefungen bestehender sozialer Kontakte. Neue Beziehungen entstanden.

Eine Zwiespältigkeit liegt im Trauma und seinen Auswirkungen. Verlust und leidvolle Zerstörung wegen der traumatischen Erfahrungen in der Vergangenheit und Zugewinn und wertvolles Wachstum als Folge des anfangs meist sinnlos erlebten Geschehens. Ohnmacht einerseits und Macht zur Transformation und Wiederauferstehung andererseits. Verletzlichkeit und Stärke, Ohnmacht und Ermächtigung, Verlust und Gewinn, Stirb und Werde zeigen das scheinbar Widersprüchliche, das sich dennoch bedingt. Peter Levine spricht von der Offenbarung einer Doppelnatur des Traumas.

*Stirb und Werde*

*Doppelnatur des Traumas*

Der Begriff *posttraumatisches Wachstum* (engl. posttraumatic growth = PTG) stammt von Richard G. Tedeschi und Lawrence G. Calhoun. Posttraumatisches Wachstum wird als »*eine positive psychologische Veränderung, die als Folge des Kampfes mit äußerst herausfordernden, äußerst stressigen Lebensum-*

*ständen erlebt wird«*[205], bezeichnet. Dem Wachstum geht demnach eine erhebliche Herausforderung voraus, die Welt und seinen Platz in ihr zu verstehen. Posttraumatisches Wachstum beinhaltet einen individuellen, bedeutsamen Prozess, der das Selbst- und Weltverständnis der Betroffenen verändert.

*heilsames Trauern*

So stellt sich die Frage, ob posttraumatisches Wachstum beispielsweise ohne Trauer über den Verlust und Trennungsschmerz gelingen kann. Trauer und Wehklagen sind heilsame Prozesse, die kulturabhängig verschieden gelebt werden. Im Trauern liegt ein Loslassen eines irreversiblen Vergangenen. Zum Trauern müssen Gefühle in einen Fluss kommen, ohne die Betroffenen zu überschwemmen. Künstlerische Methoden wie das Nass-in-Nass-Malen unterstützen das Fließen und Loslassen. Mit den eigenen formenden Gestaltungskräften bekommt die Trauer einen Ausdruck, was entgegen einer Überschwemmung von Gefühlen wirkt. Im fortlaufenden und dynamischen Formenzeichnen fließen Linien ohne Unterbrechung immer weiter. Durch das Rhythmische und die Richtungswechsel jedoch liegt Haltgebendes und Strukturierendes im Fließen.

*Motor zur Verwandlung*

Posttraumatisches Wachstum bedeutet also nicht nur die Erholung vom Trauma, sondern das Trauma als Gelegenheit für weitere persönliche Entwicklung und neue Perspektiven zu nutzen. Posttraumatische Belastungen können als Motor zur Verwandlung und zu Wachstum aufgefasst werden.[206]

Es wäre jedoch fatal, wenn sich der Druck auf traumatisierte Menschen erhöhen würde, posttraumatisches Wachstum hervorzubringen. Eine große Herausforderung liegt darin, dies weder gesellschaftlich noch persönlich von von traumatisierten Personen zu fordern. Da sich daraus eine zusätzliche Belastung für die Betroffenen ergeben würde. Ein achtsamer, traumasensibler Umgang ist daher unerlässlich.

Auch führt eine tiefgreifende Krise mit einer Erschütterung des Selbst- und Weltverständnisses nicht zwingend zu Wachstum, Bereicherung und Stärke oder zum Ausgangsniveau zurück. Einige traumatisierte Menschen verlieren sich auf Dauer in einem sie überwuchernden Seelendschungel.

Posttraumatisches Wachstum ist nicht gleichzusetzen mit Resilienz, denn ersterem geht immer eine tiefe Erschütterung und eine Zeit des Leidens voraus. Resiliente Reaktionen dagegen sind geprägt von geringer und kurzzeitiger Beeinträchtigung nach dem traumatischen Ereignis.

Die vier folgenden Grafiken zeigen psychoemotionale Reaktionsformen nach traumatischen Ereignissen.[207]

**Resiliente Reaktion:**
Ausbleiben einer tiefen Erschütterung, kurzzeitge Beeinträchtigung, anschließend wieder psychisches Ausgangsniveau

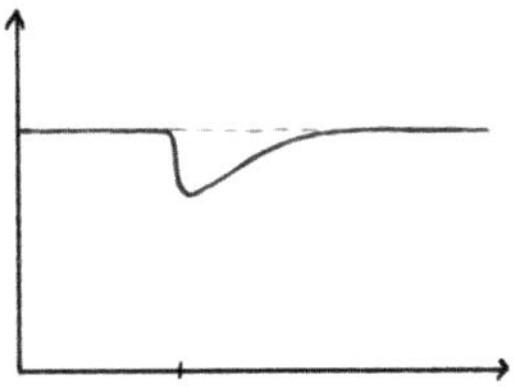

**Erholung:**
Psychische Erschütterung mit erheblichen psychischen Einbußen über einen längeren Zeitraum; Kampf mit Anpassung an die psycho-emotionale Situation
Erreichen des Ausgangsniveaus

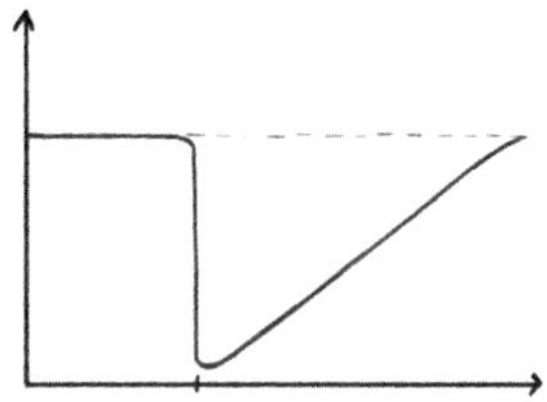

**Posttraumatische Belastungsstörung:**
Psychische Erschütterung mit erheblichen, häufig massiv und lang anhaltenden Einbußen, entweder sofort oder als zeitversetzte Reaktion; Kampf mit Anpassung an die psycho-emotionale Situation; oft professionelle Hilfe nötig, um psychische Funktionalität herzustellen; nicht selten lebenslange psychische Einschränkungen

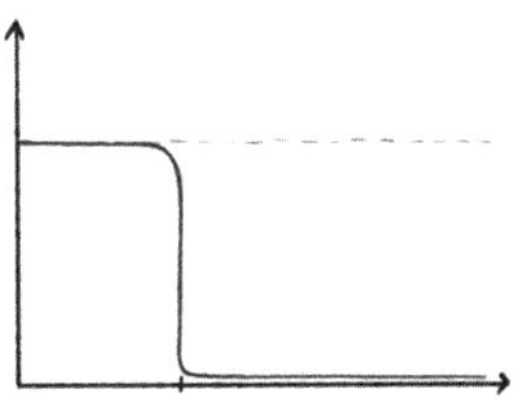

**schließen sich gegenseitig aus**

**Posttraumatisches Wachstum:**
Psychische Erschütterung mit erheblichen Einbußen: Kmapf mit Anpassung an die psycho-emotionale Situation; Zeit des Leidens vor dem Wachstum; Erweiterung der psychischen Ressourcen

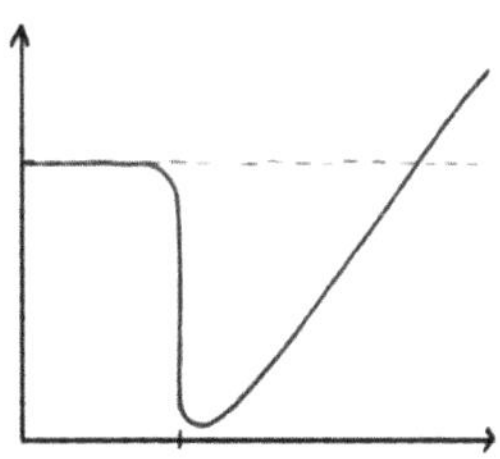

*psychoemotionale Reaktionsformen*

Der amerikanische Psychologe Richard G. Tedeschi hat mit seinem Team fünf Bereiche des posttraumatischen Wachstums benannt. Nach seiner Einschätzung erfahren bis zu 90 Prozent traumatisierter Menschen mindestens einen Aspekt des posttraumatischen Wachstums.

*Fünf Aspekte posttraumatischen Wachstums*

***Intensivierung der Wertschätzung des Lebens:***
Prioritäten verändern sich durch den ausgelösten Reifungsprozess. Materielles verliert an Wert, während alltägliche, vorher unscheinbare Dinge an Bedeutung gewinnen.

***Intensivierung der persönlichen Beziehungen:***
Durch die selbst erlebte Traumabetroffenheit nimmt die Fähigkeit an Empathie und Mitgefühl, vor allem mit notleidenden Personen, zu. Nach dem traumatischen Ereignis kristallisieren sich »wahre Freundschaften« heraus.

***Bewusstwerdung der eigenen Stärken:***
Es wird ein inneres Wissen um die innere Stärke, dass die Folgen schlimmer Lebenssituationen gemeistert werden können, erlebt. Das Bewusstwerden über die eigene Verletzlichkeit und die Angreifbarkeit jeglicher Sicherheit des Lebens wächst.

***Entdeckung von neuen Möglichkeiten im Leben:***
Neue Aufgaben und Ziele im Leben werden gesucht, nachdem alte zerbrochen oder entwertet wurden.

***Intensivierung des spirituellen Bewusstseins:***
Durch die existenzielle Bedrohung und das durch das traumatische Ereignis herbeigeführte Grenzerlebnis entstehen grundlegende Fragen und Reflexionen zum eigenen Dasein, zum Lebenssinn, zur Welt und einem Göttlich-Geistigen. Die erworbenen spirituellen Erkenntnisse können zu einem Wachstum der inneren Zufriedenheit führen.

Nun stellt sich die Frage, an welche Bedingungen und Umstände die Bereiche posttraumatischen Wachstums geknüpft sind und ob sie aktiv gefördert werden können. Welche Grundlagen und Faktoren nähren und bereiten den stabilen Boden für individuelles posttraumatisches Wachstum? Das »richtiges« Zeitfenster muss dabei wahrgenommen werden.

*Leitfaktoren*

Die wesentlichen Leitfaktoren[208] für Interventionen und die Unterstützung von posttraumatischem Wachstum sind

- das Erlebenkönnen von positiven emotionalen Momenten trotz Erschütterung
- Unterstützende soziale Beziehungen
- Sinnfindung im Erlebten

Wie können diese Grundlagen für die Förderung posttraumatischen Wachstums im Einzelnen unterstützt und genährt werden?

Für die Förderungsmöglichkeiten innerhalb der künstlerischen Traumapädagogik, aber auch der Kunsttherapie, bilden diese drei Faktoren wichtige Wegweiser, die hier angedeutet werden und je nach Alter mit dem Gefühl oder dem Bewusstsein ergriffen und angewendet werden können.

*Unterstützung durch Kunsttraumapädagogik*

Um auch positive emotionale Momente erleben zu können, muss die Wahrnehmung im »Hier und Jetzt« und das Tor zur Außenwelt wieder geöffnet werden. Mit den Sinneswahrnehmungen kann der Mensch das Schöne, Gute und Wahrhaftige der Natur erfahren, das wiederum im künstlerischen Schaffen aufgegriffen wird. Im »Hier und Jetzt« anzukommen lässt die Menschen entspannen.

*positive emotionale Momente*

Bei der Gestaltung von Gegenbildern zu den leidvollen inneren Bildern öffnen sich Fenster, durch die eine lichte und heilende Welt einstrahlen und wärmen kann. Traumatisierte Menschen erfahren mit der Verwandlung der Farben und Formen im »Hier und Jetzt« eine Pause von ihrem Leid und schöpferische Freude. Sie fühlen sich lebendig.

Positive emotionale Erlebnisse fördern weitere Willensimpulse zur Veränderung und den Mut, Neues zu wagen. Auch in künstlerischen Prozessen gibt es Momente der Stagnationen, der Ohnmacht und des »Nicht-weiter-Wissens«. Sie sind als Voraussetzung für Intuitionen, neue Impulse und Lösungswege zu betrachten. Und eine schöne Stelle im Bild gibt es immer! Individuelle Problemlösungsstrategien werden entwickelt und individuelle Gestaltungsräumen bieten ein Stück Freiheit für Ziele und Wünsche.

In künstlerischen Prozessen erleben traumatisierte Menschen Freude an der eigenen Kreativität und Schöpferkraft. Nach der existenziellen Bedrohung erfahren sie mit ihrer zurückeroberten Willenskraft im künstlerischen hingebungsvollen Gestalten ihre Individualität, ihre Selbstständigkeit und ihre Selbstwirksamkeit wieder. Das Erleben der Selbstbestimmtheit schafft Zufriedenheit, Erleichterung und Freude.

*soziale Beziehungen*

Die kunsttraumapädagogische Arbeit hat immer die zuverlässige, tragende zwischenmenschliche Beziehung zu den Klient:innen als Grundlage.

Notfall- und traumapädagogischen Gruppen schaffen neue Beziehungsangebote mit Personen, die durch ihre existenziellen Grenzerfahrungen miteinander verbunden sind. Die Möglichkeiten des gegenseitigen Verstehens, des Miterlebens anderer Schicksale und der gemeinsamen posttraumatischen Prozesse bereiten und düngen einen Boden für posttraumatisches Wachstum.

Die wiedererworbene Willenskraft und Handlungsfähigkeit ermöglicht ein aktives Aufsuchen menschlicher Kontakte. Erfahrungen haben gezeigt, dass temporäres Fördern und Stabilisieren im künstlerischen Einzelsetting eine anschließende Kontaktaufnahme zu Menschengruppen erleichtert.

Nach einer sinnlos und schmerzvoll erlebten Situation ist die Frage nach dem Sinn äußerst prekär. Es erfordert höchste Traumasensibilität mit dieser Frage umzugehen.

*individuelle Sinnfindung*

Die Sinnkrise, die durch ein Trauma ausgelöst wird, kann der einzelne Mensch nur selbst durchschreiten und in eine Sinnfindung verwandeln. Der gesamte Prozess mit den dazugehörigen Gefühlen, Gedanken und den einzelnen Schritten kann von jedem nur eigenständig gegangen werden. Doch können Mitgefühl, Trost und Hoffnungsperspektiven das Leid und die Schmerzen in einem Geborgenheit vermittelnden Schutzraum lindern.

Im künstlerischen, schöpferischen Tätigsein befinden wir uns immer in sich verwandelnden Prozessen, die sich mit Hilfe von Metamorphosenreihen noch kraftvoller verinnerlichen können.

Die im Künstlerischen errungenen Erfahrungen und Erkenntnisse werden zu neuen Gewohnheiten, impulsieren und unterstützen die seelisch-geistigen Reifungs- und Wandlungskraft. Mythen und sinnvolle Geschichten, die im künstlerischen aufgegriffen werden, nähren zudem die seelisch-geistige Weite des Einzelnen.

Traumatisierte Menschen mit einer religiösen oder spirituellen Weltanschauung haben andere Möglichkeiten der Bewusstseinstransformation im Hinblick auf das eigene Schicksal als Menschen mit einer rein materialistischen Weltsicht. Je nach Lebens- und Weltanschauung wird sich das »Sterben und Werden« sinnhaft in ein Gesamtes einweben lassen oder nicht. Die Beziehung zum eigenen Dasein ist hier eine wesentliche.

Werden in den künstlerischen Prozessen Fähigkeiten erlebt oder erworben und Erkenntnisse gewonnen, können sie als Ressourcen auf das gegenwärtige und zukünftige Leben übertragen werden. Die Befähigung und Nutzbarkeit der Potentiale und zentralen Stärken kann einen positiven Einfluss auf die Bewältigung und das Integrieren eines Traumas in die eigene Biografie haben.

Ob jemand darüber dankbar sein kann, setzt voraus, dass bei der Traumabewältigung – nicht bei dem traumatischen Ereignis selbst! – etwas Positives erfahren oder erlernt werden konnte. Dazu ist ein Perspektivwechsel und eine Veränderung des durch das Trauma entstandene Denkmuster nötig. Beim Betrachten von Bildern wird eine Distanz und veränderte Perspektive eingenommen, die einen Überblick erst ermöglicht. Die Aufmerksamkeit wird bei der Bild- oder Werksbetrachtung auch auf die positiven, gelungenen Aspekte gelenkt. Diese gerichteten Wahrnehmungen, Erkenntnisse und Urteilsbildungen setzen dem Leidvollen etwas bewusst entgegen.

*Erkenntnisse im Rückblick*

Am Ende der kunsttraumapädagogischen Einheiten können rückblickende Fragen auf den Prozess das Erlebte ins Bewusstsein bringen und darin verankern. Was hat mir heute Freude bereitet? Welche Potentiale und Kompetenzen konnte ich heute an mir entdecken oder erfahren? Habe ich mich in einem Moment lebendig gefühlt? Gibt es etwas, wofür ich heute dankbar bin? Die Antworten sind die Ressourcen für die Zukunft!

Gibt es nach dem lebensbedrohlichen, kritischen Ereignis nur Negativerlebtes, ist eine Integration und Sinnfindung maßgeblich erschwert oder gar unmöglich?

Manche können ihre Erfahrungen der Vergangenheit heute für das eigene Leben oder das anderer hilfreich nutzen.

Um ein Trauma zu integrieren, braucht es vor allen Dingen Zeit. Ob ich nach einem Man-made-Disaster irgendwann dem anderen vergeben kann, und ob ich mich mit meiner Biografie und meinen Schicksalsschlägen und deren Folgen aussöhnen kann, wird erhebliche Auswirkungen auf den individuellen Entwicklungs- und Reifungsprozess haben. Der Blick und die Haltung auf mein weiteres Leben werden davon prägt sein. Erlebte Ohnmacht ist bis ins tiefste Innerste erschütternd. Sie ist ein Sterben. Der Mensch stirbt offenbar nicht nur einmal in diesem Leben und steht verwandelt wieder auf.

Das künstlerische Schaffen lehrt uns eine Wandelbarkeit des Seins! Nichts bleibt so, wie es war. Alles Lebendige ist im Wandel. Das macht nicht nur Mut und Hoffnung, dass auch Leiden vorübergehen und sich verändern kann. Menschen erleben in ihrem Sein und wachsenden Werden Entwicklungs-, Reife- und Erkenntnisprozesse.

*Lebensschulung*

Künstlerische Prozesse sind eine wahre Lebensschulung!

Die Inhalte des Buches ersetzen keine medizinische und/oder therapeutische Behandlung.

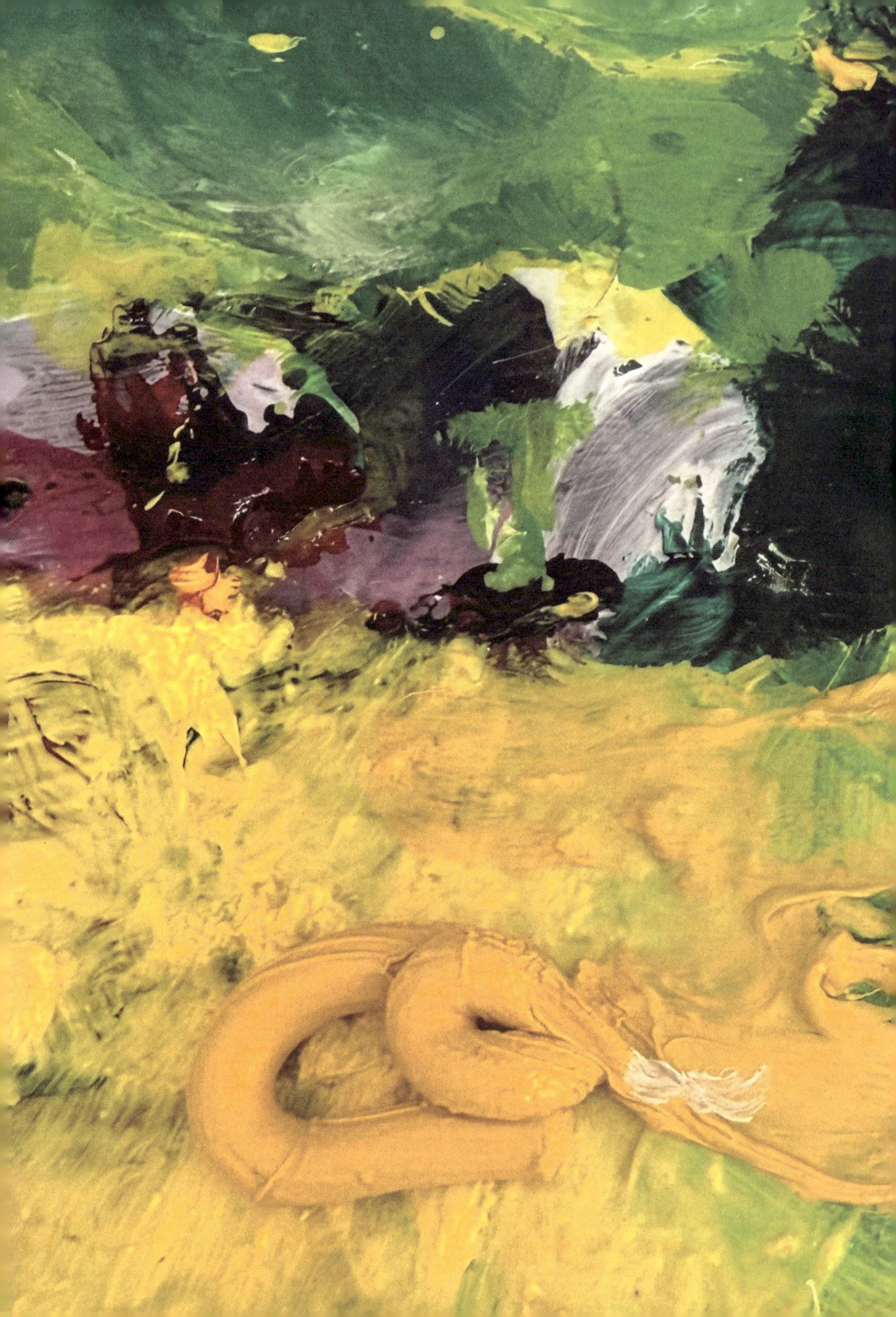

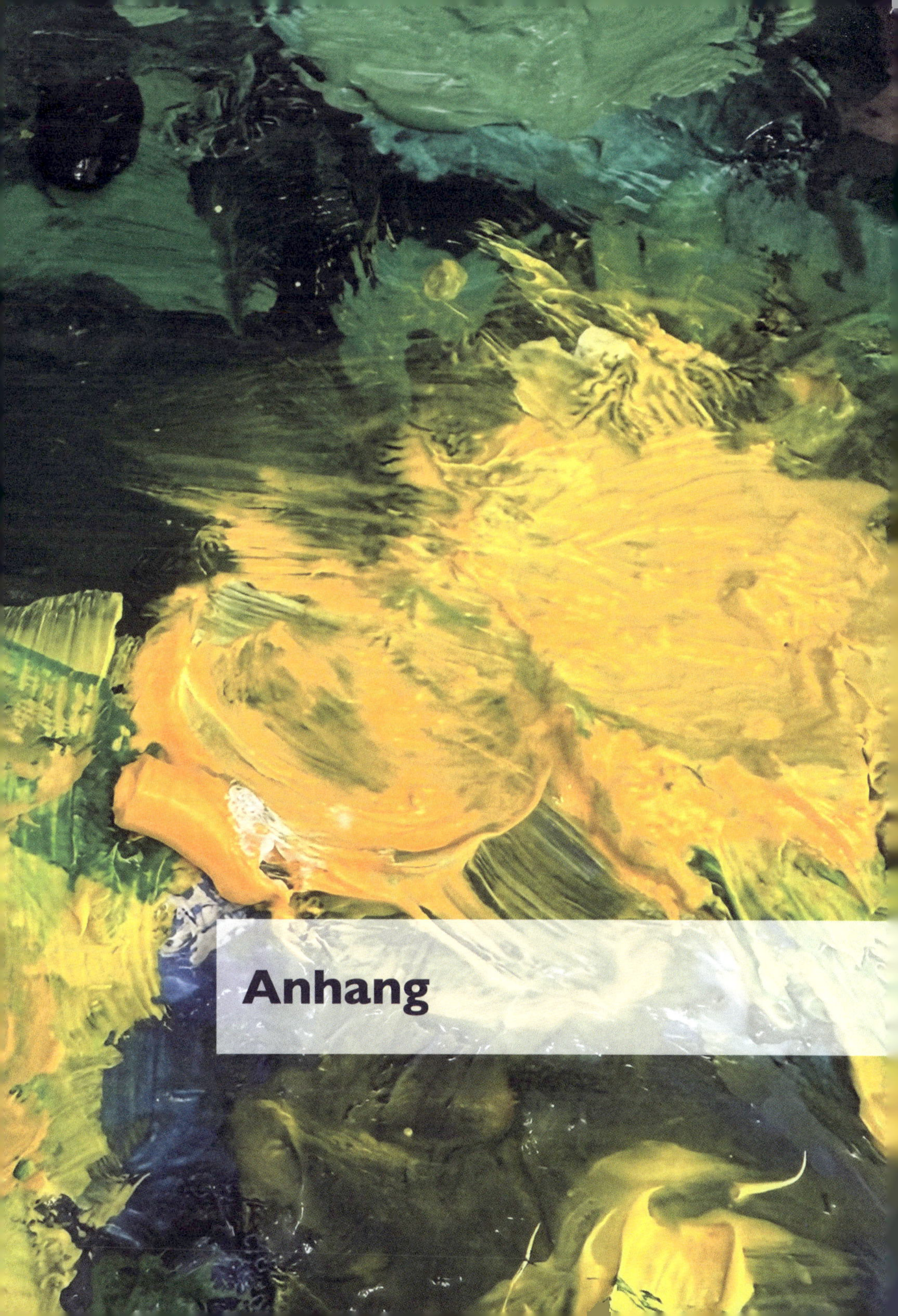

# Anhang

# Gedichte und Sprüche

Gesprochene kleine rhythmische Verse unterstützen eine Pinselführung, die den Charakter und das Wesenhafte der Elemente oder Motive aufgreift.

### *Sonne*

Vom Mittelpunkt einer gelben Sonne werden die Pinselstriche nach außen strahlend in alle Richtungen bis zum Blattrand geführt.

> Scheine Sonne mit hellen Strahlen,
> ich will dein leuchtendes Licht hier malen.

### *Himmel*

Wie ein Gewölbe wird der blaue Himmel wird mit runden Pinselstrichen von links nach rechts gemalt. (Für Linkshänder:innen ist das Malen von rechts nach links zu erwägen. Generell sollte die Pinselführung angepasst werden, um eine gute Sichtbarkeit der entstehenden Flächen zu ermöglichen.) Mit den Bögen wird am oberen Blattrand begonnen.

> Himmel, du wölbst dich ganz zart um die Erde,
> hüllendes Blau,
> schütze mich, dass ich geborgen sein werde.

### *Wasser*

Rhythmisch schwingende Wellenbewegungen bei der Pinselführung lassen Wasser erleben und entstehen. Die Wellen können dabei von rechts beginnend nach links gemalt werden.

> Wogendes, wellendes Wasser fließe,
> wallend und weich sich im Nassen ergieße.

### *Erde*

Mit kurzen festen Pinselstrichen wird die Erde gemalt. Am unteren Blattrand beginnend wird sie Strich für Strich aufgebaut. Festigkeit und Tragfähigkeit der Erde werden allmählich erlebbar. Erde zu malen, ist Arbeit. Mehrere Farben müssen übereinander gemalt werden, um Brauntöne zu gestalten.

Über Stock und Stein,
hart und fest muss Erde sein.[209]

### *Luft*

Luft ist unsichtbar. Nur in Verbindung mit Wasser (Nebel, Wolken) oder Stoffpartikeln und Wärme (Rauch) zeigt sich die Bewegung der Luft.

Leichte erfrischende, sorglose Luft
Spielst gern mit tanzenden Blättern im Wind.
Strömender zarter und blumiger Duft
Singst leise Lieder zum Schlaf für das Kind.

### *Wärme*

Mit kleinen sanften Pinselstrichen wird die Fläche erwärmt.

Gütige Wärme
ströme hinein.
Wärme mein Herz,
fülle mein Sein.

## Materialliste

### *Zeichnen und Formenzeichnen:*

- Bleistifte, Grafitstifte
- Gepresste Kohlestücke
- Buntstifte
- Tusche
- Zeichenpapier (verschiedene Größen), farbiges Papier

### *Malen mit Wachskreiden:*

- Wachsblöcke und Wachskreiden aus Bienenwachs (Fa. Stockmar o. Ä.)
- Festeres Zeichenpapier DIN A3
- Evtl. Unterlagen: Papierrolle oder Bretter

***Nass-in-Nass-Technik:***

- Aquarellfarben: Zitronengelb, Goldgelb, Zinnoberrot, Preußischblau, Karminrot, Ultramarinblau oder Kobaltblau (Fa. Stockmar o. Ä.)
- 6 kleine Gläschen (am besten mit Schraubverschluss) zum Anrühren der Farben mit Wasser für jüngere Kinder
- 6 (Marmeladen-)Schälchen für die Farben zum Eintrocknen
- Schwämme zum Einnässen des Papiers, Tupfen oder Herausnehmen der Farbe, Naturschwämme sind wegen ihrer Weichheit am geeignetsten.
- Mallappen, um überschüssige Flüssigkeit im Pinsel abzutupfen
- Breite Flachpinsel: Stärke 16, 18, oder 20
- Dünne Rundpinsel: Stärke 4 oder 6
- Zwei Wassergläser pro Person
- Aquarellpapier 150g/$m^2$ DIN A3
- Wasserabstoßender Untergrund (Tisch oder Bretter)

***Trocken-Schichten:***

- (Schraub-)Gläser mit stark verdünnter Farbe zum Lasieren
- Nassklebeband
- Flachpinsel je nach Bildgröße Stärke 14, 16, 18 oder größer
- Dünne Rundpinsel: Stärke 4 oder 6
- Dickes Aquarellpapier (250g/$m^{2)}$
- Saugfähiges Holzbrett

***Pastellmalerei/Pastellzeichnen:***

- Pastellkreiden
- Schälchen oder Papier für zerriebene Pastellkreide
- Messer oder Werkzeug zum Zerreiben der Kreide
- Wattepads oder Watte, evtl. Pastellpinsel
- Festeres Zeichenpapier (für Pastell)
- Feuchter Lappen, um zwischendurch Hände abwischen zu können
- Fixiermittel (falls nicht vorhanden, geht stattdessen Haarspray)

***Händewaschen und Eincremen:***

- Natürliche Seife (mit ätherischen Ölen)
- Natürliche Öle oder Cremes (Lavendel, Citrus oder Rose)

# Anmerkungen

1 Vermeulen, Karla (2021): *Generation Disaster. Coming of Age* Post-9/11. Oxford: Oxford University Press Inc.
2 Hurrelmann, Klaus: »Partei der Profiteure. Corona, Krieg, Klima: Die Gesellschaft zeigt Anzeichen einer Posttraumatischen Belastungsstörung. Das nutzt vor allem: der AFD«, *in: Süddeutsche Zeitung*, Nr. 167, 22./23.07.2023, S. 2.
3 Ruf, Bernd (20182): *Trümmer und Traumata. Anthroposophische Grundlagen notfallpädagogischer Einsätze.* Arlesheim: Ita Wegman Verlag
4 Ruf, Bernd (2019): *Schwerpunkt Notfallpädagogik. Trauma. Zeitschrift für Psychotraumatologie und ihre Anwendungen.* Schwerpunkt: Notfallpädagogik. Jg 17/2019
5 Eckart, Jo (20132): *Kinder und Trauma.* Göttingen: Vandenhoeck&Ruprecht
6 Schuster, Martin (20154): *Kinderzeichnungen. Wie sie entstehen, was sie bedeuten.* Berlin/Heidelberg: Ernst Reinhardt Verlag
7 Human Rights Watch (2007): *Vom Krieg gezeichnet. Kinderzeichnungen aus Darfur.* hrw.org/photos/2005/darfur/drawings/de. 13.10.2007; *Kinderzeichnungen aus Darfur: Panzer, Flugzeuge, Bomben.* http://www.spiegel.de/fotostrecke/0,5538,23641,00.html. 13.10.2007
8 Reddemann, Luise (2001): *Imagination als heilsame Kraft Pfeiffer* bei Klett-Cotta, Stuttgart.
9 Im Auftrag der Freunde der Erziehungskunst Rudolf Steiners haben wir in der Ukraine Traumapädagogen ausgebildet, supervidiert und einige von ihnen zu Ausbildern ausgebildet. Zu einzelnen Modulen luden wir Künstler für praktische Einheiten ein. Eine davon war Astrid Hansen.
10 Centers for Disease Control and Prevention National Center for HIV, Viral Hepatitis, STD, and TB Prevention Division of Adolescent and School Health (2022)
11 On Edge: Understanding and Preventing Young Adults' Mental Health Challenges (2023)
12 Ewald Bohm: *Lehrbuch der Rorschach-Psychodiagnostik*, Hogrefe AG 2004
13 Den Begriff der »inneren Bilder« verwendete Gerald Hüther zur Beschreibung »all dessen, was sich hinter den äußeren sichtbaren und messbaren lebendigen Prozessen verbirgt und die Reaktionen und Handlungen eines Lebewesens lenkt und steuert.« »Inneres Bild ist ein lebendiger Begriff, der von den meisten Menschen (auch ohne besondere wissenschaftliche Vorbildung) mit dem eigenen Erfahrungsschatz verknüpft und daher leicht verstanden werden kann.«: *Die Macht der inneren Bilder.* S. 18 (2014) Göttingen, Vandenhoeck & Ruprecht GmbH & Co. KG.
14 Die Workshops zum Malen und Formenzeichnen mit dem Hintergrund der anthroposophischen Kunsttherapie waren in ein vielseitiges Programm von Vorträgen und Workshops in Musik und Musiktherapie, Eurythmie, Heileurythmie und Plastizieren eingebettet.

15 Die seit dem Ukrainekrieg anfangs täglichen notfallpädagogischen Einsätze in der Notunterkunft in einer Turnhalle, später wöchentlich stattfindende traumapädagogischen Gruppen in verschiedenen Großunterkünften für Geflüchtete. Gruppenzusammensetzungen mit ukrainischen Kindern verschiedener ethnischen Gruppen (3–7 Jahren und 7–12 Jahren oder Jugendliche 12–14 Jahre, Einzelarbeit mit 15- und 16-jährigen, einer Frauengruppe Unterkünfte mit Geflüchteten verschiedener Nationen, Volkszugehörigkeiten und Kontinenten (Syrer, Afghanen, Somalier, Eritreer, Kurden)

16 Grundlage aus: Straube, Martin; Folie zu Vortrag: *Einführung in die Psychotraumatologie.* (für Notfall- und Traumapädagogische Einsätze der »Freunde der Erziehungskunst«)

17 Levine, Peter A., Klein, Maggie (2022): *Verwundete Kinderseelen heilen.* (S.22) München, Kösel-Verlag

18 Schopper, Christian (2019): *Trauma überwinden.* (S. 43) Stuttgart, aethera, Verlag Urachhaus

19 Levine, Peter A.; Frederick, Ann (2022): *Trauma-Heilung; Das Erwachen des Tigers.* Essen, Syntheses Verlag

20 Das Konzept des Kohärenzgefühls mit den drei zentralen Komponenten: *Verstehbarkeit, Handhabbarkeit und Sinnhaftigkeit des Lebens* wurde von Aaron Antonovsky entwickelt.

21 Prof. Dr. Gottfried Fischer (2011) *Traumatische Angst – Ursachen und Folge.* Vortrag 30.09./01.10.2011, Solothurn, CH

22 Fischer, Gurris, Pross und Riedesser (1996), Fischer und Riedesser 1998 aus: »Traumatische Angst – Ursachen und Folgen« (Vortrag 30.09./01.10.2011)

23 Kumulativ: sich anhäufen, sich steigern

24 Siehe: Gottfried Fischer und Peter Riedesser (1998); Entwicklung »Verlaufsmodell psychischer Traumatisierung«

25 Ebd.

26 Horowitz, Mardi (1967), amerikanischer Psychoalanlytiker

27 Reiners-Kröncke, Werner; Dette, Manuela; Haas; Ines (2013): *Trauma und Traumabewältigung, Handlungsempfehlungen für die Psychische Erste Hilfe, ZIEL GmbH, Augsburg*

28 ICD-10-GM-2024, F43.1 Posttraumatische Belastungsstörung, (ICD = International Statistical Classifikation of Diseases and Related Health Problems«

29 Reiners-Kröncke, Werner; Dette, Manuela; Haas; Ines (2013): *Trauma und Traumabewältigung, Handlungsempfehlungen für die Psychische Erste Hilfe.* Augsburg, ZIEL GmbH

30 Tabelle aus: Reiners-Kröncke, Werner; Dette, Manuela; Haas; Ines (2013): *Trauma und Traumabewältigung, Handlungsempfehlungen für die Psychische Erste Hilfe* (S. 48). Augsburg, ZIEL GmbH

31 DSM-IV ist ein Ersatz und/oder eine Ergänzung für die jeweiligen Passagen zum ICD-10 und umfasst ausschließlich psychische Störungen

32 Atef Abu Saif (2014, 2015): *Frühstück mit der Drohne. Tagebuch aus Gaza.* Manchester, Comma Press, Unionsverlag

33 Reiners-Kröncke, Werner; Dette, Manuela; Haas; Ines (2013): *Trauma und Traumabewältigung, Handlungsempfehlungen für die Psychische Erste Hilfe* (S. 48). Augsburg, ZIEL GmbH
34 Bessel van der Kolk (2000): Traumatic Stress, Junfermann (aus Levine: verwundete Kinderseelen)
35 DESNOS. »Disorders of extreme stress not otherwise specified« (dt: »Störung durch Extrembelastung nicht anderweitig bezeichnet«. aus: Reiners-Kröncke, Werner; Dette, Manuela; Haas; Ines (2013): *Trauma und Traumabewältigung, Handlungsempfehlungen für die Psychische Erste Hilfe* (S. 52 Kunzke und Gühls 2003:55) Augsburg, ZIEL GmbH
36 Levine, Peter A.; Frederick, Ann (2022): *Trauma-Heilung; Das Erwachen des Tigers.* Essen, Syntheses Verlag
37 Schopper, Christian (2019): *Trauma überwinden.* Stuttgart, aethera, Verlag Urachhaus
38 Levine, Peter A., Klein, Maggie (2022): *Verwundete Kinderseelen heilen.* (S. 22) München, Kösel-Verlag
39 Steiner, Rudolf (2004): *Die Erziehung des Kindes. Die Methodik des Lehrens.* (2. Vortr., S. 81), Dornach, Rudolf Steiner Verlag
40 Martin Straube: FWE, Friends of Waldorf Education. https://youtube.com/@emergency-trauma-pedagogytrain?si=olqL78rB5fooCEl4
41 Sabine Bode in »Kinder im Krieg – was unsere Eltern erlebten«, Dokumentation ZDF
42 Siehe Kapitel »Trauma des Krieges«
43 Levine, Peter A., Klein, Maggie (2022): *Verwundete Kinderseelen heilen.* (S. 35 f.) München, Kösel-Verlag (eigene Ergänzungen nicht in Kursiv-Schrift)
44 Ebd.
45 Levine, Peter A., Klein, Maggie (2022): Verwundete Kinderseelen heilen. München, Kösel-Verlag
46 Dorothea Weinberg (2006): Traumatherapie mit Kindern, Stuttgart, Klett-Cotta
47 Ebd.
48 Levine, Peter A., Klein, Maggie (2022): *Verwundete Kinderseelen heilen.* München, Kösel-Verlag
49 Ebd. (S.69)
50 Levine, Peter A., Klein, Maggie (2022): *Verwundete Kinderseelen heilen.* München, Kösel-Verlag
51 Ebd. S. 79. Dieses Buch enthält etlichen Informationen über Hilfestellungen für pädagogisch, psychologisch und anderweitig arbeitende Menschen.
52 Levine, Peter A., Klein, Maggie (2022): *Verwundete Kinderseelen heilen.* (S. 80) München, Kösel-Verlag
53 Dorothea Weinberg (2006): *Traumatherapie mit Kindern.* (S. 105) Stuttgart, Klett-Cotta
54 Levine, Peter A., Klein, Maggie (2022): *Verwundete Kinderseelen heilen.* (S. 22) München, Kösel-Verlag

55 Reddemann, Luise: *Imaginatin als heilsame Kraft. Zur Behandlung von Traumafolgen mit ressourcenorientiereten Verfahren.*
56 Martin Straube: FWE, Friends of Waldorf Education. https://youtube.com/@emergency-trauma-pedagogytrain?si=olqL78rB5fooCEl4
57 Siehe Kapitel: »Innere Haltung und Selbstfürsorge der Pädagog*innen und Therapeut*innen«
58 Sabine Bode in »Kinder im Krieg – was unsere Eltern erlebten«, Dokumentation ZDF (2020)
59 Quelle: Terre des Hommes: https://www.tdh.de
60 Forte, Dieter (2002): *Schweigen oder sprechen.* 2002, S. 59f. Frankfurt/Main Verlag S. Fischer
61 Andreas Kuba (2014): *Wir Kinder des Krieges.* (S. 298f.) Salzburg, Ecowin
62 Bernard Lievegoed: *Durch das Nadelöhr* (1991), Verlag Freies Geistesleben
63 Tagebuchaufzeichnung von Atef Abu Saif während des 51 Tage (6.07.2014 –26.08.2014) dauernden Kriegs in Gaza. (2014, 2015): *Frühstück mit der Drohne.* (7.Tag) Manchester, Comma Press, Unionsverlag Ebd.
64 Ebd. (6.Tag)
65 Ebd. (7.Tag)
66 Ebd. (7.Tag)
67 Atef Abu Saif (2014, 2015): *Frühstück mit der Drohne. Tagebuch aus Gaza.* Manchester, Comma Press, Unions-verlag
68 Luise Reddemann, Prof. Dr. med., u. a. Psychoanalytikerin, Traumatherapeutische Fortbildungen
69 Reddemann, Luise (2018): *Kriegskinder und Kriegsenkel in der Psychotherapie.* Stuttgart, Klett-Cotta
70 Reddemann, Luise (2018): *Kriegskinder und Kriegsenkel in der Psychotherapie.* (S. 10) Stuttgart, Klett-Cotta
71 Hannah Arendt, »Besuch in Deutschland. Die Nachwirkungen des Naziregimes«, in: Ders., *Zur Zeit. Politische Essays*, hrsg. von Marie Luise Knott und übers. von Eike Geisel, Berlin: Rotbuch-Verlag, 1986
72 Bode, Sabine (2011): *Die vergessene Generation. Die Kriegskinder brechen ihr Schweigen.* Stuttgart, Klett
73 Zitat von Enaiatollah Akbari, eines afghanischen Jungen, dessen Mutter ihn als Zehnjährigen nach Pakistan brachte und dort allein zurückließ. Zuvor versteckte ihn die Mutter in Afghanistan u. a. in einer Grube, da die Paschtunen ihr drohten, ihn und seinen jüngeren Bruder als Sklaven mitzunehmen. Aus *Im Meer schwimmen Krokodile.* Fabio Geda.
74 Trojanow, Ilija schildert in seinem autobiographischen Essay *Nach der Flucht* (2017) mit eindrücklicher Tiefe die Einsamkeit, die Prägungen, die Gedanken, Gefühle und Herausforderungen der Schicksale »lebenslang Geflüchteter«. Er floh als Kind mit seiner Familie 1971 aus Bulgarien. Seine Worte berühren und eröffnen neue Perspektiven.
75 Trojanow, Ilija (2017): *Nach der Flucht.* Frankfurt, S. Fischer Verlag

76 Hannah Arendt: *We Refugees*, 1943, Menorah Journal
77 Marina, Gestalttherapeutin aus der Ukraine
78 Trojanow, Ilija (2017): *Nach der Flucht.* Frankfurt, S. Fischer Verlag
79 Kilian Kleinschmidt, Jenny Schuckhardt (2016): *Beyond survival.* (S. 87ff.) *Flucht. Ankunft. Zukunft. Kinder erzählen ihre Geschichte*; Kapitel: »Wenn ich Fußball spiele, muss ich nicht denken«. Ostfildern, DuMont Reise-verlag
80 Kilian Kleinschmidt, Jenny Schuckhardt (2016): *Beyond survival. Flucht. Ankunft. Zukunft. Kinder erzählen ihre Geschichte*; Kapitel: »Nichts macht mir mehr Angst«. Ostfildern, DuMont Reiseverlag
81 Ebd. S. 92
82 Ebd. S. 112
83 Ebd. S. 113
84 Kilian Kleinschmidt, Jenny Schuckhardt (2016): *Beyond survival. Flucht. Ankunft. Zukunft. Kinder erzählen ihre Geschichte*; Kapitel: »Nichts macht mir mehr Angst.« (S. 116ff.) Ostfildern, DuMont Reiseverlag
85 Ebd. S. 114
86 Ebd. S. 118
87 Ebd. S. 118
88 Ebd. S. 118f.
89 Geda, Fabio (2011): *Im Meer schwimmen Krokodile.* (S.183), München, Penguin-Verlag
90 Ruf, Bernd (2019): *Krieg-Flucht-Notfallpädagogik* und (2012) *Trümmer und Traumata.* Arlesheim, Verlag des Ita-Wegmann-Instituts
91 Angaben der World Health Organization (WHO)
92 Durch Traumapädagogische Initiative Flensburg e.V. (TPI e.V.) war ein Initiieren der Notfallpädagogik vor Ort, ein zügiger professioneller Aufbau, Fortbildungen zur Thematik und schnelles Handeln möglich.
93 siehe Kapitel 13: »Rituale vor und nach der künstlerischen Notfall- und Traumapädagogik«
94 Siehe Grafik Kapitel 3: »Verlaufsmodell psychischer Traumatisierung«
95 Siehe: pädagogischer Fünfstern, Abb.:
96 Schmidt, Marc (2011): *Grundlagen und Haltung der Traumapädagogik.* Ulm, Universitätsklinikum, KJPP traumapaedagogik.e-learning-kinderschutz.de
97 Mitbegründer und Gründungsvorstand in der Deutschsprachigen Fachgesellschaft für Psychotraumatologie (DeGPT) und des EMDR Instituts; Facharzt für Psychotherapeutische und Inneren Medizin
98 Siehe Der therapeutische Fünfstern Dr. Michaela Glöckler www.anthroposophie-lebensnah.de/lebensthemen/trauma-ursachen-und-behandlung/der-therapeutische-fuenfstern
99 Von Rudolf Steiner als physischer Leib, Ätherleib, Astralleib und Ich benannt.
100 Steiner, Rudolf:
101 Anm.: Mit »Ich« ist hier nicht das selbstbezogene Ego gemeint, das eine Ich-Abwesenheit beinhalten würde.

102 Siehe Kapitel »Formenzeichnen«
103 Siehe Glöckler, Dr. med. Michaela (2010): »Die Stufen der Willensentwicklung auf dem kunsttherapeutischen Schulungsweg«. Dornach, Vortrag
104 Der Begriff »Opfer« wird teils nicht mehr für Menschen benutzt, die die Übergriffe überlebt haben. Sie werden daher auch als Überlebende bezeichnet.
105 Weiteres zu den Sinnen: siehe Kapitel »Kunsttraumapädagogik«
106 Zur Vertiefung einer differenzierten Vorgehensweise in der Farb- und Motivwahl bei unterschiedlichen Erkrankungen seien u. a. die Ausführungen von Liana Collot d'Herbois (2007): »Licht, Finsternis und Farbe in der Maltherapie«. Band 1. empfohlen.
107 Denzinger Inge, u. a. (2000): *Anthroposophische Kunsttherapie 2. Therapeutisches Zeichnen und Malen*, Stuttgart, Urachhaus
108 Ita Wegmann (1876–1943), anthroposophische Ärztin
109 Hauschka, Margarete (1991): *Zur künstlerischen Therapie*, Bd. II, S. 9
110 Der Begriff »Kunsttraumapädagogik« wird hier sowohl für Interventionen in der Notfall- als auch in der Traumapädagogik verwendet.
111 Hüther, Prof. Dr. Gerald: www.potential-entfaltung.academy
112 Koob, Olaf (2003): *Das verletzte Gemüt.* (S. 46) Stuttgart; Berlin, Verlag J. Mayer & Co. GmbH je größer der druck
113 Steiner, Rudolf (2004): *Die Erziehung des Kindes. Die Methodik des Lehrens.* Dornach, Rudolf Steiner Verlag, 2. Vortrag, S. 89f.
114 Koob, Olaf (2003): *Das verletzte Gemüt.* (S. 53) Stuttgart; Berlin, Verlag J. Mayer & Co. GmbH
115 Thich Nhat Hanh (2006): *Im Hier und Jetzt zuhause sein.* Stuttgart, Theseus Verlag
116 Katharina Gutknecht, Begründerin und Leiterin der Artaban-Schule für künstlerische Therapie, Berlin
117 hier ist das reflektierende Bewusstsein über und die Kenntnis von den eigenen Gefühlen, Gedanken und Hand-lungsimpulsen und zumindest deren anteilige Verwandlung gemeint.
118 Ruf, Bernd (2019): *Krieg-Flucht-Notfallpädagogik.* Arlesheim, Verlag des Ita-Wegmann-Instituts, S. 23
119 Schopper, Christian (2019): *Trauma überwinden.* Stuttgart, aethera, Verlag Urachhaus
120 Marc Schmid, Ute Ziegenhain (2021): *Gute Gründe für den Einsatz von traumapädagogischen Konzepten in verschiedenen psychosozialen Handlungsfeldern.* Ulm, Universitätsklinikum, KJPP traumapaedagogik.e-learning-kinderschutz.de
121 Schmid, Marc (2022): *Grundlagen und Haltung der Traumapädagogik,* KJPP, Universitätsklinikum Ulm
122 Je nach Tageszeit und Stimmung der Einzelnen sind ein beruhigendes Lavendelöl, ein erfrischendes Zitrusöl, ein sinnliches Rosenöl oder ein anregendes Rosmarinöl zu empfehlen.
123 Steiner, Rudolf (1993): *Anweisungen für eine esoterische Schulung. Aus den Inhalten der »Esoterischen Schule«* (S. 80). Basel, Zbinden Druck und Verlag AG

124 Steiner, Rudolf (2004): *Zur Sinneslehre.* Stuttgart, Verlag Freies Geistesleben

125 »Tastsinn und Gleichgewichtssinn in Diagnostik und Therapie«; Vortrag von Michaela Glöckler, gehalten am 7. Januar 2016 bei den Internationalen Arbeitstagen für Anthroposophische Kunsttherapie in Dornach/CH

126 König, Karl (1971): *Sinnesentwicklung und Leiberfahrung.* Stuttgart, Verl. Freies Geistesleben

127 Das Zeichnen und Malen mit den förderlichen und unterstützenden Gesichtspunkten wird, wie auch bei den folgenden Sinnen, in den jeweiligen Kapiteln beschreiben.

128 König, Karl (1971): *Sinnesentwicklung und Leiberfahrung.* Stuttgart, Verlag Freies Geistesleben, S. 16

129 Die sieben Basisemotionen nach Paul Ekman (Psychologe) sind kulturübergreifend und universell.

130 Kutzli, Rudolf (1986): Langobardische Kunst. 3. Aufl., S. 116, Stuttgart, Verlag Urachhaus. Die langobarischen Steinmetze waren geschulte Meister in der Flechtbandkunst. Es ist anzunehmen, dass zumindest in der Frühzeit ein Nachklang einer Mysterienschulung in die schöpferischen Prozesse der Meister hineinwirkte. Nach der freien Übersetzung von Giraldus Cambrensis findet sich dazu folgender Hinweis: »Versenke dich so lange in innigem Gebete in Meditation, bis der Herr dir die Augen deines Leibes und deines Geistes (...) öffne zu schärferem Betrachten und feinerem höheren Verstehen, und dass der Herr deine Hände lenke zum richtigen Ziehen der Flechtbänder.« Emil Bock beschreibt, dass bis in die romanische Zeit die Kunst ein Dienst an Gott war, ein Gottesdienst und eine Weih- und Opfergabe an die göttlichen Mächte. Die Kunst und das Schaffen der Flechtbänder war ein mit höchster Verantwortung durchdrungenes religiöses Ritual.

131 a.a.O.

132 Kutzli, Rudolf (1982): *Entfaltung schöpferischer Kräfte durch lebendiges Formenzeichnen. Ein Übungsweg in 12 Folgen.* Freiburg, Die Kommenden

133 Der Silberkessel wurde in Dänemark gefunden und diente ca. 700 v. Chr. als Kultgefäß. Grosse, Rudolf (1983): *Der Silberkessel von Gundestrup.* Dornach, Philosophisch-Anthroposophischer Verlag am Goetheanum

134 Aus Kutzli, Rudolf (1986): *Langobardische Kunst.* 3. Aufl., Stuttgart, Verlag Urachhaus, S.134: »Die Organe dieses Bewegungssinnes finden sich in unseren Muskeln als druck- und spannungsempfindliche Zellen (›PACINI'sche Körperchen‹), und gewiss ganz besonders fein in unseren drei Paaren von Augenmuskeln. Das ganze Auge ist somit nicht nur ein optisches Sinnesorgan, sondern auch ein Vehikel des Bewegungssinnes.«

135 Siehe Kapitel »Handführung«

136 Eine Unterforderung kann die gleichen Symptome hervorrufen wie Überforderung und in eine Abwärtsspirale führen: Langeweile, Unaufmerksamkeit, Wissenslücken, Frustration, Selbstzweifel und damit einhergehende Leistungsschwierigkeiten. Die Unterdrückung intellektueller Fähigkeiten kann zu

psychosomatischen Störungen führen. Schulverweigerung, Aggression, Depression, Drogen sind mögliche Folgeerscheinungen.

137 Mit Tafelfarbe lassen sich unkompliziert Holztafeln anfertigen, die abgewischt werden können.

138 Steiner, Rudolf: Vortrag 28.6.1914, GA 286, S. 76, bdn-steiner.ru

139 Kutzli, Rudolf (1982): *Entfaltung schöpferischer Kräfte durch lebendiges Formenzeichnen. Ein Übungsweg in 12 Folgen.* Freiburg, Die Kommenden

140 Siehe Kapitel »Handführung«

141 Kutzli, Rudolf (1982): *Entfaltung schöpferischer Kräfte durch lebendiges Formenzeichnen. Ein Übungsweg in 12 Folgen.* Freiburg, Die Kommenden

142 Alle Namen wurden geändert.

143 Kutzli, Rudolf (1986): *Langobardische Kunst.* 3. Aufl., S. 111, Stuttgart, Verlag Urachhaus

144 Kutzli, Rudolf (1982): *Entfaltung schöpferischer Kräfte durch lebendiges Formenzeichnen. Ein Übungsweg in 12 Folgen* (3.Folge). Freiburg, Die Kommenden, Novalis Verlag Schaffhausen

145 Kutzli, Rudolf (1982): *Entfaltung schöpferischer Kräfte durch lebendiges Formenzeichnen. Ein Übungsweg in 12 Folgen.* (2.Folge) Schaffhausen, Novalis Verlag,

146 Was in der Abbildung als dunkle Linie gezeichnet wurde, entspricht in der langobardischen Steinmetzkunst einer Erhebung.

147 Kutzli, Rudolf (1982): *Entfaltung schöpferischer Kräfte durch lebendiges Formenzeichnen. Ein Übungsweg in 12 Folgen.* (4.Folge) Schaffhausen, Novalis Verlag,

148 Näheres zu dynamischen und fortlaufenden Formen im nächsten Kapitel

149 Frieling, Elke (1989): *Formenzeichnen.* Niederschrift, Vortrag, 1. Teil Forschungsarbeit

150 Glöckler, Michaela Dr.: *Ätherleib und Merkurstab.* www.anthroposophie-lebensnah.de

151 Kranisch/Jünnemann, Berthold-Andreae, Bühler/Schubert, S. 64ff

152 Aus: Audrey McAllen (1996): *Die Extrastunde.* Stuttgart, Verlag Freies Geistesleben

153 Kranisch/Jünnemann, Berthold-Andreae, Bühler/Schubert, S. 97ff.

154 Ebd.

155 Ebd.

156 Beide Formen finden sich in Entfaltung schöpferischer Kräfte durch lebendiges Formenzeichnen, von R. Kutzli. Die erste Form entstand nach Originalskizze von Carl Kemper, Der Bau.

157 Niederhäuser, Hans Rudolf (2006): F*ormenzeichnen. Ein pädagogisch-künstlerischer Impuls Rudolf Steiners.* Dornach, Zbinden Verlag

158 Ebd.

159 Radiergummis oder Knetradiergummis können dazu verführen, das Gezeichnete immer wieder wegzunehmen und sich dadurch in einem wiederholenden Vorwärts- und Rückwärtsprozess zu verfangen. Es kann sinnvoll sein, »Fehler«

und sichtbare Taten in das Bild zu integrieren. Im Einzelnen sei abzuwägen, wie hilfreich und sinnvoll Radiergummis sind.

160 Mees-Christeller (1990) *Dynamisches Zeichnen* Zeist, Holland, Schule für künstlerische Therapie, S. 24

161 Ebd.

162 Mees-Christeller, Eva (2003): *Therapeutisches Malen und Zeichnen.* (S. 49) Stuttgart, Verlag Freies Geistesleben und Urachhaus

163 Steiner, Rudolf: *Das Wesen der Farben und Collot d'Herbois,* Liane: Licht, Finsternis und Farbe in der Maltherapie und Farbensphären.

164 Aus Clausen, Anke-Usche, Riedel Martin (1988): *Schöpferisches Gestalten mit Farben,* Stuttgart, Mellinger Verlag

165 Clausen, Anke-Usche, Riedel Martin (1988): *Schöpferisches Gestalten mit Farben,* Stuttgart, Mellinger Verlag

166 Treichler, Rudolf, *Die Entwicklung der Seele im Lebenslauf und Hauschka,* Margarete Band 2

167 Schröder, Anita (1988): *Farbgeschichten.* Stuttgart, Verlag Freies Geistesleben

168 Weitere Anregungen dazu bei Heller, Eva (2006): *Die wahre Geschichte von allen Farben.*

169 Zur Vertiefung: siehe Hauschka, Dr., Margarete (1991): *Zur künstlerischen Therapie,* Band II. S.11ff

170 Passende Sprüche zur Begleitung und Unterstützung der Strichführung im Anhang.

171 siehe: Die vier Elemente und ihre Tiere

172 Begleitende rhythmische Texte zum Malen im Anhang

173 Anmerkung: Die weißen Punkte auf Bild 4 sind unbeabsichtigt entstanden, da die Farbe an diesen Stellen von dem Papier nicht angenommen wurde.

174 Der Sonnenaufgang ist ein Symbol der Hoffnung und des Neuanfangs in vielen Kulturen: Im Christlichen ist er ein Bild für die Auferstehung. Mit dem Licht ist die Klarheit im Denken, Wachheit und Aktivität verbunden.

175 Der Mond steht für Regeneration, Ruhe, das Unbewusste und Passivität

176 Elisabeth Kübler-Ross, Schweizer Ärztin und Sterbeforscherin, begleitete schwerstkranke Kinder beim Sterben. Das Bild des aus dem Kokon (physischer Leib) schlüpfenden Schmetterlings (Seele) gebrauchte sie, um den Kindern den Verwandlungsprozess des Todes bildhaft erlebbar nahezubringen. Sicherlich ist dieses Motiv mit der religiösen, kulturellen und weltanschaulichen Gesinnung der Einzelnen abzugleichen.

177 wikipedia

178 Siehe Kapitel: »Farben«

179 Rudolf Steiner, TB 737 (GA 194); 3. Vortr., 23.11.1919, S. 56

180 Siehe Kapitel: »Bildbetrachtung«

181 Die hier verwendeten Wachskreiden und Blöckchen kommen von der Firma Stockmar.

182 Michaela Strauss: *Von der Zeichensprache des kleinen Kindes,* 1967, Verlag Freies Geistesleben

183 Mees-Christeller,E. u.a. (2000): *Anthroposophische Kunsttherapie 2. Therapeutisches Zeichnen und Malen.* Stuttgart, Urachhaus
184 Siehe Kapitel »Kunsttraumapädagogik, Freude«
185 Weitere Beispiele für Bilder auf schwarzem Untergrund finden sich in den Kapiteln: »Sichere Orte; Wege; Geschichten, Märchen, Legenden ...«
186 Der Begriff »Geschichte« wird im Folgenden als Oberbegriff für alle anderen Formen, wie Mythen, Sagen und Märchen verwendet.
187 Vorausgesetzt: die Bilder wurden nicht gedruckt bereits vorgegeben und alle haben deswegen das gleiche »Rotkäppchen« abgespeichert und vor Augen.
188 Hrsg. Margarete Wenzel und Michaela Sauber (2021): *Im Auge des Sturms.* Stettin, Der Erzählverlag
189 Streit, Jakob (2010). *Ich will dein Bruder sein. Die schönsten Heiligenlegenden.* Stuttgart, Stuttgart, Verlag Freies Geistesleben.
190 Allen Paul und Joan deRis (1998): *Bruder Sonne, Schwester Tod. Der spirituelle Weg des Franz von Assisi.* Stuttgart, Verlag Urachhaus
191 Allen Paul und Joan deRis (1998): *Bruder Sonne, Schwester Tod. Der spirituelle Weg des Franz von Assisi.* Stuttgart, Verlag Urachhaus
192 Kovacs Charles (2013): *Alte Mythen. Stuttgart, Edition Waldorf. Mythen aus Indien, Persien, Babylon, Ägypten.*
193 Verschuren, Ineke (Hrsg), (2010): *Der Drache mit den sieben Köpfen,* Stuttgart, Urachhaus. Von verschiedenen Autoren erzählte Geschichten zu Michaeli.
194 Streit, Jakob (2005): *Kleine Biene Sonnenstrahl.* Stuttgart, Verlag Freies Geistesleben
195 Streit, Jakob (2003): *Das Bienenbuch.* Stuttgart, Verlag Freies Geistesleben
196 Görz, Heinz (o.A.): *Die schönsten Tiermärchen aus aller Welt.* Gütersloh, Bertelsmann
197 Keller, Liane (2000): *Die Sonnenmuhme.* Stuttgart, J. CH. Mellinger Verlag.
198 Verschuren, Ineke (Hrsg), (2010): *Der Drache mit den sieben Köpfen,* Stuttgart, Urachhaus
199 Verschuren, Ineke (Hrsg), *Vom Osten strahlt ein Stern herein,* Stuttgart, Urachhaus
200 Margarete Wenzel, Sauber Micaela (Hrsg)(2021). *Im Auge des Sturms.* Der Erzählverlag, Stettin
201 Steinwede Dietrich (Hrsg) (1986): *Wenn Träume sich erfüllen.* Gütersloh, Gütersloher Verlagshaus Gerd Mohn
202 Mangelsdorf, Dr. Judith (2020): Posttraumatisches Wachstum. Springer; link.springer.com/article/10.1007/s11620-020-00525-5
203 Ebd. Mangelsdorf, Dr. Judith (2020): Posttraumatisches Wachstum. Springer; link.springer.com/article/10.1007/s11620-020-00525-5
204 Längsschnittliche Studien beinhalten Untersuchungen von mehreren Messzeitpunkten über einen längeren Zeitraum. Sie ermöglichen kausale Zusammenhänge von Entwicklungsprozessen.
205 https://en.wikipedia.org/wiki/Post-traumatic_growth
206 Joseph, Steffen (2015): *Was uns nicht umbringt.* Berlin Heidelberg, Springer Spektrum, Springer-Verlag

207 Siehe Mangelsdorf, Dr. Judith (2020): *Posttraumatisches Wachstum*. Springer; https://link.springer.com/article/10.1007/s11620-020-00525-5
208 Siehe Studie von Mengelsdorf und Eid (2015)
209 von Katharina Gutknecht

# Literatur


Allen Paul und Joan deRis (1998): *Bruder Sonne, Schwester Tod.* Stuttgart, Verlag Urachhaus

Bode, Sabine (2011): *Die vergessene Generation. Die Kriegskinder brechen ihr Schweigen.* Stuttgart, Klett-Cotta

Bode, Sabine (2023): *Kriegsenkel. Die Erben der vergessenen Generation.* Stuttgart, Klett-Cotta

Brater, Michael; Engelsmann, Albert; Reuter-Herzer, Mechthild (1990): *Künstler in sozialen Arbeitsfeldern.* Stuttgart, Verlag Freies Geistesleben GmbH

*Collot d'Herbois, Liane (2007): Licht, Finsternis und Farbe in der Maltherapie. Band 1.* E.L. Hambrecht IONA-Archiv, Owingen, Verlag der Kooperative Dürnau

*Collot d'Herbois, Liane (2005): Farbensphären.* E.L. Hambrecht IONA-Archiv, Owingen, Verlag der Kooperative Dürnau

Clausen, Anke Usche, Riedel Martin (1986): *Zeichnen sehen lernen.* Stuttgart, Mellinger Verlag

Clausen, Anke Usche, Riedel Martin (1988): *Schöpferisches Gestalten mit Farben.* Stuttgart, Mellinger Verlag

Fink, Dagmar (2003): *Das Häschen Schnuppernäschen und der böse Bock,* Stuttgart, Verlag Freies Geistesleben

Fischer, Prof. Dr. Gottfried (2011) *Traumatische Angst – Ursachen und Folge.* Vortrag 30.09./01.10.2011 Solothurn, CH

Fischer, Gurris, Pross und Riedesser (1996), Fischer und Riedesser 1998 aus: »*Traumatische Angst – Ursachen und Folgen*« Vortrag 30.09./01.10.2011

Geda, Fabio (2011): *Im Meer schwimmen Krokodile.* München, Penguin-Verlag

Geda, Fabio; Akbari, Enaiatollah (2020): *Im Winter Schnee, nachts Sterne. Geschichte einer Heimkehr.* München, C. Bertelsmann

Glöckler, Dr. Michaela: *Ätherleib und Merkurstab.* www.anthroposphie-lebensnah.de

Glöckler, Dr. Michaela (2010). *Die Stufen der Willensentwicklung.* Vortrag 01.2010; Dornach www.anthroposphie-lebensnah.de

Görz, Heinz (o.A.): *Die schönsten Tiermärchen aus aller Welt.* Gütersloh, Bertelsmann

Gutknecht, Katharina (2004): *Ohne Engel geht es nicht. Kunsttherapeutischer Erfahrungsbericht.* Dornach, Verlag am Goetheanum

Hauschka, Dr., Margarete (1981): *Zur künstlerischen Therapie, Band I.* Nürnberg, Karl Ulrich & Co

Hauschka, Dr., Margarete (1991): *Zur künstlerischen Therapie, Band II (S.11ff).* Nürnberg, Karl Ulrich & Co

Heller, Eva (2006): *Die wahre Geschichte von allen Farben. Für Kinder, die gerne malen,* Oldenburg, Lappan Verlag GmbH

Hüther, Gerald (2014): *Die Macht der inneren Bilder.* Göttingen, Vandenhoeck & RuprechtGmbH & Co.KG

Huber, Florian (2016): *Kind, versprich mir, dass du dich erschießt.* München/Berlin, Piper Verlag GmbH
Janus Ludwig (Hg.) (2006): *Geboren in Krieg.* Gießen, Psychosozial-Verlag
Joseph, Steffen (2015): *Was uns nicht umbringt.* Berlin Heidelberg, Springer Spektrum, Springer-Verlag
König, Karl (1971): *Sinnesentwicklung und Leiberfahrung.* Stuttgart, Verlag Freies Geistesleben
Kovacs Charles (2013): *Alte Mythen.* Stuttgart, Edition Waldorf
Keller, Liane (2005): *Ammenmärchen europäischer Völker,* Stuttgart, J.Ch. Mellinger Verlag
Keller, Liane (2000): *Die Sonnenmuhme.* Stuttgart, J.CH. Mellinger Verlag
Kleinschmidt Kilian, Schuckhardt, Jenny S (2016): *Beyond survival.* Ostfildern, DuMont Reiseverlag
Koob, Olaf (2003): *Das verletzte Gemüt.* Stuttgart; Berlin, Verlag J.Mayer& Co. GmbH
Kuba, Andreas (2014): *Wir Kinder des Krieges.* Salzburg, Ecowin
Kutzli, Rudolf (1982): *Entfaltung schöpferischer Kräfte durch lebendiges Formenzeichnen. Ein Übungsweg in 12 Folgen.* Freiburg, Die Kommenden
Kutzli, Rudolf (1982): *Entfaltung schöpferischer Kräfte durch lebendiges Formenzeichnen. Ein Übungsweg in 12 Folgen.* Schaffhausen, Novalis Verlag
Kutzli, Rudolf (1986): *Langobardische Kunst.* 3. Aufl., Stuttgart, Verlag Urachhaus
Lenz, Friedel (2003): *Bildsprache der Märchen.* Stuttgart, Verlag Urachhaus GmbH
Levine, Peter A., Klein, Maggie (2022): *Verwundete Kinderseelen heilen. (S.22)* München, Kösel-Verlag
Levine, Peter A., Frederick Ann: (1997): *Trauma-Heilung; Das Erwachen des Tigers.* Essen, Synthesis-Verlag
Lievegoed, Bernard (1991): *Durch das Nadelöhr.* Stuttgart, Verlag Freies Geistesleben
Mangelsdorf, Dr. Judith (2020): *Posttraumatisches Wachstum.* https://link.springer.com/article/10.1007/s11620-020-00525-5
Mees Christeller, E., Denzinger, I., Altmaier M., Künstner, H., Umfrid, H., Frieling, E., Auer, S. *(2000): Anthroposophische Kunsttherapie 2. Therapeutisches Zeichnen und Malen.* Stuttgart, Urachhaus
McAllen, Audrey (1996): *Die Extrastunde.* Stuttgart, Verlag Freies Geistesleben
Meyer, Rudolf (1981): *Die Weisheit der deutschen Volksmärchen.* Stuttgart, Verlag Urachhaus, Johannes M. Mayer GmbH & Co.KG
Niederhäuser, Hans Rudolf (2006): *Formenzeichnen. Ein pädagogisch-künstlerischer Impuls Rudolf Steiners.* Dornach, Zbinden Verlag
Proskauer, H.O. (1985): *Zum Studium von Goethes Farbenlehre.* Basel, Zbinden Verlag
Reddemann, Luise (2018): *Kriegskinder und Kriegsenkel in der Psychotherapie.* Stuttgart, Klett-Cotta
Reiners-Kröncke, Werner; Dette, Manuela; Haas; Ines (2013): *Trauma und Traumabewältigung, Handlungsempfehlungen für die Psychische Erste Hilfe.* Augsburg, ZIEL GmbH
Ruf, Bernd (2012): *Trümmer und Traumata.* Arlesheim, Verlag des Ita-Wegmann-Instituts

Ruf, Bernd (2019): *Krieg-Flucht-Notfallpädagogik.* Arlesheim, Verlag des Ita-Wegmann-Instituts

Saif, Atef Abu (2014, 2015): *Frühstück mit der Drohne. Tagebuch aus Gaza.* Manchester, Comma Press, Unionsverlag

Sauber Micaela, Margarete Wenzel; Hrsg. (2021): *Im Auge des Sturms.* Stettin, Der Erzählverlag

Schmidt, Marc (2011): *Grundlagen und Haltung der Traumapädagogik.* Ulm, Universitätsklinikum, KJPP traumapaedagogik.e-learning-kinderschutz.de

Schmid, Marc, Ute Ziegenhain (2021): *Gute Gründe für den Einsatz von traumapädagogischen Konzepten in verschiedenen psychosozialen Handlungsfeldern.* Ulm, Universitätsklinikum, KJPP traumapaedagogik.e-learning-kinderschutz.de

Schopper, Christian (2019): *Trauma überwinden.* Stuttgart, aethera, Verlag Freies Geistesleben

Schröder, Anita (1988): *Farbgeschichten.* Stuttgart, Verlag Freies Geistesleben GmbH

Schwenk, Theodor (1997): *Das sensible Chaos.* Stuttgart, Verlag Freies Geistesleben

Singrün, Edda-Zorn (1995) *Das Ogham Buch der Legenden.* Dornach (CH), Verlag am Goetheanum

stART International e.V. (2019): *Kinder stärken, Zukunft gestalten.* Stuttgart, Verlag Freies Geistesleben

Steiner, Rudolf (1992): *Allgemeine Menschenkunde als Grundlage der Pädagogik.* Leck, Clausen & Bosse

Steiner, Rudolf (1993): *Anweisungen für eine esoterische Schulung. Aus den Inhalten der »Esoterischen Schule« (S.80).* Basel, Zbinden Druck und Verlag AG

Steiner, Rudolf (1980): *Das Wesen der Farben.* Dornach (CH), Rudolf Steiner Verlag

Steiner, Rudolf (2004): *Die Erziehung des Kindes. Die Methodik des Lehrens.* Dornach (CH), Rudolf Steiner Verlag

Steiner, Rudolf (2017): *Was tut der Engel im Astralleib?* Dornach; Rudolf Steiner Verlag

Steiner, Rudolf (2004): *Zur Sinneslehre.* Stuttgart, Verlag Freies Geistesleben

Steinwede, Dietrich (Hrsg.) (1986): *Wenn Träume sich erfüllen.* Gütersloher Verlagshaus Gerd Mohn, Gütersloh

Straube, Martin (2016): *Versuch eines Konzepts der Traumatherapie.* Aus: Der Merkurstab, Heft 6. Hrsg: Freie Hochschule für Geisteswissenschaft, Medizinische Sektion, Dornach/Schweiz und Gesellschaft Anthroposophischer Ärztinnen und Ärzte in Deutschland e. V.

Straube, Martin: FWE, Friends of Waldorf Education.
https://youtube.com/@emergency-trauma-pedagogytrain?si=olqL78rB5fooCEl4

Streit, Jakob (2003): *Das Bienenbuch.* Stuttgart, Verlag Freies Geistesleben

Streit, Jakob (2010). *Ich will dein Bruder sein. Die schönsten Heiligenlegenden.* Stuttgart, Verlag Freies Geistesleben

Streit, Jakob (2005): *Kleine Biene Sonnenstrahl.* Stuttgart, Verlag Freies Geistesleben

Thich Nhat Hanh (2006): *Im Hier und Jetzt zuhause sein.* Stuttgart, Theseus Verlag

Trojanow, Ilija (2017): *Nach der Flucht.* Frankfurt, S. Fischer Verlag

Verschuren, Ineke (Hrsg), (2010): *Der Drache mit den sieben Köpfen,* Stuttgart, Urachhaus

Weinberg, Dorothea (2006): *Traumatherapie mit Kindern*. Stuttgart, Klett-Cotta

Wilkens, Andreas; Dreiseitl, Herbert; Greene, Jenifer; Jacobi, Michael; Liess, Christian; Schwenk, Wolfram (2009): *Wasser bewegt*. Haupt Berne

Wirtz, Ursula: (2018): *Stirb und werde*. Ostfildern, Patmos Verlag

## Weiterbildungen

**Heilende Kunst in der Notfall- und Traumapädagogik,**
Astrid Hansen
24943 Flensburg
info@heilendekunst.info
www.heilendekunst.info

Weiterbildungen zur künstlerischen Trauma- und Notfallpädagogik und Traumakunsttherapie

**Freies Internationales Institut**
**für Notfall- und Traumapädagogik gGmbH in Bochum**
Am Alten General 11b
44879 Bochum
info@iintp.info
www.iinpt.info

Weiterbildung zur Traumapädagogik und traumazentrierter Fachberatung
Die Weiterbildung ist von der deutschsprachigen Gesellschaft für Psychotraumatologie und dem Fachverband Traumapädagogik zertifiziert und bezieht die Grundlagen der Waldorfpädagogik mit ein.

## Notfall- und Traumapädagogik

**Notfallpädgogik der Freunde der Erziehungskunst Rudolf Steiners e.V.**
Parzivalstr. 2b
76139 Karlsruhe
Telefon: 0721 20111-144
notfallpaedagogik@freunde-waldorf.de
www.freunde-waldorf.de

**Notfallpädagogik ohne Grenzen e.V.**
Parzivalstraße 1
76139 Karlsruhe
Telefon: 0721 48074690
info@nfp-og.org
www.nfp-og.org

**Notfall- und Traumapädagogik TPI-Flensburg e.V.**
notfallpaedagogik@tpi-flensburg.de
info@tpi-flensburg.de
www.tpi-flensburg.de

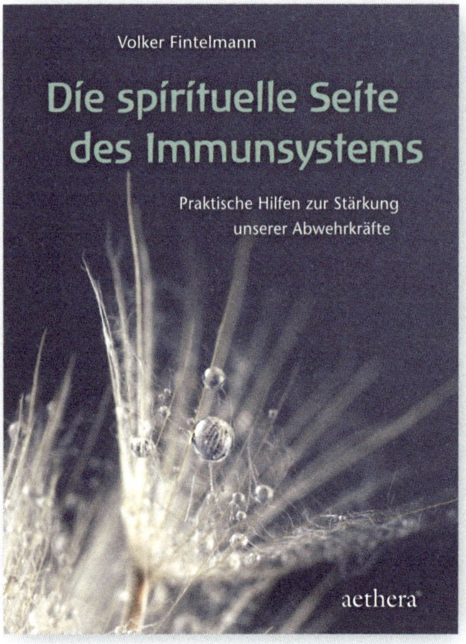


228 Seiten, durchgeh. farb.,
mit zahlr. Abb., kartoniert
ISBN 978-3-8251-8021-8

Unser Immunsystem umfasst viel mehr als die Bildung von Antikörpern gegen verschiedene Krankheitserreger. Es hat über den körperlichen Bereich hinaus auch seelische und geistige Dimensionen. Volker Fintelmann erläutert in diesem Buch die Hintergründe dieser oft vernachlässigten Seiten des Immunsystems und zeigt auf, wie wir unsere Abwehrkräfte auf allen diesen Ebenen und damit umso wirksamer pflegen und stärken können.

– Gesundheitsvorsorge, die den ganzen Menschen anspricht
– Über die seelischen und geistigen Einflüsse auf unser Immunsystem
– Mit vielen praktischen Hinweisen

æ
aethera®